全国高职高专药学类专业规划教材

# 药事管理与法规

## （供药学类、中药学类专业使用）

主　编　张琳琳　沈　力
副主编　尤金花　解学超　侯　沧　黄培池
编　者（以姓氏笔画为序）
　　　　王　娟（徐州生物工程职业技术学院）
　　　　王立青（重庆三峡医药高等专科学校）
　　　　尤金花（山东东阿阿胶股份有限公司）
　　　　李　波（山东中医药高等专科学校）
　　　　张　杏（福建生物工程职业技术学院）
　　　　张琳琳（山东中医药高等专科学校）
　　　　沈　力（重庆三峡医药高等专科学校）
　　　　罗　迪（天津医学高等专科学校）
　　　　侯　沧（山东医药技师学院）
　　　　侯秋苑（惠州卫生职业技术学院）
　　　　黄培池（徐州医药高等职业学校）
　　　　解学超（山东潍坊市中医院）

中国医药科技出版社

# 内容提要

本书是全国高职高专药学类专业规划教材之一，全书分三个教学模块十个教学项目。基本知识与技能模块介绍药事管理与法规的基本概念、基本知识和基本法律法规。药学职业专项法律法规模块面向药学生药品研发注册、生产、经营、医疗机构药事管理四大职业领域，以药品生命周期为主线，贯穿药品质量链条的全程监督管理。实训模块结合高职高专学生教育教学特点，提供背景材料和生动案例，供学生分析讨论。也设定了部分实训场景，由学生通过模拟实训或社会实践来完成，增强学生对理论知识的理解，提高在实践中学法、用法的能力。本书供药学、中药学专业及药物制剂、制药工程、药品检验、化学制药、药品经营管理等相关专业使用，还可供医药工作者尤其是药品监督管理工作者参阅。

**图书在版编目（CIP）数据**

药事管理与法规/张琳琳，沈力主编．—北京：中国医药科技出版社，2015.7
全国高职高专药学类专业规划教材
ISBN 978-7-5067-7514-4

Ⅰ．①药…　Ⅱ．①张…②沈…　Ⅲ．①药政管理-高等职业教育-教材②药事法规-高等职业教育-教材　Ⅳ．①R95

中国版本图书馆 CIP 数据核字（2015）第 167204 号

**美术编辑**　陈君杞
**版式设计**　郭小平

出版　中国医药科技出版社
地址　北京市海淀区文慧园北路甲 22 号
邮编　100082
电话　发行：010-62227427　邮购：010-62236938
网址　www.cmstp.com
规格　787×1092mm ¹⁄₁₆
印张　31
字数　640 千字
版次　2015 年 8 月第 1 版
印次　2017 年 12 月第 4 次印刷
印刷　三河市百盛印装有限公司
经销　全国各地新华书店
书号　ISBN 978-7-5067-7514-4
定价　**69.00 元**
本社图书如存在印装质量问题请与本社联系调换

# 出版说明

　　全国高职高专药学类专业规划教材，是在深入贯彻《国务院关于加快发展现代职业教育的决定》及《现代职业教育体系建设规划（2014～2020年）》等文件精神的新形势下，在教育部、国家卫生和计划生育委员会、国家食品药品监督管理总局的领导和指导下，在全国食品药品职业教育教学指导委员会相关专家指导下，中国医药科技出版社在广泛调研和充分论证的基础上，于2014年底组织全国30余所高职高专院校300余名教学经验丰富的专家教师以及企业人员历时半年余不辞辛劳、精心编撰而成。

　　教材编写，坚持以药学类专业人才培养目标为依据，以岗位需求为导向，以技能培养为核心，以职业能力培养为根本，体现高职高专教育特色，力求满足专业岗位需要、教学需要和社会需要，着力提高药学类专业学生的实践操作能力。在坚持"三基、五性"原则基础上，强调教材的针对性、实用性、先进性和条理性。坚持理论知识"必需、够用"为度，强调基本技能的培养；体现教考结合，密切联系药学卫生专业技术资格考试（药士、药师、主管药师）和执业药师资格考试的要求；重视吸收行业发展的新知识、新技术、新方法，体现学科发展前沿，并适当拓展知识面，为学生后续发展奠定必要的基础。

　　本套教材的主要特色如下：

　　**1. 理论适度，强化技能**　教材体现高等教育的属性，使学生需要有一定的理论基础和可持续发展能力。教材内容做到理论知识"必需、够用"，强化技能培养。给学生学习和掌握技能奠定必要的、足够的理论基础，不过分强调理论知识的系统性和完整性。教材中融入足够的实训内容，将实验实训类内容与主干教材贯穿一起，体现"理实"一体。

　　**2. 对接岗位，教考融合**　本套教材体现专业培养目标，同时吸取高职教育改革成果，满足岗位需求，内容对接岗位，注重实践技能的培养。充分结合学生考取相关职业（药士、药师）资格证书和参加国家执业药师资格考试的需要，教材内容和实训项目的选取涵盖了相关的考试内容，满足考试的要求，做到教考、课证融合。

　　**3. 工学结合，突出案例**　每门教材尤其是专业技能课教材，在由教学一线经验丰富的老师组成编写团队的基础上，吸纳了部分具有丰富实践经验的企业人员参与编写，确保工作岗位上先进技术和实际案例操作内容写入教材，更加体现职业教育的职业性、实践性和开放性。本套教材通过从药品生产到药品流通、使用等各环节引入的实际案例，使其内容更加贴近岗位，让学生了解实际岗位的知识和技能需求，做到学以致用。

**4. 优化模块，易教易学** 教材编写模块生动、活泼，在保持教材主体框架的基础上，通过模块设计增加教材的信息量和可读性、趣味性。其中，既包含有利于教学的互动内容，也有便于学生了解相关知识背景和应用的知识链接。适当介绍新技术、新设备以及科技发展新趋势，为学生后续发展奠定必要的基础。将现代职业发展相关知识，作为知识拓展内容。

**5. 多媒融合，增值服务** 为适应当前教育信息化发展的需要，加快推进"互联网+医药教育"，提升教学效率，在出版纸质教材的同时，免费为师生搭建与纸质教材配套的"中国医药科技出版社在线学习平台"（含数字教材、教学课件、图片、视频、动画及练习题等），从而使教学资源更加丰富和多样化、立体化，更好地实现教学信息发布、师生答疑交流、学生在线测试、教学资源拓展等功能，促进学生自主学习。

本套规划教材（27 种）及公共课程规划教材（6 种），适合全国高职高专药学类、中药学类及其相关专业使用（公共课程教材适合高职高专医药类所有专业教学使用），也可供医药行业从业人员继续教育和培训使用。

编写出版本套高质量的全国高职高专药学类专业规划教材，得到了药学专家的精心指导，以及全国各有关院校领导和编者的大力支持，在此一并表示衷心感谢。希望本套教材的出版，将会受到全国高职高专院校药学类专业广大师生的欢迎，对促进我国高职高专药学类专业教育教学改革和药学类专业人才培养做出积极贡献。希望广大师生在教学中积极使用本套教材，并提出宝贵意见，以便修订完善，共同打造精品教材。

全国高职高专药学类专业规划教材建设指导委员会

中国医药科技出版社

2015 年 7 月

# 全国高职高专公共课程规划教材目录

## （供医药类各专业使用）

| 序号 | 名　　称 | 主　　编 | 书　　号 |
|---|---|---|---|
| 1 | 大学生心理健康教育* | 郑开梅 | 978-7-5067-7531-1 |
| 2 | 应用文写作 | 金秀英 | 978-7-5067-7529-8 |
| 3 | 医药信息技术基础* | 金　艳　庞　津 | 978-7-5067-7534-2 |
| 4 | 体育与健康 | 杜金蕊　尹　航 | 978-7-5067-7533-5 |
| 5 | 大学生就业指导 | 陈兰云　王　凯 | 978-7-5067-7530-4 |
| 6 | 公共关系基础 | 沈小美　谭　宏 | 978-7-5067-7532-8 |

"＊"表示该教材配套有"中国医药科技出版社在线学习平台"。

# 全国高职高专药学类专业规划教材目录

## （供药学类、中药学类专业使用）

| 序号 | 名　　称 | 主　　编 | 书　　号 |
|---|---|---|---|
| 1 | 无机化学 | 刘洪波 | 978-7-5067-7511-3 |
| 2 | 有机化学* | 王志江　刘建升 | 978-7-5067-7520-5 |
| 3 | 分析化学 | 靳丹虹 | 978-7-5067-7505-2 |
| 4 | 生物化学 | 付达华　张淑芳 | 978-7-5067-7508-3 |
| 5 | 药理学 | 杨丽珠 | 978-7-5067-7512-0 |
| 6 | 药物制剂技术* | 张炳盛　王　峰 | 978-7-5067-7517-5 |
| 7 | 药物分析技术 | 金　虹　杨元娟 | 978-7-5067-7515-1 |
| 8 | 药物化学 | 黄金敏　方应权 | 978-7-5067-7516-8 |
| 9 | GMP实务* | 马丽虹　许一平 | 978-7-5067-7503-8 |
| 10 | 人体解剖生理学 | 贺　伟　魏启玉 | 978-7-5067-7507-6 |
| 11 | 静脉用药集中调配实用技术 | 王秋香 | 978-7-5067-7509-0 |
| 12 | 中药储存与养护 | 陈　文　刘　岩 | 978-7-5067-7521-2 |
| 13 | 天然药物化学* | 冯彬彬 | 978-7-5067-7510-6 |
| 14 | 中药炮制技术* | 李松涛　陈美燕 | 978-7-5067-7525-0 |
| 15 | 中药制剂技术 | 张利华　易东阳 | 978-7-5067-7527-4 |
| 16 | 中医药学概论* | 张　虹　李本俊 | 978-7-5067-7502-1 |
| 17 | 中医学基础* | 白正勇 | 978-7-5067-7528-1 |
| 18 | 中药学* | 李　淼 | 978-7-5067-7526-7 |
| 19 | 中药鉴定技术 | 陈育青　李建民 | 978-7-5067-7524-3 |
| 20 | 药用植物学* | 林美珍　张建海 | 978-7-5067-7518-2 |
| 21 | 中药调剂* | 杨守娟 | 978-7-5067-7522-9 |
| 22 | 中药化学实用技术 | 高立霞 | 978-7-5067-7523-6 |
| 23 | 药事管理与法规* | 张琳琳　沈　力 | 978-7-5067-7514-4 |
| 24 | 临床医学概要* | 李广元 | 978-7-5067-7506-9 |
| 25 | 药品营销心理学 | 徐传庚　刘　婕 | 978-7-5067-7519-9 |
| 26 | GSP实务* | 张　瑜 | 978-7-5067-7504-5 |
| 27 | 药品市场营销学* | 杨文章　林莉莉 | 978-7-5067-7513-7 |

"＊"表示该教材配套有"中国医药科技出版社在线学习平台"。

　　药事管理与法规是药学与法学、管理学等社会科学相互交叉、渗透而形成的一门重要的药学分支学科。随着药学事业的发展，特别是在依法治国的社会大背景下，药事管理的科学化、法制化进程将进一步加快。作为高等院校药学及相关专业必开的一门专业基础课或专业核心课程，药事管理与法规课程提供了药学生职业能力必备核心知识与技能。药学生通过学习药事管理与法规课程，掌握和熟悉药事管理的基本知识和基本法律法规，具备在实践中学法、用法的基本技能，既是药学事业发展的需要，也是教育部对药学职业教育课程设置和培养目标的基本要求，更是药学生自身职业发展的要求。

　　本教材在对药学生职业领域充分调研的基础上，根据行业对药学生药事管理与法规知识与能力的需求重构了课程体系。全书分为三个教学模块，分别为药事管理基本知识与技能模块、药学职业专项法律法规模块、实训模块。基本知识与技能是药学生的通识模块，包括了药事管理概述及药学技术人员管理、药品及药品管理、药品监督管理、特殊药品管理、中药管理、药品信息管理六个项目，内容涵盖药事管理与法规的基本概念、基本知识和基本法律法规。药学职业专项法律法规是针对各院校设置的不同药学专业，存在专业定位、就业方向的差别而整合的模块，包括药品注册管理、药品生产管理、药品经营管理、医疗机构药事管理四个项目，面向药学生的四大职业领域，以药品生命周期为主线，涵盖药品质量链条的全程监督管理，在教学中教师可根据学生的专业有侧重的选取教学。实训模块穿插在各项目之后，不单独设置，结合高职高专学生教育教学特点，提供背景材料和部分实训场景，由学生通过分析讨论、模拟实训或社会实践来完成，增强学生对理论知识的理解，提高在实践中学法、用法的能力。

　　本教材贯彻了"项目导向、任务驱动"的教学设计理念，以项目、任务划分教学单元，以药学实践案例或是任务情境设计"任务导入"，以任务解决所必需的法律法规知识构建教材内容，并根据内容需要穿插"知识链接"、"知识拓展"、"案例链接"、"案例分析"、"课堂互动"、"考点提示"等助学模块，引导学有余力的学生深入学习药事管理与法规的理论。其中"考点提示"对课程重要知识点以"﹏﹏﹏"加以标示，可在教师指导下作为学生在校学业考试及参加执业药师等社会化考试的学习参考。课后以目标检测和实训任务检验、强化学生学习效果，培养、训练学生运用法律法规分析、解决实践问题的能力。教材在编排体系上符合高职高专教育项目化教学的要求，便于课堂教学和课堂课后实训的实施，有助于高职高专院校在专业建设、课程改革中的项目化教学的开展。

　　本教材紧跟当前法律、法规的最新成果，以药品管理法（2015 年修正）、药品生产质量管理规范（2011 版）、药品经营质量管理规范（2015 版）以及国家食品药品监督管理总局 2013 年的机构设置与职责分工作为主要依据来编写，2015 年 5 月国家发改委刚刚公布的《推进药品价格改革的意见》也被收入其中，保证教材的时效性。本教材特别聘请了来自药品生产、使用单位的行业专家，与高职高专院校一线药事管理学教师共同承担编写任务。具体编写分工如下（按姓氏笔画为序）：尤金花（项目八药品生产管理）、王娟（项目三药品监督管理）、王立青（中药管理）、张琳琳（药事管理概述、项目二药品及药品管理、项目四特殊药品的管理、项目八药品生产管理、项目九药品经营管理、附录）、张杏（项目六药品信息管理）、李波（项目十医疗机构药事管理）、罗迪（项目七药品注册管理、项目八药品生产管理）、沈力（项目九药品经营管理）、侯沧（项目一药学技术人员管理）、侯秋苑（项目二药品及药品管理）、黄培池（项目三药品监督管理、项目四特殊管理药品管理）、解学超（项目十医疗机构药事管理）。

本教材在编写过程中，得到山东中医药高等专科学校及各位编委所在单位领导的关心和支持，在此表示衷心感谢。山东东阿阿胶股份有限公司尤金花副总裁、质量部胡永水部长为教材编写前期调研提供了支持，并给予悉心指导，在此一并致谢。

药事管理与法规在我国正处于快速发展中，由于时间仓促，编写水平所限，纰漏错误之处在所难免，望广大师生和医药工作者批评指正，提出宝贵意见。

编　者
2015 年夏

# 目录 contents

## 模块二　药学职业专项法律法规

## 模块三　实训（详见各项目）

# 药事管理概述

**学习目标**

**知识目标**

1. 掌握药事、药事管理、药事法规的基本概念。
2. 熟悉管理的基本职能、全面质量管理的基本内容及实践意义，我国法的主要种类及效力。
3. 了解行政管理与药事法规之间的联系与区别、企业与事业的区别、认识企业的特点及药企的类型。

**技能目标**　能区分法规文件的效力大小，建立企业认知的正确顺序，能运用全面质量管理、PDCA的理论进行简单的管理。

## 一、药事管理

### （一）药事

药学事业，简称药事。药学同其他科学一样，在发展过程中，逐渐形成若干社会群体。若干社会群体相互渗透、相互影响，形成完整的药学体系，即为药学事业。

药学自产生之日起，经历了漫长的发展过程。现代药学承担了研制新药、生产和供应药品、保证合理用药、规范药品管理、培养药学人才、组织药学力量等诸多社会任务，而创制新药、合理用药和药事管理（社会与管理药学）已成为现代药学发展的主要方向。药学的发展进一步促进了药学事业的发展壮大。

药学事业的各项工作都是围绕药品展开的，由于药品具有与人体健康和生命安全息息相关的特殊属性，对药品的管理日益受到社会和政府的重视。保证公众用药安全、有效、经济、合理，已成为药学事业的核心任务。本教材将与这一核心任务密切相关的"与药品研制、生产、经营、使用、价格、广告、监督、检验和教育等活动有关的事项"定义为"药事"。**考点提示**：药事的范围

《中共中央国务院关于深化医药卫生体制改革的意见》明确指出，我国医药卫生体制改革必须坚持以人为本，把维护人民健康权益放在第一位，坚持医药卫生事业为人民健康服务的宗旨。药学事业作为医药卫生事业的一部分，也必须坚持公益性质，不能以营利为目的。但是药事又不是纯粹的福利事业，在强化政府责任和投入的同时，还应注重发挥市场机制作用，动员社会力量参与，促进有序竞争机制的形成，提高药事运行效率、服务水平和质量，满足人民群众多层次、多样化的药品与药学服务需求。

## 知识拓展

### 事业、企业和药企

事业单位与企业单位的划分管理是我国特有的模式。事业特指没有生产收入，由国家经费开支，以追求社会效益为目标的文化、教育、卫生等社会公共事务。

企业是以盈利为目的的实行自主经营、自负盈亏、独立核算的法人或非法人单位。从事生产、流通与服务等经济活动，通过生产、经营活动创造财富价值，提供满足社会公众物质和文化生活需要的产品服务。企业单位的登记在工商行政管理部门进行，从法律的角度看，凡是经合法登记注册、拥有固定地址而相对稳定的经营组织，都属于企业。

企业分类：以投资人的出资方式和责任形式分为个人独资企业、合伙企业、公司制企业。前两者也称非公司企业。按投资者的不同分：内资企业，外商投资企业和港、澳、台商投资企业。按所有制形式可分为：全民所有制企业、集体所有制企业和私营企业。

医药企业是指以营利为目的，专门从事药品生产、经营活动以及提供相关服务的企业。按生产经营环节可分为药品生产企业和药品经营企业，其中药品经营企业包括药品批发企业和药品零售企业。按经营范围可分为综合性医药集团公司、化学原料药（中间体）生产公司、化学药品制剂生产公司、中药材繁销公司、中药材销售公司、中药提取物生产公司、中成药生产公司、生物制剂企业、药用辅料生产企业、医疗器械生产企业、医药科技公司、医药保健品生产（经营）公司、药品批发企业、药品零售企业、医药物流公司。按所有制性质可分为国有医药企业、集体所有制企业、私营医药企业和外资医药企业。

### （二）管理

在人类历史上，自从出现了有组织的活动以来，就产生了管理活动。人们在开展管理活动过程中，形成了一些朴素的管理思想。随着管理实践活动的不断丰富，这些朴素的管理思想趋向理论化，从而形成了各种独特的管理理论和各种有效的管理方式与方法。随着社会经济与科学技术的迅猛发展，管理活动对各项事业或各个行业的影响越来越重要。管理理论的不断系统化对正确指导各种管理活动起到了重要作用。

**1. 管理的概念** 什么是管理（management）？目前没有公认的完备说法。有人说，管理就是领导，强调管理者个人领导艺术的重要。有人认为，管理就是决策，强调决定政策、选择方案的重要性。"科学管理之父"弗雷德里克·泰罗在《科学管理原理》一书中认为："管理就是确切地知道你要别人干什么，并使他用最好的方法去干"。在泰罗看来，管理就是指挥他人能用最好的办法去工作。诺贝尔奖获得者赫伯特·西蒙对管理的定义是："管理就是制定决策"。斯蒂芬·罗宾斯给管理的定义是：所谓管理，是指同别人一起，或通过别人使活动完成得更有效的过程。亨利·法约尔（Henri Fayol）在其名著《工业管理与一般管理》中给出的管理的概念，对西方管理理论的发展产生了重大的长达一个世纪的影响力。法约尔认为：管理是所有的人类组织都有的一种活动，这种活动由五项要素组成：计划、组织、指挥、协调和控制。**考点提示：**管理五职能

现代意义上的管理，广义来说是指应用科学的手段安排组织社会活动，使其有序进行。其对应的英文是 Administration 或 Regulation。狭义来说是指为保证一个单位全部

业务活动而实施的一系列计划、组织、协调、控制和决策的活动，对应的英文是Manage 或 Run。

**2. 管理的本质和目的**　管理是协作劳动的产物，是社会生产力发展和社会分工的产物。人类社会的生存与发展，是要依靠人类集体力量的无限性。而集体力量的发挥和发展，则有赖于人群的分工和合作。任何管理都是对某一具体系统的管理，系统理论认为大系统的功能大于各小系统的功能总和。同样，社会集体劳动的能力，必然超过个人劳动生产能力总和。也就是说人们的集体劳动，对个人劳动生产能力的总和起到放大和创新作用。其放大的倍率主要取决于管理功能的发挥。在社会这个系统中，管理是通过信息（各种指令、文件、通知、规定等）促使能量和物质（主要是人力、财力、设备、材料、能源等）进行合理的流通。管理正是通过信息控制人、财、物的流通，并在流通中促使能量和条件产生物质运动的转化，以达到社会信息劳动生产能力的放大。由此可见，管理的本质乃是放大所管理系统的功效。管理的目的，便在于设法提高被管理系统的功效的放大倍率。**考点提示：**管理的本质、目的

### 知识链接

#### 管理的字中之义

管，原意为细长而中空之物，其四周被堵塞，中央可通达。使之闭塞为堵；使之通行为疏。管，就表示有堵有疏、疏堵结合。所以，管既包含疏通、引导、促进、肯定、打开之意，又包含限制、规避、约束、否定、闭合之意。

理，本义为顺玉之纹而剖析；代表事物的道理、发展的规律，包含合理、顺理的意思。

管理犹如治水，疏堵结合、顺应规律而已。

所以，管理就是合理地疏与堵的思维与行为。

——《极简管理：中国式管理操作系统》

**3. 管理的要素**　管理的基本要素即构成管理活动的因素。从不同侧面看管理过程，会把管理分成不同的要素。注重过程的管理理论认为管理由管理者、管理对象和管理手段组成。资源管理理论则认为管理要素分为人力、物力、财力，还有时间、空间、信息等。职能管理理论认为管理的要素有五个：计划、组织、指挥、协调、控制。本书取资源管理理论进行归纳。管理的要素可概括为机构体制、政策与法规、人、财、物、时间、业务技术和信息等。**考点提示：**管理的要素

（1）机构体制　机构是使管理对象构成系统的手段，没有机构就不成系统，便无法管理。体制是有关机构设置及其管理权限划分的制度。系统的结构决定系统的性能和功效，为此，机构体制的组成是否合理，很大程度上影响管理的放大和创新作用。

（2）政策与法规　管理效率的提高在于信息、人、财、物的合理流通。凡是经过实践证明是合理的流通，便以政策、法规的形式规定下来，作为管理的"规范"，以保证流通的正常进行。

（3）人　组织机构是由人组成的，管理的职责是由人来完成，体制改革是由人作出决定，政策、法规是由人制定和执行。人是管理中最活跃的因素。要搞好管理，首先要发挥管理人员的积极性、主动性和创造性，并努力提高管理人员的水平。高效能

的管理，必须做到人尽其才。

（4）财　管理工作原则之一是按经济规律办事。资金的使用、经济管理的好坏直接影响管理计划的完成，影响管理的成败。如果资金中断，整个管理工作就将停顿。所以，管理人员必须重视经济、财务管理。

（5）物　是指设备、仪器、材料和能源等，管理中要做到保证物的供应和物尽其用。

（6）时间　一个高效能的管理，必须考虑如何充分利用时间，在较短的时间内做更多的事情。时间是一种最珍贵、最特殊的资源，没有丝毫弹性。时间是一度性的，时间过去了，永远不再回来。有效管理的显著特点之一，就是能珍惜和充分利用时间。

（7）业务技术　业务技术管理必须遵守其特点和规律，不能外行管内行。

（8）信息　信息是管理工作的基本工具。管理人员通过信息了解情况，又要利用信息进行工作中的联系。在管理工作中如何正确运用信息这个工具，是加强科学管理和提高管理水平的重要环节。信息沟通是社会系统高于生物系统和无机系统的主要特征。

**4. 管理的职能**　管理职能一般是根据管理过程的内在逻辑，划分为几个相对独立的部分。划分管理职能的意义在于：管理职能把管理过程划分为几个相对独立的部分，在理论研究上能更清楚地描述管理活动的整个过程，有助于实际的管理工作以及管理教学工作，亦有助于管理者在实践中实现管理活动的专业化，使管理人员更容易从事管理工作。管理职能在实际中不可能完全分割开来，而是相互融合在一起的。

最早系统提出管理职能的是法国的法约尔。他提出管理的职能包括计划、组织、指挥、协调、控制五个职能。在法约尔之后，许多学者根据社会环境的新变化，对管理的职能进行了进一步的探究，有了许多新的认识。著名的管理七职能认为管理的职能是：计划、组织、人事、指挥、协调、报告、预算。三职能说认为是计划、组织、控制。确定管理职能对任何组织而言都是极其重要的，但作为合理组织活动的一般职能，究竟应该包括哪些管理职能？管理学者至今仍众说不一。但当代管理学家们对管理职能的划分，大体上没有超出法约尔的范围。

在法约尔时期，企业的外部环境变化不大，市场竞争并不激烈，管理者的主要工作是做好计划、组织和领导工人把产品生产出来，人们对管理的活动往往侧重于对技术因素及物的因素的管理，管理工作中强调实行严密的计划、指挥和控制。但自霍桑实验之后，一些学者在划分管理职能时，对有关人的因素的管理开始重视起来，人事、信息沟通、激励职能开始提出。这些职能的提出，说明管理学家已经注意到了人的管理在管理行为中的重要性，体现了对管理职能的划分开始侧重于对人的行为激励方面，人事管理被提到比较重要的地位上来。20 世纪 50 年代以后，特别是 60 年代以来，由于现代科学技术的发展和诸多新兴学科的出现，管理学家又在管理职能中加进了创新和决策职能。决策理论学派认为决策贯彻于管理的全过程，管理的核心是决策。创新职能源于 70 年代后的世界环境的剧变，创新职能的提出，也恰恰反映了时代的历史背景。我们可以预见，随着科学技术的不断发展和社会生产力水平的提高，管理职能的内容和重点也会有新的变化。

**知识链接**

### 霍桑实验

霍桑实验是心理学史上最出名的事件之一。是指 1924~1932 年,以哈佛大学教授 G. E. 梅奥为首的一批学者在美国芝加哥西方电气公司所属的霍桑工厂进行的一系列实验的总称。

1924 年 11 月,霍桑工厂内的研究者在本厂的继电器车间开展了厂房照明条件与生产效率关系的实验研究。研究者预先设想,在一定范围内,生产效率会随照明强度的增加而增加,但实验结果表明,不论增加或减少照明强度都可以提高效率(有两个女工甚至在照明降低到与月光差不多时仍能维持生产的高效率)。随后,研究者又试验不同的工资报酬、福利条件、工作与休息的时间比率等对生产效率的影响,也没有发现预期的效果。

1927 年梅奥等人应邀参与这项工作。从 1927~1932 年,他们以“继电器装配组”和“云母片剥离组”女工为被试,通过改变或控制一系列福利条件重复了照明实验。结果发现,在不同福利条件下,工人始终保持了高产量。研究者从这一事实中意识到,工人参与试验的自豪感极大地激发了其工作热情,促使小组成员滋生出一种高昂的团体精神。这说明职工的士气和群体内的社会心理气氛是影响生产效率的更有效的因素。在此基础上,梅奥等在 1928~1932 年中,又对厂内 2100 名职工进行了采访,开展了一次涉及面很广的关于士气问题的研究。起初,他们按事先设计的提纲提问,以了解职工对工作、工资、监督等方面的意见,但收效不大。后来的访谈改由职工自由抒发意见。由于采访过程既满足了职工的尊重需要,又为其提供了发泄不满情绪和提合理化建议的机会,结果职工士气高涨,产量大幅度上升。为了探索群体内人际关系与生产效率之间的联系,研究者在 1931~1932 年间进行了对群体的观察研究。结果发现,正式群体内存在着非正式群体,这种非正式群体内既有无形的压力和自然形成的默契,也有自然的领导人,它约束着每个成员的行为。

在心理学研究的历史上,霍桑实验第一次把工业中的人际关系问题提到首要地位,并且提醒人们在处理管理问题时要注意人的因素,这对管理心理学的形成具有很大的促进作用。梅奥根据霍桑实验,提出了人际关系学说。人际关系学说为西方管理科学和管理工作指出了新的方向。

实际上,管理的行为主体是组织,而组织是运动变化的,当组织要素如组织环境、管理主体和管理客体三者发生变化时,管理行为和职能应随之发生变化。这就要求对于不同的组织环境、管理主体、管理客体,在管理手段和方式上应有所不同,管理的职能也有所不同。例如,对于军人,命令应当是最佳的职能,而对于现代高素质的人才,激励、鼓励也许是应当采用的职能。

管理职能的基本内容大致包括如下几方面。

(1)计划职能 对未来活动进行的一种预先的谋划。内容:研究活动条件、决策、编制计划。

(2)组织职能 为实现组织目标,对每个组织成员规定在工作中形成的合理的分工协作关系。内容:设计组织结构、人员配备、组织运行、组织监督。

(3)领导职能 管理者利用组织所赋予的权力去指挥影响和激励组织成员为实现组织目标而努力工作的过程。内容:指挥职能、协调职能、激励职能。

(4)控制职能 保证组织各部门各环节能按预定要求运作而实现组织目标的一项

管理工作活动。内容：拟订标准、寻找偏差、下达纠偏指令。

**5. 管理层次** 是指在职权等级链上所设置的管理职位的级数。当生产力十分低下，社会分工极其简单的时候，基本的生产劳动是个体的，计划、组织、实施、执行直至成果的享受，可能都是一个人。所谓的管理者也就是劳动者自己。随着生产力的进一步发展，人们的活动也复杂起来。劳动的方式逐渐由个体向群体发展，一项工作往往需要有几个人一起做，有分工协作，这就出现了人与人之间的关系问题，出现了管理者与被管理者。

当组织规模相当有限时，一个管理者可以直接管理每一位作业人员的活动，这时组织就只存在一个管理层次。而当规模的扩大导致管理工作量超出了一个人所能承担的范围时，为了保证组织的正常运转，管理者就必须委托他人来分担自己的一部分管理工作，这使管理层次增加到两个层次。随着组织规模的进一步扩大，受托者又不得不进而委托其他的人来分担自己的工作，依此类推，而形成了组织的等级制或层次性管理结构。

对于一个主管者来讲，其能力精力和时间都是有限度的，例如现代心理学研究定量地证明：对于大多数人来说，同时思考两个以上问题时，思维效率将大大降低。因此，主管者要有效地领导下属，就必须考虑究竟能直接有效地管辖多少下属的问题，即管理宽度问题。管理宽度是指一个主管能够直接有效地指挥下属成员的数目。经研究发现，高层管理人员的管理幅度通常以 4~8 人较为合适。管理层次与管理宽度有关。较大的宽度意味着较少的层次，较小的宽度意味着较多的层次。这样，按照管理宽度的大小及管理层次的多少，就可形成两种结构：扁平结构和直式结构。所谓扁平结构，是管理层次少而管理宽度大的结构；而直式结构的情形则相反。扁平结构与直式结构各有优势。

扁平结构有利于缩短上下级距离，密切上下级关系，信息纵向流快，管理费用低，而且由于管理幅度较大，被管理者有较大的自主性、积极性、满足感，同时也有利于更好地选择和培训下层人员；但由于不能严密监督下级，上下级协调较差，管理宽度的加大，也加重了同级间相互沟通联络的困难。直式结构具有管理严密、分工明确、上下级易于协调的特点。但层次增多，带来的问题也越多。首先，层次多意味着费用也多。其次，随着管理层次的增加，沟通的难度和复杂性也将加大。此外，众多的部门和层次也使得计划和控制活动更为复杂。同时由于管理严密，而影响下级人的主动性和创造性。因此，一般来说，为了达到有效控制，应尽可能地减少管理层次。

一般说来，大部分组织的管理层次多分为三层，即上层、中层、基层。上层又称决策层，中层又称管理层，基层则称为执行层、操作层。见图0-1。

对于上层来讲，其主要任务是从组织整体利益出发，对整个组织实行统一指挥和综合管理，并制定组织目标及实现目标的一些大政方针。中层的主要任务是负责目标的制定、拟定和选择计划的实施方案、步骤和程序，按部门分配资源，协调下级的活动，以及评价组织活动成果和制订纠正偏离目标的措施等。基

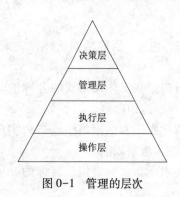

图0-1 管理的层次

层的主要任务就是按照规定的计划和程序，协调基层员工的各项工作，完成各项计划和任务。美国斯隆管理学院提出一种叫作"安东尼结构"（Anthony Structure）的经营管理层次结构。该结构把经营管理分成三个层次，即战略规划层、战术计划层和运行管理层。见表0-1。

表0-1　经营管理层次

| 项　目 | 战略规划 | 战术计划 | 运行管理 |
| --- | --- | --- | --- |
| | 上层 | 中层 | 基层 |
| 主要关心的问题 | 是否上马、什么时候上马 | 怎样上马 | 怎样干好 |
| 时间幅度 | 3~5年 | 半年~2年 | 周或月 |
| 视野 | 宽广 | 中等 | 狭窄 |
| 信息来源 | 外部为主，内部为辅 | 内部为主，外部为辅 | 内部 |
| 信息特征 | 高度综合 | 中等汇总 | 详尽 |
| 不肯定的冒险程度 | 高 | 中 | 低 |

**6. 管理的技能**　管理是否有效，在很大程度上取决于管理人员是否真正具备了一名管理者所必须具备的管理技能。美国的管理学专家卡特兹在1955年发表的论文《有效管理者的技能》一文中，针对管理者的工作特点，提出了技术技能（Technical Skill）、人际技能（Human Skill）和概念技能（Conceptual Skill）的概念。他认为，有效的管理者应具备这三种技能。见图0-2。**考点提示：管理的技能**

概念是思维的基本形式之一，反映客观事物的一般的、本质的特征。概念技能包含着一系列的能力，包括能够提出新的想法和新的思想的能力，能够进行抽象思维的能力，能够把一个组织看成是一个整体的能力，以及能够识别在某一个领域的决策对其他领域将产生何种影响的能力。

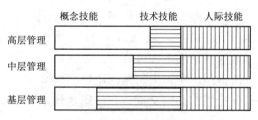

图0-2　管理技能模型

人际技能是与其他人能够一起有效开展工作的能力。也可以说是一个人能够以小组成员的身份有效地工作，并能够在他领导的小组中建立起合作的能力。有职业规划专家说，10%的成绩，30%的自我定位以及60%的关系网络才是成就理想的标准因素。

技术技能指能够运用特定的程序、方法、技巧处理和解决实际问题的能力，也就是说，对某一特殊活动（特别是包含方法、过程、程序或技术的技能）的理解和熟练程度。例如，工程师、会计师、广告设计师、推销员等，就都掌握有其各相应领域的技术技能，所以被称作专业技术人员。

**7. 管理的分类**　管理可以分为很多种类的管理，比如行政管理、社会管理、工商企业管理、人力资源管理、情报管理等等。每一种组织都需要对其事务、资产、人员、设备等所有资源进行管理。每一个人也同样需要管理，比如管理自己的起居饮食、时间、健康、情绪、学习、职业、财富、人际关系、社会活动、精神面貌（即穿着打扮）等。现代企业管理按职能或者业务功能划分一般包括计划管理、生产管理、采购管理、销售管理、质量管理、仓库管理、财务管理、项目管理、人力资源管理、统计管理、信息管理等。

**8. 全面质量管理** 全面质量管理这个名称，最先是 20 世纪 60 年代初由美国的著名专家费根堡姆提出。它是在传统的质量管理基础上，随着科学技术的发展和经营管理上的需要发展起来的现代化质量管理，现已成为一门系统性很强的科学。我国自 1978 年以来推行 TQM（当时称为 TQC，Total Quality Control，即全面质量控制）已有 30 多年。从 30 多年的深入、持久、健康地推行全面质量管理的效果来看，它有利于提高企业素质，增强企业的市场竞争力。

（1）全面质量管理的含义 全面质量管理（TQM，Total Quality Management）是以质量为中心，建立在全员参与基础上的一种管理方法，其目的在于长期获得顾客满意、组织成员和社会的利益。首先，质量的涵义是全面的。它不仅包括产品服务质量，而且包括工作质量，用工作质量保证产品或服务质量；其次，TQM 是全过程的质量管理，不仅要管理生产制造过程，而且要管理采购、设计直至储存、销售、售后服务的全过程。具体来说，全面质量管理包含以下含义。**考点提示：** 全面质量管理的概念、含义、英文

强烈地关注顾客。全面质量管理注重顾客价值，其主导思想就是"顾客的满意和认同是长期赢得市场，创造价值的关键"。为此，全面质量管理要求必须把以顾客为中心的思想贯穿到企业业务流程的管理中，即从市场调查、产品设计、试制、生产、检验、仓储、销售、到售后服务的各个环节都应该牢固树立"顾客第一"的思想，不但要生产物美价廉的产品，而且要为顾客做好服务工作，最终让顾客放心满意。

坚持不断地改进。TQM 是一种永远不能满足的承诺，"非常好"还是不够，质量总能得到改进，"没有最好，只有更好"。在这种观念的指导下，企业持续不断地改进产品或服务的质量和可靠性，确保企业获取对手难以模仿的竞争优势。

改进组织中每项工作的质量。TQM 采用广义的质量定义。它不仅与最终产品有关，并且还与组织如何交货，如何迅速地响应顾客的投诉、如何为客户提供更好的售后服务等都有关系。

精确地度量。TQM 采用统计度量组织作业中人的每一个关键变量，然后与标准和基准进行比较以发现问题，追踪问题的根源，从而达到消除问题、提高品质的目的。

向员工授权。TQM 吸收生产线上的工人加入改进过程，广泛地采用团队形式作为授权的载体，依靠团队发现和解决问题。

（2）全面质量管理的基本观点 ①以顾客为中心，为用户服务的观点。在企业内部，凡接收上道工序的产品进行再生产的下道工序，就是上道工序的用户，"为用户服务"和"下道工序就是用户"是全面质量管理的一个基本观点。通过每道工序的质量控制，达到提高最终产品质量的目的。②全面管理的观点。所谓全面管理，就是进行全过程的管理、全企业的管理和全员的管理。全过程的管理是指对产品生产过程进行全面控制。全企业管理的一个重要特点，是强调质量管理工作不局限于质量管理部门，要求企业所属各单位、各部门都要参与质量管理工作，共同对产品质量负责。全员管理要求把质量控制工作落实到每一名员工，让每一名员工都关心产品质量。③以预防为主的观点。以预防为主，就是对产品质量进行事前控制，把事故消灭在发生之前，

使每一道工序都处于控制状态。④用数据说话的观点。科学的质量管理，必须依据正确的数据资料进行加工、分析和处理找出规律，再结合专业技术和实际情况，对存在问题作出正确判断并采取正确措施。**考点提示：** 全面质量管理的基本观点

---

**知识拓展**

### 质量管理八项原则

随着全球竞争的不断加剧，质量管理越来越成为所有组织管理工作的重点。一个组织应具有怎样的组织文化，以保证向顾客提供高质量的产品呢？ISO 经过广泛的顾客调查制订的 2000 版 ISO 9000 标准中的八项基本原则包括：以顾客为关注焦点、领导作用、全员参与、过程方法、管理的系统方法、持续改进、基于事实的决策方法、与供方互利的关系。质量管理八项原则被认为是管理实践经验的基础上用高度概括的语言所表述的最基本、最通用的一般规律，可以指导一个组织在长期内通过关注顾客及其他相关方的需求和期望而改进其总体业绩。

---

（3）**全面质量管理的基本工作程序** PDCA 管理循环是全面质量管理最基本的工作程序，即计划—执行—检查—处理（plan、do、check、action）。这是美国统计学家戴明（W. E. Deming）发明的，因此也称之为戴明循环。这四个阶段大体可分为八个步骤。见图 0-3。**考点提示：** 全面质量管理的基本工作程序

PDCA 循环管理的特点是：①PDCA 循环工作程序的四个阶段，顺序进行，组成一个大圈。②每个部门、小组都有自己的 PDCA 循环，并都成为企业大循环中的小循环。③阶梯式上升，循环前进。见图 0-4。

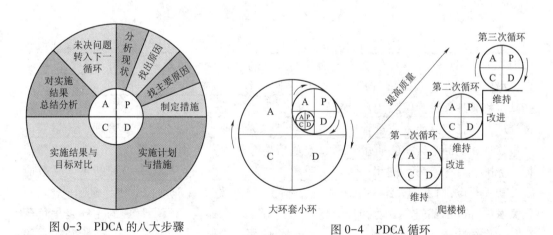

图 0-3　PDCA 的八大步骤　　　　图 0-4　PDCA 循环

在质量管理理论上，"质量"一词并不具有绝对意义上的"最好"的一般含义。而是指"最适合于一定顾客的要求"。这些要求是：产品的实际用途；产品的售价。我们要形成一种这样的意识，好的质量是设计、制造出来的，不是检验出来的；质量管理的实施要求全员参与，并且要以数据为客观依据，要视顾客为上帝，以顾客需求为核心；在实现方法上，要一切按 PDCA 循环办事。**考点提示：** 质量管理的基本要求

### （三）药事管理

药事管理是指为保障公民用药的安全、有效、合理、经济、方便、及时，国家依据宪法通过制定并实施相关法律法规以及药事组织的相关管理措施，对药事活动实施必要的监督管理。**考点提示：**概念

药事管理的事项与活动涉及与药品安全、有效、经济、合理直接相关的，包括药品的研制、生产、流通、使用和监督管理等在内的药学事业各个领域。因此，药事管理的宗旨是保证药品质量，保障人体用药安全，维护人民身体健康和用药的合法权益。**考点提示：**宗旨 从这个意义上说，药品安全应是药事管理追求的终极目标之一。药品安全问题，药品安全管理已成为国家实施药事管理的重要方向。

---

**知识拓展**

#### 国家药品安全"十二五"规划制定的任务指标

药品安全管理是指药品安全的风险管理，核心要求是将事前预防、事中控制、事后处置有机结合起来，坚持预防为先，发挥多元主体作用，落实好各方责任，形成全链条管理，切实把药品安全风险管控起来。《国家药品安全"十二五"规划》制定的任务指标有：①全部化学药品、生物制品标准达到或接近国际标准，中药标准主导国际标准制定。医疗器械采用国际标准的比例达到90%以上。②2007年修订的《药品注册管理办法》施行前批准生产的仿制药中，国家基本药物和临床常用药品质量达到国际先进水平。③药品生产100%符合修订的《药品生产质量管理规范》要求；无菌和植入性医疗器械生产100%符合《医疗器械生产质量管理规范》要求。④药品经营100%符合《药品经营质量管理规范》要求。⑤新开办零售药店均配备执业药师。2015年零售药店和医院药房全部实现营业时有执业药师指导合理用药。

---

药事管理以宪法与法律为管理依据，通过政府制定相关法律，实行相关管理措施作为管理手段。药事管理分两个层面，即宏观药事管理和微观药事管理。宏观药事管理，指国家和政府的药事管理。包括药品监督管理、基本药物管理、药品储备管理、药品价格管理、医疗保险用药和定点药店管理；微观药事管理，指药事组织内部的药事管理。包括药品研发质量管理、药品生产质量管理、药品经营质量管理、药学服务质量管理、药品临床实验质量管理。宏观药事管理为药事组织的微观管理提供法律依据、标准和程序。**考点提示：**依据、手段、内容 宏观而言，药事管理的主体是政府及其相关行政部门，包括各级卫生行政部门、药品监督管理部门、中医药管理部门、国家发展和改革部门、劳动和社会保障部门等。微观而言，药事管理的主体是担负药事各子系统功能的药品研制、生产、经营、使用、价格、广告、监督、检验和教育等具体部门。

药事管理具有专业性、政策性和实践性的特点。专业性指药事管理是对药学事业的管理，药学事业的核心是药物，药物是防病治病、保障公众身体健康的物质基础和必要条件。政策性指药事管理是按照一定的国家法律、政策法令和行政规章，行使国家权力对药学事业的管理。实践性是指药事管理的法规、管理办法、行政规章的制定来自于药品生产、经营、使用的实践，经过总结、升华而成，反过来用于指导实践工

作。**考点提示**：特点

需要强调的是，尽管药品生产、经营企业是经济组织，以经济效益为导向，追求利润最大化，但是由于药品的特殊性，这些药事组织必须把药品和药品生产经营全过程的质量管理放在首位，把社会效益放在第一位。

## 二、药事法规

药事法规是国家关于药品管理工作的法律、法规、规章等规范性文件的总称，是从事药品研制、生产、经营、使用、检验、进出口和监督管理的单位、个人都必须严格遵守和认真执行的行为规范，是国家药品监督管理部门实施药品监督管理的依据。

**考点提示**：概念

### （一）法的基本知识

法，是由国家制定或认可，体现统治阶级意志，并由国家强制力保证实施的具有普遍效力的行为规范的总称。

**1. 法的特征**

（1）法是调整社会关系的规范，具有规范性　法的规范性，是指法所具有的规定人们行为模式、指导人们行为的性质。法所规定的行为模式包括三种：①人们可以怎样行为（可为模式）；②人们不得怎样行为（勿为模式）；③人们应当或者必须怎样行为（应为模式）。

（2）法是由国家制定或认可的，体现了国家对人们行为的评价，具有国家意志性　国家的存在是法存在的前提条件。一切法的产生，大体上都是通过制定和认可这两种途径。法的制定，是指国家立法机关按照法定程序创制规范性文件的活动。法的认可，是指国家通过一定的方式承认其他社会规范（道德、宗教、风俗、习惯等）具有法律效力的活动。

（3）法是以国家强制力为最后保证手段的规范体系，具有国家强制性　法不同于其他社会规范，它具有特殊的强制性，即国家强制性。也就是说，不管人们的主观愿望如何，都必须遵守法，否则将招致国家强制力的干涉，受到相应的法律制裁。国家的强制力是法实施的最后保障手段。

（4）法在国家权力管辖范围内普遍有效，具有普遍性　法的普遍性，是指法作为一般的行为规范在国家权力管辖范围内具有普遍适用的效力和特征。具体包含两方面内容：一是法的效力对象的广泛性。在一国范围之内，任何人的合法行为都无一例外地受法的保护；任何人的违法行为，也都无一例外地受法的制裁。二是法的效力的重复性。这是指法对人们的行为有反复适用的效力。在同样的情况下，法可以反复适用，不仅适用一次。

（5）法是有严格程序规定的规范，具有程序性　法是强调程序、规定程序和实行程序的规范。也可以说，法是一个程序制度化的体系或者制度化解决问题的程序。程序是社会制度化的最重要的基石。

**2. 法律渊源**　法律渊源是法的外在表现形式，指法律由何种国家机关制定或认可，具有何种表现形式或效力等级，如法律、法令、条例、章程、决议、命令、习惯和判例等。历史上不同类型的法、同一类型的法在不同的国家，法律渊源也不同。在我国，法律渊源主要是宪法和法律，其次是规范性的决议和命令、地方性法规等。判例一般不是我国的社会主义法律渊源。药事法规的渊源是药事法律规范的具体表现形式。而这些形式的权威性质，渊源于这些形式的规范具有相应的法律效力。根据我国宪法和法律的规定，我国药事法规的渊源主要有以下几种。**考点提示：概念、种类**

（1）宪法　宪法是国家的根本大法，由最高国家权力机关——全国人民代表大会制定，具有最高的法律地位，其他任何法律、法规都不得与宪法相抵触。它是具有最高法律效力的规范性文件，在制定、修改程序方面，要严格地按特定程序进行。在内容方面，它规定了我国国家生活和社会生活的最根本性原则问题，它所规定的基本原则是我国立法工作的依据。我国宪法关于药品方面的规定主要有：国家发展医疗卫生事业，发展现代医药和我国传统医药等等。

（2）法律　法律有广义和狭义之分。广义的法律，意同"法"的含义，是指法的整体，即国家制定或认可并由国家强制力保证实施的各种行为规范的总和，泛指一切法律规范（包括行政法规）；狭义的法律是指由全国人民代表大会及其常务委员会依照一定的立法程序制定和颁布的规范性文件，如民法、刑法、专利法等。它的法律效力和地位仅次于宪法，而高于其他国家机关制定的规范性文件，是制定法规和规章的依据。我国现有的药品方面的法律是全国人大常委会制定的，如《中华人民共和国药品管理法》，是药品监管法律的直接渊源，而在我国的《民法》、《刑法》等法律中所涉及的有关药品方面的条款，则为间接渊源。

知识拓展

### 主 席 令

是国家主席根据全国人民代表大会及其常务委员会的决定签署的，具有次于宪法效力的命令。全国人大及常委会的决定和通过的法律在程序上需要国家主席的签署才能生效，但国家主席没有否决最高国家权力机关的权力，必须签署通过。"主席令"主要是全国通行的"专门法"。

（3）行政法规　是由国务院制定和颁布的规范性文件，一般采用条例、规定、细则、办法等名称，如《野生药材资源保护条例》、《麻醉药品管理办法》等，它的法律效力仅次于法律。

行政法规包括两种形式：①国务院根据宪法和相关法律的要求，为执行法律的规定需要而制定的，如《中华人民共和国中医药条例》；②由国家食品药品监督管理部门提出法规草案，经国务院批准，由国家食品药品监督管理部门发布的。

知识拓展

### 国务院令

是总理签发的行政法令、授权有关部门发布的国务院行政命令或下发的行政操作性文件。1988年开始使用"国务院令"，以前称"国发"。

（4）部门规章 规章是指国务院各部、各委员会根据法律和国务院的行政法规、决定、命令，在本部门权限内发布的命令、指示等。行政规章的名称一般称"规定"、"办法"，但不得称"条例"。部门规章由部门首长签署命令予以公布。如国家食品药品监督管理部门，根据法律和国务院的行政法规、决定、命令，在本部门的权限范围内，制定的部门规章如《药品注册管理办法》、《国家药品监督管理局行政复议暂行办法》。

值得注意的是，具有部门规章制定权的不仅仅是国务院部委，还包括中国人民银行、审计署和具有行政管理职能的直属机构。

（5）地方性法规 是省、自治区、直辖市及省会所在地的市和经国务院批准的较大的市的人大及其常委会，根据国家授权或为贯彻执行国家法律，结合当地的实际情况，制定的药品监管方面的规范性文件，如《山东省药品使用条例》。

较大的市是指省、自治区的人民政府所在地的市，经济特区所在地的市和经国务院批准的较大的市。

（6）地方政府规章 省、自治区、直辖市和较大市的人民政府，可以根据法律、行政法规和本省、自治区、直辖市的地方性法规，制定地方政府规章，如《重庆市药品储备管理办法》。

地方性法规和地方性规章只能在本行政区内有效，不得同国家的宪法、法律和行政法规等相抵触。

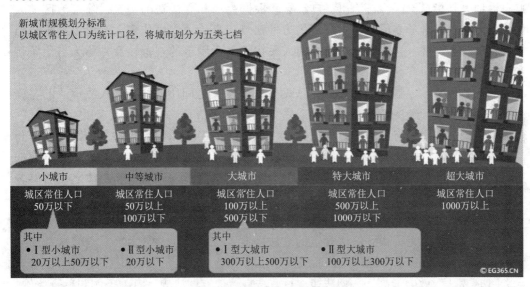

图 0-5　新城市规模划分标准

### 知识链接

#### 全国只有 49 个"较大城市"

2014 年 11 月 20 日，国务院发布《关于调整城市规模划分标准的通知》。以城市常住人口为统计口径，将城市划分为五类七档。但"较大市"是一个法律概念，是为了解决地级市立法权而创设。地级市一旦获得"较大的市"地位，就拥有了地方性法规的立法权。不能看成划分城市大小的概念。能称为"较大市"的城市，包括各省、自治区的省会所在城市、经济特区和沿海开放城市，以及经国务院批准为较大市的城市，共有50个。

1）18个共四批公布的城市：唐山、大同、包头、大连、鞍山、抚顺、吉林、齐齐哈尔、无锡、淮南、青岛、洛阳（1984年10月批准，重庆市是在这一批公布的，已经升格为直辖市）；宁波（1988年3月批准）；淄博、邯郸、本溪（1992年7月批准）；徐州、苏州（1993年4月批准）。

2）5个经济特区：深圳、珠海、汕头、厦门、喀什

3）27个省级政府所在地：22个省会（大陆上的省份）+5个自治区首府

截至2015年2月，在中国282个地级市中，仅有49个"较大的市"具有地方立法权，而喀什市属于县级市。2015年3月15日，第十二届全国人民代表大会第三次会议决定对《中华人民共和国立法法》作出修改：地方立法权扩至所有设区的市。立法的范围限定在城乡建设与管理、环境保护、历史文化保护等方面的事项。

（7）自治条例和单行条例　药事自治条例和单行条例指民族自治地方的人大依法在其职权范围内根据当地民族的经济、政治、文化的特点，制定发布的有关药品监督的行政管理法律文件，同地方性法规具有同等法律地位和效力。如西藏自治区人大常委会颁布的《西藏自治区实施〈中华人民共和国药品管理法〉的办法》。在我国，民族自治地方是指自治区、自治州、自治县。根据宪法和立法法的规定，除自治区的人民代表大会及其常务委员会可以制定地方性法规，自治区人民代表大会可以制定自治条例和单行条例外，自治州、自治县的人民代表大会制定的规范性文件称为自治条例和单行条例。

（8）国际条约　国际条约是两个或两个以上国家之间所缔结、加入或承认的关于相互之间在政治、经济、贸易、文化、军事、法律等方面的权利和义务关系的协议。国际药事条约指我国与外国签订的或批准、承认的某些国际条约或协定，如《麻醉药品单一公约》，这些条约或约定可以由全国人大常委会决定同外国缔结，或由国务院按照职权范围同外国缔结。国际条约不属国内法范畴，但我国作为权利主体之一所签署的国际条约，在我国同样具有约束力。

**3. 法的效力等级**　**考点提示**：法的效力等级

在我国，按照宪法和立法法规定的立法体制，法律位阶共分六级，它们从高到低依次是：根本法律、基本法律、普通法律、行政法规、地方性法规和规章。见图0-6。

（1）宪法　效力最高，一切法律、行政法规、地方性法规、自治条例和单行条例、规章都不得同宪法相抵触。

（2）法律　全国人大及其常委会制定，效力较宪法次之，但高于行政法规、地方性法规、规章。

（3）法规　国务院制定，效力高于地方性法规、规章。

（4）地方性法规　省、自治区、直辖市的人民代表大会及其常务委员会制定的地方性法规与部门规章之间对同一事项的规定不一致，不能确定如何适用时，由国务院提出意见，国务院认为应当适用地方性法规的，应当决定在该地方适用地方性法规的规定；认为应当适用部门规章的，应当提请全国人民代表大会常务委员会裁决。

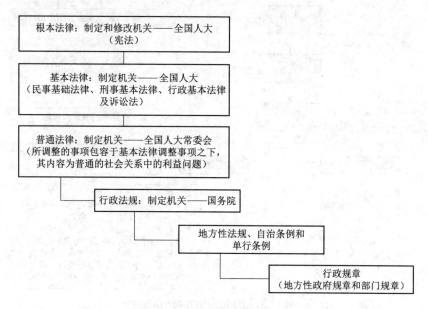

图 0-6　我国法律位阶

较大市的人民代表大会及其常务委员会制定的地方性法规，效力高于本级和下级地方政府规章。

（5）规章　部门规章之间、部门规章与地方政府规章之间具有同等效力，在各自的权限范围内施行。省、自治区的人民政府制定的规章的效力高于本行政区域内的较大市的人民政府制定的规章。部门规章之间、部门规章与地方政府规章之间对同一事项的规定不一致时，由国务院裁决。我国法律渊源及效力见图 0-7。

（6）国际条约　要看在我国的适用情况，只有其规定转化为我国国内法以后，才能和相关的规范性文件的效力进行比较。

（7）自治条例和单行条例依法对法律、行政法规、地方性法规作变通规定的，在本自治地方适用自治条例和单行条例的规定。

**4. 法律规范的适用原则**　药事法律规范的适用原则有：①上位法优于下位法，适用于不同机关制定的法律规范之间的冲突。②特别法优于一般法，适用于同一机关制定的法律规范的冲突。③新法优于旧法，适用于同一机关制定的法律规范的新旧冲突。

**考点提示：** 法的适用原则

在解决药事法律法规冲突时，通常有以下具体做法：

（1）特别冲突适用原则　特别冲突适用原则是指在对同一事项时，确定是适用普通法还是特别法的规则。一般说来，当普通法与特别法的规定不一致时，优先适用特别法。药品是产品的一种，但是由于其直接关系到人类生命健康，而且其具有特殊性，如药品作用的两重性、药品质量的及其重要性等。从这个意义上讲，《产品质量法》和《药品管理法》虽然在效力等级上是一样的，但前者属于普通法，后者是特殊法，所以在遇到药品监管方面的事项时，优先适用《药品管理法》。

如《药品管理法》第 87 条规定："药品检验机构出具虚假检验报告，构成犯罪的，

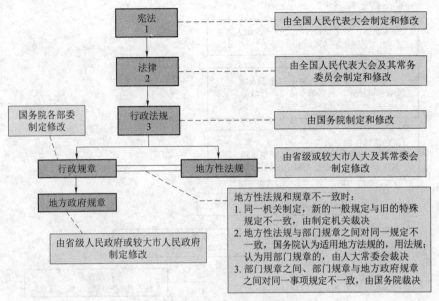

图 0-7　我国法律渊源及效力示意图

依法追究刑事责任；不构成犯罪的，责令改正，给予警告，对单位并处 3 万元以上 5 万元以下的罚款；对直接负责的主管人员和其他直接责任人员依法给予降级、撤职、开除的处分，并处 3 万元以下的罚款；有违法所得的，没收违法所得；情节严重的，撤销其检验资格。药品检验机构出具的检验结果不实，造成损失的，应当承担相应的赔偿责任。"而《产品质量法》第 57 条则规定："产品检验机构、认证机构伪造检验结果或者出具虚假证明的，责令改正，对单位处 5 万元以上 10 万元以下的罚款，对直接负责的主管人员和其他直接责任人员处 1 万元以上 5 万元以下的罚款；有违法所得的，没收违法所得；情节严重的，撤销其检验、验证资格；构成犯罪的，依法追究刑事责任。"就出具虚假检验报告这同一的违法行为，《产品质量法》规定与《药品管理法》的规定发生冲突，根据特别法优于普通法的原则，适用《药品管理法》而不是《产品质量法》。但如果《药品管理法》未能对某一事项进行适用时，在《产品质量法》有相关条款能够予以适用时，适用《产品质量法》。

（2）层级冲突适用规则　不同效力等级的行政法律规范发生冲突实际上是一种违法性冲突，根据《立法法》的规定，应当选择法律适用效力等级高的行政法律规范。在不同级别和层次的规范之间，较低层次的规范如果与较高层次的规范相抵触，应先适用较高层次的规范。凡符合宪法和法律所规定的一般性法律规范的各单行行政法规或地方性法规、规章等都应该适用，否则法律就会被架空，得不到贯彻执行。部门法与基本法冲突的，应适用基本法；行政法规、地方性法规与法律相冲突的，应适用法律；地方性法规、规章与相应的行政法规不一致的，应适用行政法规；地方政府规章与相应的地方性法规不一致的，适用地方性法规；地方性法规与国务院各部委规章不一致的，应具体情况具体处理。

如《中华人民共和国药品管理法》第 74 条规定："生产、销售假药的，没收违法生产、销售的药品和违法所得，并处违法生产、销售药品货值金额二倍以上五倍以下的罚款；有药品批准证明文件的予以撤销，并责令停产、停业整顿；情节严重的，吊销《药品生产许可证》、《药品经营许可证》或者《医疗机构制剂许可证》；构成犯罪的，依法追究刑事责任。"从这条法律规定的内容来看，对生产销售假药的处罚有两种情况：一是对一般情形的 5 种处罚：没收违法生产、销售的假药和违法所得，并处违法生产、销售药品货值金额二倍以上五倍以下的罚款，撤销批准文件，责令停产、停业整顿；二是对情节严重的，除上述处罚外，还要吊销相应的许可证。这是羁束性的规定，在选择处罚种类上，执法者没有自由裁量权，而执法者的自由裁量权只限于罚款的 2 倍以上 5 倍以下。而作为行政法规的《药品管理实施条例》第 81 条规定："药品经营企业、医疗机构未违反《药品管理法》和本条例的有关规定，并有充分证据证明其不知道所销售或适用的药品是假药、劣药的，应当没收其销售或者使用的假药、劣药和违法所得；但是可以免除其他行政处罚。"尽管《药品管理法实施条例》的规定更加的合理，但却因违反效力等级规则，实际上变通了法律规定。

（3）同级冲突适用规则　这是解决制定机关不同但效力层级相同的行政法律规范相冲突时应适用何种规范的规则。法院对同一等级的法律规范之间的冲突不可能凭借现成的规则做出判断，只能送请有权机关做出判决。例如，对地方人民政府制定、发布的规章与国务院部委制定发布的规章之间不一致的，由最高人民法院送请国务院做出解释或者裁决。部门规章之间、部门规章与地方政府规章之间对同一事项的规定不一致时，由国务院裁决。最高审判机关解释、最高检察机关解释和最高行政机关的解释只在法律规定的职责权限范围内做出的才有效，才能作为法律适用的依据。

（4）新旧法冲突适用规则　在药品监管实践中，在先前规范和后来规范对同一事项作出不同的规定时，应当根据新法废除旧法、后法优于前法的一般原则，确定它们的时间效力。即新法生效后，相应的旧法理所当然失去效力。在适用法规上，则应按不溯及既往的一般原则，即除了法律法规本身明确规定了对尚未处理和该法实施以前的行为可以依据该法规规定处理外，就应当认为没有溯及力。如新修订的《中华人民共和国药品管理法》于 2001 年 2 月 28 日第九届全国人民代表大会常委会第二十次会议审议通过，同年 12 月 1 日起施行。它规范着 2001 年 12 月 1 日以后我国领域内的药品研制、生产、经营、使用和监督管理的行为。对于 2001 年 2 月 28 日以前的行为，当然不能用这部新修订的法来评判；对于 2001 年 2 月 28 日至 2001 年 12 月 1 日期间的药品研制、生产、经营、使用和监督管理的行为，也不能用新修订的法来规范。

另外，如果法律之间对同一事项的新的一般规定与旧的特别规定不一致，不能确定如何适用时，由全国人大常委会裁决；行政法规之间对同一事项的新的一般规定与旧的特别规定不一致，不能确定如何适用时，由国务院裁决；同一机关制定的新的一般规定与旧的特别规定不一致，不能确定如何适用时，由制定机关裁决。

**5. 法律责任**　法律责任是指人们对自己的违法行为所应承担的带有强制性的否定法律后果。它包括：行政责任、民事责任、刑事责任。法律责任的构成有两个部分：①法律责任的前提是人们的违法行为，包括侵权行为、不履行义务行为等等。法律责任总是基于一定的违法行为而产生的。②法律责任的内容是否定性的法律后果，包括法律制裁、法律负担、强制性法律义务、法律不予承认或者撤销、宣布行为无效等等。

## （二）我国主要的药品管理法律法规

**1. 法律**

《中华人民共和国药品管理法》（2015 年修改）　　2001 年 12 月 1 日正式施行

**2. 国务院颁布实施的行政法规**

| | |
|---|---|
| 《中华人民共和国药品管理法实施条例》 | 2002 年 9 月 15 日施行 |
| 《麻醉药品和精神药品管理条例》（2013 年修改） | 2005 年 11 月 1 日施行 |
| 《中华人民共和国中医药条例》 | 2003 年 10 月 1 日施行 |
| 《医疗机构药品集中招标采购监督管理暂行办法》 | 2001 年 11 月施行 |
| 《关于深化医药卫生体制改革的意见》 | 2009 年 3 月 17 日施行 |
| 《中药品种保护条例》 | 1993 年 1 月 1 日施行 |
| 《放射性药品管理办法》 | 1989 年 1 月 13 日施行 |
| 《医疗用毒性药品管理办法》 | 1988 年 12 月 27 日施行 |
| 《野生药材资源保护管理条例》 | 1987 年 12 月 1 日施行 |
| 《医疗器械监督管理条例》 | 2014 年 6 月 1 日施行 |

**3. 药品管理的规章**

国家食品药品监督管理总局颁布的局令

| | |
|---|---|
| 《药品经营质量管理规范》 | 2015 年 7 月 1 日施行 |
| 《药品不良反应报告和监测管理办法》 | 2011 年 7 月 1 日施行 |
| 《药品生产质量管理规范》 | 2011 年 3 月 1 日施行 |
| 《药品流通监督管理办法》 | 2007 年 5 月 1 日施行 |
| 《药品注册管理办法》 | 2007 年 10 月 1 日施行 |
| 《药品说明书和标签管理规定》 | 2006 年 6 月 1 日施行 |
| 《药品生产监督管理办法》 | 2004 年 8 月 5 日施行 |
| 《直接接触药品的包装材料和容器管理办法》 | 2004 年 7 月 20 日施行 |
| 《互联网药品信息服务管理办法》 | 2004 年 7 月 8 日施行 |
| 《药品经营许可证管理办法》 | 2004 年 4 月 1 日施行 |
| 《药品进口管理办法》（2012 年修正） | 2004 年 1 月 1 日施行 |
| 《药物临床试验质量管理规范》 | 2003 年 9 月 1 日施行 |
| 《药物非临床研究质量管理规范》 | 2003 年 9 月 1 日施行 |
| 《中药材生产质量管理规范（试行）》 | 2002 年 6 月 1 日施行 |
| 《处方药与非处方药分类管理办法（试行）》 | 2000 年 1 月 1 日施行 |

# 目标检测

**一、名词解释**

1. 全面质量管理

2. 药事管理

3. 药事法规

## 二、A 型题（最佳选择题）

1. 由于管理的广泛性和复杂性及研究的侧重点不同，对管理所下定义也各异。法约尔认为

A. 管理就是要确切地知道要别人干什么，并注意他们用最好最经济的方法去干

B. 管理就是实行计划、组织、指挥、协调和控制

C. 管理就是决策

D. 管理就是领导

2. 梅奥等人通过霍桑实验得出结论：人们的生产效率不仅受到物理的、生理的因素的影响，而且还受到社会环境、社会心理因素的影响。由此创立了

A. 行为科学学说　　　B. 人文关系学说　　　C. 人际关系学说　　　D. 社会心理学说

3. 法约尔的一般管理理论对西方管理理论的发展有重大影响，成为后来管理过程学派的理论基础，他的代表作是

A. 《社会组织与经济组织理论》　　　　B. 《工业管理与一般管理》

C. 《科学管理理论》　　　　　　　　　D. 《管理的革命》

4. 中层管理者比低层管理者需要更多地

A. 沟通技巧　　　　　　　　　　　　B. 个人权力与技术技能

C. 人际关系技能与技术技能　　　　　D. 概念技能

5. 全面质量管理的基本工作程序，简称为

A. TQM　　　　　B. QA　　　　　C. QC　　　　　D. PDCA

## 三、B 型题（配伍选择题）

A. 法律　　　　　B. 行政法规　　　　　C. 部门规章　　　　　D. 地方性法规

6. 全国人大及其常委会有权制定的是

7. 国务院有权制定的是

8. 省、直辖市人大及其常委会有权制定的是

9. 国务院各部、委有权制定的是

## 四、X 型题（多项选择题）

10. 法约尔的管理职能为计划、组织和

A. 指挥　　　　　B. 领导　　　　　C. 协调　　　　　D. 控制

11. 实现全面质量管理全过程的管理必须体现（　　　）的思想

A. 预防为主、不断改进　　　　　　　B. 严格质量检验

C. 加强生产控制　　　　　　　　　　D. 为顾客服务

12. 从法的渊源看，属于药事法规的是

A. 《药品管理法》　　　　　　　　　B. 《药品管理法实施条例》

C. 《麻醉药品和精神药品管理条例》　D. 《药品注册管理办法》

13. 从法的渊源看，属于药事规章的是

A. 《药品生产质量管理规范》　　　　B. 《山东省药品使用条例》

C. GSP　　　　　　　　　　　　　　D. 《医疗用毒性药品管理办法》

14. 符合药事法规效力等级一般规则的是

A. 行政法规的效力高于部门规章

B. 部门规章与地方政府规章之间具有同等效力

C. 省人大常委会制定的地方性法规效力高于省政府规章

D. 法律的效力高于法规、规章、地方性法规、地方政府规章

15. 以下属于管理要素的是

A. 机构　　　　　B. 人　　　　　C. 时间　　　　　D. 物

# 实训 0-1　药事法规查询与检索

## 【实训目的】

1. 熟悉国家食品药品监督管理总局网站。

2. 能熟练进行药事法规查询。

## 【实训环境】

1. 《药事管理与法规》教材。

2. 电子阅览室或一体化教室。

## 【实训内容】

一、需要登录的网站网址：http：//www.sfda.gov.cn/WS01/CL0001/

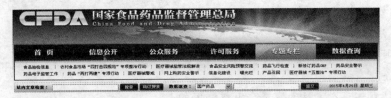

通过 信息公开 下拉菜单-法规文件，进入法规文件页面，可通过搜索引擎、法规文件分类、法规速查等多种方式查阅、检索现行法规文件。

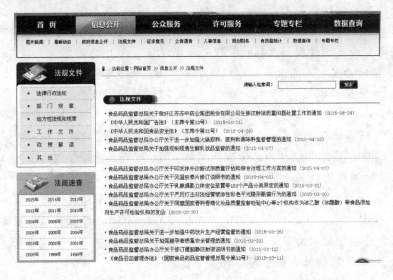

二、熟悉网站后，完成以下实训任务。

任务一：任意查阅、检索我国现行药事法规文件。

具体要求：

1. 以 3~5 人为小组，登录 CFDA 网站，查询、检索我国现行药事法规文件，任选 10 个，辨别其种类、制定机关、效力范围，比较其效力等级。

2. 以图表形式进行整理、说明。

任务二：在规定时间内完成查阅检索任务。

具体要求：

1. 以 3~5 人为小组，教师给出关键词，或学生自行选择有兴趣的关键词，在规定时间内查询出所有与选词有关的法规文件。

关键词示例：中药材种植、互联网售药、处方药与非处方药、执业药师、基本药物等。

2. 区分所查询法规文件的效力范围、效力等级，列出法规文件目录树。

三、各小组将实训成果上交，教师予以批阅，记为过程考核成绩。

（张琳琳）

# 模块一 药事管理基本知识与技能 >>>

# 项目一　药学技术人员管理

## 任务一　药学技术人员认知

### 任务导入

　　什么是药学技术人员？什么是药师？什么是执业药师？什么是临床药师？这是与每一个药学生都密切相关的问题。药品是关系人民生命健康的特殊商品，药学人员的职业是关系公众生命健康安全的特殊职业。药学技术人员作为一线的工作人员，分布在药品研究、生产、流通、使用、监管各个领域，其职业素质是防治药品安全风险的一个重要力量。药学技术人员在法律上是如何界定的？药学人员的管理又有哪些规定？

#### 从"齐二药"事件反思　配备药学技术人员的重要性

　　江苏省泰兴市不法商人王某某以中国地质矿业总公司泰兴化工总厂的名义，伪造药品生产许可证等证件，于2005年10月将工业原料二甘醇假冒药用辅料丙二醇，出售给齐齐哈尔市第二制药厂。该厂采购员钮某某违规购入假冒丙二醇，化验室主任陈某某等人严重违反操作规程，未将检测图谱与"药用标准丙二醇图谱"进行对比鉴别，并在发现检验样品"相对密度值"与标准严重不符的情况下，将其改为正常值，签发合格证，致使该辅料投入生产，制造出"亮菌甲素注射液"并投放市场。广州中山三院和广东龙川县中医院使用该药品后，13名患者出现急性肾功能衰竭并死亡。

　　**问题**：这起事件给予我们哪些启示？

## 一、药学技术人员

药学技术人员是指取得药学类专业学历，依法经过国家有关部门考试考核合格，取得专业技术职务证书或执业药师资格，遵循药事法规和职业道德规范，从事药品的生产、经营、使用、科研、检验和管理等有关实践活动的技术人员。包括药师、执业药师、临床药师等。

## 二、药学技术人员配备依据

### （一）法律规定

《中华人民共和国药品管理法》规定，开办药品生产企业，必须具有依法经过资格认定的药学技术人员、工程技术人员及相应的技术工人；开办药品经营企必须具有依法经过资格认定的药学技术人员；医疗机构必须配备依法经过资格认定的药学技术人员。非药学技术人员不得直接从事药剂技术工作。

### （二）法规规定

《中华人民共和国药品管理法实施条例》规定，经营处方药、甲类非处方药的药品零售企业，应当配备执业药师或者其他依法经资格认定的药学技术人员；医疗机构审核和调配处方的药剂人员必须是依法经过资格认定的药学技术人员。

### （三）有关规章、规范性文件的规定

**1.《处方管理办法》规定**　取得药学专业技术职务任职资格的人员方可从事处方调剂工作。药师在执业的医疗机构取得处方调剂资格。药师签名或者专用签章式样应当在本机构留样备查。具有药师以上专业技术职务任职资格的人员负责处方审核、评估、核对、发药以及安全用药指导；药士从事处方调配工作。

**2.《药品生产质量管理规范》（2010 年修订）规定**　生产管理负责人应当至少具有药学或相关专业本科学历（或中级专业技术职称或执业药师资格），具有至少三年从事药品生产和质量管理的实践经验，其中至少有一年的药品生产管理经验，接受过与所生产产品相关的专业知识培训。质量管理负责人应当至少具有药学或相关专业本科学历（或中级专业技术职称或执业药师资格），具有至少五年从事药品生产和质量管理的实践经验，其中至少有一年的药品质量管理经验，接受过与所生产产品相关的专业知识培训。质量受权人应当至少具有药学或相关专业本科学历（或中级专业技术职称或执业药师资格），具有至少五年从事药品生产和质量管理的实践经验，从事过药品生产过程控制和质量检验工作。**考点提示：**生产企业关键人员资质要求

**3.《药品经营质量管理规范》（2015 年修订）规定**　药品批发企业的负责人应当具有大学专科以上学历或中级以上专业技术职称，经过基本的药学专业知识培训，熟悉有关药品管理的法律法规及本规范。企业质量负责人应当具有大学本科以上学历、执业药师资格和 3 年以上药品经营质量管理工作经历，在质量管理工作中具备正确判断和保障实施的能力。企业质量管理部门负责人应当具有执业药师资格和 3 年以上药品经营质量管理工作经历，能独立解决经营过程中的质量问题。药品零售企业法定代表人或企业负责人应当具备执业药师资格。企业应当按照国家有关规定配备执业药师，负责处方审核，指导合理用药。**考点提示：**经营企业关键人员资质要求

**4.《医疗机构药事管理规定》规定**　医疗机构药学专业技术人员不得少于本机构卫生专业技术人员的8%。建立静脉用药调配中心（室）的，医疗机构应当根据实际需要另行增加药学专业技术人员数量。

二级以上医院药学部门负责人应当具有高等学校药学专业或者临床药学专业本科以上学历，及本专业高级技术职务任职资格；除诊所、卫生所、医务室、卫生保健所、卫生站以外的其他医疗机构药学部门负责人应当具有高等学校药学专业专科以上或者中等学校药学专业学历，及药师以上专业技术职务任职资格。

# 任务二　职业资格制度

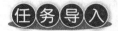

临近实习，不少同学开始纷纷报考学校组织的公共营养师、中药调剂员、中药购销员等各种证书考试。考了这些证有什么用，很多同学却表示并不清楚。认为多一个证总比没证好，将来找工作时证肯定越多越好，代表了不少同学的观点。据了解，这种考证的盲目性以及从众心理在很多高校都普遍存在。这些证是什么证？什么是职业资格证书？它们的作用是什么？

### 我们的国际贸易谈判代表，都没有"国际商务专业人员"的资格

2014年6月4日，国务院常务会议确定进一步简政放权，促进创业就业，取消下放新一批共52项行政审批事项，将36项工商登记前置审批事项改为后置审批，并先期取消一批准入类专业技术职业资格。

在讨论研究取消职业资格许可和认定时，李克强指着一项即将被取消的职业资格，询问商务部国际贸易谈判代表兼副部长钟山："'国际商务专业人员'是做什么的钟山，你有这个资格许可吗"？

钟山摇了摇头，会场顿时响起一片笑声。总理也乐了："你可是我们的国际贸易谈判代表啊！连你都没有资格，这个资格许可不是莫名其妙吗"！

李克强强调，今后准入性的职业资格许可认定，必须有法律法规的依据，没有法律法规依据的一律取消。

"这就是'法无授权不可为'！我们依法行政，就要定下来这个规矩。"他说，"法律没有规定的，既不能'越位'，越俎代庖；也不能'越权'，行使法律没有规定的权力。"

**问题：** 无法律依据准入类职业资格一律取消，地方自行设置的水平评价类职业资格一律取消，国家为什么取消这些职业资格许可和认定事项？

## 一、职业资格概述

职业资格制度与现代社会的职业紧密联系，它既体现了现代职业高度分化的特点，也是国家经济社会发展到一定阶段的特定产物，职业资格制度作为人才评价制度，是世界各国普遍采用的人力资源开发管理的一项基本制度。

我国从 1994 年开始推行职业资格证书制度，《中华人民共和国劳动法》规定，国家确定职业分类，对规定的职业制定职业技能标准，实行职业资格证书制度。按照《中华人民共和国就业促进法》要求，对从事涉及公共安全、人身健康、生命财产安全等特定职业（工种）的劳动者必须取得相应的职业资格证书方可上岗就业。

《中华人民共和国行政许可法》规定，提供公众服务并且直接关系公共利益的职业、行业，需要确定具备特殊信誉、特殊条件或者特殊技能等资格、资质的事项可以设定行政许可。《行政许可法释义》中明确，在这一领域设定许可，主要目的是提高从业水平或者某种技能、信誉。

## 二、职业资格分类

目前我国的职业资格分为两类：一类是准入类职业资格，如律师资格证、教师资格证等；另一类是水平评价类职业资格，如全国计算机等级证等。准入类职业资格具有行政许可性质，国家根据有关法律、行政法规和国务院决定设置；这类资格面向涉及公共安全、人身健康、生命财产安全等特定职业设置，表现为保护公众生命健康安全、责任重大。水平评价类职业资格不具有行政许可性质，是面向社会提供的人才评价服务。**考点提示：**职业资格的分类

### （一）专业技术人员执业资格

专业技术人员执业资格属于准入类职业资格。执业资格，是根据相关法律法规设置的，对某些责任较大，社会通用性强，关系公共利益的专业技术工作实行的准入控制，是专业技术人员依法独立开业或独立从事某种专业技术工作学识、技术和能力的必备标准。**考点提示：**专业技术人员执业资格性质

公共安全、生命健康类资格如执业医师资格证。执业医师法规定，国家实行医师资格考试制度、医师执业注册制度。医师资格考试成绩合格，取得执业医师资格或者执业助理医师资格。取得医师资格的，可以向所在地县级以上人民政府卫生行政部门申请注册。未经医师注册取得执业证书，不得从事医师执业活动。另外，还有如注册建筑师、地震安全性评价工程师、注册安全工程师、护士执业资格、执业药师等。公众利益类资格如律师执业证。律师法规定，律师执业应当取得律师资格和执业证书。其他还有如房地产评估师、注册城市规划师、注册会计师等。医学相关的执业资格见表 1-1。

表 1-1　医学相关的执业资格

| 名　称 | 设置依据 | 实施承办部门或机构 |
| --- | --- | --- |
| 医师资格 | 执业医师法 | 卫生部 |
| 乡村医生资格 | 乡村医生从业管理条例 | 卫生部 |
| 护士执业资格 | 护士条例 | 卫生部 |
| 执业药师 | 药品管理法、执业药师资格制度暂行规定 | 国家食品药品监管总局 |

**1. 执业资格通过考试的方法获得**　该资格通过考试取得。参加考试的报名条件根据不同专业另行规定。考试由国家定期举行。考试实行全国统一大纲、统一命题、统一组织、统一时间，所取得的资格经注册后，全国范围有效。

**2. 执业资格证书注册**　执业资格证书是持有证书的专业技术人员的专业水平能力的证明，可以作为求职、就业的凭证和从事特定专业的法定注册凭证。执业资格实行注册登记制度，注册是对专业技术人员执业管理的重要手段，未经注册者，不得使用相应名称和从事有关业务。比如注册律师、注册会计师、注册建筑师等。取得证书后，要到指定的注册管理机构注册登记手续，经注册后，在全国范围内有效。取得资格人员按照专业技术人员管理规定参加继续教育。

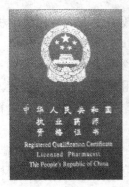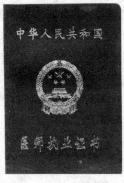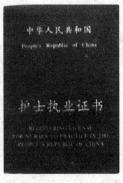

图 1-1　医药卫生类执业证书

**（二）技能人员职业资格**

**1. 分类**

（1）准入类　准入类职业资格是根据相关法律法规设置的。

表 1-2　准入类职业资格举例

| 名称 | 设置依据 | 实施承办部门或机构 |
| --- | --- | --- |
| 家畜繁殖员 | 就业促进法、畜牧法 | 农业行业技能鉴定机构 |
| 农机修理工 | 就业促进法、国务院对确需保留的行政审批项目设定行政许可的决定 | 农业行业技能鉴定机构 |
| 焊工 | 就业促进法、消防法 | 地方技能鉴定机构 |

（2）水平评价类　由人社部根据《中华人民共和国职业分类大典》和相应国家职业标准以及有关规定设置的。

表 1-3　水平评价类职业资格举例

| | 名　称 | 设置依据 | 实施承办部门或机构 |
| --- | --- | --- | --- |
| 精细化工产品生产人员 | 有机合成工、化学试剂制造工、化工添加剂制造工等 | 依据劳动法制定的国家职业分类大典及职业标准 | 经批准并授权的地方、行业技能鉴定机构 |
| 检验（技能）人员 | 化学检验工、食品检验工等 | 依据劳动法制定的国家职业分类大典及职业标准 | 经批准并授权的地方、行业技能鉴定机构 |
| 营业人员 | 营业员、收银员 | 依据劳动法制定的国家职业分类大典及职业标准 | 经批准并授权的地方、行业技能鉴定机构 |

续表

|  | 名　称 | 设置依据 | 实施承办部门或机构 |
|---|---|---|---|
| 采购人员 | 收购员、中药购销员、粮油购销员 | 依据劳动法制定的国家职业分类大典及职业标准 | 经批准并授权的地方、行业技能鉴定机构 |
| 购销人员 | 医药商品购销员、中药调剂员 | 依据劳动法制定的国家职业分类大典及职业标准 | 经批准并授权的地方、行业技能鉴定机构 |

**2. 职业资格证的取得**　《劳动法》规定，由经过政府批准的考核鉴定机构负责对劳动者实施职业技能考核鉴定。

《职业教育法》明确指出，实施职业教育应当根据实际需要，同国家制定的职业分类和职业等级标准相适应，实行学历文凭、培训证书和职业资格证书制度。1999年6月，《中共中央国务院关于深化教育改革全面推进素质教育的决定》提出，在全社会实行学业证书、职业资格证书并重的制度。

国家实施职业技能鉴定的主要内容包括职业知识、操作技能和职业道德三个方面。这些内容是根据国家职业技能标准、职业技能鉴定规范（即考试大纲）和相应教材来确定的，并通过编制试卷来进行鉴定考核。

职业技能鉴定是一项基于职业技能水平的考核活动，属于标准参照型考试。它是由考试考核机构对劳动者从事某种职业所应掌握的技术理论知识和实际操作能力做出客观的测量和评价。职业技能鉴定是国家职业资格证书制度的重要组成部分。

**3. 职业资格证书及用途**　职业资格证书是表明劳动者具有从事某一职业所必备的学识和技能的证明。它是劳动者求职、任职、开业的资格凭证，是用人单位招聘、录用劳动者的主要依据，也是境外就业、对外劳务合作人员办理技能水平公证的有效证件。

**4. 职业资格等级**　职业资格共分为五级。

技术层：国家职业资格一级（高级技师、证书封面暗红）和国家职业资格二级（技师、证书封面棕色）

技能层：国家职业资格三级（高级技能、证书封面红色）、国家职业资格四级（中级技能、证书封面蓝色）、国家职业资格五级（初级技能、证书封面绿色）。**考点提示：**职业资格等级　见图1-2。

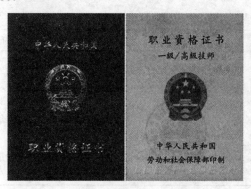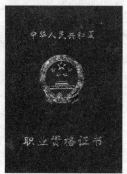

图1-2　国家职业资格证书

国家职业资格证书全国联网查询系统网址为 http：//zscx. osta. org. cn/，仅限于查询人力资源和社会保障部颁发的职业资格证书。见图 1-3。

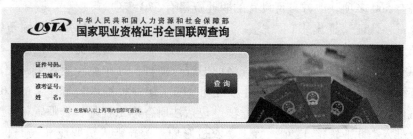

图 1-3　国家职业资格证书全国联网查询网站

## （三）专业技术职务资格

专业技术人员职务资格属于水平评价类资格。专业技术人员资格是由人社部会同国务院相关行业主管部门，结合行业发展和管理需要，根据国家职业资格证书制度有关规定设置的。专业技术人员资格考试，俗称"职称考试"。2011 年 5 月 1 日起施行的《专业技术人员资格考试违纪违规行为处理规定》第三条规定："专业技术人员资格考试，是指由人力资源社会保障部或者由其会同有关行政部门确定，在全国范围内统一举行的与评聘专业技术职务相关的考试、职业准入资格考试和职业水平考试"。如财政部依据《会计专业技术资格考试暂行规定》（财会［2000］11 号）设置的会计专业技术资格。见表 1-4。

表 1-4　专业技术资格举例

| 名　　称 | 设置依据 | 实施承办部门或机构 |
|---|---|---|
| 卫生专业技术资格 | 《临床医学专业技术资格考试暂行规定》（卫人发［2000］462 号）、《预防医学、全科医学、药学、护理、其他卫生技术等专业技术资格考试暂行规定》（卫人发［2001］164 号） | 卫生部 |
| 计算机技术与软件专业技术资格 | 《计算机技术与软件专业技术资格（水平）考试暂行规定》（国人部发［2003］39 号） | 工业和信息化部 |

## 三、我国职业资格制度的完善

党的十八届三中全会《关于全面深化改革若干重大问题的决定》明确提出，要深化行政审批制度改革。新一届政府也一直把加快转变政府职能、简政放权作为第一件大事。国务院人力资源社会保障部门作为国家职业资格的政府综合管理部门，承担着定期向社会公布国家职业资格目录，加强国家职业资格的统一规划和规范管理；会同国务院相应行业主管部门，进一步完善国家职业分类体系，研究制定职业标准和评价规范，切实加强对国家职业资格制度实施的监督管理等职责。

近年来，随着社会分工越来越细，一些新生职业不断涌现。伴随着每一个新生职业就会出现相对的职业资格培训和认证。由于行业种类繁多、证出多门、培训机构良莠不齐等原因，使得目前国内的职业资格认证、培训市场乱象丛生。特别是随着就业压力越来越大，职业资格证书日益受到重视，从而催生部分行业的考证热，如司法、建筑等行业职业资格证书至今还受到社会上普遍的重视。据人社部不完全统计，到 2013 年，全国各地区、各部门设置的职业资格有 1100 多项，其中国务院各部门设置的职业资格有 560 多项，地方自行设置的职业资格有 570 多项。

职业资格认证"证出多门"这一问题，很早前就受到了中央政府的重视，并在 2007 年开始对此进行着手解决。针对考试乱、证书繁多、重复交叉等问题，国务院办公厅在 2007 年下发文件要求对职业资格证书进行清理。这一原定用 4 个月完成的清理行动，持续进行了 5 年，2012 年 5 月才对外公布了第一批纳入公告保留的 265 项职业资格证书认证。其中，职业准入类 36 项，包括注册咨询工程师、教师资格等专业技术人员职业准入类职业资格 33 项，焊工、农机修理工等技能人员职业准入类职业资格 3 项；职业水平评价类职业资格 229 项。但是，全国统一的职业资格证书认证体系至今依然没有形成，"证出多门"问题并未得到根本解决，直到今天，职业资格证书"认证体系散乱、版本众多"，依然是人们对职业资格认证的共识。

为此，根据国务院要求，我国将分批取消资格许可事项。

**（一）减少职业资格许可和认定的原则要求**

减少职业资格许可和认定，严格按照行政许可法和《国务院办公厅关于清理规范各类职业资格相关活动的通知》（国办发〔2007〕73 号）规定：对没有法律法规设置依据的准入类职业资格一律取消；行业管理确有需要且涉及人数较多的职业，可报国务院人力资源和社会保障部门批准后设置为水平评价类职业资格；对有法律法规设置依据的准入类职业资格，但与国家安全、公共安全、公民人身财产安全关系并不密切、不宜采取职业资格方式进行管理的，按程序提请修订有关法律法规后予以取消。

对水平评价类职业资格，掌握的原则是，对地方各级人民政府及其部门自行设置的职业资格一律取消；对国务院各部门和全国性行业协会、学会自行设置的职业资格也要予以取消，确有必要保留的，经国务院人力资源社会保障部门批准后纳入国家统一规划管理。

**（二）加大职业资格清理力度**

2014 年 8 月，《人力资源和社会保障部关于减少职业资格许可和认定有关问题的通知》（人社部发〔2014〕53 号）要求，按照《国务院机构改革和职能转变方案》及任务分工安排，进一步减少职业资格许可和认定，在第一批取消职业资格的基础上，2014 年年内再集中取消一批职业资格，重点清理国务院部门、行业协会、学会以及其他中央单位面向社会自行设立的各类职业资格，特别是那些计划经济色彩浓厚、矛盾比较集中、行业基础薄弱的职业资格。到 2015 年，进一步完善工作措施，健全常态化工作机制，基本完成减少职业资格许可和认定工作，相应加强监督管理。争取到 2017 年，初步形成科学设置、规范运行、依法监管的职业资格管理体系。

2014 年 8 月，国务院印发《关于取消和调整一批行政审批项目等事项的决定》，取消了 11 项职业资格许可和认定事项，涉及国际商务、质量、税务、资产评估、土地登记等多个专业领域，具体包括房地产经纪人、注册税务师、土地登记代理人、企业法律顾问、品牌管理师等。

2015 年 3 月，国务院取消了 67 项职业资格许可和认定事项。专业技术人员职业资格许可和认定事项 28 项，其中准入类 4 项，水平评价类 24 项，包括矿山建设工程质量监督工程师、冶金监理工程师、建筑装饰设计师、室内设计师、景观设计师等；取消技能人员职业资格许可和认定事项 39 项，均为水平评价类。包括气象填图员、化工操作工、中国轻工业设计师等。

人力资源和社会保障部关于做好国务院取消部分准入类职业资格相关后续工作的通知（人社部函〔2014〕144 号）规定：①从事相关职业不强制挂钩。②对取得职业资格证书的人员不再实行注册管理。③取得资格人员按照专业技术人员管理规定参加继续教育，职业资格管理与特定继续教育和培训不硬性挂钩。④职业资格可作为企业聘任相应专业技术职务的依据。

**（三）推进行业协会、学会有序承接水平评价类职业资格具体认定工作**

水平评价类职业资格由国务院部门依法制订职业标准或评价规范，按照有序承接、规范管理、平稳过渡的原则，具体认定工作逐步由有关行业协会、学会承担。人力资源社会保障部门会同国务院相关行业主管部门，做好行业协会、学会认定水平评价类职业资格的监督指导工作，制定行业协会、学会有序承接水平评价类职业资格具体认定工作的管理办法，修订《职业技能鉴定规定》，明确认定规则，严格认定标准，规范认定程序，定期开展评估检查，加强宏观管理，建立退出机制，确保移交后水平评价类职业资格具体认定工作平稳有序开展。

**（四）切实加强职业资格设置实施的监督管理**

国务院人力资源社会保障部门作为国家职业资格的政府综合管理部门，定期向社会公布国家职业资格目录，加强国家职业资格的统一规划和规范管理；会同国务院相应行业主管部门，进一步完善国家职业分类体系，研究制定职业标准和评价规范，切实加强对国家职业资格制度实施的监督管理。

今后，凡新设国家职业资格，须报国务院人力资源社会保障部门纳入国家职业资格统一规划和管理，各地区、各部门不得自行设置国家职业资格。加强职业资格设置管理立法工作，实现职业资格设置的依法规范管理。各地区负责取消本地区自行设置的专业技术人员职业资格和技能人员职业资格。

【课堂互动】

思考并比较职业资格证书与学历证书有什么不同？

# 任务三　药学职称考试

## 任务导入

陈明 2009 年药学大专毕业，他想尽早参加药师考试，却不知道自己哪一年能够报考。上网咨询、查询，各种回答却让他倍感困惑。陈明应该怎样查询，才能找到自己所需要的确切答案？

### 新版 GMP 强化从业人员素质要求

《药品生产质量管理规范（2010 年修订）》全面强化了从业人员的素质要求。增加了对从事药品生产质量管理人员素质要求的条款和内容。如明确药品生产企业的关键人员包括企业负责人、生产管理负责人、质量管理负责人、质量受权人等必须具有的资质和应履行的职责。对生产管理负责人的资质要求：生产管理负责人应当至少具有药学或相关专业本科学历（或中级专业技术职称或执业药师资格），具有至少三年从事药品生产和质量管理的实践经验，其中至少有一年的药品生产管理经验，接受过与所生产产品相关的专业知识培训。《药品生产质量管理规范（1998 年修订）》规定是：药品生产管理部门和质量管理部门的负责人应具有医药或相关专业大专以上学历，有药品生产和质量管理的实践经验，有能力对药品生产和质量管理中的实际问题作出正确的判断和处理。

从新版 GMP 规定看出，在机构和人员要求上，新版 GMP 突出企业关键人员的专业素质，突出药学专业技术职称的重要性，对你有何启发？

## 一、药师的定义

药师是医药卫生保健体系中不可或缺的重要组成部分，是保障人民用药合理、安全、有效的关键人员。广义上药师一般泛指具有药学职称，具有正规药学院校的学历，从事药学各种专业技术工作，并经行业主管部门及人事部门审查合格的人员。

## 二、药学职称类别

职称是专业技术人员的一种任职资格，又称专业技术职务，它不同于行政职务，是从事专业技术岗位工作的人员达到一定专业年限、取得一定工作业绩后，经过考评授予的资格。职称是专业技术人员学术、技术水平的标志，代表着专业技术人员的学识水平和工作实绩，表明其具有从事某一专业领域所必备的学识和技能，同时也是被社会广泛接受、认可的对自身专业素质的评价。对个人来说，职称与工资福利挂钩，同时也与职务晋升挂钩，是求职的敲门砖，同时也是聘任专业技术职务的依据。对资质企业来说，职称是企业开业、资质等级评定、资质升级、资质年审的必须条件。

药师和中药师是我国职称制度为药学专业技术人员设立的专业技术职称。按级别高低分别设有药士、（中）药师、主管（中）药师、副主任（中）药师、主任（中）药师。药士、（中）药师为初级职称；主管（中）药师为中级职称；副主任（中）药师、主任（中）药师为高级职称。**考点提示：**职称等级

## 三、药学职称取得

在药监系统从事药品生产、经营、检验和管理工作的药学专业技术人员，大多采取评审或考评结合的方式获取药学类相应的技术职称。卫生系统药学类专业技术人员必须参加卫生专业技术资格全国统一考试。

2000 年，原人事部、卫生部下发《关于加强卫生专业技术职务评聘工作的通知》（人发［2000］114 号），要求逐步建立政府宏观管理、个人自主申请、社会合理评价、单位自主聘任的管理体制；逐步推行卫生专业技术资格考试制度。卫生系列医、药、护、技各专业的中、初级专业技术资格逐步实行以考代评和与执业准入制度并轨的考

试制度，高级专业技术资格采取考试和评审结合的办法取得。2001年全国卫生专业初、中级技术资格以考代评工作正式实施。通过考试取得的资格代表了相应级别技术职务要求的水平与能力，作为单位聘任相应技术职务的必要依据。

**（一）考试范围**

**1. 适用人员范围**　经国家或有关部门批准的医疗卫生机构内，从事药学专业工作的人员。

**2. 专业及级别范围**　分为初级资格（含士级、师级）、中级资格。

**3. 考试科目设置**　初、中级卫生专业技术资格考试设置"基础知识"、"相关专业知识"、"专业知识"、"专业实践能力"等4个科目。

**4. 外语及计算机要求**　凡专业技术职务试行条例中规定专业技术人员需具备一定外语水平的，在晋升专业技术职务时应参加相应级别的职称外语统一考试。从2002年开始，在全国范围内推行专业技术人员计算机应用能力考试，并将考试成绩作为评聘专业技术职务的条件之一。

**（二）资格取得方式**

**1. 考试方法**　初级药士、药师、主管药师资格考试实行全国统一组织、统一考试时间、统一考试大纲、统一考试命题、统一合格标准的考试制度，原则上每年进行一次。各科目成绩实行两年为一个周期的滚动管理办法，在连续两个考试年度内通过同一专业4个科目的考试，可取得该专业资格证书。

**2. 证书管理**　参加初级药士、药师、主管药师资格考试并成绩合格者，由所在地人事局颁发人事部统一印制，人社部、卫生部用印的专业技术资格证书。该证书在全国范围内有效。

有下列情形之一的，由卫生局吊销其相应专业技术资格，由人事局收回其专业技术资格证书，2年内不得参加初级药士、药师、主管药师资格考试：

（1）伪造学历或专业技术工作资历证明；

（2）考试期间有违纪行为；

（3）国务院卫生、人事行政主管部门规定的其他情形。

**（三）报考条件**

凡符合卫生部、人事部印发的《预防医学、全科医学、药学、护理、其他卫生技术等专业技术资格考试暂行规定》（卫人发〔2001〕164号）中报名条件的人员，均可报名参加相应级别的考试。

参加初级药士、药师、主管药师资格考试的人员，要遵守中华人民共和国的宪法和法律，具备良好的医德医风和敬业精神，同时具备下列相应条件。

**1. 参加药士资格考试条件**　取得药学（中药学）专业中专或专科学历，从事本专业技术工作满1年。

**2. 参加药师资格考试条件**

（1）取得药学（中药学）中专学历，受聘担任药士职务满5年；

（2）取得药学（中药学）专科学历，从事本专业技术工作满3年；

（3）取得药学（中药学）本科学历或硕士学位，从事本专业技术工作满1年。

**3. 参加中级资格考试**

（1）取得药学（中药学）中专学历，受聘担任药师职务满7年；

（2）取得药学（中药学）专科学历，受聘担任药师职务满6年；

（3）取得药学（中药学）本科学历，受聘担任药师职务满4年；

（4）取得药学（中药学）硕士学位，受聘担任药师职务满2年；

（5）取得药学（中药学）博士学位。**考点提示**：报考条件

**4. 有下列情形之一的不得申请参加药学（中药学）技术资格的考试**

（1）医疗事故责任者未满3年。

（2）医疗差错责任者未满1年。

（3）受到行政处分或者在处分时期内。

（4）伪造学历或考试期间有违纪行为未满2年。

（5）省级卫生行政部门规定的其他情形。

报名条件中有关学历的要求，是指国家教育行政主管部门认可的院校毕业的学历或学位；有关工作年限的要求，是指取得上述学历前后从事本专业工作时间的总和。工作年限计算的截止日期为考试报名年度的当年年底。对符合报考条件的人员，不受单位性质和户籍的限制，均可根据本人所从事的工作选择报考专业类别参加考试。

**（四）报名方式**

先进行网上报名，再进行现场确认。http：//www.21wecan.com/。图1-4。

图1-4　中国卫生人才网

**（五）考试内容**

**1. 考试科目**　药学职称考试科目分为："基础知识"、"相关专业知识"、"专业知识"、"专业实践能力"等4个科目。各个科目所涉及的考试内容见表1-5、1-6。**考点提示**：考试科目

表1-5　药学初、中级职称考试科目

| 类　别 | 基础知识 | 相关专业知识 | 专业知识 | 专业实践能力 |
|---|---|---|---|---|
| 初级药士 | 生理学、生物化学、微生物学、天然药化、药物化学、药物分析 | 药剂学 医院药事管理 | 药理学、生物药剂与药动学 | 岗位技能、临床药物治疗学、专业进展 |
| 初级药师 主管药师 | 生理学、生物化学　病理生理学、微生物学、天然药化、药物化学、药物分析、医学伦理学 | | | |

表 1-6 中药学初、中级职称考试科目

| 类 别 | 基础知识 | 相关专业知识 | 专业知识 | 专业实践能力 |
|---|---|---|---|---|
| 初级中药士 | 中药学、方剂学、医疗机构从业人员行为规范 | 中医学基础、药事管理 | 中药炮制学、中药调剂学 | 中药药剂学、中药调剂学 |
| 初级中药师 | | 中医学基础、中药药理学、药事管理 | 中药炮制学、中药鉴定学 | |
| 中级主管中药师 | 中药学、中药化学、方剂学 | | | |

**2. 考试题型** 2008 起卫生专业技术资格考试初级药士、初级药师、主管药师的"基础知识"、"相关专业知识"、"专业知识"和"专业实践能力"4 个科目将全部采用纸笔作答的方式进行考试。各专业每科目考试时间均为 120 分钟。

药学职称考试题型分为 A 型单选题、B 型标准配伍题、X 型多选题。

**（六）成绩管理和通过标准**

初级药士、药师、主管药师考试成绩可凭本人准考证号和报名时填写的证件号码（身份证、军官证、护照等），登录唯一官方网站中国卫生人才网（http：//www.21wecan.com/）查询成绩，一般在每年 7 月份左右。卫生专业技术资格考试初、中级各专业、各科目的合格标准均为 60 分（各科目试卷满分均为 100 分）。

# 任务四　执业药师管理

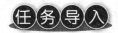

随着执业药师热，一些社会培训机构开始到校园招收学员，并宣称只要参加培训即可以提早参加执业药师考试。这些广告可信吗？药学生应怎样参加执业药师考试？

## 我国距离药店与执业药师比 1∶1 还差 30 万人

中新网南京 2014 年 11 月 25 日电（记者　盛捷　通讯员　姜晨）"截至今年 9 月，我国现有 45 万家药品零售企业，但注册的执业药师只有 15 万人"，25 日，在全国首届高等药学继续教育论坛上，国家食品药品监督管理总局副司长薛光华透露，如今距离 2015 年底达到每个药店配备一个执业药师的还有很大差距。

近年来，随着国家对食品药品安全的高度重视，《国家药品安全"十二五"规划》（以下简称《规划》）要求，制订实施执业药师业务规范，严格执业药师准入，特别要加大执业药师配备使用力度，自 2012 年开始，新开办的零售药店必须配备执业药师；到"十二五"末（即 2015 年），所有零售药店法人代表或主要管理者必须具备执业药师资格，所有零售药店和医院药房营业时有执业药师指导合理用药，逾期达不到要求的，取消售药资格。

"因此自 2012 年以来执业药师的报考人数持续增加，从 2012 年的 18 万人报考，到 2013 年 39 万人报考再到 2014 年 83 万人报考"，薛光华感慨，2014 年执业药师考试已经位居人力资源和社会保障部已经公布的 36 家准入类考试报考人数第二名，得到了社会的关注。

通过本报道，思考执业药师的地位和作用。

# 一、执业药师资格制度

## （一）执业药师资格制度的内涵

为了实行对药学技术人员的执业准入控制，科学、公正、客观地评价和选拔人才，全面提高药学技术人员的素质，建设一支既有专业知识和实际能力，又有药事管理和法规知识、能严格依法执业的药师队伍，以确保药品质量、保障人民用药的安全有效，国家实行执业药师资格制度，并将执业药师资格制度纳入全国专业技术人员执业资格制度统一规划的范围。实施执业药师资格制度是深化医药人事制度改革，实行科学化管理，提高药学技术人员素质，加强药师队伍建设的有效措施。也是维护社会公共利益，净化医药市场，规范药品生产、经营、使用行为，保证药品质量、保障人民用药安全有效的重大措施。

为保证执业药师资格制度的科学发展，我国发布了《执业药师资格制度暂行规定》和《执业药师资格考试实施办法》（人发〔1999〕34 号）及一系列关于执业药师考试、注册、继续教育等方面的规章和规范性文件。根据《执业药师资格制度暂行规定》，执业药师（Licensed Pharmacist）是指经全国统一考试合格，取得《执业药师资格证书》并经注册登记，在药品生产、经营、使用单位中执业的药学技术人员。凡从事药品生产、经营、使用的单位均应配备相应的执业药师。《执业药师资格证书》在全国范围内有效。通过全国统一考试取得《执业药师资格证书》的人员，单位根据工作需要可聘任其为主管药师或主管中药师专业技术职务。**考点提示**：执业药师资格制度的内涵

## （二）执业药师管理部门

在我国，人力资源和社会保障部与国家食品药品监督管理总局共同负责全国执业药师资格制度的政策制定、组织协调、资格考试、注册登记和监督管理工作。在职责分工上，国家食品药品监督管理总局主要负责组织拟定考试科目和考试大纲、编写培训教材、建立试题库及考试命题工作，并指导注册登记和监督管理工作。按照培训与考试分开的原则，统一规划并组织考前培训。人力资源和社会保障部则主要负责审定考试科目、考试大纲和试题，会同国家食品药品监督管理总局对考试工作进行监督、指导并确定合格标准。**考点提示**：执业药师管理部门

## （三）执业药师制度的发展

我国执业药师资格制度是 1994 年开始实施的，是国家专业技术人员执业资格制度中开展最早的职业资格制度之一。我国执业药师制度从无到有，已经建立了执业药师管理的制度体系、组织体系和工作体系，执业药师管理制度逐步完善，执业药师队伍不断扩大。特别是近几年来，通过不断地改革和完善，执业药师管理工作又得到了进一步的发展。

1998 年，国家药品监督管理局成立后执业药师资格认证、注册和监管工作统一由其管理。1999 年 4 月，原人事部与原国家药品监督管理局修订印发《执业药师资格制度暂行规定》和《执业药师资格考试实施办法》（人发〔1999〕34 号），将执业药师与

执业中药师合并统称为执业药师，实行全国统一大纲、统一考试、统一注册、统一管理，国家不断修订和完善相应的执业药师管理规定，逐渐形成了一套较为完整的考试、注册、继续教育和监督管理等内容的执业药师管理规定（见表1-7）。2009年4月，中共中央、国务院发布了《关于深化医药卫生体制改革的意见》，要求建立严格有效的医药卫生监管体制，规范药品临床使用，发挥执业药师指导合理用药与药品质量管理方面的作用。2012年1月，国务院印发《国家药品安全"十二五"规划》，要求推动执业药师立法，完善执业药师制度，药品经营100%符合《药品经营质量管理规范》要求，新开办零售药店均配备执业药师，2015年零售药店和医院药房全部实现营业时有执业药师指导合理用药，标志着我国执业药师制度将步入深化改革、健康发展的新阶段。

表1-7　执业药师管理的具体规定

| 时间 | 规定名称 | 备注 |
| --- | --- | --- |
| 1999年4月 | 执业药师资格制度暂行规定 | 人发（1999）34号 |
| 1999年4月 | 执业药师资格考试实施办法 | 人发（1999）34号 |
| 2005年1月 | 关于做好香港、澳门居民参加内地统一举行的专业技术人员资格考试有关问题的通知 | 国人部发（2005）9号 |
| 2007年5月 | 关于向台湾居民开放部分专业技术人员资格考试有关问题的通知 | 国人部发（2007）78号 |
| 2000年4月 | 执业药师注册管理暂行办法 | 国药管人（2000）156号 |
| 2004年4月 | 关于执业药师注册管理暂行办法的补充意见 | 国食药监人（2004）342号 |
| 2008年1月 | 关于执业药师注册管理暂行办法的补充意见 | 食药监人函（2008）1号 |
| 2009年8月 | 关于取得内地《执业药师资格证书》的香港、澳门永久性居民执业注册事项的通知 | 食药监人（2009）439号 |
| 2003年11月 | 执业药师继续教育管理暂行办法 | 国食药监人（2003）298号 |
| 2006年10月 | 《2006—2010年全国执业药师继续教育指导大纲》 | 国食药监人（2006）532号 |

## 二、执业药师资格考试与注册管理

### （一）执业药师资格考试

**1. 考试管理和政策安排**　执业药师资格作为药学技术人员的一种执业资格，与其他职业资格制度一样，需要通过执业资格考试。目前，执业药师资格考试工作由人力资源和社会保障部与国家食品药品监督管理总局共同负责，日常工作委托国家食品药品监督管理总局执业药师资格认证中心承担，考务工作由人社部人事考试中心负责。考试实行全国统一大纲、统一命题、统一组织。一般每年举办一次。凡报名参加考试的人员，应当由本人提出，所在单位审核同意，携带有关证明材料到当地考试管理机构办理报名手续。报名时间一般为每年的6~8月份，考试时间为每年的10月份，考试分为4个半天，每个科目的考试时间均为2.5小时。**考点提示：**报名时间

**2. 报名条件和免试部分科目的条件**　凡中华人民共和国公民和获准在我国境内就业的其他国籍的人员具备以下条件之一者，均可报名参加执业药师资格考试。

（1）取得药学、中药学或相关专业<u>中专学历，从事药学或中药学专业工作满七年。</u>

（2）取得药学、中药学或相关专业<u>大专学历，从事药学或中药学专业工作满五年。</u>

（3）取得药学、中药学或相关专业<u>本科学历，从事药学或中药学专业工作满三年。</u>

（4）取得药学、中药学或相关专业<u>第二学士学位研究生班毕业或取得硕士学位，从事药学或中药学专业工作满一年。</u>

（5）取得药学、中药学或相关专业<u>博士学位的人员可直接申请参加考试。</u>

<u>免试条件按照国家有关规定评聘为高级专业技术职务，并具备下列条件之一者，可免试药学（或中药学）专业知识（一）、药学（或中药学）专业知识（二）。</u>

（1）<u>中药学徒、药学或中药学专业中专毕业，连续从事药学或中药学专业工作满20年。</u>

（2）<u>取得药学、中药学专业或相关专业大专以上学历，连续从事药学或中药学专业工作满15年。</u>**考点提示**：报名条件

**3. 考试科目**　国家执业药师资格考试分为中药学类和药学类两类。中药学类和药学类每一类别都包括四个考试科目。从事药学或中药学专业工作的人员，可根据从事的本专业工作选择参加药学或中药学专业知识科目的考试。考试科目中，药事管理与法规为共同考试科目，见表1-8。

表1-8　执业（中）药师考试科目

| 类别 | 科目一 | 科目二 | 科目三 | 科目四 |
|---|---|---|---|---|
| 药学 | 药事管理与法规 | 药学专业知识（一） | 药学专业知识（二） | 药学综合知识与技能 |
| 中药学 | | 中药学专业知识（一） | 中药学专业知识（二） | 中药学综合知识与技能 |

2015年新版考试大纲继续保持药学类和中药学类两类执业药师资格考试，每类考试四个考试科目名称不变。调整如下：

药学专业知识一调整为药剂学、药物化学、药理学、药物分析（合并原药一、药二内容）。药学专业知识二调整为临床药物治疗学、临床药理学，均为新增科目。将临床常用药物按照药物功效的不同分章进行阐述，包括各类药物的药理作用与临床评价、用药监护的讲解，以及主要代表药品的介绍。药学综合知识与技能在原有内容上有较大调整。

中药学专业知识一调整为中药学、中药化学、中药炮制学、中药药剂学、中药药理学、中药鉴定学（合并原中药一、中药二内容，增加中药药理学）。中药学专业知识二调整为临床中药学、中成药学和方剂学，均为新增科目。中药学综合知识与技能在原有内容上有较大调整，包含中医基础理论、中医诊断基础、常见病辨证论治、民族医药基础知识、常用医学检查指标及其临床意义、中药调剂操作的基本技能知识、中药的合理利用、特殊人群的中药应用、中药不良反应等内容。**考点提示**：考试科目

公共课药事管理与法规在原有内容上有调整，包含执业药师与药品安全、医药卫生体制改革与国家基本药物制度、药品监督管理体制与法律体系、药品研制与生产管理、药品经营与使用管理、中药管理、特殊管理的药品管理、药品标准与药品质量监

督检验、药品广告管理与消费者权益保护、药品安全法律责任等内容。表1-9。

表1-9　调整后的专业知识

| 类别 | 科目 | 课程 |
|---|---|---|
| 药学 | 药学专业知识（一） | 药剂学、药物化学、药理学、药物分析 |
| | 药学专业知识（二） | 临床药物治疗学、临床药理学 |
| 中药学 | 中药学专业知识（一） | 中药学、中药化学、中药炮制学、中药药剂学、中药药理学、中药鉴定学 |
| | 中药学专业知识（二） | 临床中药学、中成药学和方剂学 |

按照国家有关规定评聘为高级专业技术职务，具备参加免试部分科目条件者，只需参加药事管理与法规、综合知识与技能两个科目。

**4. 考试周期和成绩管理**　考试成绩管理以两年为一个周期，参加全部科目考试的人员须在连续两年内通过全部科目的考试，才能获得执业药师资格。考试周期对参加部分科目免试的人员不适用，参加免试部分科目的人员须在一个考试年度内通过应试科目。**考点提示：** 执业药师考试周期

**5. 港澳台居民参加执业药师资格考试的条件和程序**　按照原人事部《关于做好香港、澳门居民参加内地统一举行的专业技术人员资格考试有关问题的通知》（国人部发〔2005〕9号）和原人事部、国务院台湾事务办公室《关于向台湾居民开放部分专业技术人员资格考试有关问题的通知》（国人部发〔2007〕78号）规定，凡符合执业药师资格考试相应规定的香港、澳门、台湾居民，按照规定的程序和报名条件，可报名参加考试。需要提交身份证明、国家教育部认可的相应专业学历或学位证书，以及相应专业机构从事相关专业工作年限的证明，台湾居民还应当提交《台湾居民来往大陆通行证》。

**6. 考试题型**　为了适应新版考试大纲内容结构和能力层次调整的需要，执业药师资格考试的试卷结构和题型也将进行调整。各个考试科目的试卷题量调整为120题，较以往减少20题。题型包括A型题（最佳选择题）、B型题（配伍选择题）、C型题（综合分析选择题）和X型题（多项选择题）。各个考试科目单独考试，单独计分，计分方式较以往有变化，每题均为1分，满分为120分。

**（二）执业药师注册管理**

**1. 注册要求和条件**

（1）注册要求　我国执业药师实行注册制度，取得执业药师资格的药学人员，经执业单位同意，并按规定完成继续教育，到执业单位所在地省级执业药师注册机构办理注册手续。取得《执业药师注册证》后，方可以执业药师身份执业。凡持有《执业药师资格证书》而未经注册的人员，不得从事执业活动。

国家食品药品监督管理总局为全国执业药师注册管理机构，各省级食品药品监督管理部门为本辖区执业药师注册机构。执业药师应当按照执业类别、执业范围、执业地区到执业单位所在地省级执业药师注册机构进行注册。执业类别为药学类、中药学类、药学与中药学类；执业范围为药品生产、药品经营、药品使用。机关、院校、科

研单位、药品检验机构不属于执业单位,不予注册;执业地区为省、自治区、直辖市。

执业药师只能在一个执业药师注册机构注册,在一个执业单位按照注册的执业类别、执业范围执业。如执业范围为药品经营,则需在《执业药师注册证》上注明药品经营(批发)或药品经营(零售);如注册在零售连锁企业,则应在《执业药师注册证》上注明药品经营(零售),注册的执业单位应当明确到总部或门店,执业药师应当在其注册的执业单位执业。**考点提示**:执业药师注册

(2)注册条件 申请注册的执业药师,必须具备以下条件:①取得《执业药师资格证书》;②遵纪守法,遵守职业道德;③身体健康,能坚持在执业药师岗位工作;④经执业单位同意。此外,再注册时,还应有继续教育学分证明。首次注册在取得执业资格证书一年后申请的,除按首次注册提交材料外,也应提交继续教育学分证明。

有下列情形之一的申请注册人员,不予注册:①不具备完全民事行为能力的;②因受刑事处罚,自刑罚执行完毕之日到申请注册之日不满2年的;③受过取消执业药师执业资格处分不满2年的;④国家规定不宜从事执业药师业务的其他情形的(主要包括:甲、乙类传染病传染期、精神病发病期等健康状况不适宜或者不能胜任执业药师业务工作的)。**考点提示**:执业药师不予注册情形

(3)香港、澳门永久性居民申请在内地执业的注册要求和条件 根据《关于取得内地《执业药师资格证书》的香港、澳门永久性居民执业注册事项的通知》(国食药监人〔2009〕439号),自2009年10月1日起,各省级药品监督管理部门开始受理已取得内地《执业药师资格证书》的香港、澳门永久性居民申请在内地执业注册的申请。申请执业注册时,除按《执业药师注册管理暂行办法》提交注册申请资料外,还须出具《台港澳人员就业证》、香港药剂师执照或澳门药剂师执照原件,并同时提交复印件,且执业单位应与《台港澳人员就业证》上所注明的用人单位相一致。

**2. 注册程序**

(1)首次注册与再次注册 执业药师首次(再次)注册应填写《执业药师首次(或再次)注册申请表》,并按要求准备相关材料,交执业药师注册机构办理注册手续。注册机构在受理申请人的注册申请材料时,对于申请材料存在可以当场更正的错误,应允许申请人当场更正;对于申请材料不齐全或者不符合规定形式的,应当场(或者在5个工作日内)一次告知申请人需要补正的全部内容,逾期不告知的,自收到注册申请材料之日起即为受理,并于20个工作日内做出是否注册的决定,特殊情况可延长10个工作日。对于不予注册的,需注明原因及日期,并向申请人出具加盖本注册机构专用印章的书面通知。准予注册的,颁发《执业药师注册证》。

执业药师注册有效期为三年。持证者须在有效期满前三个月到原执业药师注册机构申请办理再次注册手续。超过期限,不办理再次注册手续的人员,其《执业药师注册证》自动失效,并不能再以执业药师身份执业。办理再次注册时,同时变更执业单位的,须提交新执业单位合法开业证明。**考点提示**:执业药师注册期限

(2)变更注册与注销注册 执业药师变更执业地区、执业单位、执业范围应及时办理变更注册手续,填写《执业药师变更注册申请表》,并按要求准备相关材料,交执业单位所在地省级药品监督管理部门(变更执业地区的申请材料应交新执业单位所在地省级药品监督管理部门)办理变更注册手续。对于以上资料,注册机构核对原件和

复印件无误后，应当将原件返还申请人。注册机构应当自受理变更注册申请之日起7个工作日内作出准予变更注册的决定，收回原《执业药师注册证》，颁发新的《执业药师注册证》。变更执业范围、执业地区、执业单位，注册有效期不变。

执业药师注册后如有下列情况之一的，应予以注销注册：①死亡或被宣告失踪的；②受刑事处罚的；③被吊销《执业药师资格证书》的；④受开除行政处分的；⑤因健康或其他原因不能从事执业药师业务的；⑥无正当理由不在岗执业超过半年以上者；⑦注册许可有效期届满未延续的。注销手续由执业药师本人或其所在单位向注册机构申请办理。**考点提示：**执业药师注册管理要求

（3）执业药师注册网上申报办理程序　为贯彻落实《行政许可法》提出的转变政府管理模式，建设公正透明、廉洁勤政、高效便民的政府，实行政务公开、阳光审批，提高行政效能和政府公信力的要求，国家食品药品监督管理部门于2008年1月运行执业药师注册管理网络信息系统，实现执业药师注册行政许可项目的网上申报、网上审批、网上公告、网上监督。

执业药师注册网上申报办理程序是：执业药师登录CFDA执业药师注册网络服务平台（网址：http：//zyys.sfda.gov.cn/zyysweb/index.jsp）→网上填写个人基本信息→网上修改登录密码→网上填写申报表→网上提交申报→网上打印申报表→携带审核材料到执业单位所在地注册机构进行审核→网上查询审核状态→网上注册许可公告→到注册机构领取证书。执业药师证书见图1-5、1-6。

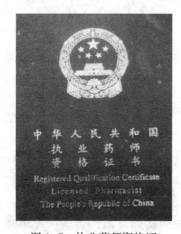

图1-5　执业药师资格证

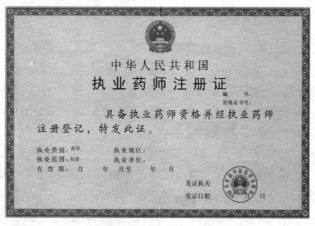

图1-6　执业药师注册证

## 三、执业药师的职责

执业药师的主要职责是保障药品质量与指导合理用药。《执业药师资格制度暂行规定》（人发〔1999〕34号）中明确了执业药师具体职责：**考点提示：**执业药师的职责

1. 执业药师必须遵守职业道德，忠于职守，以对药品质量负责、保证公众用药安全有效为基本准则。

2. 执业药师必须严格执行《药品管理法》及国家有关药品研制、生产、经营、使用的各项法规及政策，对违反《药品管理法》及有关法规的行为或决定，有责任提出

劝告、制止、拒绝执行并向上级报告。

3. 执业药师在执业范围内负责对药品质量的监督和管理，参与制定、实施药品全面质量管理及对本单位违反规定的处理。

4. 执业药师负责处方的审核及监督调配，提供用药咨询与信息，指导合理用药，开展治疗药物的监测及药品疗效的评价等临床药学工作。

药品安全是重要的公共安全问题，与公众健康密切相关，事关民生福祉、社会和谐与国家公共安全。执业药师是保障药品质量和用药安全、合理的重要技术力量。根据《执业药师资格制度暂行规定》的要求，凡从事药品生产、经营、使用的单位均应当配备相应的执业药师，并以此作为开办药品生产、经营、使用单位的必备条件之一。尤其，《国家药品安全"十二五"规划》（国发〔2012〕5 号）加大了执业药师配备力度的要求，执业药师将成为国家药品安全工作的重要技术力量。

执业药师充分发挥药学服务作用，能有效减少患者药源性疾病的发病率，防止医生大处方和患者滥用药品的现象，同时也可以控制医保费用的不合理增长。因此，执业药师在指导合理用药和减少医疗费用等方面具有举足轻重的作用，是我国药品安全工作的守护者。只有充分发挥执业药师的作用，才有利于提高我国公众安全用药、合理用药水平，优化治疗方案，提升患者的生活质量。

【课堂互动】

在教师指导下，比较执业药师与临床药师的职责、作用。

## 四、执业药师继续教育

为不断提高执业药师依法执业能力和业务水平，保持良好的职业道德，为公众提供高质量的药学服务，维护公众身体健康，保障公众用药安全、有效、经济、合理。取得《执业药师资格证书》的人员，每年必须接受执业药师的继续教育。接受继续教育是执业药师的义务和权利，应按要求完成规定的学分，取得的学分证明是执业药师再次注册的必备条件之一。

2013 年 5 月，国务院办公厅印发《国家食品药品监督管理总局主要职责内设机构和人员编制规定》，明确执业药师继续教育管理由中国执业药师协会承担。

### （一）执业药师继续教育的内容和形式

执业药师继续教育的内容必须适应执业药师工作岗位的实际需求，适应执业药师提供高质量药学服务的基本要求。主要包括有关法律法规、职业道德和相关专业知识技能等内容。并分为必修、选修和自修 3 类。按照《全国执业药师继续教育指导大纲》的要求，继续教育的必修内容主要是指执业药师必须进行更新、补充的内容；选修内容则是执业药师可以根据需要有选择地进行更新、补充的内容；而自修内容则是执业药师自行选定的与执业活动相关的内容。

执业药师继续教育的形式可根据实际灵活多样，采取网络教育、短期面授、学术会议、函授、刊授、广播、视像媒体技术、业余学习等多种形式。

### （二）执业药师继续教育学分的管理

执业药师继续教育实行学分制。具有执业药师资格的人员每年必须参加不少于 15 学分的继续教育，注册期 3 年内累计不少于 45 学分。其中必修和选修的内容每年不少于10学分。

《执业药师继续教育登记证书》登记内容包括：继续教育内容、分类、形式、学分、考核结果、日期、施教机构等。作为执业药师再次注册的必备证件，该登记证书由国家食品药品监督管理总局统一印制，由执业药师本人保存。执业药师参加必修、选修及自修内容获取的学分在《执业药师继续教育登记证书》上进行登记后，在全国范围内有效。**考点提示：** 执业药师继续教育

## 五、执业药师职业道德准则

### （一）简介

2006年10月18日，原中国执业药师协会（2014年5月更名为中国药师协会）发布了《中国执业药师职业道德准则》（简称《准则》），2009年6月5日又对《准则》进行了修订。

同时，为了指导全国广大执业药师更好地贯彻、实施《准则》，规范执业药师的执业行为，原中国执业药师协会又在《准则》的基础上，于2007年3月13日发布了《中国执业药师职业道德准则适用指导》，并在2009年6月5日进行了修订。

《准则》包含五条职业道德准则，适用于中国境内的执业药师，包括依法履行执业药师职责的其他药学技术人员。执业药师在执业过程中应当接受各级药品监督管理部门、执业药师协会和社会公众的监督。

### （二）具体内容

**1. 救死扶伤，不辱使命**　执业药师应当将患者及公众的身体健康和生命安全放在首位，以专业知识、技能和良知，尽心、尽职、尽责为患者及公众提供药品和药学服务。

**2. 尊重患者，平等相待**　执业药师应当尊重患者或消费者的价值观、知情权、自主权、隐私权，对待患者或消费者应不分年龄、性别、民族、信仰、职业、地位、贫富，一视同仁。

**3. 依法执业，质量第一**　执业药师应当遵守药品管理法律、法规，恪守职业道德，依法独立执业，确保药品质量和药学服务质量，科学指导用药，保证公众用药安全、有效、经济、适当。

**4. 进德修业，珍视声誉**　执业药师应当不断学习新知识、新技术，加强道德修养，提高专业水平和执业能力；知荣明耻，正直清廉，自觉抵制不道德行为和违法行为，努力维护职业声誉。

**5. 尊重同仁，密切协作**　执业药师应当与同仁和医护人员相互理解，相互信任，以诚相待，密切配合，建立和谐的工作关系，共同为药学事业的发展和人类的健康奉献力量。**考点提示：** 执业药师职业道德

## 六、执业药师的业务规范

《国家执业药师业务规范（试行）》于2016年1月1日起施行，是我国发布的第一部统一的执业药师业务规范。规范的适用对象为直接面向公众提供药学服务的执业药师，是执业药师在运用药学等相关知识、技能和专业素养从事业务活动时应当遵守

的行为准则。规范将执业药师的业务活动界定在处方调剂、用药咨询、药物警戒、健康教育等四个方面。

**(一) 处方调剂**

处方调剂包括处方审核和处方调配。执业药师应当凭医师处方调剂处方药品，非经医师处方不得调剂处方药。

执业药师应当对处方的合法性、规范性进行审查，对于不能判定其合法性及不规范的处方，不得调剂。

执业药师应当问病调剂，对处方用药适宜性进行审核。审核的内容包括：规定必须皮试的药品处方医师是否注明过敏试验及结果的判定；处方用药与临床诊断的相符性；剂量、用法和疗程的正确性；选用剂型与给药途径的合理性；是否有重复给药现象；是否有潜在临床意义的药物相互作用、配伍禁忌和妊娠禁忌；其他用药不适宜情况。

对于存在用药不适宜情形的处方，应当告知处方医师，要求确认或者重新开具处方；不得擅自更改或者自行配发代用药品。

处方审核合格后，应当依照处方正确调配药品：注意按药品顺序调配、核对、书写标签、对贵重药品及麻醉药品等需按规定登记、发药前及发药核对、用药交待与指导等。

**(二) 用药咨询**

咨询服务的对象包括患者、医务人员和公众。对无自主行为能力的患者，执业药师应当主动向其家属或监护人说明药品使用的各种事项。

遇有下列情形时，执业药师应主动向患者提供用药指导：患者同时使用四种及以上药品的；有既往药品不良反应史或用药后出现不良反应的；用药依从性差的；发现使用的药品中有配伍禁忌或存在药物相互作用的；需要进行药物血浓度监测的；药品说明书近期有变更的；使用特殊管理药品的；所用药品的适应证多或用法用量复杂的；贮存条件有特殊要求的、有效期短的或近效期药品的；首次使用或持续使用该种药品的。

执业药师应当为特殊人群（妊娠妇女、哺乳期妇女、新生儿、儿童、65 岁以上老人和肝肾功能不全的患者，以及透析患者等）提供专门的用药指导；执业药师应当为慢性病患者建立药历，定期随访并做好随访记录；患者用药咨询的内容应当建立咨询记录。

**(三) 药物警戒**

执业药师应当对使用药品进行安全跟踪，特别关注新上市的药品和特殊人群使用的药品。执业药师应当承担药物警戒的责任，发现药品不良反应时应当及时记录、填写报表并按规定逐级上报。

**(四) 健康教育**

执业药师有责任和义务对患者进行用药教育，向公众宣传药品知识，积极倡导和推进合理用药理念，普及合理用药文化。倡导并宣传健康的生活方式。关注和学习国家卫生行政部门定期发布的慢病报告，了解本地区慢性病发病现状，有针对性地开展健康教育，为预防和控制慢性疾病的发生、发展发挥作用。执业药师在抑制社会的药物滥用方面应当发挥积极作用。严格执行对特殊管理药品的管制，避免患者过量使用含麻黄碱制剂，关注老人镇静催眠药物的使用，对已经发生药物滥用的患者应告知其危害性。

**知识拓展**

### 医院药学发展的三个阶段

医院药学的发展可分为三个阶段。第一阶段是传统药学阶段。医院药剂科的宗旨就是保障药品供应和药品质量。第二阶段是临床药学阶段。临床药学兴起于 20 世纪 60 年代的美国，是医院药学发展史上的一个突破。1970 年美国对全国药学院实行强制性的临床药学教育。1978 年我国药学工作者正式提出开展以患者为中心、以合理用药为核心的临床药学发展方向。第三阶段是药学服务（PC）阶段。1990 年由美国人首次提出 PC 理念。PC 是临床药学发展的一个新阶段，是在临床药学基础上发展起来的医院药学工作的新模式，从以前的提供药品、合理规范用药的观念转向药与人之间的相互作用、以患者为中心、提供全方位服务的新理念。药学服务高于临床药学，它直接体现了药师水平的高低。实施药学服务将是 21 世纪药师的任务。

## 七、国际药师制度的发展及药师职业道德简介

### （一）国际药师制度的发展概况

学习和借鉴一些国家和地区药师制度的成功经验和理论成果，是健全和完善我国执业药师制度的重要途径。一些国家和地区药师制度的主要特点为：其一，药师普遍具有较高的社会认可度和地位，深受公众信任与尊敬。根据美国盖洛普机构（The Gallup Organization）针对美国职业所作的"诚实与职业道德"美誉度的民意调查结果显示，美国药师在 1983~1998 年五次调查结果中都高居全国所有职业排名第一位，在 1999~2011 年期间药师排名维持在总排名第二位，仅次于护士。国际上绝大多数国家对药师有很好的职业保障和社会福利；其二，普遍重视立法，规范药师管理。国际上绝大多数国家和地区都制定颁布《药师法》、《药房法》或者相应的药师管理法律，并形成一套比较完备的规范药师准入、注册、继续教育和执业行为的法律法规体系。如英国早在 1874 年通过立法确定了药师制度，日本、美国早在 19 世纪 70 年代也都制定了相应的药师法；其三，执业门槛准入标准普遍较高。由于药师的执业与公众健康息息相关，所以绝大多数国家和地区对药师的执业准入提出了较高要求，准入要求几乎全部为药学本科以上学历，且仅限于药学专业，而不允许相关专业报考药师。英国从 2000 年开始设立 M. Pharm（药学硕士）作为专业的药学学位，只有获得 M. Pharm 学位的学生才能报考执业药师；其四，普遍重视实践技能培养，强调注册前实习和培训。国际上对药师准入要求中，一般都是毕业后可以申请报考，不要求具体工作年限，但对注册的药师都非常强调执业注册前的实习培训。几乎所有国家都要求药师注册前应在具有一定资质的执业药师指导下完成一定学时的实习，如美国要求完成 1500 小时的实习经验；其五，药师一般都被强制要求参加继续教育，以保持和不断提高其业务水平。同时，注重继续教育方式的多样化和内容的实用化。

目前，国际药师制度正处于快速发展阶段。以经济合作与发展组织（OECD）所属国家的药师人力资源发展情况为例，近 20 年来，几乎所有的 OECD 国家人均拥有药师数都发生了较大幅度的增长。1990~2007 年间，OECD 国家每年药师数量增长率平均值为 1.8%，其中西班牙居首位，为 6.3%，日本居第二位，达 4%；药师准入条件也在不

断提高标准，如日本于 2006 年修法将药学教育由 4 年制改为 6 年制；药师专业能力也日益受到重视，医药协作不断显现优势。近些年，国际上在提升药师职业形象、药学服务能力以及价值认同等方面做了许多建设性工作。药师参与为公众提供多元化和专业化的药学服务，其作用不断被公众所认可，以患者为中心的药学服务理念已深入人心，并成为全球药师共同追求的目标，实现全程化的药学服务是全体药师共同的责任；欧美发达国家传统上就实施医药分业，药师在安全、合理用药和提升健康生活品质方面都表现出专业优势，受到公众信赖和支持，使社会药房专业功能逐渐增强。在英国超过 70% 的药师在社区药房，社区药房在社会健康体系中被确定为是提供健康服务的区域，而不是简单的销售药品的地方。药师工作内容也不断得以发展，专业化的深度和广度不断增强，药学服务作用日益突出。

（二）主要国家药师制度简介

**1. 英国药师管理制度**　英国具有完善的国民医疗保健体系（National Health Service，NHS），NHS 体系面向全体英国公民免费提供医疗卫生服务，并拥有"世界上最好的医疗体系之一"的药师，以及较为完备的药师管理制度和管理理念，现行的《药房法》对药师的注册条件、注册程序、注册前培训、药品的管理与调配、药师职业标准和伦理等方面做出相应规定。英国所有药学院基本上都采用统一的学制，即四年本硕连读，英国的本科一般是 3 年，硕士是 1 年，实习 1 年才有资格去申请注册药师，此制度即俗称的"4+1"。药师与药房技术员执业必须注册，而且执行"滚动式注册"。在注册前，申请注册者应当完成为期 52 周的预注册培训计划。每个药师或药房技术人员必须参加继续教育，不管其在什么岗位上工作，接受继续教育都是一致的。药师的主要职能是临床检查，处方药未经药师审核不能发药。英国药师分为社区药师、医院药师、基础保健药师、工业领域药师、学术领域药师、其他领域（比如军事领域等）六个方面药师。

**2. 新加坡药师管理制度**　新加坡的医疗保健系统在亚洲处于领先地位。新加坡近些年非常重视药师制度建设，在高等药学教育、药师实践能力和药师精英培养方面进行了诸多探索。为了规范药师注册行为和执业行为，新加坡为药师制度制定了一套较完备的法律法规。最主要的是《药师注册条例 2007》，另外与药师制度相关的法律还有《药品法》等。在立法之外，新加坡药师理事会（Singapore Pharmacy Council，SPC）还制订了药师道德规范。新加坡国立大学（National University of Singapore，NUS）理学院药学部是目前新加坡唯一的一所培养专业药师的高等药学院校。NUS 提出要将学生通过学院的教育成为"八星药师"，即健康看护者（caregiver）、交流者（communicator）、决策制定者（decision maker）、领导者（leader）、终身学习者（life long learner）、管理企业家（manager entrepreneur）、教学者（teacher）以及团队合作者（team player）。NUS 的药学毕业生，在申请药师注册之前，还必须接受 12 个月（包括在校期间 3 个月的实践）的注册前培训。经过培训之后再通过 SPC 组织的适任考试，才可以申请药师注册并执业。药师必须参加继续教育（Continuing Professional Education，CPE），继续教育以每两年为一周期，如果注册药师仅注册而没有执业，处于静止状态，也必须参加继续教育。药师的主要职责有：对医师处方进行审核、调剂调配药品、药物治疗管理及使用评估等。药师的执业内容已经从原先的"以药品为中心"逐步转变为"以患者为中心"，新加坡药师管理部门提出"尽量让药师去有病人的地方，而不是去有药品的地方"。

**（三）国际药师职业道德准则简介**

**1. 国际药学联合会的《药师道德准则的职业标准》** 2004 年 9 月，国际药学联合会（International Pharmaceutical Federation，FIP）在新奥尔良举行会议，批准发布了《药师道德准则的职业标准》，明确提出了药师的作用、责任和基本义务，使各国药师协会通过制定自己的职业道德准则，指导药师与患者、与其他相关职业的人员、与社会的关系。具体内容如下。

（1）在每个国家，药师协会应当制定药师道德准则，规定其职业义务，并制定相应措施保证药师遵守准则。

（2）在各国制定的药师道德准则中，药师的义务应包括：①合理、公平地分配现有的健康资源；②保证服务对象的安全、健康和最大利益，并以诚相待；③与其他卫生工作人员合作，确保向患者和社会提供可能的最佳卫生保健质量；④鼓励并尊重患者参与决定所用药品的权利；⑤承认和尊重文化差异、患者信仰和价值，尤其在其可能影响到患者对治疗的态度时；⑥尊重和保护在提供专业服务中获得信息的保密性，保证患者的个人资料不外泄，除非有患者的知情同意或在例外的情况下；⑦行为要符合职业标准和科学原则；⑧诚实、正直地与其他卫生专业人员协作，包括药学同行，不做出任何可能损坏职业名誉或破坏公众对本职业信任的事情；⑨通过继续教育，保证知识和技术的更新；在提供专业服务和药品时，遵守法律、认可的实践条例和标准，仅从有信誉的来源购买药品，确保药品供应链的可靠；⑩确保所委托的协助人员具备能有效充分地承担该工作的能力；⑪保证向患者、其他公众和卫生工作人员提供正确、客观的信息，并确保其被理解；⑫以礼貌、尊重的态度对待寻求服务的人；⑬在与个人道德信仰发生冲突或药房停业时，保证继续提供专业服务。在发生劳动纠纷时，也要尽力保证公众能继续获得药学相关服务。

**2. 美国药学会制定的《药师职业道德规范》** 为规范药师的职业道德和行为，1848 年美国费城药学院就制定了美国第一个关于药师的职业道德规范。1952 年美国药学会成立时，采纳了这一规范作为全美药师必须遵照执行的职业准则之一。美国药师职业道德规范详细而具体，共包括 9 条主要内容。

（1）药师首先必须考虑的是维护患者的健康和安全。作为一个卫生人员，药师应奉献自己的全部才智给每一个患者。

（2）药师决不允许调配、推销、分发质量差、没有达到法定标准要求、缺乏疗效的药物、医疗器械或辅助品给患者。

（3）药师应努力完善和扩大自己的专业知识，并应有效地运用这些知识，使自己的专业判断力达到最佳水平。

（4）药师有义务遵守法律，维护其职业的高尚品质和荣誉，接受本职业道德规范。药师决不允许从事任何可能败坏职业荣誉的活动，同时毫无畏惧，不偏袒地揭露本行业中非法的、不道德的行为。

（5）药师在任何时候都只能为自己的服务索取公正合理的报酬。药师决不能同意或参与同其他卫生人员或他人利用自己职业进行私下的钱财和其他剥削性行为。

（6）药师必须严守专业记录中的个人秘密，除非因患者切身利益的需要或法律命令，不得在未获患者同意前公开这些记录给任何人。

（7）药师决不能同意在可能妨碍或损害自己正常专业判断力和技能的条件下，从事使自己服务质量下降或使自己进行不道德行为的工作。

（8）药师应尽力向病人提供专业、真实、准确、全面的信息。药师应避免在专业服务的性质、费用和价值方面欺骗患者。

（9）药师应加入以发展药学事业为目标的组织。药师应为这些组织的工作贡献才能和财力。

为适应20世纪90年代以后药学事业发展的新形势，1993年，美国药学会颁布了全新的《药师职业道德规范》，新规范中淡化了药师在调剂制剂方面的职责和要求，进一步强调了药师与患者的契约关系和对社会的责任。

在美国，药师除必须遵守由美国药学会制定的药师职业道德规范外，在进入药学领域执业之前还应按照《药师誓言》进行宣誓。1983年，由美国药学院校协会制定了《药师誓言》，要求全美药师依此自愿立誓，以保证其今后具有良好的职业行为。药师以宣誓的形式明确自身责任，建立职业道德信念。

《药师誓言》内容如下：此时此刻，我庄严宣誓，加入药学职业，将我的职业生涯奉献给为人类服务。我将以减轻人类痛苦、维护社会安宁为首任。我将以我的知识和经验，尽我最大能力，为公众和其他卫生专业人员服务。在我的药学职业生涯中，我将尽最大努力与发展同步，保持专业能力。我将遵守药学实践的法律法规，并促进其实施。我将保持道德和伦理操行的最高标准。我已充分认识公众赋予我的信任和责任，谨此自愿立誓。

# 项目小结

本项目以国家职业资格制度为基础，通过四项任务的设定，使药学生了解我国职业资格分类、药学职称分类及考试、执业药师的概念、作用、职责以及药学人员的职业道德规范，并能自觉运用相关制度指导职业选择与业务晋升，自觉遵守法律法规和药学职业道德规范，为成为合格的药学工作者奠定基础。

# 目标检测

**一、A 型题（最佳选择题）**

1. 医疗机构审核和调配处方的人员必须是

　　A. 执业药师或其他依法经过资格认定的药学技术人

　　B. 主任药师以上技术职称的人

　　C. 主管药师以上技术职称的人

　　D. 执业药师

　　E. 依法经过资格认定的药学技术人员

2. 以下属于执业药师的责任是
   A. 执业药师在执业范围内负责对药品质量的监督和管理
   B. 承担药品生产过程中的质量控制和检验等技术工作
   C. 指导其技术助理和药学实习生的药学技术业务工作
   D. 对于技术精湛、行为高尚的执业药师应受到有关方面的表彰和奖励
   E. 掌握常见疾病的药物治疗方案设计与评价方法

3. 不属于药学技术人员对社会的职业道德规范的是
   A. 药师有服务于个人、社区和社会的义务
   B. 药师应加入以发展药学事业为目标的组织
   C. 药师应做好疾病的治疗工作
   D. 药师应处理好满足患者个人服务需求与满足社会服务需求之间的关系
   E. 药师应采取建立良好职业信誉的方法吸引顾客

4. 执业药师资格制度的性质是
   A. 职称评定制度                  B. 专业职称制度
   C. 执业资格制度                  D. 人员管理制度
   E. 执业规范制度

5. 药房药师的专业性功能不包括
   A. 收方、检查处方                B. 调配处方
   C. 提供专业的意见                D. 选择贮存的药品
   E. 新药质量标准的研究

6. 《执业药师资格制度暂行规定》明确执业药师资格注册机构为
   A. 国家食品药品监督管理总局
   B. 国家人事部
   C. 省、自治区、直辖市药品监督管理局
   D. 省、自治区、直辖市人事厅（局）
   E. 省级、地市级、县级药品监督管理局

7. 《执业药师注册管理暂行办法》规定，执业药师的执业范围为
   A. 药品研制、药品生产、药品经营    B. 药品生产、药品经营、药品检验
   C. 药品经营、药品使用、药品检验    D. 药品生产、药品经营、药品使用
   E. 药品研制、药品经营、药品使用

8. 药品调剂配发中，药学人员的职业道德责任是
   A. 审方认真，调配准确无误
   B. 审方认真，调配准确无误，调剂人员与审核人核对签字
   C. 发药时，要耐心向患者讲清楚服用方法与注意事项
   D. 准确调配，耐心讲解服用方法与注意事项
   E. 审方认真，调配准确；调剂、审核人核对签字；发药时向患者耐心讲解服用
      方法与注意事项

9. 执业药师的基本准则是
   A. 提供用药咨询与指导

    B. 对药品质量负责，保证人民用药安全有效

    C. 审核处方并监督调配

    D. 带头执行医药法规

    E. 对违反《药品管理法》的行为提出处理意见

10. 执业药师注册证书的有效期是

    A. 1 年            B. 2 年            C. 3 年

    D. 4 年            E. 5 年

## 二、B 型题（配伍选择题）

[11~14 题]

    A. 构建药品流通渠道，沟通药品供需环节

    B. 实行学分制、项目制和登记制度

    C. 执业药师、药师

    D. 药师、主管药师、副主任药师、主任药师

    E. 西药师、中药师、临床药师

11. 执业药师参加继续教育

12. 根据是否依法注册可分为

13. 药品经营企业药师

14. 根据职称、职务可分为

[15~17 题]

    A. 药师的宗旨                B. 药学职业道德基本原则

    C. 药学职业道德规范          D. 药学职业准则

    E. 药学道德

15. 关爱人民健康，药师在您身边是

16. （    ）是药学领域中复杂利益关系所决定的药学行为的多种道德价值的价值导向

17. （    ）是调节医药人员与患者（及家属）的关系，与同事之间的关系，与社会的关系的行为准则

[18~22 题]

    A. 我国药师的定义           B. 日本药师的规定

    C. 执业药师的定义           D. 美国药师的定义

    E. 英国药师的定义

18. 受过高等药学教育或在医疗预防机构、药事机构和制药企业从事药品调剂、制备、检定和生产等工作并经卫生部门审查合格的高级药学人员是

19. 从事药房工作的个人是

20. 药师是指领有执照，可从事调剂或独立开业的人

21. 经全国统一考试合格，取得《执业药师资格证书》并经注册登记，在药品生产、经营、使用单位中执业的药学技术人员是

22. 得到卫生劳动大臣颁发的许可（执照）；许可自厚生省大臣在药剂师名册上登记（即注册）之时起生效；药剂师主要从事调剂、提供医药品或其他药学服务的工作

### 三、X 型题（多项选择题）

23. 中国执业药师道德准则

   A. 救死扶伤，不辱使命
   B. 尊重患者，平等相待
   C. 依法执业，质量第一
   D. 进德修业，珍视声誉
   E. 尊重同仁，密切协作

24. 药师对患者及其家属的责任

   A. 药师必须把患者的健康和安全放在首位
   B. 药师要对患者的利益负责
   C. 药师要维护用药者的合法权益
   D. 为患者严守病历中的个人秘密
   E. 对患者一视同仁

25. 有关执业药师的说法，正确的是

   A. 《执业药师资格证书》全国范围内有效
   B. 《执业药师注册证》全国范围内有效
   C. 获得《执业药师资格证书》后，未经注册，也可以执业药师的身份执业
   D. 执业药师实行注册制度，执业药师在注册的执业地区、执业类别和执业范围从事相应的执业活动
   E. 执业药师只能在一个省、自治区、直辖市注册，并在一个执业单位执业

26. 申请执业药师资格注册者，必须

   A. 再次注册，有参加继续教育的证明
   B. 取得《执业药师资格证书》
   C. 遵纪守法，遵守药师职业道德
   D. 身体健康，能坚持在执业药师岗位工作
   E. 经所在单位考核同意

27. 药品经营中的道德要求有

   A. 诚实守信，确保药品质量
   B. 依法销售，诚信推广
   C. 防止药品在流通过程中发生差错、污染、混淆和变质
   D. 指导用药，做好药学服务
   E. 收集并记录药品不良反应，建立不良反应报告制度

### 四、问答题

1. 简述我国执业药师资格制度的性质，执业药师的职责、权利和义务。
2. 药学技术人员的定义是什么？
3. 国家职业资格分为几级？证书封面颜色是什么？
4. 参加初级药士、药师、主管药师资格考试的人员应具备哪些条件？
5. 中国执业药师道德准则的主要内容是什么？
6. 参加执业药师资格考试应具备哪些条件？

# 实训1-1 熟练运用互联网进入
# 药师、执业药师报名流程

## 【实训目的】

1. 熟知药师、执业药师报名网站。
2. 能熟练掌握报名流程。
3. 熟悉相应资格报名条件及所考科目。

## 【实训环境】

1. 《药事管理与法规》教材。
2. 电子阅览室或一体化教室。

## 【实训内容】

需要登录的网站网址：
药 师：中国卫生人才网：http：//www.21wecan.com/
执业药师：中国人事考试网：http：//www.cpta.com.cn/
各省、自治区、直辖市人事考试信息网。
一、药师
1. 登录中国卫生人才网网站，网上报名一是快捷方式：在首页中找到考生入口进行网上报名。

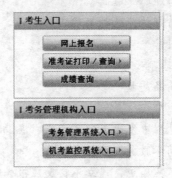

二是在站内信息公开栏目菜单中点击人才评价，在下拉菜单中点击全国卫生专业技术资格考试，进入报名页面。

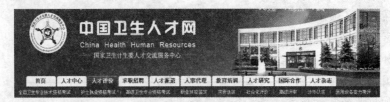

在网上报名专区中，点击：全国卫生专业技术资格考试网上报名入口：

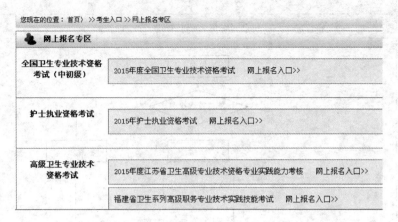

**2. 报名流程**

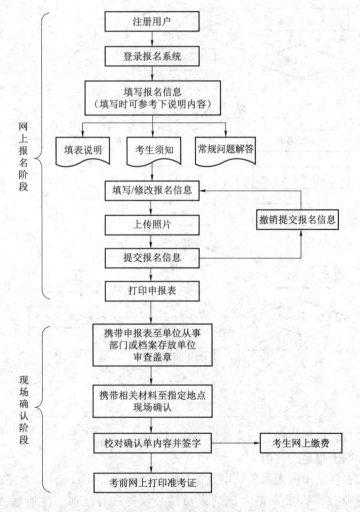

**3. 注意事项：** 详情请参照考生报名操作指导。

**二、执业药师网上报名**

**1.** 到百度搜索考生所在地人事考试信息网，登陆该官网点击网上报名。

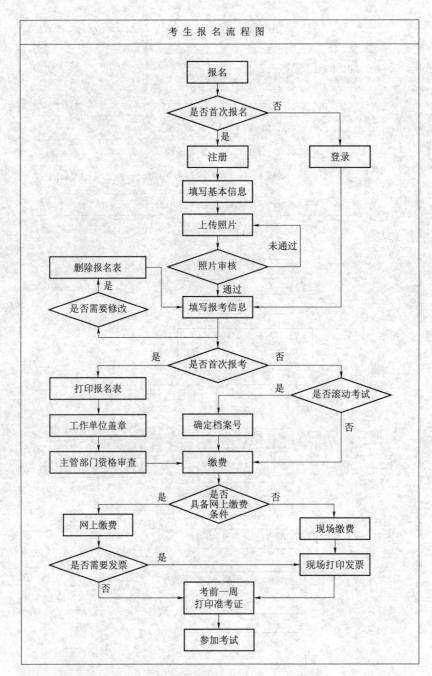

考生报名流程图

三、熟悉报名操作流程后，完成以下实训任务

任务一：网上报名的注册

具体要求：登陆中国人事考试网站（http：//www.cpta.com.cn/，完成网上报名的注册。报考专业技术人员资格考试的人员，必须先进行注册，注册后才能进行报名操作。

注意事项：

1. 一个身份证号和姓名只能注册一次，请勿重复注册。

2. 将用户信息与手机号绑定，一个手机号只能绑定一个用户。

3. 确保身份证号、姓名、邮箱和手机信息完整准确。

4. 牢记用户名和密码，可使用系统提供方式找回。

5. 如姓名中有生僻字无法输入，可以使用搜狗拼音输入法输入，如果找不到所需要的汉字，请下载并安装华宇拼音输入法和汉字大字库（内含75 000个汉字），用华宇拼音输入法的拼音或部首法输入（也可使用海峰五笔输入法输入），如果仍找不到所需汉字请用同音字加中括号代替。示例：如姓名为王晓［沛］，代表沛为生僻字，其写法是草字头下面一个北京的北字。

任务二：照片大小的调整

具体要求：自己提供一张1寸电子版照片，将照片调整到10K左右。

两种方式：一是手工调整：通过程序附件里中画图工具调整。二是使用照片审核处理工具。（中国人事考试网站里有下载）

照片要求：

1. 照片后期将用于成绩单打印，为近期正面免冠彩色证件照，务必保证照片清晰、可辨认。

2. 其他如生活照、视频捕捉、摄像头所摄等照片一律不予审核；除军人外其他报名人员不得着制式服装拍照，女性不得穿背带式服装拍照。

3. 照片大小为一寸或小二寸，格式为jpg，482像素（宽）×689像素（高），分辨率350dpi；相片尺寸：35mm×50mm。大小在10K左右。

4. 头部占照片尺寸的2/3，白色背景。

5. 面部正面头发不得过眉，露双耳，常带眼镜的考生应配戴眼镜，不得佩戴首饰。

# 实训1-2　执业药师现状及地位调研

## 【实训目的】

1. 通过网站和走访，调查我国执业药师现状及地位调查。

2. 了解执业药师在药店执业情况。

3. 熟知我国执业药师的职责。

## 【实训环境】

1. 《药事管理与法规》教材。

2. 手机、电脑、药店。

## 【实训内容】

为贯彻落实《国家药品安全"十二五"规划》提出的"2015年零售药店和医院药房全部实现营业时有执业药师指导合理用药"要求，到2015年年底，所有零售药店法定代表人或主要管理者必须具备执业药师资格。这意味着，在2015年年底之前，没有达到"标配"的药店将被取缔。截至2014年11月，全国累计有27.8万人取得执业药师资格。2014 年全国有 83 万人报考执业药师，有 13.7 万多人通过考试，全国有资格注册者达 41.5 万人。执业药师注册状况同样呈增长态势。2013 年底，执业药师注册率为 47.9%，到 2014 年底，年内新增注册执业药师有 5.81 万人之多，执业药师注册率达到 59.9%，注册执业药师为 16.65 万人。

对已取得《药品经营许可证》的药品零售企业（包括零售单体药店、零售连锁门店、批发企业下设零售药店、零售连锁总部）中执业药师的有关问题进行调查。

关于执业药师现状及地位情况的调查问卷

填报时间：

| 企业名称（盖章） | |
|---|---|
| 《药品经营许可证》有效期至 | |
| GSP 证有效期至 | |

1. 对于新版 GSP 中"企业法定代表人或者企业负责人应当具备执业药师的资格。企业应当按照国家有关规定配备执业药师，负责处方审核，指导合理用药"的规定企业是否清楚？
   □ 是　□ 否
2. 目前企业配备执业药师的数量是多少？
   □ 0 个　□ 1 个　□ 2 个　□ 更多
3. 如已配备执业药师，执业药师的具体类别是什么？职称是什么？
   □ 执业西药师　□ 执业中药师
   □ 主任（中）药师　□ 副主任（中）药师　□ 主管（中）药师
   □ （中）药师　□ 其他
4. 企业是否能做到 2015 年 12 月 31 日前配备执业药师？
   □ 是　□ 否　□ 其他说明
5. 企业到 2015 年 12 月 31 日前仍不能配备执业药师，将如何选择？
   □ 自动核减"处方药"的经营范围，继续经营
   □ 停止营业，申请注销《药品经营许可证》
   □ 向零售连锁门店转换
   □ 其他方式
6. 对国家要求零售药店配备执业药师的规定有何困难和建议？
7. 2013 年底，执业药师注册率为 47.9%，到 2014 年底，执业药师注册率达到 59.9%，注册执业药师为 16.65 万人，既然执业药师供不应求，为何有那么多人持证观望，你认为原因何在？
8. 大量执业药师不愿去零售药店工作，你认为原因有哪些方面？

三、根据调查，完成以下实训任务

根据调查的内容写一篇不少于 1500 字的关于执业药师现状及地位调研报告。

（侯　沧）

# 项目二 药品与药品管理

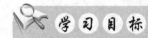 学习目标

**知识目标**

1. 掌握药品的概念及基本特征，药品与假药、劣药的定义及认定为假药和劣药的各种情形，药品不良反应的概念及分类。
2. 熟悉处方药和非处方药（OTC）的相关规定，药品不良反应报告和监测的相关规定。
3. 了解基本药物、医保药品、药品召回等制度的相关规定。

**技能目标** 能正确辨识合格药品和假劣药品；区别处方药和非处方药，甲类非处方药和乙类非处方药。

## 任务一 药品辨识

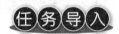 任务导入

小王放假在家，邻居向其咨询：有一个叫弥来丹的药，说是降血糖的，是不是真药？国食健字 G20041475，周边邻居不少人吃，想查一下这个药是不是真的，怎样查？

### 百变药囊藏祸"芯"

2015 年 1 月 7 日，中央电视台焦点访谈栏目播出了一起药品制假售假案件。山东济南警方在美里村的民房里抓获了正在制作假药的团伙，查获了大量成品药和胶囊。主犯刘某某低价大量买进快要过期和已经过期的药，用这样的药作为原料来制售假药。

犯罪嫌疑人承认自己从未从事过与药品生产相关的工作，在做假药时完全是没有章法的乱弄，但为了让自己的药以假乱真，他专门制作了药品使用说明书、标签和包装盒，在这些药品的包装上标注着国药准字、成份、功能主治、用法用量等信息，生产企业名称、地址、电话也是一应俱全。

刘某某交代，不仅批准文号、生产企业名称和地址是编的，就连上面的药物成份和功能主治也是从同类正规药上复制下来的。犯罪嫌疑人表示，制作的几种假药分别是治疗风湿、哮喘、止咳的，但这几种药在制作时没有区别。同样成份的粉末，被装进不同药名和药效的包装里，就变成了不同品种的药。

这些假药的制作成本低廉，批发到药店每盒大约 5 元到 8 元，价格上也就有竞争力。刘某某也很清楚，这样的假药不是哪都能卖，他通过物流将这些药销往了黑龙江、内蒙古、河北等偏远地区的诊所和药房。

一些从刘某某这里进药的单位并没有履行《药品管理法》的明确规定，单纯看到假药价格低，销售利润高，完全不顾药品安全，让刘某的假药有了销路；而即便是购药单位索要药品生产和经营资质，刘某也有所准备，他特意制作了一整套生产销售药品的假资质。

问题：怎样识别假药？购药企业、消费者怎样才能避免买到假药？

## 一、药品的概念

《药品管理法》规定，药品是指用于预防、治疗、诊断人的疾病，有目的地调节人的生理功能并规定有适应症或者功能主治、用法和用量的物质，包括中药材、中药饮片、中成药、化学原料药及其制剂、抗生素、生化药品、放射性药品、血清、疫苗、血液制品和诊断药品等。**考点提示：**药品的法定范围

这一药品定义包含了以下主要含义：①使用目的和使用方法是区别药品和食品、毒品、保健品、化妆品等其他物质的基本点。当人们为了防治疾病，遵照医嘱或说明书，按照一定方法使用某种物质，达到治疗、预防和诊断人的某种疾病的目的，或能有目的地调节某些生理功能时，称该物质为药品。而食品、毒品、保健品、化妆品等物质的使用目的显然与药品不同，使用方法也不完全相同。②明确了《药品管理法》所管理的是人用药品，而农药和兽药等不在《药品管理法》的管理范围之内。③该定义确定了药品包括传统药（中药材、中药饮片、中成药）和现代药（化学药品等），其中化学原料药、中药材等物质虽然没有规定用于治疗疾病的用法、用量，但也作为药品管理。

## 二、药品的特殊性

药品作为商品，具有一般商品的特征。但同时，药品还具有专属性、两重性、质量的重要性、时限性等特殊性质，是特殊的商品。**考点提示：**药品的特殊性　药品的特殊性决定了药品在质量的判别上只有合格品与不合格品（即假药、劣药）的区分。依据药品有关法律的规定，只有质量合格的药品才会被允许生产、流通和使用。药品主要具有以下四个特殊性。

### （一）专属性

药品的专属性表现在对症治疗，患什么病用什么药，不像一般商品那样，彼此之间可互相替代。

### （二）两重性

药品的两重性是指药品在防病治病的同时，也会发生不良反应，如：毒性反应、继发性反应、后遗症反应、特异性反应、耐受与成瘾性、致畸作用等。

药品管理有方，使用得当，可以治病；反之，则可致病，甚至致命。例如盐酸吗啡，使用合理时是镇痛良药，管理不善，滥用则会成为使健康人成瘾的毒品。

药品要求安全有效，安全是前提。对药品宣传应实事求是，科学严谨，不能言过

其实，要指出副作用和不良反应，用药过量会发生危险，所以为了安全，药品必须规定剂量、杂质限量。

### （三）质量的重要性

药品直接关系到人们的身体健康甚至生命存亡，是治病救人的特殊商品，因此，其质量不得有半点马虎，只有符合法定质量标准的药品才能保证疗效。因此药品只能是合格品，不能像其他商品一样有等级品、等外品和次品等。为此，国家制订了严格的药事管理法律法规，对药品实行严格监督管理，并制订和颁布了国家药品标准，规定了严格的检验制度。

《药品管理法》规定，所有不合格药品不准出厂、不准销售、不准使用。

### （四）时限性

人们只有防病治病或诊断疾病时才需用药，但药品生产、经营企业平时就应有适当储备。只能药等病，不能病等药；另外，药品均有有效期，一旦过了有效期，即报废销毁；有些药品用量少，效期短，宁可到期报废，也要有所储备；有些药品即使无利可图，也必须保证生产、供应。

在以上特性中，最重要的是质量的重要性。作为药品，质量出不得任何差错，一旦出现质量问题，就可能危害到我们的生命。因此在生产过程中，要严格控制药品质量，把可能影响产品质量的因素在生产过程中一一消除。

## 三、药品的质量

药品的质量特性是指药品与满足预防、治疗、诊断人的疾病，有目的地调节人的生理功能的要求有关的固有特性。一般指药品的有效性、安全性、均一性和稳定性。

**考点提示：**药品的质量特性

### （一）有效性

指在规定的适应症、用法和用量的条件下能满足预防、治疗、诊断人的疾病，有目的地调节人的生理功能的要求。疗效确切，适应症肯定，是药品质量根本的要求，是药品的基本特征。若对防治疾病没有效，则不能成为药品。有效性也必须在一定的前提条件下，即有一定的适应症和用法、用量。我国对药品的有效性按在人体能达到所规定的效应程度分为"痊愈"、"显效"、"有效"。

### （二）安全性

指按规定的适应症和用法、用量使用药品后，人体产生毒副反应的程度。大多数药品均有不同程度的毒副反应，因此，只有在衡量有效性大于毒副反应，或可解除、缓解毒副作用的情况下才可使用某种药品。假如某物质对防治、诊断疾病有效，但是对人体有致癌、致畸、致突变，甚至致死，则该物质不能作为药品。

### （三）均一性

指药物制剂的每一单位产品都符合有效性、安全性的规定要求，主要表现为物理分布方面的特性，是制剂过程中形成的固有特性。因人们的用药剂量一般与药品的单位产品（如一片药、一包冲剂、一粒胶囊等）有密切关系，特别是有效成份在单位产品中含量很少的药品，若含量不均一，则可能等于没有用药，或用量过大而使患者中毒甚至致死。

### （四）稳定性

指药品在规定的条件下保持其有效性和安全性的能力。这里所说的规定的条件是指在规定的有效期内，以及生产、贮存、运输和使用的条件。如某些物质虽具有预防、治疗、诊断疾病的有效性和安全性，但极易变质、不稳定，也不便于运输、贮存，则该物质不能作为药品流入医药市场。

保证药品的质量即保证药品的安全、有效、均一、稳定。这样方可部分有效地防止药源性疾病的发生。

## 四、药品标准

药品标准是指对药品的质量指标、生产工艺和检验方法所作的技术要求和规定，内容包括药品的名称、成份或处方的组成；含量及其检查、检验方法；制剂的辅料；允许的杂质及其限量要求以及药品的作用、用途、用法、用量；注意事项；贮藏方法等。是药品生产、供应、使用、检验和管理部门共同遵循的法定依据。**考点提示：药品标准定义** 凡正式批准生产的药品、辅料和基质以及商品经营的中药材，都要制定标准。

其他商品可以从外观、性能来判断质量好坏，而药品外观难以反映其内在质量。如想知道药品是否合格只能依靠药品标准，药品标准是衡量、检验、确定某个药品是否合格的法律依据，在药品质量管理中具有重要的作用。

药品标准分为法定标准和企业标准两种。法定标准属于强制性标准，无法定标准和达不到法定标准的药品意味着其质量不能符合国家对其安全性、有效性和质量可控性的认可，即被称为不符合法定要求的药品，因而不得作为药品生产、销售和使用。

法定标准主要指国家药品标准。《药品管理法》规定：国务院药品监督管理部门颁布的《中华人民共和国药典》和药品标准为国家药品标准。国家药品标准包括《中华人民共和国药典》及其增补本，经国家食品药品监督管理总局批准的药品注册标准和颁布的其他药品标准，以及与药品质量指标、生产工艺和检验方法相关的技术指导原则和规范。**考点提示：国家药品标准的范围**

《中华人民共和国药典》简称《中国药典》，由国家药典委员会编纂，国家食品药品监督管理总局颁布。《中国药典》是国家为保证药品质量、保护人民用药安全而制定的法典。

药品注册标准，是指国家食品药品监督管理总局批准给申请人特定药品的标准，生产该药品的药品生产企业必须执行该注册标准。药品注册标准不得低于中国药典的规定。

国家食品药品监督管理总局颁布的药品标准是指未列入《中国药典》而由国家食品药品监督管理总局颁布的药品标准，以及与药品质量指标、生产工艺和检验方法相关的技术指导原则和规范。

制药企业为确保本企业生产的药品每一批都能保证质量稳定均一并能达到国家药品标准的要求，均制定出本企业内控的药品质量标准，即企业标准。企业标准往往是在国家药品标准基础上建立的更为严格的质量控制指标。

好的药品质量标准应能控制药品的内在质量。药品标准受到技术水平的限制，因此需要根据技术发展情况不断进行修改。

**知识链接**

### 《中国药典》概况

新中国成立以来编纂颁布的《中国药典》的主要版本有 9 版，即 1953 年版、1963 年版、1977 年版、1985 年版、1990 年版、1995 年版、2000 年版、2005 年版、2010 年版、2015 年版。现行的版本为《中国药典》2015 年版。

2015 年 6 月 18 日，国家食品药品监督管理总局发布《中华人民共和国药典》，新版《中国药典》将于 2015 年 12 月 1 日起正式实施。

《中国药典》2015 年版是新中国成立以来的第十版药典。收载品种总数达到 5608 个，比 2010 年版药典新增 1082 个，涵盖了基本药物、医疗保险目录品种和临床常用药品，更加适合于临床用药的需求。围绕安全性和有效性的控制项目，增加了检测项目，提升了标准。《中国药典》2015 年版共分四部。

## 五、假劣药品的法律规定

### （一）假、劣药品的界定

《药品管理法》第四十八条、第四十九条对什么是假劣药品作出了具体规定。

**第四十八条** 禁止生产（包括配制，下同）、销售假药。

有下列情形之一的，为假药：**考点提示**：假药的定性依据

（1）药品所含成份与国家药品标准规定的成份不符的；

（2）以非药品冒充药品或者以他种药品冒充此种药品的。

有下列情形之一的药品，按假药论处：

（1）国务院药品监督管理部门规定禁止使用的；

（2）依照本法必须批准而未经批准生产、进口，或者依照本法必须检验而未经检验即销售的；

（3）变质的；

（4）被污染的；

（5）使用依照本法必须取得批准文号而未取得批准文号的原料药生产的；

（6）所标明的适应症或者功能主治超出规定范围的。

**第四十九条** 禁止生产、销售劣药。**考点提示**：劣药的定性依据

药品成份的含量不符合国家药品标准的，为劣药。

有下列情形之一的药品，按劣药论处：

（1）未标明有效期或者更改有效期的；

（2）不注明或者更改生产批号的；

（3）超过有效期的；

（4）直接接触药品的包装材料和容器未经批准的；

（5）擅自添加着色剂、防腐剂、香料、矫味剂及辅料的；

（6）其他不符合药品标准规定的。

### （二）中药材采用硫黄熏蒸问题的定性

《关于对中药材采用硫黄熏蒸问题的函复》（食药监市函〔2004〕137 号）规定

"对于在市场流通领域的部分中药材和中药饮片（山药除外），通过采用硫黄熏蒸或浸泡达到外观漂白的行为，应按违反《药品管理法》第四十九条、第七十五条的规定进行查处"。

注：《中国药典》2000 版中规定只有山药可以采用硫黄熏蒸。2005 版删除了山药加工中使用硫黄熏蒸的方法。

《中国药典》2010 版第二增补本首次对中药材及饮片二氧化硫残留限量标准进行了明确规定：除了矿物来源的中草药材，中药材及饮片中亚硫酸盐残留量不得超过 150 毫克/千克。山药、牛膝、粉葛、天冬、天麻、天花粉、白及、白芍、白术、党参等 10 种中药材及其饮片中亚硫酸盐残留量不得超过 400 毫克/千克。

---

**知识拓展**

### 非药品冒充药品的定性依据

在药品监督实践中，非药品冒充药品的情形非常多见。非药品的监管、特别是非药品冒充药品的定性问题，一直是药品监督中的难点问题。国家食品药品监督管理局《关于开展非药品冒充药品整治行动的公告》第 1 条规定："凡是在标签、说明书中宣称具有功能主治、适应症或者明示预防疾病、治疗功能或药用疗效等，以及产品名称与药品名称相同或类似的食品、保健用品、保健食品、化妆品、消毒产品，未标示产品批准文号产品，均为非药品冒充药品。"

---

## 六、药品与假劣药品辨识

判别合格药品和假劣药品，必须清楚什么是假药和劣药，因为药品不存在等级之分，合格药品和假劣药品必居其一。

假药和劣药的定义及其认定分别是在《药品管理法》第四十八条和第四十九条，熟悉这两条法律的规定，就可以据此判定一个药品是不是假药或劣药，从而判别是合格药品还是假劣药品。

需要特别注意的是，在药品监督管理实践中，非药品冒充药品的现象因其普遍多见、易混难辨成为药品监督管理的难点领域，也严重影响着消费者的用药安全。因此，认识市场中常见的非药品，并能正确进行与药品的辨识，就显得非常重要。

**（一）区分合格药品和假劣药品**

**1. 外在质量甄别** 药品标签或者说明书上必须注明药品的通用名称、成份、规格、生产企业、批准文号、产品批号、生产日期、有效期、适应症或者功能主治、用法、用量、禁忌、不良反应和注意事项。如没有药品批准文号、进口药品注册证号、医药产品注册证号但冒充药品，则为假药；有效期没有标明或者更改，显示已经过期，找不到生产批号或明显有涂改，则为劣药。

**2. 信息查询** 到国家食品药品监督管理总局的数据库（http://app1.sfda.gov.cn/datasearch/face3/dir.html）查询核对该药品的信息（图 2-1、图 2-2）。通过比对，如与数据库中关于药品信息、生产厂家信息不符则为假药或劣药。搜索药品监督管理部门发布的假劣药品信息公告，看是否为公布的假劣药品。

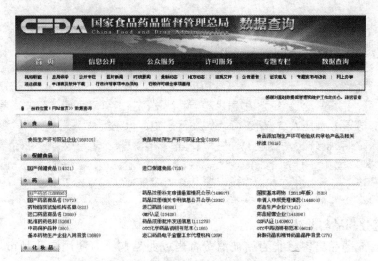

图 2-1　国家食品药品监督管理总局的数据库

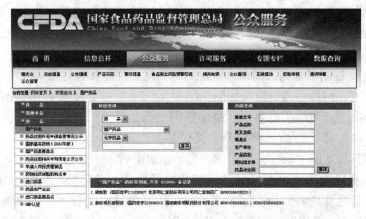

图 2-2　国家食品药品监督管理总局的国产药品数据查询

**3. 内在质量甄别**　通过肉眼很难观察药品所含成份是否与国家标准相符，需要送到药品检验部门进行分析，以判定是否为假劣药品。特别是发现白色片剂出现发霉、发黄，或者大小不一，口服液出现浑浊，或有絮状物等现象，更应该将该药品送检。

根据《药品管理法》，如对假药或劣药进行处罚，要药品检验机构的质量检验结果；但是《药品管理法》第四十八条第三款第（一）、（二）、（五）、（六）项和第四十九条第三款规定的情形除外。

---

**知识链接**

### 生产、销售假、劣药的法律责任

《药品管理法》规定：生产、销售假药的，没收违法生产、销售的药品和违法所得，并处违法生产、销售药品货值金额二倍以上五倍以下的罚款；有药品批准证明文件的予以撤销，并责令停产、停业整顿；情节严重的，吊销《药品生产许可证》、《药品经营许可证》

或者《医疗机构制剂许可证》；构成犯罪的，依法追究刑事责任。生产、销售劣药的，没收违法生产、销售的药品和违法所得，并处违法生产、销售药品货值金额一倍以上三倍以下的罚款；情节严重的，责令停产、停业整顿或者撤销药品批准证明文件、吊销《药品生产许可证》、《药品经营许可证》或者《医疗机构制剂许可证》；构成犯罪的，依法追究刑事责任。从事生产、销售假药及生产、销售劣药情节严重的企业或者其他单位，其直接负责的主管人员和其他直接责任人员十年内不得从事药品生产、经营活动。对生产者专门用于生产假药、劣药的原辅材料、包装材料、生产设备，予以没收。知道或者应当知道属于假劣药品而为其提供运输、保管、仓储等便利条件的，没收全部运输、保管、仓储的收入，并处违法收入百分之五十以上三倍以下的罚款；构成犯罪的，依法追究刑事责任。

### （二）区分药品与非药品

非药品冒充药品出售、非药品被消费者当成药品购买、使用是药品市场的乱象之一。所谓非药品，是指在法律上没有被批准为药品，但却在产品的标签、说明书中宣称具有功能主治、适应症或者明示暗示预防疾病、治疗功能、药用疗效或者采用与药品名称相同或名称类似的产品。这些非药品虽然外观、宣传与药品类似，却不是药品，不能当成药品使用。非药品的范围比较广，如医疗器械、食品、保健食品、化妆品、消毒等品。正确区分药品，可以从以下三个方面加以识别。

**1. 看标签、说明书**　药品的概念决定了药品是一种能够针对疾病发挥特定的预防、治疗、诊断功能，而且必须是明确标明功能主治或适应症、用法和用量的物质。药品的标签、说明书上标明的所有事项，是按照国家药品标准的规定且须经国家药品监管部门批准后才能进行标注的。而食品、保健品、化妆品、消毒等产品，不得在标签、说明书中宣称具有功能主治、适应症或者明示预防疾病、治疗功能或药用疗效等。

**2. 看药品批准文号**　根据《药品管理法》的规定，除部分中药材和中药饮片外，药品都应有药品批准证明文件，国产药品实行药品批准文号管理，进口药品需要取得《进口药品注册证》或《医药产品注册证》。因此，除未实施批准文号管理的部分中药材、中药饮片外，商品上如果有合法的药品批准文号、《进口药品注册证》或《医药产品注册证》，就可以确定是药品，否则就是非药品。事实上，部分非药品也实施文号管理，格式繁多，因此要区分药品与非药品，最重要的是知道如何确定药品。表2-1是药品及部分非药品的文号格式。**考点提示：**药品批准文号的格式

**表 2-1　药品与部分非药品的文号格式列表**

| | | |
|---|---|---|
| 药品 | 药品批准文号 | 国药准字 H（Z、S、J）+4 位年号+4 位顺序号 |
| | 《进口药品注册证》 | H（Z、S）+4 位年号+4 位顺序号 |
| | 《医药产品注册证》 | H（Z、S）C+4 位年号+4 位顺序号 |
| 非药品 | 保健食品 | 国食健字 G××××××××或国食健字 J××××××××（2003 年以后）<br>卫食健字（××××）第××××号（2003 年及以前） |
| | 医疗器械 | ×（×）（食）药监械（×）字××××第××× ××××号<br>×1 械注×2××××3×4××5××××6（2014 年 6 月以后）[1]<br>×1 械备××××2××××3 号（2014 年 6 月后第一类器械） |

续表

| 非药品 | 化妆品 | 国妆特字 G+4 位年度+4 位编码 |
| --- | --- | --- |
| | | 卫妆特字+（4 位年份）+第××××号（原卫生部批准仍在有效期内） |
| | | 国妆特（备）进字 J+4 位年度+4 位编码 |
| | | 卫妆特（备）进字+（4 位年份）+第××××号（原卫生部批准仍在有效期内） |
| | 消毒产品[2] | 消毒剂、消毒器械批准文号的格式为：卫消证字（年份）第××××号，卫消进字（年份）第××××号 |
| | 生产包装的食品[3] | QS 标志，食品生产许可证编号由英文大写 QS 与 12 位阿拉伯数字组成 |

注［1］：×1 为注册审批部门所在地的简称：（境内第三类医疗器械、进口第二类、第三类医疗器械为"国"字；境内第二类医疗器械为注册审批部门所在地省、自治区、直辖市简称），×2 为注册形式（"准"字适用于境内医疗器械；"进"字适用于进口医疗器械；"许"字适用于香港、澳门、台湾地区的医疗器械），××××3 为首次注册年份，×4 为产品管理类别，××5 为产品分类编码，××××6 为首次注册流水号（延续注册的，××××3 和××××6 数字不变。产品管理类别调整的，应当重新编号）。

注［2］：消毒产品包括消毒剂、消毒器械、卫生用品和一次性使用医疗用品。卫生用品和一次性使用医疗用品不需要取得批准文号，在投放市场前应当向省级卫生行政部门备案，备案文号格式为：（省、自治区、直辖市简称）卫消备字（发证年份）第××××号。

注［3］：QS 标志的文字由质量安全改为生产许可（图 2-3）。

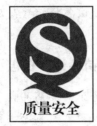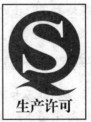

旧版样式　　　　新版样式

图 2-3　QS 标志

**3. 进行数据查询**　国家食品药品监督管理总局网站提供了强大的数据查询功能。所有在市场上销售的药品，都应是获得国家药品监督管理部门正式上市许可的药品，数据库会进行及时更新，因此可以认为，在该数据库药品栏查询到的，且药品名称、批准文号、生产厂家等相关信息都正确无误的，可以确认是药品。反之，在该数据库药品栏查不到的，则属非药品。查到了但信息不正确的，则是假药。其他属于国家食品药品监督管理部门监管的产品，如保健食品、医疗器械、化妆品也可以通过该功能查询。

要正确区分药品与非药品，可采取以下步骤，具体见图 2-4。

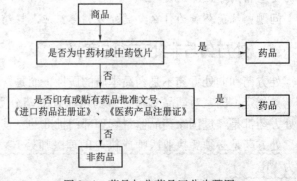

图 2-4　药品与非药品区分步骤图

**知识拓展**

### 药食同源等物品名单

"药食同源"是中医药学传统理论之一，意指中药与食物是同时起源的。许多食物即药物，两者之间很难严格区分。古代医学家将中药的"四性"、"五味"理论运用到食物之中，认为每种食物也具有"四性"、"五味"，食物和药物一样同样能够防治疾病。这就是"药食同源"理论的基础，也是食物疗法的基础。

卫生部 2002 年公布的《关于进一步规范保健食品原料管理的通知》中，对药食同源物品、可用于保健食品的物品和保健食品禁用物品做出具体规定。其中既是食品又是药品的物品有 87 种，可用于保健食品的物品有 114 种，保健食品禁用物品有 59 种。

# 任务二 处方药与 OTC 分类管理

**任务导入**

小李到药店购买头孢拉定，被告知是处方药，不卖。到另外的药店却顺利买到了药品。小李想知道，什么是处方药？处方药应该怎样销售？应怎样看待这两家药店的行为？

### 好药师等药店违规销售处方药被罚

2014 年 5 月，北京、上海、江苏和陕西等地食品药品监管部门根据媒体提供的线索，对部分药品零售企业进行了突击检查。发现北京燕京大药房，上海雷允上新虹联赤峰店，昆山市好药师大药房、彩芝灵药房、双鹤同德堂，西安怡康医药连锁有限责任公司科技二路店、颖婕店、西安康鑫医药有限公司白沙路分公司、西安万百泉大药房医药有限公司高新路分公司、中慈善太药堂医药连锁有限责任公司白沙路店等 10 家药品零售企业存在不凭医师处方，违规销售抗菌药物等处方药问题，食品药品监管部门依法分别给予了警告、罚款等行政处罚，部分地区食品药品监管部门约谈了涉事企业，进行严肃的批评教育，要求停业整顿，有的食品药品监管部门还对涉事企业给予药品安全信用等级降级处理。

**问题**：抗菌药物为什么要凭处方销售？应怎样销售抗菌药物？

## 一、处方药与非处方药的定义

处方药和非处方药不是药品本质的属性，而是管理上的界定。《药品管理法》第三十七条规定：国家对药品实行处方药与非处方药分类管理制度。无论是处方药，还是非处方药都是经过国家药品监督管理部门批准的，其安全性和有效性是有保障的。

处方药是必须凭执业医师或执业助理医师处方才可调配、购买和使用的药品（简写为"$R_X$"）。

非处方药是指不需要凭执业医师或执业助理医师处方即可自行判断、购买和使用的药品。在国外又称之为"可在柜台上买到的药物"（over the counter）简称OTC，此已成为全球通用的俗称。**考点提示：** 处方药、非处方药的定义

## 二、药品分类管理的目的

实施药品分类管理符合我国现阶段社会和经济发展的实际需要，是保障人民用药安全有效的监管措施之一，通过制定相应的法律法规，逐步遏制过去不合理的行为，改变药品自由销售状况，引导广大消费者正确合理使用药品。通过实施药品分类管理，可有效加强处方药的监督管理，防止消费者因自我行为不当导致药物滥用甚至危及健康。另一方面，通过规范对非处方药的管理，引导消费者科学、合理地进行自我保健。

药品分类管理的核心是要加强处方药的管理，规范非处方药的管理，减少不合理用药的发生，切实保证人民用药的安全有效。

## 三、处方药与非处方药分类管理的管理要点

我国《药品管理法》、《药品管理法实施条例》、《处方药与非处方药分类管理办法》、《非处方药专有标识管理规定》、《处方药与非处方药流通管理暂行规定》、《药品经营质量管理规范》、《药品经营许可证管理办法》、《药品流通监督管理办法》等法律法规规章对处方药与非处方药分类管理制度作出了规定。

### （一）我国实行处方药与非处方药分类管理制度

2000年1月1日起实施的《处方药与非处方药分类管理办法（试行）》是我国实行处方药与非处方药分类管理的标志性文件。自办法实施之日起，我国正式实行了这一制度，并在2000年12月1日实施的《药品管理法》第三十七条作出明确规定"国家对药品实行处方药与非处方药分类管理制度"。自此，这一药品管理制度以法律形式确立下来。

### （二）处方药与非处方药的分类依据

《处方药与非处方药分类管理办法》规定："根据药品品种、规格、适应症、剂量及给药途径不同，对药品分别按处方药与非处方药进行管理"。《药品管理法实施条例》规定，国家根据非处方药品的安全性，将非处方药分为甲类非处方药和乙类非处方药。
**考点提示：** 分类依据

### （三）非处方药的目录遴选

国家食品药品监督管理总局负责非处方药目录的遴选、审批、发布和调整工作
**考点提示：** 遴选部门。自1999年首批非处方药目录根据"应用安全、疗效确切、质量稳定、使用方便"的遴选原则，由医药学专家从我国已上市药品中遴选出，由国家食品药品监督管理总局公布以来，国家药品监督管理部门多次组织专家进行非处方药品遴选筛查，截止到2004年，相继公布了六批非处方药目录，被列入目录品种总计有4462个，其中化学药品954个，中成药3484个，基本完成了对上市药物进行了处方药与非处方药的分类。

从2004年起，我国实施处方药与非处方药转换评价工作，并对非处方药目录的遴选实行动态管理，至2014年底，已有约600多种处方药转换为非处方药，同时，也将不符合非处方药分类标准的药品重新确定为处方药，如盐酸麻黄碱滴鼻液在2001年被

遴选为非处方药，在 2008 年根据《反兴奋剂条例》和《关于开展处方药与非处方药转换评价工作的通知》又被转换回处方药。

**（四）非处方药的标签、说明书、包装、警示语规定**

非处方药标签和说明书除符合规定外，用语应当科学、易懂，便于消费者自行判断、选择和使用。非处方药的标签和说明书必须经国家药品监督管理局批准 **考点提示：**批准部门。非处方药的包装必须印有国家指定的非处方药专有标识，必须符合质量要求，方便储存、运输和使用。

进入药品流通领域的处方药和非处方药，其相应的警示语或忠告语应由生产企业醒目地印制在药品包装或药品使用说明书上。相应的警示语或忠告语如下。

处方药：凭医师处方销售、购买和使用！

甲类非处方药、乙类非处方药：请仔细阅读药品使用说明书并按说明使用或在药师指导下购买和使用！

**（五）非处方药专有标识规定**

非处方药专有标识由国家药品监督管理局公布，经营非处方药药品的企业在使用非处方药专有标识时，须按国家药品监督管理局公布的坐标比例和色标要求使用。

非处方药专有标识图案分为红色和绿色，红色专有标识用于甲类非处方药药品，绿色专有标识用于乙类非处方药药品和用作指南性标志。见图 2-5，2-6。**考点提示：**非处方药专有标识用途

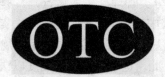

图 2-5　甲类非处方药标识

●—红色

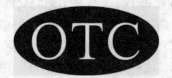

图 2-6　乙类非处方药标识

●—绿色

使用非处方药专有标识时，药品的使用说明书和大包装可以单色印刷，标签和其他包装必须按照国家药品监督管理局公布的色标要求印刷。单色印刷时，非处方药专有标识下方必须标示"甲类"或"乙类"字样。

非处方药专有标识应与药品标签、使用说明书、内包装、外包装一体化印刷，其大小可根据实际需要设定，但必须醒目、清晰，并按照国家药品监督管理局公布的坐标比例使用。**考点提示：**非处方药专有标识印刷大小

非处方药药品标签、使用说明书和每个销售基本单元包装印有中文药品通用名称（商品名称）的一面（侧），其右上角是非处方药专有标识的固定位置。

**（六）处方药与非处方药零售的管理规定**

1. 经营处方药、甲类非处方药的零售企业必须具有《药品经营许可证》。在药品零售网点数量不足、布局不合理的地区，普通商业企业可以销售乙类非处方药，但必须具有当地地市级以上药品监督管理部门颁发的乙类非处方药准销标志。具体实施办法由省级药品监督管理部门制定。**考点提示：**零售处方药和非处方药的资格

2. 经营处方药、甲类非处方药的药品零售企业，必须配备驻店执业药师或者药师

以上药学技术人员。经营乙类非处方药的药品零售企业，以及农村乡镇以下地区设立药品零售企业的，应当配备经设区的市级药品监督管理机构或者省、自治区、直辖市人民政府药品监督管理部门直接设置的县级药品监督管理机构组织考核合格的业务人员，有条件的应当配备执业药师。

经营处方药和甲类非处方药的药品零售企业，执业药师或者其他依法经资格认定的药学技术人员不在岗时，应当挂牌告知，并停止销售处方药和甲类非处方药。如违反此规定，应责令限期改正，给予警告；逾期不改正的，处以一千元以下的罚款。

零售乙类非处方药的商业企业必须配备专职的具有高中以上文化程度，经专业培训后，由省级药品监督管理部门或其授权的药品监督管理部门考核合格并取得上岗证的人员。**考点提示：**非处方药零售人员配备要求

3. 处方药、非处方药应分区陈列、分柜摆放，并有处方药、非处方药专用标识。

**考点提示：**陈列方式

4. 处方必须凭执业医师或执业助理医师处方销售、购买和使用。执业药师或药师必须对医师处方进行审核、签字后依据处方正确调配、销售药品。对处方不得擅自更改或代用。对有配伍禁忌或超剂量的处方，应当拒绝调配、销售，必要时，经处方医师更正或重新签字，方可调配、销售。零售药店对处方必须留存 2 年以上备查。**考点提示：**执业药师或药师责任

> **知识拓展**
>
> ### 药品零售企业不得经营的药品种类和凭处方销售的药品种类
>
> 根据国家食品药品监督管理总局公布的《药品零售企业不得经营的药品名单和凭处方销售的药品名单》，药品零售企业不得经营的药品种类有麻醉药品、第一类精神药品、终止妊娠药品、蛋白同化制剂、肽类激素品种、药品类易制毒化学品、放射性药品和疫苗八种；凭处方销售的药品种类有注射剂、医疗用毒性药品、第二类精神药品、其他按兴奋剂管理的药品、精神障碍治疗药、抗病毒药、肿瘤治疗药、含麻醉药品的复方口服液、曲马多制剂、未列入非处方药目录的激素及其有关药物、未列入非处方药目录的抗菌药和 CFDA 公布的其他凭处方销售的药品。

5. 处方药、非处方药不得采用有奖销售、附赠药品或礼品销售等方式。

6. 处方药不得采用开架自选的方式陈列和销售；药品生产、经营企业不得以搭售、买药品赠药品、买商品赠药品等方式向公众赠送处方药或者甲类非处方药；药品生产、经营企业不得以采用邮售、互联网交易等方式直接向公众销售处方药。**考点提示：**处方药销售规定

7. 零售药店必须从具有《药品经营许可证》、《药品生产许可证》的药品批发企业、药品生产企业采购处方药和非处方药，并按有关药品监督管理规定保存采购记录备查。

**（七）处方药与非处方药广告的规定**

处方药只能在国务院卫生行政部门和国家食品药品监督管理部门共同指定的医学、药学专业刊物上发布广告，非处方药经审批可以在大众传播媒介上进行广告宣传。**考点提示：**处方药与非处方药广告规定

表 2-2　处方药与非处方药的区别

| 区　别 | 处方药 | OTC |
|---|---|---|
| 购药凭证 | 须凭处方才能购买、调配和使用 | 消费者可以自行判断、购买和使用 |
| 警示语 | 凭医师处方销售、购买和使用 | 请仔细阅读药品使用说明书并按说明使用或在药师指导下购买和使用 |
| 标识 | 无 | 红色或绿色底的 OTC 标志 |
| 广告 | 只能在医学、药学专业刊物上进行广告宣传 | 经审批可在大众传播媒介进行广告宣传 |

表 2-3　甲类非处方药与乙类非处方药的区别

| 区别 | 甲类非处方药 | 乙类非处方药 |
|---|---|---|
| 标识 | 红色底的 OTC 标志（见图 2-5） | 绿色底的 OTC 标志（见图 2-6） |
| 人员 | 配备执业药师或者其他依法经资格认定的药学技术人员 | 配备经设区的市级或者省、自治区、直辖市人民政府药品监督管理部门直接设置的县级药品监督管理机构组织考核合格的业务人员 |
| 经营资格 | 必须具有《药品经营许可证》 | ①经省级药品监督管理部门或其授权的药品监督管理部门批准的其他商业企业可以零售乙类非处方药<br>②在药品零售网点数量不足、布局不合理的地区，普通商业企业可以销售乙类非处方药，但必须经过当地地市级以上药品监督管理部门审查、批准、登记，符合条件的颁发乙类非处方药准销标志 |
| 专业人员不在岗 | 执业药师或者其他依法经资格认定的药学技术人员不在岗时，应当挂牌告知，并停止销售处方药和甲类非处方药 | 无相关要求 |

# 任务三　国家基本药物和基本医疗保险药品管理

**任务导入**

　　小李打算工作后从事药品销售工作，经过一番咨询和查询，一堆名词让他越发糊涂，比如跑基药啊、跑临床啊，做 OTC 啊，还有国家医保、各省的医保，据称各种代理商都喜欢做医保产品还有基药。什么是基药、非基药？什么是医保药？

## 基药招标第一案

　　2013 年 9 月 22 日，山东省药品集中采购服务中心发布了山东省 2013 年国家基本药物集中采购文件。作为山东市场基本药物 100mg 阿司匹林肠溶片多年中标企业的沈阳奥吉娜药业集团却在此次招标中被挡在门外。在研究和阅读山东省基药招标文件后，奥吉娜药业认为，文件中设置了对外省集中采购中标企业投标者的排斥和歧视条款。在多次质疑、申诉无果之后，奥吉娜以"2013 年国家基药招标中设置对外省及中小药企投标者排除和歧视性条框，导致企业未能中标"为由，将山东省卫生厅、山东省财政厅告上法庭。成为国内第一家在基药招标采购中起诉政府主管部门的药企，此案也被称为"中国基药招标第一案"。

济南市历下区人民法院、济南市市中区人民法院依法受理，分别于2014年3月26日、2014年5月5日开庭公开审理。并于2014年11月24日、2014年12月10日，做出了《行政裁定书》和《行政判决书》，法院终审裁定，国家基本药物集中招投标采购行为属于政府采购；济南市市中区法院判决驳回原告奥吉娜药业对山东省财政厅的诉讼请求。

**问题：**什么是国家基本药物？如何才能成为国家基本药物？医疗卫生机构如何配备使用基本药物？

## 一、国家基本药物的概念

基本药物的理念是世界卫生组织在1977年首次提出的，我国从1979年开始引入"基本药物"的概念。2009年，国务院发布《关于建立国家基本药物制度的实施意见》（被业内称为"78号文"），建立基本药物制度被列为深化医改的五项重点改革任务之一。

《意见》中明确了基本药物是适应基本医疗卫生需求，剂型适宜，价格合理，能够保障供应，公众可公平获得的药品。**考点提示：**基本药物的概念

具体来说，"适应基本医疗卫生需求"是指优先满足群众的基本医疗卫生需求，避免贪新求贵；"剂型适宜"是指药品剂型易于生产保存，适合大多数患者。"价格合理"是指个人承受得起，国家负担得起，生产经营企业有合理的利润空间。"能够保障供应"是指生产和配送企业有足够的数量满足群众用药需要；"公众可公平获得"是指人人都有平等获得的权利。

## 二、国家基本药物制度及其作用

国家基本药物制度是为维护人民群众健康、保障公众基本用药权益而确立的一项重大国家医药卫生政策，是国家药品政策的核心和药品供应保障体系的基础，涉及基本药物遴选、生产、流通、使用、定价、报销、监测评价等多个环节。国家基本药物制度首先在政府主办的基层医疗卫生机构实施，主要内容包括国家基本药物目录的遴选调整、生产供应保障、集中招标采购和统一配送、零差率销售、全部配备使用、医保报销、财政补偿、质量安全监管以及绩效评估等等相关政策办法。**考点提示：**基本药物制度的主要内容

### （一）节省费用

基本药物实行统一招标采购、统一配送、统一价格，在政府办基层医疗卫生机构零差率销售，价格比较低廉，而且报销比例高于非基本药物，能够明显降低群众负担。

### （二）用药合理

国家要求基层医疗卫生机构全部配备和使用基本药物，其他类型医疗卫生机构必须按规定配备使用基本药物并确定合理比例。

**（三）安全有效**

基本药物是经过长期临床实践检验证明安全有效的首选药物。国家对基本药物实行全品种覆盖抽验，保证群众基本用药更安全。

**（四）方便可及**

群众在基层医疗卫生服务机构就能获得，使用方便。

## 三、基本药物制度的主要国家政策

我国《关于加强基本药物质量监督管理的规定》、《国家发展改革委关于公布国家基本药物零售指导的通知》、《改革药品和医疗服务价格的形成机制的意见》、《关于深化医药卫生体制改革的意见》、《医药卫生体制改革近期重点实施方案（2009－2011）》、《关于建立国家基本药物制度的实施意见》《国家基本药物目录管理办法（暂行）》、《关于基本药物进行全品种电子监管工作的通知》、《国家基本药物目录（2012 年版）》等法规和规章对国家基本药物管理制度及政策作出了具体规定。

**（一）建立国家基本药物目录遴选调整管理机制** **考点提示**：我国基本药物制度的主要国家政策

**1. 目录的动态调整** 中央政府统一制定和发布国家基本药物目录，合理确定品种和数量。制订国家基本药物遴选和管理办法。基本药物目录在保持数量相对稳定的基础上，实行动态管理，定期调整和更新。原则上 3 年调整一次。必要时，经国家基本药物工作委员会审核同意，可适时组织调整。**考点提示**：目录调整周期

**2. 目录的遴选原则** 国家基本药物制度目录制定原则是安全、必需、有效、价廉、中西药并重、基本保障、临床首选。**考点提示**：基本药物的遴选原则

**3. 可列入目录药品的条件** 国家基本药物目录中的化学药品和生物制品、中成药、中药饮片，应当是《中华人民共和国药典》收载的，国家卫生和计划生育委员会、国家食品药品监督管理总局颁布了药品标准的品种。除急救、抢救用药外，独家生产品种纳入国家基本药物目录应当经过单独论证。**考点提示**：列入国家基本药物目录药品条件

**4. 不能纳入目录药品** 以下药品不能纳入国家基本药物目录遴选范围：一是含有国家濒危野生动植物的；二是主要用于滋补保健的；三是非临床治疗首选的；四是因严重不良反应，国家食品药品监督管理部门明确规定暂停生产、销售或使用的；五是违背国家法律法规或不符合医学伦理要求的。此外，国家基本药物工作委员会还可以规定不能纳入遴选范围的其他情况。**考点提示**：不能纳入基本药物目录范围的药品

**5. 应调整出目录药品** 属于下列情形之一的品种，应当从国家基本药物目录中调出：一是药品标准被取消的；二是国家食品药品监督管理部门撤销其药品批准证明文件的；三是发生严重不良反应的；四是根据药物经济学评价，可被风险效益比或成本效益比更优的品种所替代的；五是国家基本药物工作委员会认为应当调出的其他情形。**考点提示**：应调出目录的情形

**6. 2012 版目录的情况** 《国家基本药物目录·基层医疗卫生机构配备使用部分（2012 版）》包括化学药品和生物制品 317 个品种，中成药 203 个品种，共计 520 种。

2012 年版目录按照"保基本、强基层、建机制"的要求，优化了品种结构，增加

了品种数量，继续坚持中西药并重，注重与常见病、慢性病特别是重大疾病以及老年人、妇女和儿童相衔接，适用于各级医疗卫生机构，是医疗卫生机构配备使用药品的依据。

**（二）初步建立基本药物供应保障体系**

1. 基本药物实行公开招标采购，统一配送，减少中间环节，保障群众基本用药。政府举办的医疗卫生机构使用的基本药物，由省级人民政府指定以政府为主导的药品集中采购相关机构按《招标投标法》和《政府采购法》的有关规定，实行省级集中网上公开招标采购。由招标选择的药品生产企业、具有现代物流能力的药品经营企业或具备条件的其他企业统一配送。药品配送费用经招标确定。其他医疗机构和零售药店基本药物采购方式由各地确定。

药品招标采购要坚持"质量优先、价格合理"的原则，坚持全国统一市场，不同地区、不同所有制企业平等参与、公平竞争。充分依托现有资源，逐步形成全国基本药物集中采购信息网络。

2. 推动药品生产流通企业兼并重组，发展统一配送，实现规模经营。

3. 鼓励零售药店发展连锁经营，完善执业药师制度。

4. 政府举办的基层医疗卫生机构按购进价格实行零差率销售。**考点提示：**基本药物的生产和流通管理

**（三）建立基本药物优先选择和合理使用制度**

1. 规范基本药物使用，制定基本药物临床应用指南和基本药物处方集。

2. 所有零售药店和医疗机构均应配备和销售国家基本药物。

3. 政府举办的城乡基层医疗卫生机构应全部配备、使用基本药物，其他各类医疗机构也要将基本药物作为首选药物并确定使用比例。

政府举办的基层医疗卫生机构增加使用非目录药品品种数量，应坚持防治必需、结合当地财政承受能力和基本医疗保障水平从严掌握。具体品种由省级卫生行政部门会同发展改革（价格）、工业和信息化、财政、人力资源社会保障、食品药品监管、中医药等部门组织专家论证，从国家基本医疗保险药品目录（甲类）范围内选择，确因地方特殊疾病治疗必需的，也可从目录（乙类）中选择。增加药品应是多家企业生产品种。**考点提示：**政府举办医疗卫生机构使用目录外药品的原则

4. 基本药物全部纳入基本医疗保障药物报销目录，报销比例明显高于非基本药物。**考点提示：**基本药物的配备和使用管理

目前，城镇职工医疗保险、城镇居民医疗保险及新型农村合作医疗保险药品报销目录都已经囊括了基本药物目录中的全部品种，基本药物报销将主要通过各类型国家基本医疗保险进行。

## 四、基本医疗保险药品的管理

基本医疗保险是为补偿劳动者因疾病风险造成的经济损失而建立的一项社会保险制度。

基本医疗保险是社会保险制度中最重要的险种之一，它与基本养老保险、工伤保险、失业保险、生育保险等共同构成现代社会保险制度。

目前，我国建立的基本医疗保险制度主要有三种，分别是：2001 年起实施的城镇职工基本医疗保险制度，覆盖所有党政群机关、企事业单位；2005 年起实施的新型农村合作医疗制度，覆盖农业人口（含外出务工人员）；2007 年起实施的城镇居民基本医疗保险制度，覆盖未纳入城镇职工基本医疗保险的非农业户口城镇居民。**考点提示：** 我国 3+1 的基本医疗保障体系

其中，城镇职工基本医疗保险由用人单位和职工按照国家规定共同缴纳基本医疗保险费，建立医疗保险基金，参保人员患病就诊发生医疗费用后，由医疗保险经办机构给予一定的经济补偿，以避免或减轻劳动者因患病、治疗等所带来的经济风险。新型农村合作医疗和城镇居民基本医疗保险实行个人缴费和政府补贴相结合，报销标准按照国家规定执行。

**（一）城镇职工基本医疗保险制度**

国务院 2016 年 1 月份 2 日印发了《关于整合城乡居民基本医疗保险制度的意见》国发〔2016〕3 号，对整合城镇居民基本医疗保险（以下简称城镇居民医保）和新型农村合作医疗（以下简称新农合）两项制度，建立统一的城乡居民基本医疗保险（以下简称城乡居民医保）制度提出了具体意见。要求做到"六个统一"：统一覆盖范围、统一筹资政策、统一保障待遇、统一医保目录、统一定点管理、统一基金管理。这意味着今后城乡居民不再受城乡身份的限制，参加统一的城乡居民医保制度，按照统一的政策参保缴费和享受待遇，城乡居民能够更加公平地享有基本医疗保障权益。

**1. 覆盖范围** 城镇所有用人单位，包括企业、机关、事业单位、社会团体、民办非企业单位及其职工，都要参加城镇职工基本医疗保险。随着原劳动保障部对于灵活就业人员、农民工、非公有制经济组织参保政策的明确，城镇职工基本医疗保险实际上覆盖了城镇全体从业人员。据国家统计局统计公报显示，至 2015 年末全国参加职工基本医疗保险人数 28 894 万人，较上年增加 598 万人。

**2. 筹资标准** 医疗保险费由用人单位和职工共同缴纳。用人单位缴费率控制在职工工资总额的 6% 左右，在职职工缴费率为本人工资的 2%，退休人员个人不缴费。具体缴费比例由各统筹地区根据实际情况确定。目前，用人单位缴费率全国平均水平为 7.37%，个人缴费率全国平均为 2%。城镇职工以本年 7 月 1 日至次年 6 月 30 日为一个保险年度（社保年度）。

**3. 统筹层次** 2014 年末，城镇职工医保和城乡居民医保在我国 90% 的地区已实现市级统筹，其中，京、津、沪、渝 4 个直辖市和海南、西藏 2 个省实行了省级统筹。

**4. 待遇支付** 城镇职工基本医疗保险基金由统筹基金和个人账户构成。个人账户主要支付门诊费用、住院费用中个人自付部分以及在定点药店购药费用。统筹基金用于支付符合规定的住院医疗费用和部分门诊大病医疗费用，起付标准为当地职工年平均工资的 10%（实际在 5% 左右），最高支付限额（封顶线）为当地职工年平均工资的 6 倍左右。2014 年，职工基本医疗保险享受医疗服务总人次达 15.2 亿人次，政策范围内住院医疗费用基金支付比例为 82.1%。

**（二）新型农村合作医疗制度**

2002 年 10 月发布的《中共中央、国务院关于进一步加强农村卫生工作的决定》提出，逐步建立以大病统筹为主的新型农村合作医疗制度。次年 1 月，国务院转发卫生

部、财政部、农业部的《关于建立新型农村合作医疗制度的意见》，进一步确立了农民自愿参加，个人、集体和政府多方筹资的原则。

新农合的首批试点在 2003 年 7 月启动。资金来源主要是财政投入。试点 4 年后，新农合从 2007 年起转为全面推进，当年全国参保农民就增加了 3.16 亿人。至 2008 年时，参保农民人数已经超过了 8 亿人，完成"全覆盖"。新农合作为农民基本医疗保障的制度地位得以确立。

与此相应，新农合筹资水平不断增长，最初每年的人均筹资标准只有 30 元，中央财政、地方财政和参保农民个人各负担 10 元，财政投入占三分之二。2008 年实际人均筹资水平升至 96 元，增幅近 63%，筹资总规模达约 784.6 亿元。2009 年新一轮医改开始后，新农合的筹资幅度急剧增加，至 2012 年，实际人均筹资水平已经达到约 300 元，筹资规模超过 2400 亿元，其中超过八成来自财政投入。2016 年 5 月 6 日，国家卫生计生委会同财政部联合印发了《关于做好 2016 年新型农村合作医疗工作的通知》（国卫基层发〔2016〕16 号，以下简称《通知》），部署 2016 年新农合重点工作。《通知》提出，2016 年，各级财政对新农合的人均补助标准在 2015 年的基础上提高 40 元，达到 420 元，农民个人缴费标准在 2015 年的基础上提高 30 元，全国平均达到 150 元左右。巩固提高新农合保障水平，将政策范围内门诊和住院费用报销比例分别稳定在 50% 和 75% 左右。严格控制目录外费用占比，缩小政策报销比和实际报销比之间的差距。

根据人社部提高居民医保待遇，全面推进大病保险试点的政策安排，自 2014 年起，一些省份、地区开展了利用新农合基金购买城乡居民大病保险的试点，标准为人均 15 元左右。

**（三）城镇居民基本医疗保险制度**

城镇居民医疗保险是以没有参加城镇职工医疗保险的城镇未成年人和没有工作的居民为主要参保对象的医疗保险制度。它主要是对城镇非从业居民医疗保险做出制度安排。

**1. 遵循的原则** ①低水平起步；②坚持群众自愿。不搞强制，而是在制度设计上注重政策的吸引力，引导群众参保，并鼓励连续缴费；③明确中央和地方政府责任；④坚持统筹协调。要统筹考虑各种保障制度和政策的衔接，地区之间的平衡，新制度的出台对其他人群的影响，以及医疗保障体制和医疗卫生体制的配套改革。

**2. 主要保障的范围** 主要包括三类人群：一是尚未参加城镇职工基本医疗保险或尚未参加公费医疗的达到退休年龄的老年人。二是尚未参加城镇职工基本医疗保险或公费医疗的学生。三是尚未参加城镇职工基本医疗保险或公费医疗无业人员。城镇居民医疗保险仅保障居民花费的住院医疗费用，不保障门诊医疗费用。

**3. 缴费标准和报销比例** 城镇居民基本医疗保险实行了政府补助的政策。政府对所有参保居民给予不少于人均 40 元/年的补助。城镇居民基本医疗保险起付标准和报销比例按照就医类别、医院级别和参保人员的类别确定不同标准。

2016 年，城乡居民医保人均政府补助标准提高到 420 元。除人均政府补助标准提高之外，还将推进建立稳定可持续的筹资和保障水平调整机制。加快推进基本医保全国联网和异地就医结算，推进整合城乡居民基本医疗保险制度，实现大病保险的全覆盖。同时，加大医疗救助力度，制定深化医保支付方式改革的政策措施，加快推进支付方式改革，推进发展商业健康保险。

**（四）医疗保险用药管理**

2009年9月30日，卫生部发布了《关于调整和制订新型农村合作医疗报销药物目录的意见》（以下简称《新农合报销目录》）；2009年11月30日，人力资源和社会保障部发布了《国家基本医疗保险、工伤保险和生育保险药品目录》（以下简称《医保目录》）。载入《药品目录》里面的药品，通常被称作医保药品。**考点提示：** 医保目录名称

《药品目录》适用于基本医疗保险、工伤保险和生育保险，是基本医疗保险、工伤保险和生育保险基金支付参保人员药品费用和强化医疗保险医疗服务管理的政策依据及标准。《新农合报销目录》，是各省市实施新型农村合作医疗，使用的药品目录，不同地区可能制定不同的目录，报销比例也可以不同。

**1.《药品目录》的组成** 《药品目录》分西药、中成药和中药饮片3部分。其中，西药部分和中成药部分用准入法，规定基金准予支付费用的药品，基本医疗保险支付时区分甲、乙类，工伤保险和生育保险支付时不分甲、乙类；中药饮片部分用排除法，规定基金不予支付费用的药品。参保人员使用目录内西药、中成药和目录外中药饮片所发生的费用，具体给付标准按基本医疗保险、工伤保险和生育保险的有关规定执行。**考点提示：** 目录内药品的费用支付方法

> **知识链接**
>
> ### 《药品目录》收入药品品种
>
> 目录中，收入基本医疗保险、工伤保险和生育保险基金均准予支付费用的西药品种1140个，中成药987个，民族药45个；仅限工伤保险基金准予支付费用的西药品种20个；仅限生育保险基金准予支付费用的西药品种4个。中药饮片部分收入中药饮片127种及1个类别。其中，单方不予支付的有99种；单、复方均不予支付的有28种和1个类别。

**2. 甲乙类药品区别支付** 《国家基本药物目录》内的治疗性药品已全部列入《药品目录》甲类药品。统筹地区对于甲类药品，要按照基本医疗保险的规定全额给付，不得再另行设定个人自付比例。对于乙类药品可根据基金承受能力，先设定一定的个人自付比例，再按基本医疗保险的规定给付。对于国家免费提供的抗艾滋病病毒药物和国家基本公共卫生项目涉及的抗结核病药物、抗疟药物和抗血吸虫病药物，参保人员使用且符合公共卫生支付范围的，基本医疗保险、工伤保险和生育保险基金不予支付；不符合公共卫生支付范围的，基本医疗保险、工伤保险和生育保险基金按规定支付。

**3. 甲乙类药品的调整** 甲类药品，各省（自治区、直辖市）不再进行调整，各统筹地区于2009年12月份开始执行使用。乙类药品，各省（自治区、直辖市）可按规定进行调整后，再由所辖统筹地区执行使用。民族药和中药饮片部分，各地按现有政策继续执行。**考点提示：** 目录的调整规定

各省（自治区、直辖市）调整乙类药品时，不得要求企业申报，不得以任何名目向企业收取费用。对国家基本药物和仅限工伤保险的品种，不得将其从目录中调出。对《药品目录》规定的药品限定支付范围，可以进行调整但不得取消。对药品名称不得使用

或标注商品名。各省（自治区、直辖市）乙类药品调整品种应按规定报国家人社部备案，调整品种总数（含调入、调出和调整限定支付范围的药品品种）不得超过243个。

**4. 严格执行目录** 各统筹地区要严格执行本省（自治区、直辖市）基本医疗保险、工伤保险和生育保险药品目录，并按规定更新定点医疗机构纳入基金支付范围的医院制剂清单，但不得以任何名义调整《药品目录》或另行制订药品目录。应做好《药品目录》内药品名称的对应工作，及时更新信息管理系统的药品数据库，有条件的省可统一更新药品数据库。要按照药品通用名称支付参保人员药品费用，不得按商品名进行限定，不能以药品数据库没有更新为由拒付参保人员费用。**考点提示：** 按通用名进行费用支付的规定

**5. 加强目录的使用管理** 各地要加强定点医疗机构和零售药店使用《药品目录》的管理。医师开具处方应遵循诊治原则，对于每一最小分类下的同类药品原则上不宜叠加使用。对按西医诊断开具中成药、按中医诊断开具西药等不合理用药、重复用药和药物滥用等，要明确相应的处罚措施并纳入定点协议管理。要采取措施鼓励医师按照先甲类后乙类、先口服制剂后注射制剂、先常释剂型后缓（控）释剂型等原则选择药品，鼓励药师在调配药品时首先选择相同品种剂型中价格低廉的药品。**考点提示：** 医师开具目录内药品处方的管理规定

**6. 完善保险用药分类支付** 各地要进一步完善医疗保险用药分类支付管理办法。

（1）对于《药品目录》内同一品种剂型规格的药品，可探索设定最高支付限额标准。

（2）对乙类药品中主要起辅助治疗作用的药品，可适当加大个人自付比例，拉开与其他乙类药品的支付比例档次。

（3）对临床紧急抢救与特殊疾病治疗所必需的目录外药品，要建立定点医疗机构申报制度并明确相应的审核管理办法。

（4）对于《药品目录》内可用于自我药疗的药品，原则上规定为，参保人员住院使用时由基本医疗保险统筹基金支付；门诊使用时限个人帐户支付。

（5）对于未列入《药品目录》但由目录内西药品种组成的复合药（包括含药大输液），如果其价格不高于其所组成药品价格之和的，可视同乙类药品按规定予以支付，具体管理办法由各地制订。

**知识链接**

**《城镇职工基本医疗保险用药范围管理暂行办法》的有关规定**
（劳社部发〔1999〕15号）

"甲类目录"的药品是临床治疗必需，使用广泛，疗效好，同类药品中价格低的药品。"乙类目录"的药品是可供临床治疗选择使用，疗效好，同类药品中比"甲类目录"药品价格略高的药品。

以下药品不纳入《药品目录》：①主要起营养滋补作用的药品；②部分可以入药的动物及动物脏器，干（水）果类；③用中药材和中药饮片炮制的各类酒制剂；④各类药品中的果味制剂、口服泡腾剂；⑤血液制品、蛋白类制品（特殊适应症与急救、抢救除外）；⑥劳动保障部规定基本医疗保险基金不予支付的其他药品。

# 任务四 药品不良反应报告和监测管理

## 任务导入

李冬在药店实习期间，遇到一顾客因服人工牛黄甲硝唑胶囊引发的过敏反应，症状与该药品说明书中不良反应项下描述的过敏反应表现相吻合。顾客以营业员没有事先告知、药品质量有问题等为由，要求药店负责其检查、治疗费用。面对顾客因用药引发的退货、赔偿要求，药店应该怎样处理此类纠纷？什么是药品不良反应？药店对药品不良反应有责任吗？

### 警惕苯溴马隆的肝损害风险

国家食品药品监督管理总局于 2014 年 12 月 31 日发布第 65 期药品不良反应信息通报，提醒广大医务人员和患者警惕苯溴马隆的肝损害风险。苯溴马隆是一种排尿酸药物，它是通过抑制近端肾小管对尿酸的重吸收，以利于尿酸排泄，从而降低血中尿酸浓度的。临床上主要用于原发性和继发性高尿酸血症、各种原因引起的痛风以及痛风性关节炎非急性发作期的治疗。2004 年 1 月 1 日至 2013 年 12 月 31 日，国家药品不良反应监测数据库中收到苯溴马隆药品不良反应/事件报告 533 例，不良反应/事件主要为胃肠系统损害、皮肤及其附件损害、全身性损害、肝胆系统损害、泌尿系统损害等，其中苯溴马隆的严重不良反应中肝损害问题比较突出。

### 龙岗两药店收到全国首例罚单

药企、药店没有安排人员负责不良反应监测上报也会被罚。龙岗区永某盛药房、桐某堂药店就因此受到了药监部门开出了行政处罚决定书和责令改正通知书，这一举动在药企引起强烈反响，也让企业对药品不良反应监测工作有了新的认识。

深圳市药品不良反应监测中心通过大力推进监测网络建设，大面积的培训医护人员和相关行业从业人员，大大提升了医疗机构和药品生产、零售机构对药品不良反应的重视程度。

2013 年，深圳市全年共收集药品不良反应监测报告 6574 例，同比增长了 21.7%；收集 MDR 报告 612 例，同比增长了 86.6%；收集药物滥用监测报告 8950 例，同比增长了 140%。

问题：什么是药品不良反应监测？为什么要开展不良反应监测？有哪些规定？

## 一、药品不良反应及相关术语 考点提示：重要概念

药品不良反应（英文 Adverse Drug Reaction，缩写 ADR），是指合格药品在正常用法用量下出现的与用药目的无关的有害反应。药品不良反应是药品固有特性所引起的，任何药品都有可能引起不良反应。

严重药品不良反应，是指因使用药品引起以下损害情形之一的反应：①导致死亡；②危及生命；③致癌、致畸、致出生缺陷；④导致显著的或者永久的人体伤残或者器

官功能的损伤；⑤导致住院或者住院时间延长；⑥导致其他重要医学事件，如不进行治疗可能出现上述所列情况的。

新的药品不良反应，是指药品说明书中未载明的不良反应。说明书中已有描述，但不良反应发生的性质、程度、后果或者频率与说明书描述不一致或者更严重的，按照新的药品不良反应处理。

药品不良反应报告和监测，是指药品不良反应的发现、报告、评价和控制的过程。

药品不良事件（ADE）是指药物治疗期间所发生的任何不利的医学事件，但该事件并非一定与用药有因果关系。

药品群体不良事件，是指同一药品在使用过程中，在相对集中的时间、区域内，对一定数量人群的身体健康或者生命安全造成损害或者威胁，需要予以紧急处置的事件。

同一药品：指同一生产企业生产的同一药品名称、同一剂型、同一规格的药品。

药品重点监测，是指为进一步了解药品的临床使用和不良反应发生情况，研究不良反应的发生特征、严重程度、发生率等，开展的药品安全性监测活动。

【课堂互动】

"齐二药事件"里的急性肾功能衰竭是亮菌甲素注射液的药品不良反应吗？说说理由。

## 二、建立药品不良反应报告制度的目的

有些药品不良反应是难预测的。而且新药上市前临床试验的样本量有限（500～3000 人），病种单一，多数情况下排除特殊人群（老人、孕妇和儿童），因此一些罕见不良反应、迟发性反应、发生于特殊人群的不良反应难于发现。有些问题必须在大量人群使用后方能发现。因此，应警惕药品的不良反应，尤其应警惕新上市药品的不良反应。

目前，我国药品安全监管的工作重点正在从药品上市前严格审批到上市前严格把关与上市后安全性监测、再评价两者并重转移，药品不良反应（ADR）监测与再评价逐渐成为药品安全监管、促进公众合理用药、保护公众用药安全的重要技术保障。

据国家食品药品监督管理局通报称，近年来，尤其是 2006 年以来，亮菌甲素（齐二药事件）、鱼腥草注射剂、盐酸克林霉素磷酸酯（欣弗事件）、静丙（广州佰易事件）、甲氨蝶呤、阿糖胞苷（上海华联事件）以及康泰克、万络、关木通、肝素钠、茵栀黄、双黄连、糖脂宁、痔血胶囊等药品因为不良反应事件严重而被停用。回溯全部事件，在每起事件的发现、报告、评价、控制等环节，建设中的 ADR 监测体系和药品严重不良事件应急处理机制发挥了至关重要的作用。

建立报告制度的主要目的就是为了进一步了解药品的不良反应情况，及时发现新的、严重的药品不良反应，以便国家药品监督管理部门及时对有关药品加强管理，避免同样药品、同样不良反应的重复发生，保护更多人的用药安全和身体健康。

《药品管理法》明确规定"国家实行药品不良反应报告制度"，ADR 监测是全社会的共同义务，是所有涉药单位的法律职责，是各级政府主管部门的法定职能。卫生部《药品不良反应报告和监测管理办法》已于 2011 年 5 月发布，自 2011 年 7 月 1 日起施行。

## 三、药品不良反应的分类

目前，药品不良反应分类有很多种，这里仅介绍一种最简单的药理学分类。这种分类是根据药品不良反应与药理作用的关系将药品不良反应分为三类：A 型反应、B 型反应和 C 型反应。**考点提示：**不良反应分类

A 型反应是由药物的药理作用增强所致，其特点是可以预测，常与剂量有关，停药或减量后症状很快减轻或消失，发生率高，但死亡率低。通常包括副作用、毒性作用、后遗效应、继发反应等。

B 型反应是与正常药理作用完全无关的一种异常反应，一般很难以预测，常规毒理学筛选不能发现，发生率低，但死亡率高。包括特异性遗传素质反应、药物过敏反应等。

C 型反应是指 A 型和 B 型反应之外的异常反应。一般在长期用药后出现，潜伏期较长，没有明确的时间关系，难以预测。

## 四、药品不良反应评价标准

临床发生的不良反应，可根据以下五个要点判断是否与药物有关以及是否某种药物引起的药物不良反应。

1. 用药与不良反应/事件的出现有无合理的时间关系。
2. 反应是否符合该药已知的不良反应类型。
3. 停药或减量后，反应是否消失或减轻。
4. 再次使用可疑药品是否再次出现同样反应/事件。
5. 反应/事件是否可用并用药的作用、患者病情的进展、其他治疗的影响来解释。

在进行药品不良反应评价时，可根据以上五个原则对关联性作出评价。例如，在不良反应分析的五个原则选项中，前四个选项都选择"是"，则关联性评价应选"肯定"；前四个选项中有三个选择"是"，则关联性评价应选"很可能"；前四个选项中有两个选择"是"，则关联性评价应选"可能"。

## 五、药品不良反应的报告和监测管理

### （一）管理机构

**1. 行政管理机构**　国家食品药品监督管理部门负责全国药品不良反应报告和监测的管理工作，省、自治区、直辖市药品监督管理部门，设区的市级、县级药品监督管理部门负责本行政区域内药品不良反应报告和监测的管理工作。

**2. 技术管理机构**　国家药品不良反应监测中心负责全国药品不良反应报告和监测的技术工作。省级药品不良反应监测机构、设区的市级、县级药品不良反应监测机构负责本行政区域内的药品不良反应报告和监测的技术工作。

### （二）报告主体

《药品不良反应报告和监测管理办法》规定，药品生产企业（包括进口药品的境外制药厂商）、药品经营企业、医疗机构应当按照规定报告所发现的药品不良反应。**考点提示：**责任报告单位

药品生产、经营企业和医疗机构应当建立药品不良反应报告和监测管理制度。药品生产企业应当设立专门机构并配备专职人员，药品经营企业和医疗机构应当设立或者指定机构并配备专（兼）职人员，承担本单位的药品不良反应报告和监测工作。**考点提示**：机构及人员的设置

从事药品不良反应报告和监测的工作人员应当具有医学、药学、流行病学或者统计学等相关专业知识，具备科学分析评价药品不良反应的能力。

**（三）药品不良反应的报告时限和要求**

药品生产、经营企业和医疗机构获知或者发现可能与用药有关的不良反应，应当通过国家药品不良反应监测信息网络报告；不具备在线报告条件的，应当通过纸质报表报所在地药品不良反应监测机构，由所在地药品不良反应监测机构代为在线报告。报告内容应当真实、完整、准确。

药品生产、经营企业和医疗机构发现或者获知新的、严重的药品不良反应应当在15日内报告，其中死亡病例须立即报告；其他药品不良反应应当在30日内报告。有随访信息的，应当及时报告。**考点提示**：责任报告单位的报告时限及要求

药品生产企业应当对获知的死亡病例进行调查，详细了解死亡病例的基本信息、药品使用情况、不良反应发生及诊治情况等，并在15日内完成调查报告，报药品生产企业所在地的省级药品不良反应监测机构。

个人发现新的或者严重的药品不良反应，可以向经治医师报告，也可以向药品生产、经营企业或者当地的药品不良反应监测机构报告，必要时提供相关的病历资料。**考点提示**：个人报告要求

新药监测期内的国产药品应当报告该药品的所有不良反应；其他国产药品，报告新的和严重的不良反应。

进口药品自首次获准进口之日起5年内，报告该进口药品的所有不良反应；满5年的，报告新的和严重的不良反应。**考点提示**：报告范围

**（四）药品群体不良事件的报告和要求**

药品生产、经营企业和医疗机构获知或者发现药品群体不良事件后，应当立即通过电话或者传真等方式报所在地的县级药品监督管理部门、卫生行政部门和药品不良反应监测机构，必要时可以越级报告；同时填写《药品群体不良事件基本信息表》，对每一病例还应当及时填写《药品不良反应/事件报告表》，通过国家药品不良反应监测信息网络报告。**考点提示**：群体不良事件的报告要求

药品生产企业获知药品群体不良事件后应当立即开展调查，详细了解药品群体不良事件的发生、药品使用、患者诊治以及药品生产、储存、流通、既往类似不良事件等情况，在7日内完成调查报告，报所在地省级药品监督管理部门和药品不良反应监测机构；同时迅速开展自查，分析事件发生的原因，必要时应当暂停生产、销售、使用和召回相关药品，并报所在地省级药品监督管理部门。

药品经营企业发现药品群体不良事件应当立即告知药品生产企业，同时迅速开展自查，必要时应当暂停药品的销售，并协助药品生产企业采取相关控制措施。

医疗机构发现药品群体不良事件后应当积极救治患者，迅速开展临床调查，分析事件发生的原因，必要时可采取暂停药品的使用等紧急措施。

药品监督管理部门可以采取暂停生产、销售、使用或者召回药品等控制措施。卫生行政部门应当采取措施积极组织救治患者。

卫生部特别要求，医疗机构要严格执行《药品不良反应报告和监测管理办法》的有关规定，指定专、兼职人员负责本单位使用药品的ADR报告和监测工作，发现可能与用药有关的ADR要详细记录、调查、分析、评价、处理，并在规定期限内向所在地的省级ADR监测中心报告，必要时可以按规定越级报告。各级卫生主管部门在职责范围内，依法对已确认的ADR采取相关的紧急措施。**考点提示**：*医疗机构不良反应监测的工作内容*

### （五）境外发生的严重药品不良反应

进口药品和国产药品在境外发生的严重药品不良反应（包括自发报告系统收集的、上市后临床研究发现的、文献报道的），药品生产企业应当填写《境外发生的药品不良反应/事件报告表》，自获知之日起30日内报送国家药品不良反应监测中心。

进口药品和国产药品在境外因药品不良反应被暂停销售、使用或者撤市的，药品生产企业应当在获知后24小时内书面报国家食品药品监督管理部门和国家药品不良反应监测中心。

### （六）管理机构在不良反应（事件）监测中的职责

**1. 个例药品不良反应** 设区的市级、县级药品不良反应监测机构应当对收到的药品不良反应报告的真实性、完整性和准确性进行审核。严重药品不良反应报告的审核和评价应当自收到报告之日起3个工作日内完成，其他报告的审核和评价应当在15个工作日内完成。

设区的市级、县级药品不良反应监测机构应当对死亡病例进行调查，详细了解死亡病例的基本信息、药品使用情况、不良反应发生及诊治情况等，自收到报告之日起15个工作日内完成调查报告，报同级药品监督管理部门和卫生行政部门，以及上一级药品不良反应监测机构。

省级药品不良反应监测机构应当在收到下一级药品不良反应监测机构提交的严重药品不良反应评价意见之日起7个工作日内完成评价工作。对死亡病例，事件发生地和药品生产企业所在地的省级药品不良反应监测机构均应当及时根据调查报告进行分析、评价，必要时进行现场调查，并将评价结果报省级药品监督管理部门和卫生行政部门，以及国家药品不良反应监测中心。

国家药品不良反应监测中心应当及时对死亡病例进行分析、评价，并将评价结果报国家食品药品监督管理总局和国家卫计委。

**2. 药品群体不良事件** 设区的市级、县级药品监督管理部门获知药品群体不良事件后，应当立即与同级卫生行政部门联合组织开展现场调查，并及时将调查结果逐级报至省级药品监督管理部门和卫生行政部门。

省级药品监督管理部门与同级卫生行政部门联合对设区的市级、县级的调查进行督促、指导，对药品群体不良事件进行分析、评价，对本行政区域内发生的影响较大的药品群体不良事件，还应当组织现场调查，评价和调查结果应当及时报国家食品药品监督管理总局和国家卫计委。

对全国范围内影响较大并造成严重后果的药品群体不良事件，国家食品药品监督管理总局应当与国家卫计委联合开展相关调查工作。

**3. 境外发生的严重药品不良反应**　国家药品不良反应监测中心应当对收到的药品不良反应报告进行分析、评价，每半年向国家食品药品监督管理总局和国家计生委报告，发现提示药品可能存在安全隐患的信息应当及时报告。

**（七）药品重点监测**

药品生产企业应当经常考察本企业生产药品的安全性，对新药监测期内的药品和首次进口5年内的药品，应当开展重点监测，并按要求对监测数据进行汇总、分析、评价和报告；对本企业生产的其他药品，应当根据安全性情况主动开展重点监测。

省级以上药品监督管理部门根据药品临床使用和不良反应监测情况，可以要求药品生产企业对特定药品进行重点监测；必要时，也可以直接组织药品不良反应监测机构、医疗机构和科研单位开展药品重点监测。

**（八）评价与控制**

**1. 药品生产企业、经营企业和医疗机构**　药品生产企业应当对收集到的药品不良反应报告和监测资料进行分析、评价，并主动开展药品安全性研究。药品生产企业对已确认发生严重不良反应的药品，应当通过各种有效途径将药品不良反应、合理用药信息及时告知医务人员、患者和公众；采取修改标签和说明书，暂停生产、销售、使用和召回等措施，减少和防止药品不良反应的重复发生。对不良反应大的药品，应当主动申请注销其批准证明文件。**考点提示：**控制措施

药品生产企业应当将药品安全性信息及采取的措施报所在地省级药品监督管理部门和国家食品药品监督管理总局。

药品经营企业和医疗机构应当对收集到的药品不良反应报告和监测资料进行分析和评价，并采取有效措施减少和防止药品不良反应的重复发生。

**2. 管理部门**　省级药品不良反应监测机构应当每季度对收到的药品不良反应报告进行综合分析，提取需要关注的安全性信息，并进行评价，提出风险管理建议，及时报省级药品监督管理部门、卫生行政部门和国家药品不良反应监测中心。**考点提示：**各级管理部门可采取的控制措施

省级药品监督管理部门根据分析评价结果，可以采取暂停生产、销售、使用和召回药品等措施，并监督检查，同时将采取的措施通报同级卫生行政部门。

国家药品不良反应监测中心应当每季度对收到的严重药品不良反应报告进行综合分析，提取需要关注的安全性信息，并进行评价，提出风险管理建议，及时报国家食品药品监督管理总局和国家卫计委。

国家食品药品监督管理总局根据药品分析评价结果，可以要求企业开展药品安全性、有效性相关研究。必要时，应当采取责令修改药品说明书，暂停生产、销售、使用和召回药品等措施，对不良反应大的药品，应当撤销药品批准证明文件，并将有关措施及时通报国家卫计委。

省级以上药品不良反应监测机构根据分析评价工作需要，可以要求药品生产、经营企业和医疗机构提供相关资料，相关单位应当积极配合。

**知识拓展**

**2013 年我国药品不良反应监测年度报告**

2014 年 5 月 14 日，国家食品药品监督管理总局发布《国家药品不良反应监测年度报告（2013 年）》。2013 年，国家药品不良反应监测网络共收到药品不良反应/事件报告 131.7 万余份，比 2012 年增长 9.0%。其中，新的和严重的药品不良反应/事件报告 29.1 万份，占同期报告总数的 22.1%。药品不良反应报告县级覆盖率达到 93.8%，全国每百万人口平均报告数量达到 983 份。统计分析显示，按药品类别统计，2013 年药品不良反应/事件报告涉及的怀疑药品，化学药占 81.3%、中药占 17.3%、生物制品占 1.4%。抗感染药报告数量仍居首位，占化学药的 47.6%。心血管系统用药占化学药的 10%。按药品剂型统计，2013 年药品不良反应/事件报告涉及的药品剂型分布中，注射剂占 58.7%、口服制剂占 37.3%、其他制剂占 4.0%。

# 拓展任务　药品召回

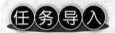

## 黑龙江省正在召回问题药品"盐酸左氧氟沙星氯化钠注射液"

2015 年 2 月 6 日，国家食药监总局发出通告称，长春市一诊所发现山东齐都药业有限公司生产的盐酸左氧氟沙星氯化钠注射液有类似毛发状异物。该批次药品共有 2300 瓶流入我省。

据介绍，涉事注射液批号为 C13042201，总计生产了 21 700 瓶，生产日期为 2013 年 4 月 22 日，有效期至 2015 年 3 月底。目前，涉及销往的省份为吉林（8000 瓶）、河北（10 500 瓶）、黑龙江（2300 瓶）、辽宁（900 瓶）四省。事发后涉事产品已被公司业务员销毁，但国家食药监总局调查后发现，有关证据证明涉事产品确实存在上述问题，且齐都药业承认以上事实。

黑龙江省食药监局相关负责人表示，正在对销往我省的涉事注射液进行召回，并依法启动罚款等相关处理程序。同时将要求药品不良反应监测机构加强监测，发现不良反应事件及时报告并依法予以处置。

**问题：什么是药品召回？药品为什么要召回？**

## 一、药品召回和药品安全隐患

药品召回，是指药品生产企业（包括进口药品的境外制药厂商，下同）按照规定的程序收回已上市销售的存在安全隐患的药品。

安全隐患，是指由于研发、生产等原因可能使药品具有的危及人体健康和生命安全的不合理危险。**考点提示：概念**

## 二、药品召回的分类分级

药品召回分两类、三级，有利于风险控制。

两类即主动召回和责令召回。其中，责令召回是指药品监管部门经过调查评估，认为存在安全隐患，药品生产企业应当召回药品而未主动召回的，应当责令药品生产企业召回药品。

三级是根据药品安全隐患的严重程度来区分的。一级召回是针对使用该药品可能引起严重健康危害的；二级召回是针对使用该药品可能引起暂时的或者可逆的健康危害的；三级召回是针对使用该药品一般不会引起健康危害，但由于其他原因需要收回的。**考点提示**：药品召回的分级

## 三、药品生产、经营企业和使用单位有关药品召回的义务

**1. 药品生产企业的义务**　药品生产企业应当建立和完善药品召回制度，收集药品安全的相关信息，对可能具有安全隐患的药品进行调查、评估，召回存在安全隐患的药品。

药品生产企业在作出药品召回决定后，应当制定召回计划并组织实施，一级召回在 24 小时内，二级召回在 48 小时内，三级召回在 72 小时内，通知到有关药品经营企业、使用单位停止销售和使用，同时向所在地省、自治区、直辖市药品监督管理部门报告。

药品生产企业应当对药品可能存在的安全隐患进行调查。药品监督管理部门对药品可能存在的安全隐患开展调查时，药品生产企业应当予以协助。

**2. 药品经营企业和使用单位的义务**　药品经营企业、使用单位应当协助药品生产企业履行召回义务，按照召回计划的要求及时传达、反馈药品召回信息，控制和收回存在安全隐患的药品。

药品经营企业、使用单位发现其经营、使用的药品存在安全隐患的，应当立即停止销售或者使用该药品，通知药品生产企业或者供货商，并向药品监督管理部门报告。

药品经营企业、使用单位应当配合药品生产企业或者药品监督管理部门开展有关药品安全隐患的调查，提供有关资料。**考点提示**：义务

## 四、主动召回与责令召回的相关规定

**1. 调查评估报告和召回计划提交**　药品生产企业在启动药品召回后，一级召回在 1 日内，二级召回在 3 日内，三级召回在 7 日内，应当将调查评估报告和召回计划提交给所在地省、自治区、直辖市药品监督管理部门备案。

**2. 召回计划变更**　药品生产企业对上报的召回计划进行变更的，应当及时报药品监督管理部门备案。

**3. 召回进展情况报告**　药品生产企业在实施召回的过程中，一级召回每日，二级召回每 3 日，三级召回每 7 日，向所在地省、自治区、直辖市药品监督管理部门报告药品召回进展情况。药品生产企业在召回完成后，应当对召回效果进行评价，向所在地省级药品监督管理部门提交药品召回总结报告。

**4. 召回药品处理**　药品生产企业对召回药品的处理应当有详细的记录，并向药品生产企业所在地省级药品监督管理部门报告。必须销毁的药品，应当在药品监督管理部门监督下销毁。

**5. 召回后的审查与评价**　省级药品监督管理部门应当自收到总结报告之日起10日内对报告进行审查，并对召回效果进行评价，必要时组织专家进行审查和评价。审查和评价结论应当以书面形式通知药品生产企业。

经过审查和评价，认为召回不彻底或者需要采取更为有效的措施的，药品监督管理部门应当要求药品生产企业重新召回或者扩大召回范围。**考点提示：**主动召回及责令召回的规定

# 项目小结

本项目通过五个任务的设定，介绍了药品、假药、劣药、处方药、非处方药、国家基本药物、医保药品、药品不良反应、药品不良事件、药品召回等药品相关概念，以药品为线索，以药品的正确辨识为基础，对国家的药品管理制度、药物政策等内容进行了梳理整合。药学生通过本项目学习，应做到相关概念清晰、熟知法律法规规定，并能运用法律法规知识指导药学岗位工作。

# 目标检测

**一、名词解释**

1. 药品

2. 非处方药

3. 国家基本药物

**二、A 型题（最佳选择题）**

1. 擅自添加着色剂、防腐剂、香料、矫味剂及辅料的属于

　　A. 国家基本药物　　B. 特殊管理药品　　C. 劣药

　　D. 假药　　　　　　E. 新药

2. 所标明的适应症或者功能主治超出规定范围的，属于

　　A. 国家基本药物　　B. 特殊管理药品　　C. 劣药

　　D. 假药　　　　　　E. 新药

3. 药品质量特性不包括

　　A. 有效性　　　　　B. 安全性　　　　　C. 均一性

　　D. 稳定性　　　　　E. 实用性

4. 根据《中华人民共和国药品管理法》，以下按假药论处的情形是

　　A. 超过有效期的

　　B. 变质的

　　C. 擅自添加着色剂、防腐剂及辅料的

　　D. 不注明或者更改生产批号的

　　E. 直接接触药品的包装材料未经批准的

5. 国家基本药物的遴选原则是

　　A. 临床常用、价格合理、中西医并重、基本保障、市场供应充足

　　B. 临床必需、安全有效、价格合理、使用方便、市场能够保障供应

　　C. 保证品种和质量、引入竞争机制、合理控制成本、方便购药和便于管理

　　D. 防治必需、安全有效、质诚优先、价格低廉、中西医并重、临床常用和基本
　　　能够配备

　　E. 防治必需、安全有效、价格合理、使用方便、中西药并重、基本保障、临床
　　　首选和基本能够配备

6. 根据《处方药与非处方药分类管理办法（试行）》，关于药品按处方药和非处
方药分类管理的说法，正确的是

　　A. 按照药品品种、规格、给药途径及疗效的不同进行分类

　　B. 按照药品类别、规格、适应症、成本效益比的不同进行分类

　　C. 按照药物经济学评价指标中的风险效益比或成本效益比的不同进行分类

　　D. 按照药品品种、包装规格、适应症、剂量和给药途径的不同进行分类

　　E. 按照药品品种、规格、适应症、剂量和给药途径的不同进行分类

7. 不能纳入基本医疗用药范围的是

　　A.《中华人民共和国药典》（2015 年版）收载的药品

　　B. 国家药品监督管理部门批准正式进口的药品

　　C. 特殊适应症与急救、抢救用的血液制品和蛋白类制品

　　D. 起营养滋补作用的药品

　　E. 符合国家药品监督管理部门颁发标准的药品

### 三、B 型题（配伍选择题）

[8~9]

　　A. 中成药　　　　　　　　　　　　B. 疫苗

　　C. 生物制品　　　　　　　　　　　D. 非临床治疗首选的药品

　　E. 发生严重不良反应的药品

根据《国家基本药物目录管理办法（暂行）》

8. 不纳入国家基本药物目录遴选范围的药品是

9. 应当从国家基本药物目录中调出的药品是

[10~13]

　　A. 甲类目录　　　　B. 乙类目录　　　　C. 口服泡腾片

　　D. 中药饮片　　　　E. 中成药

根据《城镇职工基本医疗保险用药范围管理暂行办法》

10. 不纳入医保用药范围的是

11. 省级主管部门可以调整的是

12. 省级主管部门不可以调整的是

13. 在医保目录中列出的品种属于医保基金不予支付的药品是

四、X 型题（多项选择题）

14. 我国国家药品标准包括

    A. 《中国药典》

    B. 国务院药品监督管理部门颁布的药品标准

    C. 省级药监部门制定的中药饮片炮制规范

    D. 《中国药典》增补本

    E. 企业标准

15. 根据《中华人民共和国药品管理法》，应按劣药论处的情形包括

    A. 变质的　　　　　　　　　　B. 超过有效期的

    C. 擅自添加香料的　　　　　　D. 不注明生产批号的

    E. 国家药品监督管理部门规定禁止使用的

五、思考题

国家出台的基本药物配套政策有哪些?

# 实训 2-1　药品与非药品药店实地调查

## 【实训目的】

1. 了解药店非药品销售的情况，增加感性认识。
2. 能快速正确判断、识别药品与非药品，具备药品辨识的基本技能。

## 【实训环境】

1. 社会零售药店。
2. 电脑、手机、网络。

## 【实训内容】

一、调研当地零售药店的非药品销售情况

1. 全班学生分组，每组 4~6 人。小组可进行内部分工、合作。

2. 小组任选一个调研方向：①零售药店非药品销售情况；②零售药店药品销售情况（非处方药销售情况、处方药销售情况）。

3. 选择第 1 个调研方向的小组提前收集药品、外包装与药品类似产品、食品、化妆品等产品包装，对照正确的文号格式，进行对比。做到能正确书写药品批准文号、能正确识别非药品、借助文号正确判断医疗器械、保健食品、化妆品、普通食品、消毒产品等产品的大类类别。

选择第 2 个调研方向的小组提前收集药店药品分类标识、处方药与非处方药的说明书和标签，熟悉甲、乙类非处方药的标识。

4. 选择第 1 个调研方向的小组提前上网查阅阅读有关零售药店多元化经营的报道、文章。选择第 2 个调研方向的小组对照教材中有关药品管理、处方药、非处方药分类

管理的法律规定进行学习、并上网查阅阅读相关文章。

5. 各自拟出调研提纲、设计好调查问卷。

6. 通过老师或自行联系当地零售药店，调研药店数量在 5～10 家。尽量涵盖不同规模、包含单体店、连锁门店。

7. 准备好身份证明、介绍信、笔记本、调查问卷等。在药店允许的情况下，必要时可准备录音、照相设备。

二、调研后完成以下实训任务

任务一：掌握药品、非药品辨识的方法，具备快速、正确辨识药品、非药品大类的基本技能；掌握处方药、非处方药辨识的方法，具备快速、正确辨识处方药、非处方药大类的基本技能。

具体要求：列出在调研中收集的代表产品的名称、文号，尽量大类齐全。

任务二：药店多元化经营情况

具体要求：

1. 调研零售药店中，非药品所涉及的类别、品种、销售占比、摆放面积占比等总体情况。

2. 对零售药店多元化经营原因、存在问题、发展方向等问题进行思考、分析、探讨，形成 1000 字的调研报告。

任务三：药店分类管理情况

具体要求：

1. 调研零售药店中，执业药师或者其他依法经资格认定的药学技术人员在职、在岗、履行职责情况。

2. 调研零售药店中，药品与非药品分区经营、分柜摆放、药品不得采用有奖销售、附赠药品或礼品销售；处方药与非处方药分区经营、分柜摆放、处方药凭处方销售、不得进行有奖销售、促销等规定的执行情况。

3. 针对调研中发现的问题，形成 1000 字的调研报告。

# 实训 2-2　国家及当地基药目录、医保目录查询

## 【实训目的】

1. 了解国家基本药物、基本医疗保险药品，增加感性认识。

2. 熟悉两个目录药品的范围。

3. 理解基药制度、医保政策的作用及意义。

## 【实训环境】

1.《药事管理与法规》教材。

2. 电脑、手机、网络。

## 【实训内容】

需要登录的网站网址：

国家食品药品监督管理总局 http：//www. sfda. gov. cn/WS01/CL0001/

国家人力资源和社会保障部 http：//www. mohrss. gov. cn/

一、查阅国家基本药物目录

登录国家食品药品监督管理局网站，在站内信息公开栏目下拉菜单中点击法规文

件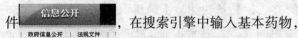，在搜索引擎中输入基本药物，

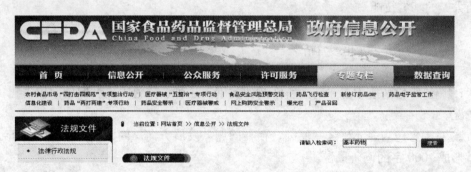

查找《国家基本药物目录》（2012 年版）（卫生部令第 93 号），点击该链接，即可下载查阅基本药物目录。也可点击国家基本药物目录（2012 年版）相关政策问答进行学习。

二、查阅国家基本医疗保险药品目录

1. 登录中华人民共和国人力资源和社会保障部网站首页，点击政策法规栏目

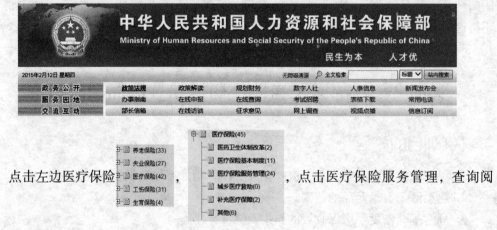

点击左边医疗保险，点击医疗保险服务管理，查询阅读有关文件。

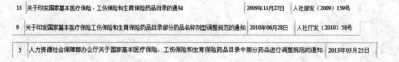

| 13 | 关于印发国家基本医疗保险、工伤保险和生育保险药品目录的通知 | 2009年11月27日 | 人社部发（2009）159号 |
| 9 | 关于印发国家基本医疗保险工伤保险和生育保险药品目录部分药品名称剂型调整规范的通知 | 2010年06月28日 | 人社厅发（2010）58号 |
| 5 | 人力资源社会保障部办公厅关于国家基本医疗保险、工伤保险和生育保险药品目录中部分药品进行调整规范的通知 | 2013年03月25日 | |

2. 登录国家人力资源和社会保障部网站专题网页
http：//www.mohrss.gov.cn/SYrlzyhshbzb/rdzt/sygjjbbxml/

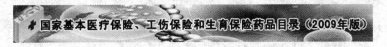

点击查看目录。

◎ 药品目录

■ 西药部分

| | | |
|---|---|---|
| 1 抗微生物药物 | 2 抗寄生虫病药物 | 3 解热镇痛及非甾体抗炎药物 |
| 4 镇痛药物 | 5 麻醉用药物 | 6 维生素及矿物质缺乏症用药物 |
| 7 营养治疗药物 | 8 激素及调节内分泌功能药物 | 9 调节免疫功能药物 |
| 10 抗肿瘤药物 | 11 抗变态反应药物 | 12 神经系统用药物 |
| 13 治疗精神障碍药物 | 14 呼吸系统药物 | 15 消化系统药物 |
| 16 循环系统药物 | 17 泌尿系统药物 | 18 血液系统药物 |
| 19 调节水、电解质及酸碱平衡药物 | 20 专科特殊用药物 | 21 解毒药物 |
| 22 诊断用药物 | 23 生物制品 | |

■ 中成药部分

| | | | |
|---|---|---|---|
| 1 内科用药 | 2 外科用药 | 3 肿瘤用药 | 4 妇科用药 |
| 5 眼科用药 | 6 耳鼻喉科用药 | 7 骨伤科用药 | 8 皮肤科用药 |
| 9 民族药 | | | |

■ 中药饮片部分

| | |
|---|---|
| 1 单味或复方均不支付费用的中药饮片及药材 | 2 单味使用不予支付费用的中药饮片及药材 |

也可点击查看各省（区、市）调整品种情况。

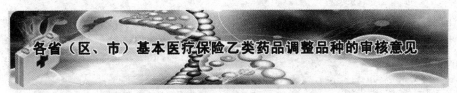

▎人力资源和社会保障部对各省（区、市）基本医疗保险药品目录调整品种的审核意见

| | | | | | |
|---|---|---|---|---|---|
| ▶ 北京市 | ▶ 新疆 | ▶ 宁夏 | ▶ 青海 | ▶ 甘肃省 | ▶ 陕西省 |
| ▶ 西藏 | ▶ 云南省 | ▶ 贵州省 | ▶ 四川省 | ▶ 重庆市 | ▶ 海南省 |
| ▶ 广西省 | ▶ 广东省 | ▶ 湖南省 | ▶ 湖北省 | ▶ 河南省 | ▶ 山东省 |
| ▶ 江西省 | ▶ 福建省 | ▶ 上海市 | ▶ 黑龙江省 | ▶ 吉林省 | ▶ 辽宁省 |
| ▶ 内蒙古 | ▶ 山西省 | ▶ 河北省 | ▶ 天津市 | ▶ 安徽省 | ▶ 浙江省 |
| ▶ 江苏省 | | | | | |

三、查阅目录后，完成以下实训任务

任务一：熟悉两个目录的药品分类

具体要求：列表比较两个目录中的药品分类。

任务二：熟悉 2~3 类目录内药品

具体要求：任选自己感兴趣的 2~3 类（药学专业可选化学药品、中药专业可选中成药），列表统计入选药品，可统计基本药物在医保同类药品中的占比。

任务三：加深对国家基本药物制度及政策、医疗保障制度及政策的理解

具体要求：阅读相关文章，梳理整理国家基本药物政策、基本医疗保险政策。

# 实训 2-3　药品标准查询

## 【实训目的】

1. 了解《中国药典》各组成部分的主要内容和体例格式。

2. 熟悉药品标准的格式及分类。

3. 能快速查阅要求的相关项目。

## 【实训环境】

1.《中国药典》电子版。

2. 电脑、网络。

## 【实训内容】

需要登录的网站网址：

药品标准查询数据库 http：//www. drugfuture. com/standard/

一、查询《中国药典》

在电脑上打开《中国药典》电子版，根据实验结果表中所列查阅项目，查阅《中国药典》（2010 年版），并记录所在位置（凡例、正文、附录等）、页码及括号中具体项目的查阅结果。

二、查询药品查询数据库

1. 登录药品标准查询数据库，在搜索栏输入实验结果表中所列药品通用名称，记录查询结果。

**药品标准查询数据库**
*Drug Standard Database*

∷ 在线查询药品标准数据库，以药品通用名、专论名为关键字，支持模糊检索。

[　　　　　　　　]　[查询] [重置]

◉ 全部　○ 国内标准　○ 国外标准(USP\BP\JP\Ph. Int.)　▣ 精确查询

三、查询后，完成以下实训任务

任务一：能快速查询《中国药典》

具体要求：完成以下表格。

| 序号 | 查阅内容 | 药典中位置 | | | 查阅结果 |
|------|----------|------|------|------|----------|
| | | 第几部 | 哪部分 | 页 数 | |
| 1 | 溶解度（易溶） | | | | |
| 2 | 贮藏（阴凉处） | | | | |
| 3 | 温度（冷水） | | | | |
| 4 | 丙酸氯倍他索（熔点） | | | | |
| 5 | 葡萄糖（比旋度） | | | | |
| 6 | 尼索地平（干燥失重） | | | | |
| 7 | 维生素 $B_{12}$ 注射液（性状） | | | | |
| 8 | 如意金黄散（鉴别方法） | | | | |
| 9 | 山药（水分） | | | | |
| 10 | 双黄连口服液（性状） | | | | |
| 11 | 银翘解毒片（含量测定方法） | | | | |
| 12 | 纯化水（类别） | | | | |
| 13 | 清开灵口服液（pH 值） | | | | |
| 14 | 热原检查法（检查方法） | | | | |
| 15 | 伤寒疫苗（保存） | | | | |
| 16 | 抗五步蛇毒血清（有效期） | | | | |
| 17 | 硫代硫酸钠滴定液（标定的基准物质） | | | | |
| 18 | 崩解时限检查法（检查温度） | | | | |
| 19 | 重金属检查法（标准铅溶液的浓度） | | | | |
| 20 | 旋光度测定法（测定温度） | | | | |

任务二：能快速查询药品标准所在书籍及页码。

具体要求：完成以下表格。

| 序号 | 查阅药品 | 查阅结果 |
|------|----------|----------|
| 1 | 众生丸 | |
| 2 | 阿莫西林胶囊 | |
| 3 | 小金片 | |
| 4 | 诺氟沙星片 | |
| 5 | 柴黄口服液 | |
| 6 | 拉米夫定片 | |

续表

| 序号 | 查阅药品 | 查阅结果 |
|---|---|---|
| 7 | 左氧氟沙星滴眼液 | |
| 8 | 齐多夫定片 | |
| 9 | 小儿七星茶口服液 | |
| 10 | 珍珠胃安丸 | |
| 11 | 银翘解毒合剂 | |
| 12 | 复合维生素 B 片 | |
| 13 | 拉克替醇 | |
| 14 | 茴拉西坦分散片 | |
| 15 | 氟马西尼注射液 | |

# 实训 2-4  药品不良反应调查及报表填写

## 【实训目的】

1. 了解药品不良反应的概念。
2. 熟悉药品不良反应的类型。
3. 能快速判断是否发生药品不良反应。

## 【实训环境】

1. 药品不良反应/事件报告表、药品群体不良事件基本信息表。
2. 校园、电脑、网络。

## 【实训内容】

一、查询近几年国内外发生的重大药害事件

在电脑上搜索近几年国内外发生的重大药害事件。

二、调研校园内学生发生药品不良反应的情况

1. 全班学生分组，每组 4~6 人。小组可进行内部分工、合作。

2. 在班上收集同学曾发生的药品不良反应信息，填写个人药品不良反应/事件报告表或药品群体不良事件基本信息表（见附表）。

3. 拟出调研提纲、设计好调查问卷。

4. 在校园内随机挑选同学填写调查问卷，调研同学数量越多越好。

三、查询后，完成以下实训任务

任务一：熟悉药品不良反应的类型，具备快速、正确药品不良反应类型的基本技能。

具体要求：列出在调研中收集的发生药品不良反应的药品名称及其症状，并将其分类。

**附表 药品不良反应/事件报告表**

首次报告□　　　跟踪报告□　　　　　　　　编码：

报告类型：新的□ 严重□ 一般□ 报告单位类别：医疗机构□ 经营企业□ 生产企业□ 个人□ 其他□____

| 患者姓名： | 性别：男□ 女□ | 出生日期：年 月 日 或年龄： | 民族： | 体重（kg）： | 联系方式： |
|---|---|---|---|---|---|

| 原患疾病： | 医院名称： 病历号/门诊号： | 既往药品不良反应/事件：有□_____无□ 不详□ 家族药品不良反应/事件：有□_____无□ 不详□ |
|---|---|---|

相关重要信息：吸烟史□ 饮酒史□ 妊娠期□ 肝病史□ 肾病史□ 过敏史□_____ 其他□_____

| 药品 | 批准文号 | 商品名称 | 通用名称（含剂型） | 生产厂家 | 生产批号 | 用法用量（次剂量、途径、日次数） | 用药起止时间 | 用药原因 |
|---|---|---|---|---|---|---|---|---|
| 怀疑药品 | | | | | | | | |
| | | | | | | | | |
| 并用药品 | | | | | | | | |
| | | | | | | | | |

| 不良反应/事件名称： | 不良反应/事件发生时间： 年 月 日 |
|---|---|

不良反应/事件过程描述（包括症状、体征、临床检验等）及处理情况（可附页）：

不良反应/事件的结果：痊愈□ 好转□ 未好转□ 不详□ 有后遗症□ 表现：_____
死亡□ 直接死因：_____ 死亡时间： 年 月 日

停药或减量后，反应/事件是否消失或减轻？ 是□ 否□ 不明□ 未停药或未减量□
再次使用可疑药品后是否再次出现同样反应/事件？ 是□ 否□ 不明□ 未再使用□

对原患疾病的影响：不明显□ 病程延长□ 病情加重□ 导致后遗症□ 导致死亡□

| 关联性评价 | 报告人评价：肯定□ 很可能□ 可能□ 可能无关□ 待评价□ 无法评价□ 签名：<br>报告单位评价：肯定□ 很可能□ 可能□ 可能无关□ 待评价□ 无法评价□ 签名： |
|---|---|
| 报告人信息 | 联系电话： ｜ 职业：医生□ 药师□ 护士□ 其他□_____<br>电子邮箱： ｜ 签名： |
| 报告单位信息 | 单位名称： 联系人： 电话： 报告日期： 年 月 日 |
| 生产企业请填写信息来源 | 医疗机构□ 经营企业□ 个人□ 文献报道□ 上市后研究□ 其他□_____ |
| 备 注 | |

注：使用药品情况：怀疑药品-报告人认为可能与不良反应/事件发生有关的药品。

并用药品-不良反应/事件发生时，患者同时使用的其他药品（不包括治疗不良事件的药品），而且报告人认为这些药品与不良反应/事件的发生无直接相关性。

　　药品名称：填写商品名称和通用名称。如果商品名称没有或不详，统一填写"不详"。通用名称要填写完整，不可用简称，如"氨苄"、"先V"等。商品名称和通用名称不要混淆。

　　生产批号：填写药品包装上的生产批号，请勿填写批准文号。

　　用法用量：填写用药剂量和给药途径。例如：包括每次用药剂量、给药途径、每日给药次数，例如，5mg，口服，每日2次。注意药品的剂型与用法是否相对应，药品的用量是否符合常规。

　　用药起止时间：①是指同一剂量药品开始和停止使用的时间。如果用药过程中改变剂量应另行填写该剂量的用药起止时间，并予以注明。②应按×年×月×日～×年×月×日格式填写，如果使用某种药品不足一天，应在不良反应过程中说明用药持续时间。例如：静脉注射一小时。

　　用药原因：填写使用该药品的具体原因。例如"肺部感染"。

　　常见问题：①将原患疾病作为用药原因填写，例如：术后预防感染填写为胆囊炎术后，②将用药原因填写为用药目的，例如："抗感染"、"抗病毒"。

　　不良反应发生与转归

　　不良反应/事件名称：对明确为药源性疾病的填写疾病名称，不明确的填写ADR中最主要、最明显的症状。

　　不良反应/事件过程描述及处理情况：不良反应过程描述填写应体现"3个时间3个项目和2个尽可能"

　　3个时间：①不良反应发生的时间；②采取措施干预不良反应的时间；③发生药品不良反应终结的时间。

　　3个项目：①第一次药品不良反应出现的相关症状、体征和相关检查；②药品不良反应动态变化的相关症状、体征、相关检查；③发生药品不良反应后采取的干预措施及结果。

　　2个尽可能：①不良反应/事件的表现填写时要尽可能明确、具体。如为过敏性皮疹，要填写皮疹的类型、性质、部位、面积大小等，严重病例应注意生命体征指标（体温、血压、脉搏、呼吸）的记录。②与可疑不良反应/事件有关的辅助检查结果要尽可能明确填写，如怀疑某药引起药物性肝损害，应填写用药前后的肝功变化，同时要填写肝炎病毒学检验结果，所有检查要注明检查日期。

　　参考案例：

　　患者因败血症静脉滴注万古霉素1g Bid，6月5日（发生ADR时间）患者尿量明显减少300ml/d。急查肾功Cr440μmol/L，BUN21.6mmol/L（第一次ADR出现时的相关症状、体征和相关检查）。患者用药前肾功能及尿量均正常。随即（干预时间）停用万古霉素（采取的干预措施）。停药后患者尿量逐渐增多，至6月10日（终结时间）尿量恢复正常。6月11日复查肾功能：Cr138μmol/L，BUN7.2mmol/L（采取干预措施之后的结果）。

　　如何进行关联性评价：药品与患者所出现的不良反应之间的关联性是很复杂的问题，涉及很多影响因素，因此医务人员在上报药品不良反应时，应该充分利用自己的医药学知识、临床经验来综合分析。报告人员在评价时应首先弄清病人的治疗情况和各种检查资料，询问病人的用药史，防止遗漏可疑药品，初步得出不良反应与怀疑药品的关联性。（可依据教材四、药品不良反应评价标准）

（侯秋苑　张琳琳）

# 项目三 药品监督管理

 **学习目标**

**知识目标**

1. 掌握国家食品药品监督管理总局（CFDA）的主要职责。
2. 熟悉国家食品药品监督管理总局直属机构的职能。
3. 了解药品行政执法的相关规定。

**技能目标** 能通过查阅国家食品药品监督管理总局与省级食品药品监督管理部门的职能，指导自己的药学实践工作；能依据相关行政法律法规，通过有效合法途径维护企业及自身的利益和权益，解决药学实际问题。

## 任务一 药品行政监督和技术监督

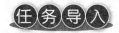 **任务导入**

尝试回答以下问题：药监局对医生有处罚权吗？餐饮单位的假冒酒水、市场的假冒保健食品、超市过期的食品药监局能不能查处？药监局是什么性质的机构？其执法范围是什么？

### 药品抽检不合格 药监局给予行政处罚

江苏南充市西充县一家药店销售不合格药品，被药监局给予行政处罚。因药店拒不缴纳罚款，该案被强制执行。

被执行人某药业零售连锁有限责任公司一销售点在取得相关部门的认证许可后，从事药品销售。执行法官介绍称，2011年12月8日，南充市食品药品检验所对该店进行药品抽样检验，抽样样品包括山药、川贝母、板蓝根，于2012年1月11日出具《药品检验报告书》，载明所抽取该店样品经鉴定，结果不符合相关规定。

经西充县食品药品监督管理局研究决定，对该店作出行政处罚，没收已销售不合格药品违法所得13 000元；处违法使用的该批药品货值金额三倍罚款35 000元。行政决定作出后，该药店在法定期限内，未提出复议、诉讼，且经多次催收，均未按照行政处罚决定履行相应义务。

10 月 18 日，药监局向县人民法院申请强制执行。法院依法受理审查，决定维持西充县食品药品监督管理局的行政处罚。在执行过程中，执行人员及时向被执行人西充县某药业零售连锁有限责任公司该销售点送达了执行通知书，并多次传唤被执行人的负责人薛某到庭履行义务，负责人薛某拒不到庭也不履行义务。

为维护法律尊严，法院决定依法对该负责人薛某予以司法拘留，在采取强制执行措施前，法院执行人员再次做薛某的思想工作，迫于强大的执行威慑力，薛某主动到法院缴纳了罚款。

**问题：** 找出该案例中的药品监督管理机构，他们的职责分别是什么？怎么区别？

## 一、药品监督管理的性质及作用

药品监督管理是指药品监督管理行政机关依照法律法规的授权，依据相关法律法规的规定，对药品的研制、生产、流通和使用环节进行管理的过程。**考点提示：** 药品监督管理的概念

**（一）我国药品监督管理的组成与性质**

在我国，药品监督管理分为行政监督和技术监督。行政机关对药品所进行的监督管理称为行政监督。为行政监督提供检验、检测、技术评审等与药学专业技术密切相关的监督管理则为技术监督。二者既区别，又联系，共同构成我国药品监管体系。首先，行政监督离不开技术监督，否则，监督将缺乏科学性；其次，技术监督离不开行政监督，否则，监督将失去存在的必要性。技术监督为行政监督提供技术支撑和信息服务，而行政监督根据技术提供信息进行监管科学决策，实行科学监管。**考点提示：** 我国药品监督的两个方面

药品监督管理的目的是实现国家对药学事业的管理，一是保证药品的质量，保障人体用药的安全，维护公众身体健康和用药的合法权益；二是保证药品使用的合理性，加强药品的使用管理，防止药害事件的发生；三是保证药品市场的法制化和科学化，规范药品研制、生产、经营等环节的行为与秩序，保障企业、单位和个人从事药品领域的合法权益，促进药品行业的健康发展，打击各种违法行为，维护国家药事法制管理的权威。**考点提示：** 药品监督管理的目的

药品监督管理的目的决定了其性质属于国家行政，是国家药品行政管理的重要组成部分。药品监督管理还具有法律性，是依据《药品管理法》依法对药事实施管理的活动，体现了国家意志，具有法律的强制性。违反了药品监督管理的相关规定，就要受到法律的制裁。同时药品监督管理还具有双重性，既包括依法享有国家行政权力的行政机构，依法实施行政管理活动；也包括了监督主体对行政权的监督。**考点提示：** 药品监督管理的行政性、法律性、双重性。

我国药品监督管理包括了药品管理、药事组织管理和执业药师管理三个方面的内容**考点提示：** 药品监督管理的内容。药品管理主要包括药品市场进入管理，生产、流通和使用的管理；药品广告管理；药品质量监督、非法药品查处及退出管理；药品注册管理等。药事组织管理主要包括药事组织的市场进入或条件、行为及退出管理；药事组织许可证管理；研发规范管理；药事组织监督查处。执业药师管理主要包括药学技术人员的职业进入、行为及退出管理；执业药师资格认证；执业药师注册管理；执

业药师继续教育；执业药师监督查处。

**（二）药品监督管理的作用**　考点提示：药品监督管理的作用

**1. 保证药品质量**　药品是防病治病的必需物质，但是药品区别于其他商品，其质量多数情况下不能用肉眼感官判断。在日常生活中，常有不法分子以非药品替代药品，把变质的、过期的药品以次充好卖给消费者；或者任意降低药品的质量标准、随意改动生产工艺及生产参数生产药品或配置制剂，甚至是无证生产、无证经营药品，以牟取暴利。加强对药品的监督管理，是保证大众用药安全的重要举措，只有严惩生产或销售假药、劣药的行为，规范药品生产及药品流通、使用等环节，才能保证药品的质量，保障大众的用药安全。

**2. 促进新药研究开发**　我国上市药品以仿制药居多，创制新药是疾病防治和医药产业发展的趋势。加强药品研制全过程的监管，确定科学的新药的审评标准，严格药品的临床试验，尽可能地减低新药潜在的危害，是保证新药产业健康、有序发展的需要。

**3. 提高制药工业的竞争力**　制药企业的竞争力是以药品的质量水平作为支撑的。很多药害事件的发生，药品的质量因素是主要原因。与此同时，企业受经济利益的驱使，追求利润最大化，必然带来经济效益和社会效益的矛盾，药品的公共福利性难以依靠企业的自觉加以实现。政府通过加强药品的监督管理，合理有序调控药品的经济效益和社会效益之间的矛盾，敦促企业保证药品的质量，提高竞争力，从而保障制药行业健康长足的发展。

**4. 规范药品市场，保证药品的供应**　药品市场作为以消费者为终端的特殊市场，受到来自于药品质量、药学服务质量、社会环境等多种因素的影响而较难管理。特别是互联网药品交易不断发展使药品的流通及买卖过程更为复杂。只有加强药品的监督管理，严格执行《药品经营管理规范》、《药品流通监督管理办法》等规范性文件，规范药品交易行为，严格执行药品价格管理制度，反对不正当竞争、打击扰乱药品市场秩序的违法犯罪活动，才能保证合格充足的药品及时供应。

**5. 为合理用药提供保证**　化学治疗药物的不断发展，在挽救生命，减轻病痛的同时，带来的毒副作用也是不可忽视的，抗生素的滥用问题、合理用药问题已引起了世界范围内全社会的广泛关注。药物的不合理使用不仅造成了医药资源的浪费，还会给患者带来更为严重的危害。合理用药要求医生要科学、合理、正确处方，药品的质量和药师的服务质量也起到了决定性的作用。政府和药学行业协会已认识到药学实践活动的作用，通过完善药师的注册制度，提高对药师的职业道德和职业能力的要求，制定各种保证合理用药的规范和制度，保障人们用药安全、有效、经济、合理。

**（三）药品监督管理的原则**

**1. 以社会效益为最高准则**　药品是防病治病的物质基础，保证人民群众用药安全、有效是药品监督管理工作的宗旨，也是药品生产、经营活动的目的。因此，药品质量监督管理必须以社会效益为最高准则。

**2. 质量第一的原则**　药品是特殊商品，药品的质量至关重要，符合质量标准要求，才能保证疗效；否则将无效，以致于贻误病情。因此，质量问题直接关系到患者的生命安全，我们自始至终应该把药品的质量放在首位。

**3. 法制化与科学化高度统一的原则**　总结以往经验，要搞好药品监督管理工作，必须对其立法，做到有法可依、有法必依、执法必严、违法必究。同时，必须依靠科学的管理方法，如严格执行《药品生产质量管理规范》、《药品经营质量管理规范》等，应用现代先进的科学技术等来促进药品监督管理工作。《药品管理法》及《药品管理法实施条例》、《药品生产质量管理规范》的颁布实施就是药品监督管理法制化、科学化的体现。

**4. 专业监督管理与群众性的监督管理相结合的原则**　为了加强对药品的监督管理，国家设立了药品监督管理机构，专门负责药品监督管理工作。在药品生产、经营企业和医疗单位设立药品质检科室，开展自检活动，还设立了群众性的药品质量监督员、检验员，开展监督工作。这三支力量相结合，发挥着越来越大的作用。

## 二、我国药品监督管理机构设置

1998 年 3 月以前，我国的卫生行政管理部门主管药品监督管理工作。县以上地方各级卫生行政部门的药政机构主管辖区内的药品监督管理工作。1998 年 4 月，在党中央、国务院的领导下，按照统一、权威、高效的原则，组建了直属国务院领导的机构—国家药品监督管理局（State Drug Administration，简称 SDA），主管全国药品监督管理工作。这是我国自建国以后成立的第一个独立的药品监督管理部门，实现了药品质量监管与行业管理的彻底分离。

2003 年 3 月，第十届全国人民代表大会第一次会议通过了新一届国务院机构改革方案。根据改革方案和《国务院关于机构设置方案》，在国家药品监督管理局基础上组建了国家食品药品监督管理局（State Foodand Drug Administration，简称 SFDA）。将食品、保健品、化妆品安全管理的综合监督、组织协调和依法组织开展对重大事故查处的职责划归国家食品药品监督管理局，同时原属卫生部的保健品的审批职责也由国家食品药品监督管理局承担。

2008 年 3 月第十一届全国人民代表大会第五次会议审议通过了关于国务院机构改革方案的说明，将国家食品药品监督管理局改制为由卫生部管理的国家局。当年，食品药品监管体制由省及省以下药监机构"垂直管理"改为"地方政府分级管理"，划属地方相关部门。

2013 年 3 月第十二届全国人民代表大会第一次会议审议通过了关于国务院机构改革的方案，将原来食品安全办的职责、食品药品监督管理局的职责、质检总局的生产环节食品安全监督管理职责、工商总局的流通环节食品安全监督管理职责整合，组建了国家食品药品监督管理总局（China Food and Drug Administration，简称 CFDA），为国务院直属机构。**考点提示：**国家食品药品监督管理总局的简称

《药品管理法》明确规定国务院药品监督管理部门主管全国药品监督管理工作。**考点提示：**我国药监工作的主管部门。省、自治区、直辖市人民政府药品监督管理部门负责所辖行政区域内的药品监督管理工作。药品监督管理部门设置或确定的药品检验机构，承担药品监督检验。国务院药品监督管理部门组织药典委员会，负责国家药品标准的制定和修订。**考点提示：**药监技术机构的规定

### 三、我国药品监督行政机构

#### (一) 我国现行药品监督管理行政机构设置

**1. 国家食品药品监督管理总局** 内设办公厅、综合司（政策研究室）、法制司、食品安全监管一司、食品安全监管二司、食品安全监管三司、药品化妆品注册管理司（中药民族药监管司）、医疗器械注册管理司、药品化妆品监管司、医疗器械监管司、稽查局、应急管理司、科技和标准司、新闻宣传司、人事司、规划财务司、国际合作司（港澳台办公室）、机关党委、离退休干部等 19 个职能司室。**考点提示：** CFDA 内设机构

**2. 省、自治区、直辖市食品药品监督管理局** 省级食品药品监督管理局是省、自治区、直辖市人民政府工作部门，履行法定的药品监督管理职能。

**3. 地市级食品药品监督管理局** 各地市根据需要设置食品药品监督管理局。

**4. 区县级食品药品监督管理局** 县（区）根据工作需要设置食品药品监督管理分局，履行该区域内的药品监督管理工作。见图 3-1。

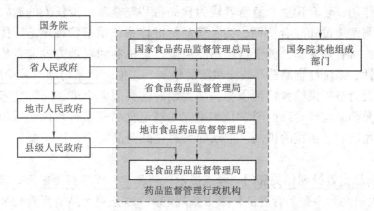

注：——▶ 表示行政隶属上下级关系　----▶ 表示技术指导上下级关系

图 3-1　我国药品监督行政机构

#### (二) 国家食品药品监督管理总局职能的调整

2013 年国务院办公厅印发相关部委的主要职责内设机构和人员编制规定（简称"三定方案"）对国家食品药品监督管理总局的职能进行调整。取消、下放、整合、加强的职责分别如下。**考点提示：** 国家食品药品监督管理总局与药品有关的职能调整

**1. 取消的职能** 取消国家食品药品监督管理总局以下职能：①将药品生产行政许可与药品生产质量管理规范认证两项行政许可逐步整合为一项行政许可。②将药品经营行政许可与药品经营质量管理规范认证两项行政许可逐步整合为一项行政许可。③将化妆品生产行政许可与化妆品卫生行政许可两项行政许可整合为一项行政许可。④取消执业药师的继续教育管理职责，工作由中国执业药师协会承担。⑤根据《国务院机构改革和职能转变方案》需要取消的其他职责。

**2. 下放的职责** ①将药品、医疗器械质量管理规范认证职责下放省级食品药品监督管理部门。②将药品再注册以及不改变药品内在质量的补充申请行政许可职责下放

省级食品药品监督管理部门。③将国产第三类医疗器械不改变产品内在质量的变更申请行政许可职责下放省级食品药品监督管理部门。④将药品委托生产行政许可职责下放省级食品药品监督管理部门。⑤将进口非特殊用途化妆品行政许可职责下放省级食品药品监督管理部门。⑥根据《国务院机构改革和职能转变方案》需要下放的其他职责。

**3. 整合的职责** ①将原卫生部组织制定药品法典的职责，划入国家食品药品监督管理总局。②将原卫生部确定食品安全检验机构资质认定条件和制定检验规范的职责，划入国家食品药品监督管理总局。③将国家质量监督检验检疫总局化妆品生产行政许可、强制检验的职责，划入国家食品药品监督管理总局。④将国家质量监督检验检疫总局医疗器械强制性认证的职责，划入国家食品药品监督管理总局并纳入医疗器械注册管理。⑤整合国家质量监督检验检疫总局、原国家食品药品监督管理局所属食品安全检验检测机构，推进管办分离，实现资源共享，建立法人治理结构，形成统一的食品安全检验检测技术支撑体系。

**4. 加强的职责** ①转变管理理念，创新管理方式，充分发挥市场机制、社会监督和行业自律作用，建立让生产经营者成为食品药品安全第一责任人的有效机制。②加强食品安全制度建设和综合协调，完善药品标准体系、质量管理规范，优化药品注册和有关行政许可管理流程，健全食品药品风险预警机制和对地方的监督检查机制，构建防范区域性、系统性食品药品安全风险的机制。③推进食品药品检验检测机构整合，公平对待社会力量提供检验检测服务，加大政府购买服务力度，完善技术支撑保障体系，提高食品药品监督管理的科学化水平。④规范食品药品行政执法行为，完善行政执法与刑事司法有效衔接的机制，推动加大对食品药品安全违法犯罪行为的依法惩处力度。

**（三）药品监督管理相关部门** **考点提示：**药品监督管理相关部门的职能分工

《中华人民共和国药品管理法》第五条规定："国务院药品监督管理部门主管全国药品监督管理工作。国务院的有关部门在各自的职责范围内负责与药品有关的监督管理工作。"根据现行法律法规和国务院办公厅"三定方案"，药品监督管理工作涉及多个政府职能部门，除药品监督管理部门以外还涉及到以下行政管理部门。

**1. 与农业部的有关职责分工** 农业部门负责食用农产品从种植养殖环节到进入批发、零售市场或生产加工企业前的质量安全监督管理，负责兽药、饲料、饲料添加剂和职责范围内的农药、肥料等其他农业投入品质量及使用的监督管理。食用农产品进入批发、零售市场或生产加工企业后，按食品由食品药品监督管理部门监督管理。农业部门负责畜禽屠宰环节和生鲜乳收购环节质量安全监督管理。两部门建立食品安全追溯机制，加强协调配合和工作衔接，形成监管合力。

**2. 与国家卫生和计划生育委员会的有关职责分工** ①国家卫生和计划生育委员会负责食品安全风险评估和食品安全标准制定。国家卫生和计划生育委员会会同国家食品药品监督管理总局等部门制定、实施食品安全风险监测计划。国家食品药品监督管理总局应当及时向国家卫生和计划生育委员会提出食品安全风险评估的建议。国家卫生和计划生育委员会对通过食品安全风险监测或者接到举报发现食品可能存在安全隐患的，应当立即组织进行检验和食品安全风险评估，并及时向国家食品药品监督管理总局通报食品安全风险评估结果。对于得出不安全结论的食品，国家食品药品监督管理总局应当立即采取措施。需要制定、修订相关食品安全标准的，国家卫生和计划生育委员会应当尽快制定、修订。完善国家食品安全风险评估中心法人治理结构，健全理事会制度。②国家食品药品监督管理总局会同国家卫生和计划生育委员会组织国家药典委员会，制定国家药典。③国家食品药品监督管理总局会同国家卫生和计划生育委员会建立重大药品不良反应事件相互通报机制和联合处置机制。

**3. 与国家质量监督检验检疫总局的有关职责分工**　①国家质量监督检验检疫总局负责食品包装材料、容器、食品生产经营工具等食品相关产品生产加工的监督管理。质量监督部门发现食品相关产品可能影响食品安全的，应及时通报食品药品监督管理部门，食品药品监督管理部门应当立即在食品生产、流通消费环节采取措施加以处理。食品药品监督管理部门发现食品安全问题可能是由食品相关产品造成的，应及时通报质量监督部门，质量监督部门应当立即在食品相关产品生产加工环节采取措施加以处理。②国家质量监督检验检疫总局负责进出口食品安全、质量监督检验和监督管理。进口的食品以及食品相关产品应当符合我国食品安全国家标准。国家质量监督检验检疫总局应当收集、汇总进出口食品安全信息，并及时通报国家食品药品监督管理总局。境外发生的食品安全事件可能对我国境内造成影响，或者在进口食品中发现严重食品安全问题的，国家质量监督检验检疫总局应当及时采取风险预警或者控制措施，并向国家食品药品监督管理总局通报，国家食品药品监督管理总局应当及时采取相应措施。

**4. 与国家工商行政管理总局的有关职责分工**　食品药品监督管理部门负责药品、医疗器械、保健食品广告内容审查，工商行政管理部门负责药品、医疗器械、保健食品广告活动的监督检查。食品药品监督管理部门应当对其批准的药品、医疗器械、保健食品广告进行检查，对于违法广告，应当向工商行政管理部门通报并提出处理建议，工商行政管理部门应当依法作出处理，两部门建立健全协调配合机制。**考点提示：**广告的审查检查与处理

**5. 与商务部的有关职责分工**　①商务部负责拟订药品流通发展规划和政策，国家食品药品监督管理总局负责药品流通的监督管理，配合执行药品流通发展规划和政策。②商务部负责拟订促进餐饮服务和酒类流通发展规划和政策，国家食品药品监督管理总局负责餐饮服务食品安全和酒类食品安全的监督管理。③商务部发放药品类易制毒化学品进口许可前，应当征得国家食品药品监督管理总局同意。**考点提示：**与商务部职责分工

**6. 与公安部的有关职责分工**　公安部负责组织指导食品药品犯罪案件侦查工作。国家食品药品监督管理总局与公安部建立行政执法和刑事司法工作衔接机制。食品药品监督管理部门发现食品药品违法行为涉嫌犯罪的，应当按照有关规定及时移送公安机关，公安机关应当迅速进行审查，并依法作出立案或者不予立案的决定。公安机关依法提请食品药品监督管理部门作出检验、鉴定、认定等协助的，食品药品监督管理部门应当予以协助。

**（四）药品监督行政机构的职责**

国家食品药品监督管理总局（CFDA）是国务院综合监督食品、保健品、化妆品安全管理和主管药品监督的直属机构，负责对生产、流通、消费环节的食品安全和药品

的安全性、有效性实施统一监督管理等，并对重大的事故进行查处。

**1. 国家食品药品监督管理总局的主要职能** 考点提示：CFDA 的主要职能

（1）负责起草食品（含食品添加剂、保健食品，下同）安全、药品（含中药、民族药）、医疗器械、化妆品监督管理的法律法规草案，拟订政策规划，制定部门规章，推动建立落实食品安全企业主体责任、地方人民政府负总责的机制，建立食品药品重大信息直报制度，并组织实施和监督检查，着力防范区域性、系统性食品药品安全风险。

（2）负责制定食品行政许可的实施办法并监督实施。建立食品安全隐患排查治理机制，制定全国食品安全检查年度计划、重大整顿治理方案并组织落实。负责建立食品安全信息统一公布制度，公布重大食品安全信息。参与制定食品安全风险监测计划、食品安全标准，根据食品安全风险监测计划开展食品安全风险监测工作。

（3）负责组织制定、公布国家药典等药品和医疗器械标准、分类管理制度并监督实施。负责制定药品和医疗器械研制、生产、经营、使用质量管理规范并监督实施。负责药品、医疗器械注册并监督检查。建立药品不良反应、医疗器械不良事件监测体系，并开展监测和处置工作。拟订并完善执业药师资格准入制度，指导监督执业药师注册工作。参与制定国家基本药物目录，配合实施国家基本药物制度。制定化妆品监督管理办法并监督实施。

（4）负责制定食品、药品、医疗器械、化妆品监督管理的稽查制度并组织实施，组织查处重大违法行为。建立问题产品召回和处置制度并监督实施。

（5）负责食品药品安全事故应急体系建设，组织和指导食品药品安全事故应急处置和调查处理工作，监督事故查处落实情况。

（6）负责制定食品药品安全科技发展规划并组织实施，推动食品药品检验检测体系、电子监管追溯体系和信息化建设。

（7）负责开展食品药品安全宣传、教育培训、国际交流与合作。推进诚信体系建设。

（8）指导地方食品药品监督管理工作，规范行政执法行为，完善行政执法与刑事司法衔接机制。

（9）承担国务院食品安全委员会日常工作。负责食品安全监督管理综合协调，推动健全协调联动机制。督促检查省级人民政府履行食品安全监督管理职责并负责考核评价。

（10）承办国务院以及国务院食品安全委员会交办的其他事项。

**2. 省、自治区、直辖市药品监督管理部门的职能** 考点提示：国家食品药品监督管理总局和省、自治区、直辖市药品监督管理部门的职能区别

（1）在辖区内执行《药品管理法》、《药品管理法实施条例》及相关的行政法规、规章。

（2）核发《药品生产许可证》、《药品经营许可证》、《医疗机构制剂许可证》；组织药品 GMP（除另有规定外）、GSP 认证，核发认证证书。

（3）依法对申报药物的研制情况及条件进行核查，对药品注册申报资料的完整性、规范性和真实性进行审核，并组织对试制的样品进行检验。

（4）对辖区内药品和特殊管理的药品的生产、经营、使用进行监督及监督抽验。

（5）审批药品广告，核发药品广告批准文号。

（6）对辖区内违反《药品管理法》及相关法规的行为进行调查，决定行政处罚。

（7）负责实施执业药师的注册和管理，协助有关部门做好执业药师资格考试工作。

（8）领导省以下药品监督管理机构，组织培训辖区内的药品监督管理干部。

## 四、我国药品监督技术机构

药品监督管理技术机构主要是指国家药品监督管理部门设置的药品检验机构以及省级、地市级人民政府药品监督管理部门设置的药品检验机构，以及国家和省级直属的负责技术业务工作的事业单位，为药品行政监督提供技术支撑与保障。

### （一）药品检验机构

**1. 中国食品药品检定研究院**　中国药品生物制品检定所（NICPBP）成立于1950年，是中国药品检验的法定机构和最高技术仲裁机构，设有药品、食品、化妆品、中药民族药、生物制品检验检测体系以及医疗器械、实验动物、药品安全评价、标准物质、药品市场监督管理体系、医疗器械标准管理体系等11个业务体系。2010年9月26日，中国药品生物制品检定所更名为中国食品药品检定研究院（NIFDC），其主要职能有：承担药品、医疗器械的注册审批检验及其技术复核工作，承担保健食品、化妆品审批所需的检验检测工作，负责进口药品注册检验及其质量标准复核工作；承担药品、医疗器械、保健食品、化妆品和餐饮服务食品安全相关的监督检验、委托检验、抽查检验以及安全性评价检验检测工作，负责药品进口口岸检验工作；承担或组织药品、医疗器械检验检测的复验及技术检定工作；承担生物制品批签发相关工作；承担药品、医疗器械和餐饮服务食品安全相关标准、技术规范及要求、检测方法制修订的技术复核与验证工作，承担保健食品、化妆品技术规范、技术要求及检测方法的制修订工作；承担药用辅料、直接接触药品的包装材料及容器的注册检验、监督检验、委托检验、复验及技术检定工作，以及承担相关国家标准制修订的技术复核与验证工作；负责药品、医疗器械国家标准物质的研究、制备、标定、分发和管理工作；负责生产用菌毒种、细胞株的检定工作，承担医用标准菌毒种、细胞株的收集、鉴定、保存、分发和管理工作；承担严重药品不良反应或事件以及医疗器械不良事件原因的实验研究等。

**考点提示**：主要职责

**【课堂互动】**

大家在做实验时所用到的化学对照品是由哪个机构负责标定和管理的？我们检验药品所依据的药品标准是由哪个部门制定的？

**2. 省、自治区、直辖市药品检验所**　省、自治区、直辖市药品检验所的业务技术科室一般设有：化学药品室、中药室、抗生素室、药理室、生化室、药品标准室、药品监督室、仪器分析室和实验动物饲养房等。其职能为：负责本辖区的药品生产、经营、使用单位的药品检验和技术仲裁；草拟本辖区药品抽验计划，承担抽验计划分工的抽验任务，提供本辖区药品质量公报所需的技术数据和质量分析报告；承担部分国家药品标准的起草、修订任务及新药技术初审、药品新产品及医院新制剂审批的有关技术复核工作；承担药品质量的认证工作；承担部分国家标准品、对照品的原料初选和中国食品药品检定研究院委托的协作标定工作；指导本辖区药品检验所及药品生产、经营、使用单位质量检验机构的业务技术工作，协助解决技术疑难问题，培训有关的技术和管理人员等。见图3-2。**考点提示：** 省药检所的职能

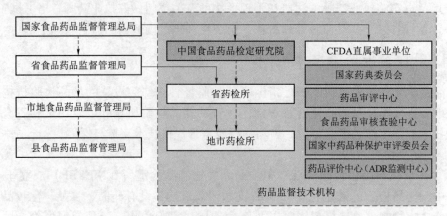

注：———▶ 表示直属或派出机构的上下级关系　-----▶ 表示技术指导的上下级关系

图3-2　我国药品监督技术机构

### （二）国家食品药品监督管理总局直属事业单位

**1. 国家药典委员会**　国家药典委员会（原名卫生部药典委员会）成立于1950年，根据《中华人民共和国药品管理法》的规定，负责组织编纂《中华人民共和国药典》及制定、修订国家药品标准，是法定的国家药品标准工作专业技术机构。下设办公室、人事处、业务综合处、药品信息处、中药处、化学药品处、生物制品处等处室。其主要职责是：组织编制与修订《中华人民共和国药典》（以下简称《中国药典》）及其增补本；组织制定与修订国家药品标准以及药用辅料、直接接触药品的包装材料和容器的技术要求与质量标准等与国家药品标准有关的技术工作。**考点提示：** 国家药典委主要职能

**2. 总局药品审评中心**　国家食品药品监督管理总局药品审评中心（CDE）是国家食品药品监督管理总局药品注册技术审评机构，为药品注册提供技术支持。其主要职能是：负责对申请注册的药品进行技术审评，组织开展相关的综合评审工作；参与起草药品注册管理相关法律法规和规范性文件，负责制定药品审评规范并组织实施等。**考点提示：** 药审中心的职能

**3. 总局食品药品审核查验中心**　国家食品药品监督管理总局食品药品审核查验中心为国家食品药品监督管理总局直属机构，是专门从事药品认证管理的机构。主要职能是：组织制定药品、医疗器械、化妆品审核查验工作的技术规范和管理制度。参与制定药品、医疗器械、化妆品相关质量管理规范及指导原则等技术文件；组织开展药品注册现场核查相关工作。开展药物研究、药品生产质量管理规范相关的合规性核查和有因核查。组织开展药品、医疗器械、化妆品质量管理规范相关的飞行检查等。**考点提示：** 食品药品审核查验中心的职能

**4. 国家中药品种保护审评委员会（总局保健食品审评中心）**　国家中药品种保护审评委员会为国家食品药品监督管理总局的直属事业单位，国家中药品种保护审评委

员会办公室是国家中药品种保护审评委员会的常设办事机构。其主要职能是：**负责国家中药品种保护审评委员会的日常工作；负责组织国家中药保护品种的技术审查和审评工作；配合总局制定或修订中药品种保护的技术审评标准、要求、工作程序以及监督管理中药保护品种；负责组织保健食品的技术审查和审评工作**等。**考点提示：** 国家中药品种保护审评委员会的职能

**5. 总局药品评价中心（国家药品不良反应监测中心）**　国家食品药品监督管理总局药品评价中心（CDR）是专门负责基本药物、非处方药物的筛选及药品再评价的工作机构。2006年中央机构编制委员会办公室批复国家食品药品监督管理总局药品评价中心加挂"国家药品不良反应监测中心"牌子，在开展国内外药品、医疗器械不良反应监测工作时，均以"国家药品不良反应监测中心"的名义实施。其主要职能是：承担全国药品不良反应、医疗器械不良事件监测与评价的技术工作及其相关业务组织工作，对省、自治区、直辖市药品不良反应、医疗器械不良事件监测与评价机构进行技术指导；参与拟订、调整国家基本药物目录的相关技术工作；承担拟订、调整非处方药目录的技术工作及其相关业务组织工作；承担发布药品不良反应和医疗器械不良事件警示信息的技术工作；开展药品不良反应、医疗器械不良事件监测工作有关的国际交流与合作等。**考点提示：** 药品评价中心的职能

**6. 总局执业药师资格认证中心**　国家食品药品监督管理总局执业药师资格认证中心成立于2000年12月，是国家食品药品监督管理总局的直属事业单位。其职能为：开展执业药师资格准入制度及执业药师队伍发展战略研究，参与拟订完善执业药师资格准入标准并组织实施；承担执业药师资格考试相关工作；组织制订执业药师认证注册工作标准和规范并监督实施等。**考点提示：** 执业药师资格认证中心的职能

**知识拓展**

### 国外药事管理体制及机构

1. **美国**　美国药品管理机构由联邦政府的药品管理机构、州政府的药品管理机构组成。联邦政府卫生与人类服务部（Department of Health and Human Services，HHS）下设的食品药品管理局（Food and Drug Administration，FDA），负责全国食品、人用药品、兽用药品、医疗器械用品、化妆品等的监督管理。FDA下设药品局、食品局、兽药局、放射卫生局、生物制品局、医疗器械及诊断用品局和国家毒理研究中心、区域工作管理机构，即称6个局。

州药房委员会及州卫生局药品监督管理机构主要职责是：依法管理药房；受理药房开业执照、药师执照、实习药师注册申请，进行调查，给合格者颁发执照或注册证书；对违反州药房法及相关法规的行为进行调查、起诉；为吊销药师执照等相关证照主持听证会；协助该州各执法机构，强制执行药品、控制物质和药房业务的各项法律法规；对所有药房依法进行监督检查，可依法没收、查处假劣药、违标药，以及违反控制物质法律的药品。

美国药典会为独立机构，负责制订药品标准。由美国药典会编纂的国家药品标准有《美国药典》（USP）、《国家药方集》（N.F）、《美国药典》增补版（一般每年两次）；另外，还出版有《配制药剂信息》、《用药指导》、《美国药物索引》及期刊《药学讨论》等。

2. **日本**　根据日本《药事法》，日本药品和药事监督管理层次分为中央级、都道府县级和市町村级三级。权力集中于中央政府厚生省药务局，地方政府为贯彻执行权。厚生省药

务局负责全国食品、药品、化妆品、生物制剂、医疗器械等管理工作，设有 7 个课。即计划课、经济事务课、审查课、药品和化学安全课、检查指导课、生物制品和抗生素课、麻醉药品课。

3. 世界卫生组织　世界卫生组织（World Health Organization，WHO）是联合国专门机构，1948 年 6 月 24 日成立，总部设立在瑞士日内瓦，下设三个主要机构：世界卫生大会、执行委员会及秘书处。1972 年 5 月 10 日，世界卫生组织承认中国的合法地位，现有 194 个会员国。WHO 的宗旨是："使全世界人民获得尽可能高水平的健康"。世界卫生组织的主要职能包括：促进流行病和地方病的防治；提供和改进公共卫生、疾病医疗和有关事项的教学与训练；推动确定生物制品的国际标准。

### （三）药品监督检验

国家对药品质量的监督管理必须采取监督检验，这种监督检验与药品生产检验、药品验收检验的性质不同。药品监督检验具有第三方检验的公正性，因为它不涉及买卖双方的经济利益，不以盈利为目的。药品监督检验是代表国家对研制、生产、经营、使用的药品质量进行的检验，具有比生产或验收检验更高的权威性。药品监督检验是根据国家的法律规定进行的检验，在法律上具有更强的仲裁性。**考点提示：**药品监督检验的性质

药品质量监督检验根据其目的和处理方法不同，可以分为抽查检验、注册检验、指定检验和复验等类型。**考点提示：**药品监督检验的类型

**1. 抽查检验**　是由国家的药品检验机构依法对生产、经营和使用的药品质量进行抽查检验。抽查检验分为评价抽验和监督抽验。评价抽验是药品监督管理部门为掌握、了解辖区内药品质量总体水平与状态而进行的抽查检验工作，它是建立在以科学理论为基础，以数理统计为手段的药品质量评价抽验方式，准确客观地评价一类或一种药品的质量状况；监督抽验是药品监督管理部门在药品监督管理工作中，为保证人民群众用药安全而对监督检查中发现的质量可疑药品所进行的有针对性的抽验。

药品抽查检验分为国家和省（自治区、直辖市）两级。国家药品抽验以评价抽验为主，省级药品抽验以监督抽验为主。抽查检验结果由国家和省级药品监督管理部门发布药品质量公告，国家药品质量公告应当根据药品质量状况及时或定期发布。对由于药品质量严重影响用药安全、有效的，应当及时发布；对药品的评价抽验，应给出药品质量分析报告，定期在药品质量公告上予以发布。**考点提示：**两级抽验

**2. 注册检验**　注册检验包括样品检验和药品标准复核。样品检验是指药品检验所按照申请人申报或者国家食品药品监督管理部门核定的药品标准对样品进行的检验。药品标准复核是指药品检验所对申报的药品标准中检验方法的可行性、科学性、设定的项目和指标能否控制药品质量等进行的实验室检验和审核工作。其目的是为了证明原检验数据和结果的可靠性和真实性，以确保药品的质量。**考点提示：**注册检验

药品注册检验由中国食品药品检定研究院或者省、自治区、直辖市药品检验所承担。进口药品的注册检验由中国食品药品检定研究院组织实施。

**3. 指定检验**　指定检验是指国家法律或国务院药品监督管理部门规定某些药品在销售前或者进口时，指定药品检验机构进行检验。《药品管理法》规定下列药品在销售

前或者进口时，必须经过指定药品检验机构进行检验，检验不合格的，不得销售或者进口：①国务院药品监督管理部门规定的生物制品；②首次在中国销售的药品；③国务院规定的其他药品。**考点提示：**指定检验的范围

**4. 复验**　药品被抽检者对药品检验机构的检验结果有异议而向药品检验机构提出的复核检验。当事人对药品检验所的检验结果有异议的，可以自收到药品检验结果之日起 7 日内提出复验申请，逾期不再受理复验。

复验申请应向原药品检验所或原药品检验所的上一级药品检验所提出，也可以直接向中国食品药品检定研究院提出，除此以外的其他药品检验所不得受理复验申请。

# 任务二　药品行政执法

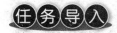

小陈在药店实习期间，遇到药店营业员在出售血压计时因给顾客测量血压被卫生执法人员以"非法行医"进行处罚。执法人员口头告知药店因非法行医，需缴纳 1 万元罚款。药店该如何判断、正确处理在经营业务中遭遇的类似的行政执法行为？行政机关执法行为有什么规定？

## 交钱买平安，罚款还是保护费？

据 2014 年 9 月 22 日黑龙江日报报道，在克山县，一些药店未经医嘱擅自出售处方药品、未经许可擅自出售保健品等现象随处可见。克山县的这些药店、诊所为什么明目张胆地进行违规经营？原来，在克山县，药店管理有一个奇怪的现象，就是交钱"买平安"。有经营者反映，当地食品药品监督管理部门每年向药店、诊所收取 1000~1500 元不等的钱，只要缴纳了这笔钱，药店可以"安全"地经营一年，药监局也不会来管类似擅自出售处方药品的事。

据记者调查，全县 200 多家药店、诊所被收取罚款的理由全是一样的，而且食品药品监督管理局在执法中从不走执法程序，进店就要钱。经营者出示的罚款票据显示是黑龙江省非税收入专用票据。罚款理由一栏中写道：未经医生处方销售处方药违反《药品流通监督管理办法》第 18 条，票据第三行写着：人民币 1500 元。15 日，记者将调查情况反馈给克山县食品药品监督管理局，该局的两位副局长称，他们所收取的并非"保护费"，而是罚款。

"罚款的理由是什么？"记者问。"违规经营处方药品。""既然药店存在违规经营行为，那么进行罚款前，是否履行了责令整改等必要的执法程序？罚款后，如果还出现擅自卖处方药怎么办？"记者问。两位副局长对此没有作答。

**问题：**该案中行政机关执法行为存在哪些问题？怎样正确执法？与同学讨论、交流。

## 药监局撮合"私了"，如何依法行政

据报道，2009 年 11 月和 12 月，有高姓市民先后 6 次向杭州药监部门举报，杭州某保健用品商店销售的阿拉伯伟哥等保健类产品涉嫌非药品冒充药品销售。杭州市药

监局现场查获以上 5 种产品后，对相关产品进行了送检。药监局后出具检测报告，确认有 4 种产品均被检出含有西地那非和他达那非等违禁药物。

之后，杭州市药监局并未依法对涉嫌非药品冒充药品销售的相关保健用品商店进行查处。而是充当了中间人，牵线搭桥让售假者与举报者私了，在保健品店给予高某某些许赔偿与举报奖励金后，要求高某某放弃包括投诉举报、诉讼以及向媒体曝光等在内以各种形式追究保健品店责任的权利，并在协议上加盖公章"以做见证"。对于杭州市药监局的这种做法，该局局长在接受记者采访时表示，此举"出发点是在依法行政的同时，妥善化解社会矛盾"。

问题：你对药监局的这一做法持什么观点？怎样理解本案中依法行政与化解社会矛盾的说法？

## 一、药品行政执法概述

在我国，约有 80% 的法律和法规是由行政机关执行的，行政执法在法律实施过程中处于举足轻重的地位。在药品领域，药监部门负有对药品、医疗器械等产品实行全过程监管的法定职责。从这个意义上说，药监部门既是行政机构，也是有行政执法权的执法机构。因此，药品行政执法既是药品监督管理部门实施行政监督的必要手段，也是药品监督部门依法行政的重要工作内容。

药品行政执法，是指药品监督管理执法主体在其法定权限范围内对行政相对人实施的法律行为。按行政相对人是否特定为标准，行政行为可以分为抽象行政行为和具体行政行为。抽象行政行为是指行政主体针对不特定行政相对人所作的行政行为，如药品监督管理部门根据法律法规的规定，发布命令、决定和指示的行为。具体行政行为是指行政主体针对特定行政相对人，运用药事法律规范处理具体药品行政案件所作的行政行为。见表 3-2。

行政执法行为所依据的行政法是以行政关系作为调整对象的，有关国家行政管理的各种法律规范的总称。它是法律体系中一个独立法律部门，包括一般行政法和特别行政法。一般行政法有《行政许可法》、《行政处罚法》、《行政复议法》、《行政诉讼法》、《行政监察法》、《公务员法》、《国家赔偿法》等；特别行政法指《治安管理处罚法》、《海关法》、《教育法》、《药品管理法》、《食品安全法》等规范各专门行政职能部门的管理活动的法律、法规。

根据我国行政法的要求，行政执法的主体、内容和程序必须符合法律、法规、规章的规定。具体行政行为可分为行政许可、行政检查、行政强制、行政处罚等几类。**考点提示：**行政执法的形式

表 3-2　具体行政行为与抽象行政行为的区别

|  | 抽象行政行为 | 具体行政行为 |
|---|---|---|
| 对象不同 | 针对不特定的人和事<br>规定权利和义务 | 针对特定的人和事<br>规定权利和义务 |
| 能否反复适用 | 具有普遍的约束力，能反复适用 | 只对其所针对的特定的人一次有效，对他人没有约束力 |

续表

| | 抽象行政行为 | 具体行政行为 |
|---|---|---|
| 发生效力的时间不同 | 法律效力及于未来发生的事项，对于该行政行为生效之前的事项，除法律有特别规定的以外不得适用，法律不溯及既往是中外法制的通例 | 针对以往发生过或者正在发生着的事项发生法律效力 |
| 发挥的作用不同 | 在行政管理中为行政相对人规定权利义务 | 实现权利义务，即把文字上的权利义务变成现实生活中的权利义务 |
| 实施监督的途径不同 | 抽象行政行为是否合法的问题目前尚未纳入我国行政诉讼的受案范围 | 行政复议机关可以对具体行政行为是否合法进行审查，也可对非立法性抽象行政行为进行审查，而人民法院只对具体行政行为是否合法进行审查 |

## 二、药品行政许可

行政许可是指行政机关根据公民、法人或者其他组织的申请，经依法审查，准予其从事特定活动的行为。一般通过颁发许可证、执照等形式来实现。**考点提示**：行政许可的概念。在药品领域，主要包括药品生产许可、药品经营许可、药品上市许可、进口药品上市许可、药物临床研究许可、执业药师执业许可等事项。**考点提示**：药品领域的行政许可事项

**（一）设定和实施行政许可的原则**　**考点提示**：行政许可的原则

**1. 法定原则**　设定和实施行政许可，应当依照法定的权限、范围、条件和程序。

**2. 公开、公平、公正原则**　设定和实施行政许可，应当公开、公平、公正，维护行政相对人的合法权益。

**3. 便民和效率原则**　实施行政许可，应当便民、提高办事效率，提高优质服务。

**4. 信赖保护原则**　公民、法人或者其他组织依法取得的行政许可受法律保护，行政机关不得擅自改变已经生效的行政许可。

**（二）行政许可的特征**

行政许可的特征主要有以下几个方面。**考点提示**：行政许可的特征

**1. 行政许可是依法申请的行政行为**　行政相对方针对特定的事项向行政主体提出申请，是行政主体实施行政许可行为的前提条件。无申请则无许可。

**2. 行政许可的内容是国家一般禁止的活动**　行政许可以一般禁止为前提，以个别解禁为内容。即在国家一般禁止的前提下，对符合特定条件的行政相对方解除禁止使其享有特定的资格或权利，能够实施某项特定的行为。

**3. 行政许可是行政主体赋予行政相对方某种法律资格或法律权利的具体行政行为**　行政许可是针对特定的人、特定的事作出的具有授意性的一种具体行政行为。

**4. 行政许可是一种外部行政行为**　行政许可是行政机关针对行政相对方的一种管理行为，是行政机关依法管理经济和社会事务的一种外部行为。行政机关审批其他行政机关或者其直接管理的事业单位的人事、财务、外事等事项的内部管理行为不属于行政许可。

**5. 行政许可是一种要式行政行为**　行政许可必须遵循一定的法定形式，即应当是

明示的书面许可，应当有正规的文书、印章等予以认可和证明。实践中最常见的行政许可的形式就是许可证和执照。

**（三）行政许可的种类**

从行政许可的性质、功能和适用条件的角度来说，大体可以划分为五类：普通许可、特许、认可、核准、登记。**考点提示：**行政许可的种类

**1. 普通许可**　普通许可是准许符合法定条件的相对人行使某种权利的行为。凡是直接关系国家安全、公共安全的活动，基于高度社会信用的行业的市场准入和法定经营活动，直接关系到人身健康、生命财产安全的产品、物品的生产及销售活动，都适用于普遍许可。如药品生产与经营的许可，游行示威的许可，烟花爆竹的生产与销售的许可等。

普通许可有二个显著特征：一是对相对人行使法定权利附有一定的条件；二是一般没有数量控制。

**2. 特许**　特许是行政机关代表国家向被许可人授予某种权力或者对有限资源进行有效配置的管理方式。主要适用于有限自然资源的开发利用、有限公共资源的配置、直接关系公共利益的垄断性企业的市场准入。如出租车经营许可、排污许可等。

特许有二个主要特征：一是相对人取得特许后，一般应依法支付一定的费用，所取得的特许可以转让、继承；二是特许一般有数量限制，往往通过公开招标、拍卖等公开、公平的方式决定是否授予特许。

**3. 认可**　认可是对相对人是否具有某种资格、资质的认定，通常采取向取得资格的人员颁发资格、资质证书的方式，如会计师、医师的资质。

认可有四个特征：一是主要适用于为公众提供服务、与公共利益直接有关，并且具有特殊信誉、特殊条件或特殊技能的自然人、法人或者其他组织的资格、资质的认定；二是一般要通过考试方式并根据考核结果决定是否认可；三是资格资质是对人的许可，与人的身份相联系，但不能继承、转让；四是没有数量限制。

**4. 核准**　核准是行政机关按照技术标准、经济技术规范，对申请人是否具备特定标准、规范的判断和确定。主要适用于直接关系公共安全、人身健康、生命财产安全的重要设备、设施的设计、建造、安装和使用，以及直接关系人身健康、生命财产安全的特定产品、物品的检验、检疫，如电梯安装的核准，食用油的检验。

核准有三个显著特征：一是依据主要是专业性、技术性的；二是一般要根据实地验收、检测来决定；三是没有数量限制。

**5. 登记**　登记是行政机关对个人、企业是否具有特定民事权利能力和行为能力的主体资格和特定身份的确定。如，法人或者其他组织的设立、变更、终止；工商企业注册登记、房地产所有权登记等。

登记有三个显著特征：一是未经合法登记的法律关系和权利事项，是非法的，不受法律保护；二是没有数量限制；三是对申请登记材料一般只进行形式审查，即可当场做出是否准予登记的决定。

**（四）行政许可的申请与受理**

行政机关负有向申请人提供格式文本的义务；公示行政许可事项和条件的义务；对公示内容进行解释、说明的义务。行政许可申请人负有提供真实信息的义务；享有

要求行政机关进行解释、说明的权利。

行政许可的申请与受理包括两个环节：一是行政相对人（或者其代理人）向行政机关提出行政许可申请。二是行政机关受理行政许可申请。

## 三、药品行政监督检查

行政检查是指行政主体依法对行政管理相对人守法情况作单方面了解的行政行为。药品行政监督检查的行政主体为药品监督管理部门，行政管理相对人则是指从事药品生产、经营、使用活动的药事实践单位，具体指药品生产、经营企业、医疗机构等。在其他领域的如海关检查、税务检查、卫生防疫检查等也都属于行政执法行为。

## 四、药品行政强制

行政强制，是指行政机关为了实现预防或制止正在发生或可能发生的违法行为、危险状态以及不利后果，或者是为了保全证据、确保案件查处工作的顺利进行等行政目的，而对相对人的人身或财产采取强制性措施的行为，包括行政强制措施和行政强制执行。**考点提示**：行政强制的种类

行政强制的设定和实施，应当适当，并应依照法定的权限、范围、条件和程序。采用非强制手段可以达到行政管理目的的，不得设定和实施行政强制。实施行政强制，应当坚持教育与强制相结合。公民、法人或者其他组织对行政机关实施行政强制，享有陈述权、申辩权；有权依法申请行政复议或者提起行政诉讼；因行政机关违法实施行政强制受到损害的，有权依法要求赔偿。公民、法人或者其他组织因人民法院在强制执行中有违法行为或者扩大强制执行范围受到损害的，有权依法要求赔偿。

行政强制执行是指行政机关或者行政机关申请人民法院，对不履行行政决定的公民、法人或其他组织，依法强制履行义务的行为。行政强制执行的方式包括：①加处罚款或滞纳金；②划拨存款、汇款；③拍卖或者依法处理查封、扣押的场所、设施或财物；④排除妨碍、恢复原状；⑤代履行；⑥其他强制执行方式。

行政强制措施，是指行政机关在行政管理过程中，为制止违法行为、防止证据损毁、避免危害发生、控制危险扩大等情形，依法对公民的人身自由实施暂时性限制，或者对公民、法人或其他组织的财物实施暂时性控制的行为。行政强制措施的种类包括：①限制公民人身自由；②查封场所、设施或者财物；③扣押财物；④冻结存款、汇款；⑤其他行政强制措施。

药品行政强制措施是药品管理等法律法规授予药品监督管理的执法主体的特别职权。《药品管理法》第六十五条规定"药品监督管理部门对有证据证明可能危害人体健康的药品及其有关材料可以采取查封、扣押的行政强制措施，并在七日内作出行政处理决定；药品需要检验的，必须自检验报告书发出之日起十五日内作出行政处理决定。"《药品管理法实施条例》第六十条规定"药品监督管理部门依法对有证据证明可能危害人体健康的药品及其有关证据材料采取查封、扣押的行政强制措施的，应当自采取行政强制措施之日起7日内作出是否立案的决定；需要检验的，应当自检验报告书发出之日起15日内作出是否立案的决定；不符合立案条件的，应当解除行政强制措施；需要暂停销售和使用的，应当由国务院或者省、自治区、直辖市人民政府的药品

监督管理部门作出决定。"

## 五、行政处罚

行政处罚是指特定的国家行政机关对有违法行为尚未构成犯罪的相对人给予行政制裁的具体行政行为。如行政拘留、罚款、吊销证照、没收等。

行政处罚是以对违法行为人的惩戒为目的，而不是以实现义务为目的。这一点将它与以促使义务人履行义务为目的的行政强制执行区别开来。

### （一）行政处罚的原则

设定和实施行政处罚应遵循以下原则。**考点提示：**行政处罚的原则

**1. 处罚法定原则**　处罚法定原则是指行政处罚的主体、处罚的依据、处罚的程序由法律、法规或者规章规定，主体不符合规定、没有法定依据或者不遵守法定程序的，行政处罚是无效的。

**2. 处罚公正、公开原则**　公正原则要求行政主体及工作人员办事应不徇私情，平等待人，不能有民族歧视、身份歧视等。公开是指行政处罚的依据及处罚中的有关内容必须公开，行政处罚的依据和内容必须是透明的，不能包含办事人员的主观思想。

**3. 处罚与违法行为相适应的原则**　是指实施行政处罚，必须与违法行为的事实、性质、情节及社会危害程度相当。

**4. 处罚与教育相结合的原则**　行政处罚是法律制裁的一种手段，它兼有惩戒与教育的双重功能，行政机关在行政处罚的适用中应当坚持教育与处罚相结合，通过处罚达到教育的目的，教育公民、法人或组织自觉守法。

**5. 不免除民事责任，不取代刑事责任原则**　行政相对方因违法受到行政处罚，其违法行为对他人造成损害的，应当依法承担民事责任。违法行为严重构成犯罪的，应当依法追究刑事责任，不得以已给予行政处罚而免于追究其民事责任或刑事责任。

### （二）行政处罚的种类　**考点提示：**行政处罚的种类

《中华人民共和国行政处罚法》第八条规定了行政处罚有以下7种：警告、罚款、没收违法所得非法财物、责令停产停业、暂扣或者吊销许可证、行政拘留及行政法律法规规定的其他行政处罚。可归为以下四类。

**1. 人身罚**　人身罚是指行政机关限制或剥夺违法行政相对人人身自由的一种行政处罚，是行政处罚中最严厉的一种处罚形式。人身罚的表现形式为行政拘留。《药品管理法》中没有涉及到人身罚的内容。由于行政拘留是行政处罚中最严厉的一种，因而法律对其适用作了严格的规定：①在适用机关上，只能由公安机关决定和执行，药品监管部门没有人身自由行政处罚权；②在适用对象上，一般只适用于严重违反治安管理法律法规的自然人，但不适用于精神病患者、不满十四周岁的公民以及孕妇或者正在哺乳自己一周岁以内的婴儿的妇女，同时也不适用于我国的法人和其他组织；③在适用时间上，为1日以上、15日以下；④在适用程序上，必须经过传唤、讯问、取证、裁决、执行等程序。**考点提示：**适用

**2. 资格罚**　是指行政主体限制、暂停或剥夺作出违法行为的行政相对人某种行为能力或资格的处罚措施。主要形式有责令停产停业、吊销许可证或者执照、资格证书等。例如生产假药的企业可吊销《药品生产许可证》、《GMP 证书》及《营业执照》

等，情节严重的《药品管理法》中规定"十年内不能从事药品生产活动"等，剥夺了责任企业责任者的从业资格。

**3. 财产罚**　财产罚是指行政主体依法对违法行为人给予的剥夺财产权的处罚形式。财产罚是运用最广泛的一种行政处罚，主要形式有罚款、没收财物（没收非法财物和违法所得）两种。罚款，指行政主体依法强制违法者在一定期限内交纳一定数量货币的处罚方式。没收财物（没收违法所得、没收非法财物等），是指行政主体依法将违法行为人的部分或全部违法所得、非法财物包括违禁品或实施违法行为的工具收归国有的处罚方式。

**4. 声誉罚**　是指行政主体对违反行政法律规范的公民、法人或其他组织的谴责和警戒。它是对违法者的名誉、荣誉、信誉或精神上的利益造成一定损害的处罚方式。是行政处罚中最轻的一种处罚形式，具体形式主要有警告和通报批评两种。警告指行政主体对违法者提出告诫或谴责。通报批评是指对违法者在荣誉上或信誉上的惩戒措施。通报批评必须以书面形式作出，并在一定范围内公开。

**（三）行政处罚的管辖**

行政处罚的管辖是确定对某个行政违法行为应由哪一级或者哪一个行政机关实施处罚的法律制度。对属于自己管辖的违法行为不依法处罚，对不属于自己管辖的违法行为实施处罚都是违反法律规定的。

**1. 地域管辖**　行政处罚除法律、法规另有规定外，由违法行为发生地的县级以上地方人民政府具有行政处罚权的行政机关管辖。

**2. 指定管辖**　两个以上依法享有行政处罚权的行政机关如对同一行政违法案件都有管辖权，行政机关对该案件的管辖发生争议，双方协商不成的，应报请共同的上一级行政机关指定管辖。

**3. 移送管辖**　违法行为构成犯罪的，有管辖权的行政机关必须将案件移送司法机关。被判处拘役或者有期徒刑的，行政机关已给予当事人行政拘留的，应当依法折抵相应的刑期。被判处罚金时，行政机关已经处以罚款的，应当折抵相应罚金。**考点提示：**行政处罚的管辖

**（四）行政处罚追究时效和适用**

**1. 追究时效**　行政处罚法第二十九条规定，违法行为在2年内未被发现的，不再给予行政处罚，法律另有规定的除外。计算时间应从违法行为实施之日起计算，但违法行为具有持续或继续状态的，从违法行为终了之日起算。法律另有规定的除外，如治安管理处罚法规定是6个月，海关法规定是3年。**考点提示：**行政处罚的追究时效

**2. 适用条件**　①必须已经实施了违法行为，且该违法行为违反了行政法规范；②行政相对人具有责任能力；③行政相对人的行为依法应当受到处罚；④违法行为未超过追究时效。

**3. 适用方式**　以下情形之一的，不予行政处罚：①不满十四周岁的人有违法行为的；②违法行为在2年内未被发现的（除法律另有规定外）；③精神病人在不能辨认或者控制自己行为时有违法行为的；④违法行为轻微并及时纠正没有造成危害后果的。**考点提示：**不予处罚、从轻或减轻处罚的情形

受行政处罚的当事人有下列情形之一的，应当依法从轻或者减轻行政处罚：主动

消除或者减轻违法行为危害后果的；受他人胁迫有违法行为的；配合行政机关查处违法行为有立功表现的；已满十四周岁不满十八周岁的人有违法行为的。

**（五）行政处罚的决定及其程序**

2014年3月14日国家食品药品监督管理总局通过并公布了《食品药品行政处罚程序规定》，自2014年6月1日起施行。对食品药品的行政处罚程序进行了具体规定。

公民、法人或者其他组织违反行政管理秩序的行为，依法应当给予行政处罚。行政机关在作出行政处罚决定之前，应当告知当事人作出行政处罚决定的事实、理由及依据，并告知当事人依法享有的权利。行政处罚决定程序有简易程序、一般程序。**考点提示**：行政处罚的程序

**1. 简易程序**  又称当场处罚程序。当违法事实清楚，对该违法行为处以行政处罚有明确、具体的法定依据，拟作出数额较小的罚款（对公民处50元以下，对法人或者其他组织处1000元以下的罚款）或者警告时，可以适用简易程序，当场处罚。简易程序包括：①表明身份（执法人员向当事人出示执法身份证件）；②确认违法事实，说明处罚理由和依据；③制作行政处罚决定书；④交付行政处罚决定书；⑤备案。

**【课堂互动】**
药监局检查中发现某药店有数盒近效期药品，价值30元，应怎样处罚？

**2. 一般程序**  也称普通程序，是行政机关进行行政处罚的基本程序，适用于处罚较重或情节复杂的案件以及当事人对执法人员给予当场处罚的事实认定有分歧而无法作出行政处罚决定的案件。一般程序包括：①立案。②调查。调查时，行政执法人员不得少于两人，并应出示证件。③处理决定。根据不同情况，分别作出行政处罚、不予行政处罚、不得给予行政处罚和移送司法机关处理决定。④说明理由并告知权利。⑤当事人的陈述和申辩。⑥制作处罚决定书。⑦送达行政处罚决定书。**考点提示**：行政处罚的一般程序

**3. 听证程序**  听证程序是指行政机关为了查明案件事实、公正合理地实施行政处罚，在作出行政处罚决定前通过公开举行由有关利害关系人参加的听证会广泛听取意见的程序。它不是与简易程序、一般程序并列的第三种程序，只是一般程序中的一道环节。行政机关作出责令停产停业、吊销许可证或者执照、较大数额罚款等行政处罚决定之前，应当告知当事人有要求举行听证的权利。当事人要求听证的，行政机关应当组织听证。当事人不承担行政机关组织听证的费用。听证程序包括：①听证申请的提出。当事人要求听证的，应当在行政机关告知后3日内提出。②组织听证与听证通知。行政机关应当在当事人提出听证要求之日起3日内确定听证人员的组成、听证时间、地点和方式，并在举行听证会7日前，将《听证通知书》送达当事人。③听证的主持与参与。听证应由行政机关指定非本案调查人员主持。当事人有权申请听证主持人回避。当事人可亲自参加，也可委托一至二人代理参加。④辩论。举行听证时，调查人员提出当事人违法的事实、证据和行政处罚建议；当事人进行申辩和质证。⑤制作听证笔录。笔录应当交当事人审核无误后签字或者盖章。⑥填写《听证意见书》。听证结束后，听证主持人应根据听证情况，提出听证意见并填写《听证意见书》。

# 任务三　药品行政复议和行政诉讼

**任务导入**

小陈所在的药店收到了药监局行政处罚决定书，店老板认为药监局处罚不当时，药店该怎样主张自己的权利？

## 不服药品行政处罚要求行政赔偿案

中山市某药店收银员为赠送亲友委托朋友从香港带回 9 瓶外擦跌打药"黄道益活络油"，并将其放置于收银台抽屉底层，店员张某在不知道用途的情况下将该药打上了标签。2013 年 5 月 24 日药监局在检查药店时发现该批药品。实习店员慌乱中对所有检查情况进行了确认。2013 年 6 月，药监局以涉嫌销售假药进行了立案调查。给予三项处罚：没收销售假药；处销售假药货值金额 5 倍罚款；吊销该药店《药品经营许可证》。

药店不服前述行政处罚，向广东省食品药品监督管理局提起行政复议。经复议，复议机关维持了原处罚决定。药店遂于 2014 年 3 月 18 日向中山市第一人民法院提起行政诉讼。请求撤销前述行政处罚决定，赔偿药店因受行政处罚遭受的各类损失 26 400 元，本案诉讼费由药监局承担。

**问题：** 法律上给不服行政处罚的当事人哪些权利救济途径？

为避免行政执法行为侵犯相对人的合法权益，法律规定了权利的救济制度。

法律救济是指公民、法人或者其他组织认为自己的人身权、财产权因行政机关的行政行为或者其他单位和个人的行为而受到侵害，依照法律规定向有权受理的国家机关告诉并要求解决，予以补救，有关国家机关受理并作出具有法律效力的活动。**考点提示：** 法律救济的方式

目前，法律救济的方式主要有：行政复议、行政诉讼、国家赔偿、民事诉讼。

## 一、法律救济的特征　考点提示：法律救济的特征

**1. 受理机关法定**　只能由法律授权的国家行政机关和人民法院受理并作出裁决。

**2. 有严格的受理范围和审理程序**　行政复议法、行政诉讼法、民事诉讼法和国家赔偿法分别作了明确规定，超出受理范围有关机关将不予受理，违反法定程序则承担法律责任。

**3. 明确的申请、起诉期限**　申请行政复议期限为自知道具体行政行为之日起 60 日；提出行政诉讼的期限，为知道具体行政行为之日起 6 个月，或者自收到行政复议决定书之日起 15 日；提起国家赔偿要求，为国家机关及其工作人员行使职权的行为被依法确认为违法之日起 2 年；提起民事诉讼的一般时效为 2 年。除法律另有规定外，逾期将丧失申请、起诉权。

**4. 审理方式明确**　行政复议原则上采取书面审理，特定情况下也采取调查取证、

听取意见等方式审理；行政诉讼、民事诉讼一审采取开庭审理，二审视情况采取开庭审理或者书面审理。

**5. 作出的决定具有法律效力**　受理机关作出的决定具有法律效力，由国家强制力保证执行。不履行决定的，有关机关将依法强制执行。

## 二、药品行政复议

行政复议是行政相对人通过行政机关救济权利的一种方式。具体来说，是指行政相对人认为行政主体的具体行政行为侵犯其合法权益，依法向行政复议机关提出复查该具体行政行为的申请，行政复议机关依照法定程序对被申请的具体行政行为进行合法、适当性审查，并作出行政复议决定的一种法律制度。**考点提示：**行政复议的概念

行政复议的目的是为了纠正行政主体作出的违法或不当的具体行政行为，以保护行政相对人的合法权益。行政复议的标的主要是具体行政行为。对属于行政立法范畴的抽象行政行为，则不能提起行政复议。需注意的是，《行政复议法》仅将规章以上的抽象行政行为排除在行政复议的受案范围之外，其中，如果相对人对规章以下的非立法性抽象行政行为不服，可以在对具体行政行为不服申请行政复议的同时，对其所依据的非立法性抽象行政行为一并向行政复议机关申请行政复议。

**（一）行政复议的原则**　**考点提示：**行政复议的原则

**1. 合法原则**　行政复议过程中，无论是行政主体，还是作为申请人的行政相对人，或者是主持裁决的行政复议机关，都应当遵守现行的有关行政复议的法律规范。其中，行政复议机关依法进行行政复议活动是合法性原则的核心要求。

**2. 公正原则**　行政复议机关应坚持公正原则，真正保障行政相对人的合法利益。

**3. 公开原则**　行政复议机关在行政复议过程中，除涉及国家秘密、个人隐私和商业秘密外，整个过程应当向行政复议申请人和社会公开。公开原则是确保行政复议权合法、公正行使的基本条件。

**4. 及时原则**　行政复议机关应当在法律规定的期限内，尽快完成复议案件的审查，并作相应的决定，这一原则是对卫生行政复议机关效率的要求。

**5. 书面复议原则**　我国《行政复议法》第22条明确规定，行政复议原则上采取书面审查的办法，但申请人提出要求或者行政复议机关负责法制工作的机构认为有必要时，可以向有关组织和人员调查情况，听取申请人、被申请人和第三人的意见。即一般情况下，行政复议机关在审理行政复议案件时，仅就案件的书面材料进行审理。

**6. 一级复议的原则**　行政复议实行一级复议制度，行政争议经行政复议机关一次审理并作出裁决之后，申请人即使不服，也不得再向有关行政机关再次申请复议，只能向法院提起行政诉讼。行政复议只是给行政机关一个自我纠正的机会，而现代法治的一个基本命题是司法最终解决原则，所以，如果申请人不服行政复议决定，只能向法院提起行政诉讼。

**7. 对具体行政行为的合法性和合理性进行审查的原则**　在行政复议中，复议机关应当对被复议的具体行政行为进行全面的审查，既包括对合法性的审查，也包括对具体行政行为合理性的审查。合法性审查侧重于对作出具体行政行为的行政机关是否依

法行政，有无超越行政职权、违反法定程序等方面的审查；合理性审查则侧重于对具体行政行为是否在法定的自由裁量权幅度内作出，有无滥用自由裁量权的情形等方面进行审查。

**8. 不适用调解的原则**　在行政复议过程中，对行政机关所作的具体行政行为是否合法和适当，行政复议机关只能作出肯定性或否定性的判断，而不能以调解的方式解决行政争议。

**9. 行政复议机关依法独立行使复议职权的原则**　行政机关应当依法行使行政复议职权，不受其他机关、社会团体和个人的非法干预。当然该原则并不排斥国家权力机关、审判机关、检察机关等对各级行政机关对复议活动进行依法监督。

**10. 便民原则**　行政复议机关在依法审理复议案件的过程中，要尽可能为当事人，尤其是申请人提供必要的便利，确保当事人参加行政复议的目的的实现。要为其尽量节省费用、时间和精力；要保证公民、法人或者其他组织充分行使复议权。

**（二）行政复议的受案范围**

**1. 可以提起卫生行政复议的事项**　有下列情形之一的，公民、法人或者其他组织可以依照《中华人民共和国行政复议法》申请行政复议。①对行政机关作出的警告、罚款、没收违法所得、没收非法财物、责令停产停业、暂扣或者吊销许可证、暂扣或者吊销执照、行政拘留等行政处罚决定不服的；②对行政机关作出的限制人身自由或者查封、扣押、冻结财产等行政强制措施决定不服的；③对行政机关作出的有关许可证、执照、资质证、资格证等证书变更、中止、撤销的决定不服的；④对行政机关作出的关于确认土地、矿藏、水流、森林、山岭、草原、荒地、滩涂、海域等自然资源的所有权或者使用权的决定不服的；⑤认为行政机关侵犯合法的经营自主权的；⑥认为行政机关变更或者废止农业承包合同，侵犯其合法权益的；⑦认为行政机关违法集资、征收财物、摊派费用或者违法要求履行其他义务的；⑧认为符合法定条件，申请行政机关颁发许可证、执照、资质证、资格证等证书，或者申请行政机关审批、登记有关事项，行政机关没有依法办理的；⑨申请行政机关履行保护人身权利、财产权利、受教育权利的法定职责，行政机关没有依法履行的；⑩申请行政机关依法发放抚恤金、社会保险金或者最低生活保障费，行政机关没有依法发放的；⑪认为行政机关的其他具体行政行为侵犯其合法权益的。**考点提示**：可提起行政复议的事项

**2. 附带申请复议的抽象行政行为**　公民、法人或者其他组织认为行政机关的具体行政行为所依据的下列规定不合法，在对具体行政行为申请复议时，可以一并向行政机关提出对该规定的审查申请。①国务院部门的规定；②县级以上地方各级人民政府及其工作部门的规定；③乡、镇人民政府的规定。上述所列规定不含部门规章和地方人民政府规章。须说明的是，对抽象行政行为不能单独提起行政复议，只能在对具体行政行为提起行政复议时一并提起。

**3. 不可申请复议的事项**　以下两种情况不得提起卫生行政复议。①内部行政行为。行政主体对其所属国家公务员作出的行政处分或其他人事处理决定，属内部行政行为，被处分或被处理人不服，只能依照有关法律和行政法规的规定提出申诉。②居间行为。行政主体对公民、法人或其他组织之间的民事纠纷作出的调解、仲裁行为，对双方当

事人的约束力取决于其自愿接受，如有不服，可以向法院提起诉讼或向仲裁机关申请仲裁，不能申请行政复议。

**（三）行政复议的管辖**

行政复议的管辖是指各行政复议机关对行政复议案件在受理上的具体分工。对县级以上地方各级人民政府工作部门的具体行政行为不服的，由申请人选择，可以向该部门的本级人民政府申请行政复议，也可以向上一级主管部门申请行政复议。

**（四）行政复议的程序**

行政复议的程序主要包括申请、受理、审理与决定几个环节。**考点提示**：行政复议的程序

**1. 申请** 行政复议程序以相对人申请为前提，申请人申请行政复议必须满足一定的条件。①申请人符合资格；②有明确的被申请人；③有具体的复议请求和事实根据；④属于复议范围和受理复议机关的管辖。⑤法律、法规规定的其他条件。

申请复议期限又称申请时效，是申请复议权的时间限制。超过申请时效，将丧失申请复议的权利。因此，申请人必须在申请时效内提起复议申请。行政复议的一般时效为60日。复议申请书一般采用书面形式，口头申请的，行政复议机关应当当场记录申请人的基本情况、复议请求、主要事实、理由和时间。

**2. 受理** 行政复议机关收到行政复议申请后，应当在5日内进行审查，对不符合规定的行政复议申请，决定不予受理，并书面告知申请人；对符合规定，但是不属于本机关受理的行政复议申请，应当告知申请人向有关行政复议机关提出。

**3. 审理** 行政复议原则上采取书面审查的办法，但是申请人提出要求或者行政复议机关负责法制工作的机构认为有必要时，可以向有关组织和人员调查情况，听取申请人、被申请人和第三人的意见。行政复议由被申请人承担举证责任，提供作出具体行政行为决定的事实依据和法律依据。

**4. 决定** 行政复议机关负责法制工作的机构应当对被申请人作出的具体行政行为进行审查，提出意见，经行政复议机关的负责人同意或者集体讨论通过后，按规定作出行政复议决定。行政复议决定有维持决定，履行决定，撤销、变更或者确认违法行为，赔偿决定四种。决定撤销或者确认该具体行政行为违法的，可以责令被申请人在一定期限内重新作出具体行政行为。**考点提示**：行政复议决定

行政复议机关应当自受理申请之日起60日内作出行政复议决定；但是法律规定的行政复议期限少于60日的除外。情况复杂，不能在规定期限内作出行政复议决定的，经行政复议机关的负责人批准，可以适当延长，并告知申请人和被申请人；但是延长期限最多不超过30日。

行政复议机关作出行政复议决定，应当制作行政复议决定书，并加盖印章，送达当事人。行政复议决定书一经送达，即发生法律效力。申请人如果不服行政复议，可依法提起行政诉讼。当事人在法律规定的期间内既不起诉，又不履行复议决定，超过法定复议期间的，复议决定即具强制执行的法律效力。

## 三、药品行政诉讼

行政诉讼是行政相对人通过司法机关救济权利的一种方式。是法院通过司法审判

工作，处理行政案件，解决行政纠纷的活动。具体是指公民、法人或者其他组织认为行政机关和法律法规授权的组织作出的具体行政行为侵犯其合法权益，依法定程序向人民法院起诉，人民法院在当事人及其他诉讼参与人的参加下，对具体行政行为的合法性进行审查并作出裁决的制度。《行政诉讼法》将抽象行政行为完全排除在行政诉讼的受案范围之外。

行政诉讼与行政复议都属于救济行为，都是基于行政争议的存在，用以解决行政争议的法律制度。

**（一）行政诉讼的原则**

行政诉讼除具备在民事诉讼、刑事诉讼中都适用的一般性原则，如合议的原则、回避的原则、两审终审的原则等外，其自身还具有一些特殊的适用原则。**考点提示：** 行政诉讼的原则

**1. 具体行政行为不停止执行的原则** 即在行政诉讼期间，原行政机关的具体行政行为不因为原告的起诉和人民法院的审理而停止执行的制度。行政机关的具体行政行为一经做出，便可推定其合法，对行政机关和相对人均有约束力，必须遵守执行。

**2. 对具体行政行为的合法性审查的原则** 这一原则包含三层含义。一是行政诉讼主要是具体行政行为。在行政诉讼中，人民法院只审查具体行政行为而不审查抽象行政行为。二是在行政诉讼中，人民法院只审查行政机关具体行政行为的合法性，而不审查具体行政行为的合理性。三是在通常情况下人民法院不得变更原行政决定。对合法的具体行政行为，法院应当予以维持；对违法的具体行政行为，法院应当予以撤销。只有行政处罚显失公正的，才能对具体行政行为进行变更。

**3. 被告承担举证责任的原则** 行政机关在作出具体行政行为时，应当做到事实清楚、证据确实充分、正确适用法律，并保障其行为是严格按照案件的事实和法律的规定而作出的，是符合法律规定的行为。因此，在诉讼中，被诉行政机关具有较强的举证能力。如果行政机关不能提供证据证明其做出具体行政行为的事实依据和法律根据，就要承担败诉的法律后果。

**4. 不适用调解和反诉的原则** 在行政诉讼中，人民法院审理行政案件不适用调解。调解是在第三方的主持下，双方当事人相互让步，就纠纷的解决重新达成一致意见。显然，双方当事人能够对纠纷进行调解的前提是当事人能够在不违背法律规定的前提下自由地处分自己的权利。但是，在行政领域，行政机关行使行政职权的行为，既是行政机关的权利，同时也是行政机关的义务。行政机关依法做出的具体行政行为是国家公权力在行政领域的具体实施。作为国家公权力的实施主体，行政机关无权随意处分法律授予的职权。因此，在行政诉讼中，人民法院应当在事实清楚、证据充分的基础上依法对具体行政行为的合法性作出认定，在审理程序和结案方式不能采用调解的方式。但对于行政赔偿，人民法院可以通过调解的方式加以解决。

同时，在行政诉讼中，行政机关也无权提出反诉。在诉讼程序启动之前，行政机关即已经依据事实及法律作出了具体行政行为，其行使行政职权的行为已经完成。因此，在行政诉讼进行过程中，行政机关不得再对行政相对人提出任何实体法上的要求。

**（二）行政诉讼的构成要件**

在我国，行政诉讼案件的构成应当具备以下五个要件：**考点提示**：*行政诉讼的构成要件*

**1. 原告** 是认为行政机关及法律、法规授权组织作出的具体行政行为侵犯其合法权益的公民、法人或者其他组织。行使行政职权的行政机关或者法律法规授权的组织不能充当原告。

**2. 被告** 是作出被原告认为侵犯其合法权益的具体行政行为的行政机关及法律、法规授权组织。

**3. 具体行政行为** 原告提起行政诉讼必须是针对法律、法规规定属于法院受案范围内的具体行政行为及属于受诉法院管辖的行政争议。

**4. 法定期限内** 原告必须在法定期限内起诉。

**5. 与行政复议的衔接符合法律法规规定** 法律、法规规定起诉前必须经过行政复议的，已进行了行政复议；自行选择行政复议的，复议机关已作出复议决定或者逾期未作出复议决定。

**（三）行政诉讼的程序**

行政诉讼的程序主要包括起诉、受理、审理与判决几个环节。**考点提示**：*行政诉讼的程序*

**1. 起诉与受理** 对属于人民法院受案范围的行政案件，公民、法人或者其他组织可以先向上一级行政机关或者法律、法规规定的行政机关申请复议，对复议不服的，再向人民法院提起诉讼；也可以直接向人民法院提起诉讼。**考点提示**：起诉方式

法律、法规规定应当先向行政机关申请复议，对复议不服再向人民法院提起诉讼的，则应依照法律、法规的规定先向行政机关申请复议。

申请人不服复议决定的，可以在收到复议决定书之日起 15 日内向人民法院提起诉讼。复议机关逾期不作决定的，申请人可以在复议期满之日起 15 日内向人民法院提起诉讼。法律另有规定的除外。公民、法人或者其他组织直接向人民法院提起诉讼的，应当在知道作出具体行政行为之日起 6 个月内提出。法律另有规定的除外。**考点提示**：*起诉期限*

**2. 审理与判决** 我国行政诉讼实行两审终审制，当事人不服一审人民法院裁判，可以上诉，二审裁判是终审裁判。

人民法院审理行政案件，除涉及国家秘密、个人隐私和法律另有规定的外，一般公开审理。人民法院经过审理，根据不同情况，分别作出维持判决、撤销判决、履行判决。具体行政行为证据确凿，适用法律、法规正确，符合法定程序的，应判决维持。主要证据不足的；适用法律、法规错误的；违反法定程序的；超越职权的；滥用职权的，有以上情形之一的，应判决撤销或者部分撤销，并可以判决被告重新作出具体行政行为。被告不履行或者拖延履行法定职责的，判决其在一定期限内履行。**考点提示**：*判决的结果*

## 知识拓展

### 表 3-3 行政复议与行政诉讼的不同点

| | 行政复议 | 行政诉讼 |
|---|---|---|
| 处理机关不同 | 行政机关 | 人民法院（司法机关） |
| 性质不同 | 属行政行为，对相对人是行政救济手段，受行政程序法即行政复议法调整 | 属司法活动，对相对人是诉讼救济手段，受诉讼法即行政诉讼法支配 |
| 受案范围不同 | 大于行政诉讼，受案范围包括人身权、财产权、受教育权、其他权利受侵犯的 | 属于行政诉讼范围的必属于行政复议范围。受案范围限于人身权、财产权受侵犯的 |
| 审查标准不同 | 审查具体行政行为的合法与适当 | 只审查具体行政行为的合法性 |
| 审理方式不同 | 是行政机关内部上级对下级，高层级行政权对低层级行政权的监督。对具体行政行为审查的同时，还可以审查具体行政行为依据的规章以下的规范性文件 | 是人民法院行使司法权对行政行为的司法审查。一般只审查具体行政行为的合法性，行政机关行使自由裁量权的合理性，则不属于审查范围 |
| 审理制度不同 | 一般实行书面复议制度。实行一级复议制 | 一般不实行书面审理制度，当事人双方必须到庭，相互答辩。实行两审终审制 |
| 处理权限不同 | 以变更原处理决定为常见，依法可作出维持、责令履行、撤销、变更、确认、赔偿损失等决定 | 只能对显失公平的行政处罚予以变更，依法作出维持、撤销、履行判决 |
| 处理依据不同 | 以法律、行政法规、地方性法规、规章以及上级行政机关制定和发布的具有普遍约束力的决定、命令为依据 | 只能以法律、行政法规、地方性法规为依据，以行政规章为参照 |
| 法律效力不同 | 一般没有最终法律效力，法律规定复议裁决为终局裁决的除外 | 具有最终的法律效力，诉讼的终审判决，当事人必须执行 |

# 项目小结

　　本项目以药学生在药学实践中面对的药品监督问题进行任务设定。通过该项目的学习，学生应明晰药品监督、药品行政执法的相关概念，掌握行政法的法律基本知识，努力训练法律思维，具备执法文书撰写、行政执法案件分析与判断、药品监督管理实务处理的能力。

# 目标检测

## 一、名词解释

1. 药品监督管理
2. 行政许可

3. 行政复议

4. 行政诉讼

## 二、A 型题（最佳选择题）

1. 国家食品药品监督管理总局的英文缩写为

    A. SDA            B. CFDA          C. SFDA

    D. FDA           E. CDA

2. 美国食品药品管理局（FDA）是对

    A. 食品、药品销售实行监督的政府机构

    B. 食品、药品生产、销售实行监督的联邦政府管理机构

    C. 食品、药品生产实行监督的联邦政府管理机构

    D. 食品生产、销售实行监督管理机构

    E. 药品的生产、销售实行监督的联邦政府管理机构

3. 日本厚生省的药事局负责

    A. 与药品有关的产品监督管理工作

    B. 食品、药品监督管理工作

    C. 药品监督管理工作

    D. 食品监督管理工作

    E. 与健康相关产品监督管理工作

4. 世界卫生组织（WHO）的宗旨是

    A. 使人民大众获得可能的最高水平的健康

    B. 使全民获得可能的最高水平的健康

    C. 使民众获得可能的最高水平的健康

    D. 使全世界人民获得可能的最好的健康

    E. 全世界人民获得可能的最高水平的健康

5. 药品监督管理部门对药品进行监督管理的环节有

    A. 研究、生产、经营、使用        B. 研究、生产、广告、价格

    C. 生产、经营、使用、价格        D. 研究、生产、经营、价格

    E. 生产、研究、使用、价格

6. 药品监督管理的目的是

    A. 保证药品质量，维护人民身体健康

    B. 保证药品质量，提高和维护全民族的身体素质

    C. 提高药品质量，保障人民用药安全

    D. 提高药品疗效，维护人民身体健康

    E. 保障药品质量，保障人体用药安全，维护人民身体健康和用药的合法权益

7. 国家食品药品监督管理总局的职能不包括

    A. 核发许可证、审查批准药品广告

    B. 拟定、修订药品管理法律法规、法定标准及有关药品目录

    C. 药品注册审批

    D. 制定执业药师资格认定制度，指导执业药师资格考试和注册工作

E. 利用监督管理手段，配合宏观调控部门贯彻实施国家医药产业政策

8. 药品监督管理的主要内容是

A. 药品管理和药事组织管理

B. 药事组织管理

C. 执业药师管理

D. 药品管理、药事组织管理和执业药师管理

E. 药品管理和执业药师管理

## 三、B型题（配伍选择题）

[9~11]

A. 工商行政管理部门　　　　　　B. 发展和改革宏观调控部门

C. 工业和信息化管理部门　　　　D. 商务主管部门

E. 药品监督管理部门

9. 负责药品价格监督管理工作的部门是

10. 负责拟定和实施生物医药产业规划的部门是

11. 负责研究制定药品流通行业发展规划的部门是

[12~13]

A. 简易程序　　　B. 一般程序　　　C. 听证程序

D. 复议程序　　　E. 处理程序

12. 行政机关作出较大数额罚款的行政处罚决定前，当事人有权要求进行的程序是

13. 行政机关对公民或法人当场作出的数额较小的罚款，适用的程序是

[14~15]

A. 行政复议　　　B. 行政诉讼　　　C. 行政许可

D. 行政处罚　　　E. 行政赔偿

14. 企业对药品监督管理部门作出的罚款决定不服，可以向上级药品监督管理部门提起

15. 企业对药品监督管理部门作出吊销药品经营许可证的决定不服，可以向人民法院提起

## 四、X型题（多项选择题）

16. 我国药品监督管理技术机构包括

A. 国家药典委员会　　　　　　　B. 各级药品检验机构

C. 药品审评中心和药品评价中心　　D. 药品认证管理中心

E. 执业药师资格认证中心

17. 我国药品监督管理行政机构分为

A. 国家食品药品监督管理总局

B. 省、自治区、直辖市食品药品监督管理局

C. 市食品药品监督管理局

D. 县食品药品监督管理局

E. 国家技术监督管理局

18. 国家药典委员会职责包括

A. 编制《中国药典》及其增补本

B. 组织制定和修订直接接触药品的包装材料和容器、药用辅料的药用要求与标准

C. 负责标定国家药品标准品和对照品

D. 负责国家药品标准及其相关内容的培训与技术咨询

E. 负责药品标准信息化建设，参与药品标准的国际交流与合作

五、思考题

1. 国家食品药品监督管理总局负责药品管理的职责有哪些？

2. 中国食品药品检定研究院的职责有哪些？

# 实训 3-1　行政执法模拟实训

## 【实训目的】

1. 了解药品监督管理行政执法的过程。

2. 能够查阅相关资料快速正确判断药品相关违法案件。

3. 了解行政处罚的程序。

## 【实训环境】

1. 多媒体教室。

2. 电脑、手机、网络。

## 【实训内容】

一、实训素材

### 案例一　武汉爱民制药有限公司违规生产药品

国家药监局紧急通知：规定生产注射用冻干粉针制剂的药厂必须在 2013 年 12 月 31 日前通过国家新版 GMP 验收认证才有资格生产及销售，如果继续生产将视为假药。武汉爱民制药有限公司不顾国家药监局法规，于 2014 年 4 月清明假期及 5 月劳动节假期违规生产"注射用七叶皂苷钠"药品，同时把生产日期改为 2013 年 12 月 31 日以前，来蒙蔽国家监管部门而销往全国各地。2014 年 5 月 2 日在其违规生产期间，国家药监局稽查人员对其进行了现场突击检查，发现其若干违法生产线索后交湖北省药监局处理。

### 案例二　无证经营药品案

某工商部门在日常执法时发现，辖区内袁某（个人）涉嫌无营业执照经营药品，该工商部门对袁某的药品进行了扣押。由于工商部门对扣押的药品质量不能鉴定，便请药品监督管理部门协助。药监部门在鉴定药品质量的时候，发现袁某经营药品未取得《药品经营许可证》。经进一步调查，袁某无证批发经营药品已长达 5 年之久。鉴于此种情况，药监部门向工商部门提出，此案应属于药监部门的查处范围。

二、实训步骤

1. 学生进行分组分工，每组 5 人左右。组长 1 人，负责组织小组讨论并代表小组发言；记录员 1 名负责记录小组的讨论情况。

2. 教师提出实训要求。

3. 学生小组分析讨论案例、找出案件所涉及的相关法律法规，制作行政检查笔录。

4. 小组代表发言，小组间可进行辩论。

三、讨论后完成以下实训任务

任务一：掌握行政执法的简易程序及一般程序

具体要求：列出对该案例作出行政处罚的程序。

任务二：查阅资料找出案件所涉及的相关法律法规

具体要求：

1. 小组分组分析案例，查阅资料找出案件所涉及的相关法律法规。

2. 制作处罚决定书。

附：处罚决定书示例

## 中华人民共和国药品监督行政执法文书

### 当场行政处罚决定书

（×）药当行罚

［2005］××号

被处罚单位（人）：×××药店　地址：××市××路××号

法定代表人（负责人）：×××　性别：男　年龄：××　职务：负责人

经查，你（单位）有下列主要违法事实：2005 年 11 月 2 日在日常检查中，发现××药店销售劣药（过期失效）3 种，共计 25 瓶（盒/支），价值 135.50 元（详见物品清单）。

上述事实已违反了 《中华人民共和国药品管理法》第四十九条第三款第三项 之规定，责令立即停止违法行为。依据《中华人民共和国药品管理法》第七十五条的规定，给予以下行政处罚：1. 没收上述劣药（详见清单）；2. 处以销售劣药货值金额 135.50 元的二倍的罚款即 271.00 元（大写：人民币贰佰柒拾壹元整）。

请在接到本处罚决定书之日起 15 日内到××××××××银行缴纳罚款。逾期每日按 3% 加处罚款。逾期不履行处罚决定，我局将申请人民法院强制执行。

如不服本处罚决定，可在接到本处罚决定之日起 60 日内依法向××省食品药品监督管理局申请行政复议或 3 个月内向 ×××人民 法院起诉。

当事人：　×××　执法人员签字：×××　×××　×××

（公章）

2005 年 11 月 2 日　　　　2005 年 11 月 2 日

注：本文书一式三联，第一联存档，第二联交被处罚单位，第三联必要时交给人民法院强制执行。

# 实训 3-2　我国药品监督管理行政机构、
# 技术机构互联网检索、查询

## 【实训目的】

1. 了解我国药品监督管理的机构设置。
2. 熟悉我国药品监督管理行政机构、技术机构的职能配置。
3. 学会查阅我国食品药品监督管理工作的动态信息。

## 【实训环境】

1. 《药事管理与法规》教材。
2. 电脑、手机、网络。

## 【实训内容】

需要登录的网站网址

国家食品药品监督管理总局 http：//www. sfda. gov. cn/WS01/CL0001/

一、查阅我国药品监督管理行政机构

登录国家食品药品监督管理总局网站，在站内首页栏目下拉菜单中点击机构职能。

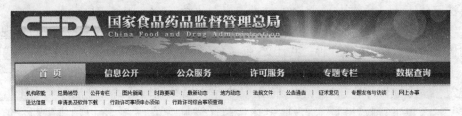

查看国家食品药品监督管理总局的机构设置，点击相应的机构在右侧会出现该机构相应的职能。要查阅省级药品监督机构，可在百度直接输入名称，进入官网查询。

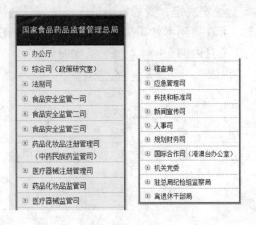

二、查阅我国药品监督管理技术机构

登陆国家食品药品监督管理总局 http：//www.sfda.gov.cn/WS01/CL0001/网站，在站内首页栏目下拉菜单中点击机构职能，点击相应的机构在右侧会出现该机构相应的职能。也可直接输入网址在官网进行查询。

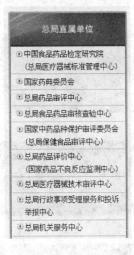

### 我国药品监督管理技术机构官网网址

| 机构名称 | 网址 |
| --- | --- |
| 中国食品药品检定研究院 | http：//www.nicpbp.org.cn/CL0001/ |
| 国家药典委员会 | http：//www.chp.org.cn/cms/home/ |
| 国家食品药品监督管理总局药品审评中心 | http：//www.cde.org.cn/ |
| 国家食品药品监督管理总局药品评价中心（国家药品不良反应监测中心） | http：//www.cdr.gov.cn/ |
| 国家食品药品监督管理总局食品药品审核查验中心 | http：//www.cfdi.org.cn/ |
| 国家食品药品监督管理总局执业药师资格认证中心 | http：//www.cqlp.org.cn/ |
| 国家中药品种保护审评委员会（国家食品药品监督管理总局保健食品审评中心） | http：//www.zybh.gov.cn/ |

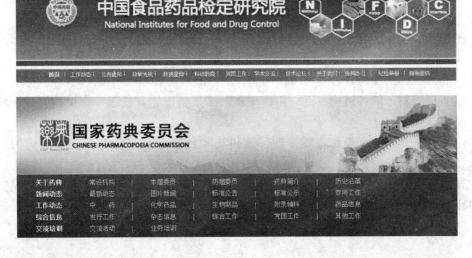

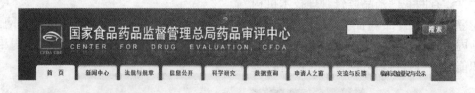

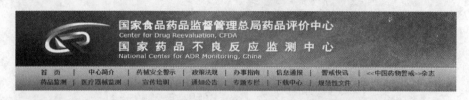

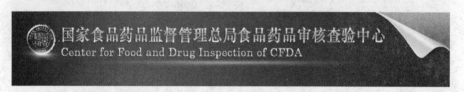

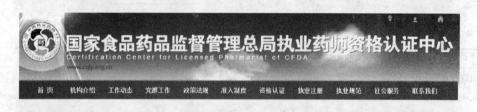

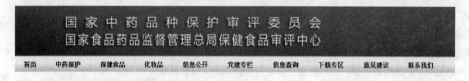

三、登陆网址后，完成以下实训任务

任务一：熟悉我国药品监督管理行政机构和我国药品监督管理技术机构的设置

具体要求：列出我国药品监督管理行政机构和我国药品监督管理技术机构的设置机构。

任务二：熟悉我国药品监督管理行政机构和我国药品监督管理技术机构的职能

具体要求：

1. 整理我国药品监督管理行政机构和我国药品监督管理技术机构的职能。

2. 查阅资料了解各机构在近一年内工作的开展情况，并任选一个机构完成 800 字的工作情况概述。

任务三：了解我国药品监督管理行政机构和我国药品监督管理技术机构的发展变革。

具体要求：查阅相关资料，梳理整理我国药品监督管理行政机构和我国药品监督管理技术机构的发展变革，并完成 500 字的概要。

# 实训 3-3　利用互联网画出国家至各自户籍地的药品监督组织机构图

## 【实训目的】

1. 了解我国药品监督管理的机构设置。
2. 熟悉各自户籍所在地的药品监督机构。
3. 学会查阅资料完成组织机构图。

## 【实训环境】

1. 《药事管理与法规》教材。
2. 电脑、手机、网络。

## 【实训内容】

一、查阅我国的药品监督管理机构

需要登录的网站网址

国家食品药品监督管理总局 http：//www. sfda. gov. cn/WS01/CL0001/

江苏徐州食品药品监督管理局 http：//syj. xz. gov. cn（为例）

徐州市泉山区食品药品监督管理局 http：//www. xzqs. gov. cn/Article/Show？ id = 40550（为例）

登录国家食品药品监督管理总局网站，在站内首页栏目下拉菜单中点击机构职能。查看国家食品药品监督管理总局的机构设置。

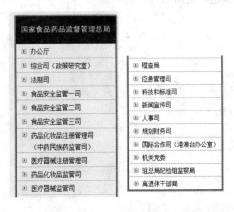
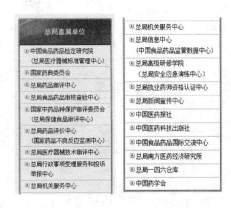

二、查阅户籍所在地的药品监督管理机构

在百度输入户籍所在地食品药品监督管理局的名称，打开官网，查阅县区级药品监督管理局的机构设置菜单栏，记录设置机构。

三、认识组织机构图

组织机构图是企业的流程运转、部门设置及职能规划等最基本的结构依据，常见的组织结构形式包括中央集权制、分权制、直线式以及矩阵式等。它形象地反映了组织内各机构、岗位上下左右相互之间的关系。组织结构图是组织结构的直观反映，也是对该组织功能的一种侧面诠释。"直线职能制"的组织结构是最常见的一种形式。例如美国 FDA 组织机构，见附图。

四、登陆网站完成下列任务

任务一：熟悉我国药品监督管理机构的设置

具体要求：采用"直线职能制"的组织结构图表示我国药品监督管理机构的设置

任务二：熟悉其户籍所在地的药品监督管理机构

具体要求：采用"直线型"的组织结构图表示其户籍所在地的药品监督管理机构的设置。

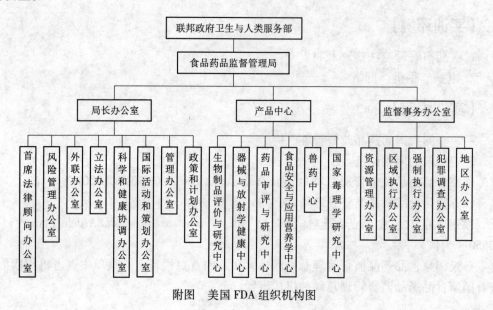

附图　美国 FDA 组织机构图

（王　娟　黄培池　张琳琳）

# 项目四 特殊管理药品的管理

## 任务一 特殊管理药品的管理必要性认知

**任务导入**

小王最近在网络上看到有青少年因服用镇痛药、止咳水而成瘾的报道，感到很不解。这些常用的药品为什么会引起成瘾？它们的危害大吗？在有需要时应怎样使用这些药品？

### 被止咳水"放倒"的青少年

2012 年 8 月 12 日，中央电视台《每周质量报告》报道了一位叫强仔的男孩，从 12 岁开始滥用止咳药水，每天少则七八瓶，多则 20 多瓶。

强仔滥用药物的历史长达 8 年。在滥用止咳水后，强仔脊柱明显滑脱，骨密度仅为正常人的 45%，他的骨骼影像清楚地显示出他有多处骨折。由于严重的钙流失，强仔的身高由最高时的 1.72 米萎缩到了 1.60 米。除此以外，强仔还并发肺功能代偿问题，患上了胃溃疡、肠功能紊乱、肝功能损害和肾结石。

很多人都知道，杜冷丁、盐酸布桂嗪、吗啡等临床上严格控制使用的麻醉、精神类药品可能会导致"药物上瘾"，对于普通老百姓来说，这些药物不仅很难买得到，也基本用不上。一般人也会觉得"药物上瘾"和自己没有什么关系。事实上，日常生活中常用的感冒、止痛、镇咳药含部分特殊药品的复方制剂是老百姓家中常备药品，如果不遵医嘱随意服用，也会让你在不知不觉中上瘾！

近年来，就有不少关于青少年喝止咳水上瘾的报道，更出现了不少拿小儿联邦止咳露、泰诺奇等复方磷酸可待因口服溶液等易成瘾药物当"毒品"销售的案例。为了控制成瘾性药物的滥用，国家食品药品监督管理总局将2013年"全国安全用药月"的主题定为"防止滥用成瘾性药物"。

问题：什么是特殊管理药品？为什么要实行特殊管理？

## 一、特殊管理的药品及其特点

特殊管理药品，是指《药品管理法》第35条规定的药品，即<u>"国家对麻醉药品、精神药品、医疗用毒性药品和放射性药品实行特殊管理"</u>。因此，麻醉药品、精神药品、医疗用毒性药品、放射性药品是法律规定的特殊药品，简称为"麻、精、毒、放"。**考点提示：**特殊管理药品的范围

对上述四类药品实行特殊管理，是由于这四类药品具有特殊的生理、药理作用，均具有两重性，合理使用是医疗必需品，解除患者病痛，使用不当或滥用会严重影响公众身心健康和生命安全，并引发诸如公共卫生、社会治安和经济等方面的社会问题。因此，必须对这四类药品的流向和用途等实施特殊管理。

另外，《药品管理法》第104条规定，"国家对预防性生物制品的流通实行特殊管理"。根据国务院的有关规定，对药品类易制毒化学品和兴奋剂也实行一定的特殊管理。因含特殊药品复方制剂（如含麻黄碱类复方制剂、含可待因复方口服溶液、复方地芬诺酯片、复方甘草片等）所含成份的特性使之具有不同于一般药品的管理风险，故对部分含特殊药品复方制剂的生产、流通、监督管理也作出了严格的规定。

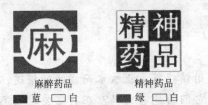  

| 麻醉药品 | 精神药品 | 毒性药品 | 放射药品 |
|---|---|---|---|
| ■ 蓝 □ 白 | ■ 绿 □ 白 | ■ 黑 □ 白 | ■ 红 ■ 黄 |

### （一）麻醉药品和精神药品的定义和特点

<u>麻醉药品是指具有依赖性潜力，不合理使用或者滥用可以产生身体依赖性和精神依赖性（即成瘾性）的药品、药用原植物或者物质，包括天然、半合成、合成的阿片类、可卡因、大麻类等。精神药品是指直接作用于中枢神经系统使之兴奋或者抑制，具有依赖性潜力，不合理使用或者滥用可以产生药物依赖性的药品或者物质，包括兴奋剂、致幻剂、镇静催眠剂等。</u>**考点提示：**麻醉药品、精神药品的定义

国务院2005年11月1日起实施的《麻醉药品和精神药品管理条例》（以下称《条例》）对麻醉药品和精神药品定义为：本条例所称麻醉药品和精神药品，是指列入麻醉药品目录、精神药品目录的药品和其他物质。

麻醉药品在临床医学上主要用于镇痛，对癌症等伴有剧烈疼痛的疾病的临床治疗具有不可替代的作用，常用品种有吗啡、杜冷丁、芬太尼等。精神药品主要用于镇静

催眠、兴奋等，是治疗癫痫、失眠、抑郁症等精神疾病的主要药物，在临床医学上应用广泛，常用品种有地西泮、司可巴比妥钠、盐酸哌甲酯等。与此同时，麻醉药品和精神药品又具有较强的药物依赖性，不合理使用或者滥用会成瘾，产生身体依赖或者精神依赖，流入非法渠道更会产生严重的社会问题。鉴于麻醉药品和精神药品的这种双重性质，联合国先后通过了《经修正的 1961 年麻醉品单一公约》和《1971 年精神药物公约》，要求各缔约国对麻醉药品和精神药品实行严格管制，并保证合理用药需求。**考点提示：** 重要的国际公约

我国于 1985 年加入了上述两个公约，并按照公约的要求，国务院分别于 1987 年和 1988 年制定了《麻醉药品管理办法》和《精神药品管理办法》，规定对麻醉药品和精神药品采取严格审批、定点控制等多项管制措施。这两个法规的实施，对保证医疗用药合理需求，防止其流入非法渠道，发挥了积极作用。但是，实践中也出现了一些新情况、新问题：一是麻醉药品和精神药品的生产、经营、储运、使用等环节都不同程度地存在管理不到位等情况，麻醉药品和精神药品流入非法渠道的情况时有发生。二是合理的用药需求难以得到保证。麻醉药品、精神药品流通环节多，且层层加价，致使许多应当用药的患者用不起麻醉药品、精神药品。因此，在总结两个办法实施经验的基础上，按照确保麻醉药品和精神药品"管得住，用得上"的总体思路，国务院制定了《麻醉药品和精神药品管理条例》，以更好地保证麻醉药品和精神药品的合法、安全、合理使用，防止其流入非法渠道。

## 知识拓展

### 麻醉药品、精神药品范围的界定

麻醉药品与麻醉药（剂）不同，麻醉药（剂）是指医疗上用于全身麻醉和局部麻醉的药品，如乙醚、三氯甲烷或普鲁卡因、丁卡因、利多卡因等，这些药品在药理上虽具有麻醉作用，但不会产生依赖性，不会产生瘾癖嗜好，所以不需要特殊管理，也就不属于麻醉药品。而可卡因则是个特例，它既是局部麻醉药，又由于其有依赖性也作为麻醉药品来管理。

有些抗精神病药如氯丙嗪、中枢兴奋药尼可刹米、洛贝林等虽也直接作用于中枢神经系统，使之兴奋或抑制，但因连续使用不产生依赖性，则不属于精神药品。

### （二）医疗用毒性药品和放射性药品的定义和特点

医疗用毒性药品，简称毒性药品。是指毒性剧烈、治疗剂量与中毒剂量相近，使用不当会致人中毒或死亡的药品。**考点提示：** 概念

毒性药品有三个显著特点：一是毒性剧烈；二是治疗剂量与中毒剂量相近，也就是说此类药物的治疗窗较窄，稍有不慎就会超过治疗剂量而引起中毒；三是使用不当后会造成严重的后果，如中毒或致人死亡。

放射性药品是指用于临床诊断或者治疗的放射性核素制剂或其标记药物。包括裂变制品、推照制品、加速器制品、放射性核素发生器及其配套药盒、放射免疫分析药盒等。放射性药品与其他药品不同之处在于其分子内或制剂内含有放射性物质，所放射出的射线具有较强的穿透力，当它通过人体时，可对人体组织发生电离作用。若使

用不当，对人体产生较大的危害。

基于以上原因，国家把医疗用毒性药品、放射性药品纳入特殊管理的药品。

## 二、我国麻醉药品和精神药品管理的基本制度和主要法规

《药品管理法》规定对麻醉药品和精神药品进出口实行准许证制度。

《麻醉药品和精神药品管理条例》规定的麻醉药品和精神药品管理基本制度有：①种植、生产实行总量控制、生产（种植）定点和计划管理。②开展实验研究活动（以医疗、科学研究或教学为目的的临床前药物研究）需经批准。③实行定点经营制度，并规定布局和销售渠道。④医疗机构使用麻醉药品和第一类精神药品实行购用印鉴管理。⑤专用处方。⑥运输或邮寄实行运输证明或邮寄证明管理。⑦动态管理、及时调整。对已经发生滥用且造成严重社会危害的麻醉药品和精神药品，要采取一定期限内中止生产、经营、使用或者限定其使用范围和用途等措施。对不再作为药品使用的，应当撤销其药品批准文号和药品标准。对上市销售但尚未列入管制的药品发生滥用，已经造成或者可能造成严重社会危害的，要及时将其列入管理或调整管制类别。⑧建立监控信息网络，对麻醉药品和精神药品生产、进货、销售、库存、使用数量和流向实行实时监控。**考点提示：** 管理要点

表 4-1　我国管制麻醉药品、精神药品和禁毒主要法规

| 名　称 | 机　构 | 时　间 |
|---|---|---|
| 《医疗用毒性药品管理办法》 | 国务院 | 1988.12 |
| 《放射性药品管理办法》 | 国务院 | 1989.1 |
| 《关于禁毒的决定》 | 全国人大常委会 | 1990.12 |
| 《中华人民共和国刑法》（修订）<br>第三章第一节"生产销售伪劣商品罪"<br>第六章第七节"走私、贩卖、运输、制造毒品罪" | 全国人大 | 1997.3 |
| 《麻醉药品和精神药品管理条例》 | 国务院 | 2005.8 |
| 《易制毒化学品管理条例》 | 国务院 | 2005.8 |

多年来，我国在治理毒品方面政府采取了"四禁并举，堵源截流，严格执法，标本兼治"的禁毒方针。四禁指禁吸、禁贩、禁种、禁制。

# 任务二　麻醉药品和精神药品管理

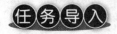

小陈在老家的亲戚因治疗癫痫，长期服用氯硝西泮，托他购买。小陈连跑了数家药店，都没有买到。经上网查询，小陈得知该药是精神药品，有人告诉他该药只能在医院买，药店不能卖。到底是不是这样，小陈怎样才能弄明白？

### 案例1 私售5盒"安眠药"被处罚

2014年9月，哈市食药监局稽查支队接到群众举报，称位于哈市香坊区通站街的益民堂药房内销售国家限制销售的第二类精神药品佐匹克隆（一种安眠药）。执法人员随即对该药房进行了检查。

通过调查，执法人员发现，该药房的确曾出售过佐匹克隆，但在该药房的《药品经营许可证》上并不具备二类精神药品的销售资格。药房负责人也承认从个人手中购入了5盒佐匹克隆并全部售出。对此，执法人员给予了依法没收其违法销售药品的违法所得，并处违法销售药品货值金额二倍以上五倍以下的罚款的行政处罚。

### 案例2 10余家药企因流失含可待因药品被曝光

2014年12月，国家食品药品监管总局联合公安部下发《关于严厉查处药品批发企业违法销售含可待因复方口服溶液案件的通知》，要求各地食品药品监管部门，查实因违法销售行为导致含可待因等特殊药品复方制剂流失的案件后，必须坚决依法吊销药品批发企业的《药品经营许可证》，绝不再给予继续从事药品经营的机会。

含可待因复方口服溶液属于必须严格凭处方购买的药品，因其含有少量麻醉药品可待因成份，非法大量使用容易成瘾，危害健康甚至危及生命。近年来由于不断从药品经营渠道暗中流失，导致在个别地方部分青少年当中含可待因复方口服溶液滥用情况发展较快，造成社会危害。对此，食品药品监管部门几年来相继采取了提高管理级别、控制生产规模、限制购销渠道、规定往来票据、实施电子监管等措施严格加强管理，不断加大监督检查力度。但仍有个别药品经营企业见利忘义，罔顾青少年健康安全和社会秩序，伪造或串通其他企业出具虚假的销售票据、记录和凭证以应付监管，暗中向不法分子成批销售，为其卖给滥用人群提供货源。

2014年7月以来，总局创新技术手段、加强数据分析，在当地食品药品监管部门配合下，对药品电子监管购销数据显示存在含可待因复方口服溶液去向不明问题的吉林亚泰万联药业有限公司等10家药品批发企业进行飞行检查，发现部分企业确实存在违法销售行为，分别导致数万乃至数十万瓶此类药品的流失。云南省、山东省、天津市等地食品药品监管部门突破阻力，迅速查实案情，已依法启动吊销涉案企业《药品经营许可证》处罚程序，坚决将严重违法企业清除出市场。

问题：麻醉药品和精神药品的销售有何规定？

## 一、麻醉药品和精神药品的品种范围

麻醉药品包括阿片类、可卡因类、大麻类、合成药类及国家食品药品监督管理总局指定的其他易成瘾癖的药品、药用原植物及其制剂。麻醉药品按其药理作用不同，临床上可以分为镇痛类和非镇痛类两类。镇痛类麻醉药品除了具有镇痛作用，用于急性剧痛和晚期癌症疼痛之外，在其他方面也有广泛用途，包括治疗心源性哮喘、镇咳、止泻、人工冬眠、麻醉前给药与复合麻醉以及戒毒等。非镇痛类麻醉药品现用于局部麻醉。

精神药品依其对人体的依赖性和危害人体健康的程度分为第一类精神药品和第二

类精神药品分别管理。第一类精神药品比第二类精神药品作用更强，更易产生依赖性。精神药品按药理作用不同，可分为镇静催眠类、中枢兴奋类、镇痛及复方制剂类、全身麻醉药等，各类在临床上的作用也不相同。**考点提示：**分类

《麻醉药品品种目录（2013 年版）》、《精神药品品种目录（2013 年版）》由国家食品药品监督管理总局、公安部、国家卫计委于 2013 年 11 月 11 日发布，自 2014 年 1 月 1 日起施行。

我国生产和使用的麻醉药品品种（27 种）：可卡因、罂粟浓缩物（包括罂粟果提取物、罂粟果提取物粉）、二氢埃托啡、地芬诺酯、芬太尼、氢可酮、氢吗啡酮、美沙酮、吗啡（包括吗啡阿托品注射液）、阿片（包括复方樟脑酊、阿桔片）、羟考酮、哌替啶、瑞芬太尼、舒芬太尼、蒂巴因、可待因、右丙氧芬、双氢可待因、乙基吗啡、福尔可定、布桂嗪、罂粟壳。**考点提示：**麻醉药品品种范围

我国生产和使用的一类精神药品品种（7 种）：哌醋甲酯、司可巴比妥、丁丙诺啡、γ-羟丁酸（GHB）、氯胺酮、马吲哚、三唑仑。**考点提示：**第一类精神药品品种

**知识链接**

### 魔鬼与天使的化身——第一类精神药品三唑仑

三唑仑又称海乐神、酣乐欣，为淡蓝色片剂，是常用的有效催眠药之一，也可用于焦虑及神经紧张等。它是一种强烈的精神药品，口服后可以迅速使人昏迷，故俗称迷药、蒙汗药、迷魂药。鉴于个别非法之徒将其用于实施犯罪，因此，国家食品药品监督管理局于 2005 年下发通知将三唑仑从第二类精神药品转为第一类精神药品进行严格管制。

我国生产和使用的二类精神药品品种（28 种）：异戊巴比妥、格鲁米特、喷他佐辛、戊巴比妥、阿普唑仑、巴比妥、氯硝西泮、地西泮、艾司唑仑、氟西泮、劳拉西泮、甲丙氨酯、咪达唑仑、硝西泮、奥沙西泮、匹莫林、苯巴比妥、唑吡坦、丁丙诺啡透皮贴剂、布托啡诺及其注射剂、咖啡因、安钠咖、地佐辛及其注射剂、麦角胺咖啡因片、氨酚氢可酮片、曲马多、扎来普隆、佐匹克隆。**考点提示：**第二类精神药品品种

国家对麻醉药品目录和精神药品目录实行动态管理，对上市销售但尚未列入目录的药品和其他物质或者第二类精神药品发生滥用，已经造成或者可能造成严重危害的，国务院药品监督管理部门会同国务院公安部门、国务院卫生部门及时将该药品和该物质列入目录或者将该第二类精神药品调整为第一类精神药品。

**知识链接**

### 关于将含可待因复方口服液体制剂列入第二类精神药品管理的公告
食品药品监管总局、公安部、国家卫生计生委公告（2015 年第 10 号）
2015 年 04 月 03 日　发布

根据《麻醉药品和精神药品管理条例》的有关规定，国家食品药品监管总局、公安部、国家卫生计生委决定将含可待因复方口服液体制剂（包括口服溶液剂、糖浆剂）列入第二类精神药品管理。本公告自 2015 年 5 月 1 日起实行。

目前，含可待因复方口服液体制剂品种主要有：复方磷酸可待因口服溶液、复方磷酸可待因溶液、愈酚伪麻待因口服溶液、复方磷酸可待因糖浆、可愈糖浆、复方可待因口服溶液、愈酚待因口服溶液、复方磷酸可待因溶液（Ⅱ）（进口品种）、复方磷酸可待因口服溶液（Ⅲ）（进口品种）等。

## 麻醉药品品种目录（2013 年版）
### （医用品种）

| 序号 | 目录中序号 | 中文名 | 英文名 | CAS 号 | 备注 |
|---|---|---|---|---|---|
| 1 | 25 | 可卡因* | Cocaine | 50－36－2 | |
| 2 | 27 | 罂粟浓缩物* | Concentrate of Poppy Straw | | 包括罂粟果提取物*，罂粟果提取物粉* |
| 3 | 33 | 二氢埃托啡* | Dihydroetorphine | 14357－76－7 | |
| 4 | 39 | 地芬诺酯* | Diphenoxylate | 915－30－0 | |
| 5 | 47 | 芬太尼* | Fentanyl | 437－38－7 | |
| 6 | 50 | 氢可酮* | Hydrocodone | 125－29－1 | |
| 7 | 52 | 氢吗啡酮* | Hydromorphone | 466－99－9 | |
| 8 | 61 | 美沙酮* | Methadone | 76－99－3 | |
| 9 | 70 | 吗啡* | Morphine | 57－27－2 | 包括吗啡阿托品注射液* |
| 10 | 81 | 阿片* | Opium | 8008－60－4 | 包括复方樟脑酊*、阿桔片* |
| 11 | 83 | 羟考酮* | Oxycodone | 76－42－5 | |
| 12 | 86 | 哌替啶* | Pethidine | 57－42－1 | |
| 13 | 103 | 瑞芬太尼* | Remifentanil | 132875－61－7 | |
| 14 | 104 | 舒芬太尼* | Sufentanil | 56030－54－7 | |
| 15 | 106 | 蒂巴因* | Thebaine | 115－37－7 | |
| 16 | 111 | 可待因* | Codeine | 76－57－3 | |
| 17 | 112 | 右丙氧芬* | Dextropropoxyphene | 469－62－5 | |
| 18 | 113 | 双氢可待因* | Dihydrocodeine | 125－28－0 | |
| 19 | 114 | 乙基吗啡* | Ethylmorphine | 76－58－4 | |
| 20 | 118 | 福尔可定* | Pholcodine | 509－67－1 | |
| 21 | 120 | 布桂嗪* | Bucinnazine | | |
| 22 | 121 | 罂粟壳* | Poppy Shell | | |

注：1. 上述品种包括其可能存在的盐和单方制剂（除非另有规定）。2. 上述品种包括其可能存在的异构体、酯及醚（除非另有规定）。3. 2007 年版目录中的阿法罗定取消*。

## 精神药品品种目录（2013年版）
### （医用品种）

#### 第一类

| 序号 | 目录中序号 | 中文名 | 英文名 | CAS号 | 备注 |
|---|---|---|---|---|---|
| 1 | 41 | 哌醋甲酯* | Methylphenidate | 113-45-1 | |
| 2 | 44 | 司可巴比妥* | Secobarbital | 76-73-3 | |
| 3 | 48 | 丁丙诺啡* | Buprenorphine | 52485-79-7 | |
| 4 | 57 | γ-羟丁酸* | Gamma-hydroxybutyrate | 591-81-1 | GHB |
| 5 | 58 | 氯胺酮* | Ketamine | 6740-88-1 | |
| 6 | 59 | 马吲哚* | Mazindol | 22232-71-9 | |
| 7 | 68 | 三唑仑* | Triazolam | 28911-01-5 | |

#### 第二类

| 序号 | 目录中序号 | 中文名 | 英文名 | CAS号 | 备注 |
|---|---|---|---|---|---|
| 1 | 1 | 异戊巴比妥* | Amobarbital | 57-43-2 | |
| 2 | 6 | 格鲁米特* | Glutethimide | 77-21-4 | |
| 3 | 7 | 喷他佐辛* | Pentazocine | 55643-30-6 | |
| 4 | 8 | 戊巴比妥* | Pentobarbital | 76-74-4 | |
| 5 | 9 | 阿普唑仑* | Alprazolam | 28981-97-7 | |
| 6 | 11 | 巴比妥* | Barbital | 57-44-3 | |
| 7 | 19 | 氯硝西泮* | Clonazepam | 1622-61-3 | |
| 8 | 24 | 地西泮* | Diazepam | 439-14-5 | |
| 9 | 25 | 艾司唑仑* | Estazolam | 29975-16-4 | |
| 10 | 33 | 氟西泮* | Flurazepam | 17617-23-1 | |
| 11 | 39 | 劳拉西泮* | Lorazepam | 846-49-1 | |
| 12 | 43 | 甲丙氨酯* | Meprobamate | 57-53-4 | |
| 13 | 47 | 咪达唑仑* | Midazolam | 59467-70-8 | |
| 14 | 49 | 硝西泮* | Nitrazepam | 146-22-5 | |
| 15 | 51 | 奥沙西泮* | Oxazepam | 604-75-1 | |
| 16 | 53 | 匹莫林* | Pemoline | 2152-34-3 | |
| 17 | 55 | 苯巴比妥* | Phenobarbital | 50-06-6 | |
| 18 | 65 | 唑吡坦* | Zolpidem | 82626-48-0 | |
| 19 | 67 | 丁丙诺啡透皮贴剂* | Buprenorphine Transdermal patch | | 新增 |
| 20 | 68 | 布托啡诺及其注射剂* | Butorphanol and its injection | 42408-82-2 | |
| 21 | 69 | 咖啡因* | Caffeine | 58-08-2 | |
| 22 | 70 | 安钠咖* | Caffeine Sodium Benzoate | | CNB |
| 23 | 72 | 地佐辛及其注射剂* | Dezocine and Its Injection | 53648-55-8 | |

| 序号 | 目录中序号 | 中文名 | 英文名 | CAS 号 | 备注 |
|---|---|---|---|---|---|
| 24 | 73 | 麦角胺咖啡因片* | Ergotamine and Caffeine Tablet | 379-79-3 | |
| 25 | 77 | 氨酚氢可酮片* | Paracetamol and Hydrocodone Bitartrate Tablet | | |
| 26 | 79 | 曲马多* | Tramadol | 27203-92-5 | |
| 27 | 80 | 扎来普隆* | Zaleplon | 151319-34-5 | |
| 28 | 81 | 佐匹克隆* | Zopiclone | 43200-80-2 | 新增 |

注：1. 上述品种包括其可能存在的盐和单方制剂（除非另有规定）。2. 上述品种包括其可能存在的异构体（除非另有规定）。3. 2007年版目录中的去甲伪麻黄碱、芬氟拉明、溴西泮、氯氮䓬、氯氟䓬乙酯、纳布啡及其注射剂、替马西泮取消*。

## 二、麻醉药品药用原植物种植、实验研究、生产管理

### （一）麻醉药品药用原植物种植

国家对麻醉药品药用原植物的种植实行总量控制。国务院药品监督管理部门和国务院农业主管部门根据麻醉药品年度生产计划，制定麻醉药品药用原植物年度种植计划。

麻醉药品药用原植物种植企业根据年度种植计划，种植麻醉药品药用原植物。其他未经批准的单位和个人不得种植麻醉药品药用原植物。**考点提示：**种植规定

**知识链接**

**非法种植毒品原植物的法律规定**

《治安管理处罚法》第七十一条　有下列行为之一的，处十日以上十五日以下拘留，可以并处三千元以下罚款；情节较轻的，处五日以下拘留或者五百元以下罚款：

（一）非法种植罂粟不满五百株或者其他少量毒品原植物的；

（二）非法买卖、运输、携带、持有少量未经灭活的罂粟等毒品原植物种子或者幼苗的；

（三）非法运输、买卖、储存、使用少量罂粟壳的。

有前款第一项行为，在成熟前自行铲除的，不予处罚。

《全国人民代表大会常务委员会关于禁毒的决定》（1990年12月28日）

六、非法种植罂粟、大麻等毒品原植物的，一律强制铲除。有下列情形之一的，处五年以下有期徒刑、拘役或者管制，并处罚金：

（一）种植罂粟五百株以上不满三千株或者其他毒品原植物数量大的；

（二）经公安机关处理后又种植的；

（三）抗拒铲除的。

非法种植罂粟三千株以上或者其他毒品原植物数量大的，处五年以上有期徒刑，并处罚金或者没收财产。

非法种植罂粟不满五百株或者其他毒品原植物数量较小的，由公安机关处十五日以下拘留，可以并处三千元以下罚款。

非法种植罂粟或者其他毒品原植物，在收获前自动铲除的，可以免除处罚。

**（二）麻醉药品和精神药品的实验研究**

开展麻醉药品和精神药品实验研究活动应以医疗、科学研究或者教学为目的；有保证实验所需麻醉药品和精神药品安全的措施和管理制度；单位及其工作人员 2 年内没有违反有关禁毒的法律、行政法规规定的行为。并经国务院药品监督管理部门批准取得《麻醉药品和精神药品实验研究立项批件》后方可开展研究。《麻醉药品和精神药品实验研究立项批件》不得转让。麻醉药品和精神药品研究成果需要转让的，应当经国务院药品监督管理部门批准。麻醉药品和第一类精神药品的临床试验，不得以健康人为受试对象。

**（三）麻醉药品和精神药品的生产**

国家对麻醉药品和精神药品的生产实行总量控制。国务院药品监督管理部门根据麻醉药品和精神药品的需求总量制定年度生产计划。

国家对麻醉药品和精神药品实行定点生产制度。定点生产企业必须严格按照麻醉药品和精神药品年度生产计划安排生产，并依照规定向所在地省级药品监督管理部门报告生产情况。发生重大突发事件，定点生产企业无法正常生产或者不能保证供应麻醉药品和精神药品时，国务院药品监督管理部门可以决定其他药品生产企业生产麻醉药品和精神药品。**考点提示**：生产管理要点

麻醉药品、第一类精神药品生产以及第二类精神药品原料药生产的企业，经所在地省级药品监督管理部门初步审查后，由国家药品监督管理部门批准；第二类精神药品制剂生产的企业，应经所在地省级药品监督管理部门批准。**考点提示**：定点企业的审批

麻醉药品和精神药品的定点生产企业应当具备以下条件：①有药品生产许可证；②有麻醉药品和精神药品实验研究批准文件；③有符合规定的麻醉药品和精神药品生产设施、储存条件和相应的安全管理设施；④有通过网络实施企业安全生产管理和向药品监督管理部门报告生产信息的能力；⑤有保证麻醉药品和精神药品安全生产的管理制度；⑥有与麻醉药品和精神药品安全生产要求相适应的管理水平和经营规模；⑦麻醉药品和精神药品生产管理、质量管理部门的人员应当熟悉麻醉药品和精神药品管理以及有关禁毒的法律、行政法规；⑧没有生产、销售假药、劣药或者违反有关禁毒的法律、行政法规规定的行为；⑨符合国务院药品监督管理部门公布的麻醉药品和精神药品定点生产企业数量和布局的要求。**考点提示**：条件

## 三、麻醉药品和精神药品的经营管理

### （一）定点管理

国家对麻醉药品和精神药品实行定点经营制度。

**1. 定点审批　考点提示**：定点经营企业的四种类型及审批

（1）**全国性批发企业**　跨省、自治区、直辖市从事麻醉药品和第一类精神药品批发业务的企业（以下称全国性批发企业），应当经国务院药品监督管理部门批准。

（2）**区域性批发企业**　在本省、自治区、直辖市行政区域内从事麻醉药品和第一类精神药品批发业务的企业（以下称区域性批发企业），应当经所在地省、自治区、直辖市人民政府药品监督管理部门批准。

（3）**专门从事二类精神药品批发企业**　专门从事第二类精神药品批发业务的企业，应当经所在地省、自治区、直辖市人民政府药品监督管理部门批准。

全国性批发企业和区域性批发企业在向所在地省、自治区、直辖市药品监督管理部门申请变更《药品经营许可证》经营范围后，可以从事第二类精神药品批发业务。

（4）**申请成为第二类精神药品零售企业**　经所在地设区的市级药品监督管理机构批准，实行统一进货、统一配送、统一管理的药品零售连锁企业可以从事第二类精神药品零售业务。除经批准的药品零售连锁企业外，其他药品经营企业不得从事第二类精神药品零售活动。

**2. 麻醉药品和精神药品定点批发企业应具备的条件**　麻醉药品和精神药品定点批发企业除应当具备药品管理法第十五条规定的药品经营企业的开办条件外，还应当具备下列条件：①有符合本条例规定的麻醉药品和精神药品储存条件；②有通过网络实施企业安全管理和向药品监督管理部门报告经营信息的能力；③单位及其工作人员2年内没有违反有关禁毒的法律、行政法规规定的行为；④符合国务院药品监督管理部门公布的定点批发企业布局。**考点提示：**条件

麻醉药品和第一类精神药品的定点批发企业，还应当具有保证供应责任区域内医疗机构所需麻醉药品和第一类精神药品的能力，并具有保证麻醉药品和第一类精神药品安全经营的管理制度。

《麻醉药品和精神药品经营管理办法（试行）》还规定：全国性批发企业应当具备经营90%以上品种规格的麻醉药品和第一类精神药品的能力，并保证储备4个月销售量的麻醉药品和第一类精神药品；区域性批发企业应当具备经营60%以上品种规格的麻醉药品和第一类精神药品的能力，并保证储备2个月销售量的麻醉药品和第一类精神药品。

**3. 定点审批程序**

（1）**申请成为全国性批发企业**　向所在地省、自治区、直辖市药品监督管理部门提出申请，填报《申报麻醉药品和精神药品定点经营申请表》，报送相应资料。省、自治区、直辖市药品监督管理部门应当在5日内对资料进行审查，决定是否受理。受理的，5日内将审查意见连同企业申报资料报国家食品药品监督管理部门。国家食品药品监督管理部门应当在35日内进行审查和现场检查，做出是否批准的决定。批准的，下达批准文件。企业所在地省、自治区、直辖市药品监督管理部门根据批准文件在该企业《药品经营许可证》经营范围中予以注明。药品监督管理部门做出不予受理或不予批准决定的，应当书面说明理由。

**知识链接**

**全国性麻醉药品和第一类精神药品定点批发企业名单**

国家食品药品监督管理局经对国药集团药业股份有限公司、上海市医药股份有限公司和重庆医药股份有限公司3家企业进行现场检查（复查）后，于2007年1月审核批准上述3家企业为全国性麻醉药品和第一类精神药品定点批发企业（以下称全国性批发企业）。同时批准国药集团药业股份有限公司在部分地区设立的10个药品储存点。该药品储存点只承担麻醉药品和第一类精神药品全国性批发的物流配送，不得从事经营活动。规定暂不划分3家

全国性批发企业的供药责任区域，在未确定供药责任区之前，全国供药责任主要由国药集团药业股份有限公司负责。

国药集团药业股份有限公司在部分地区设立的药品储存点名单及仓库所属企业名称：南京储存点（江苏省医药公司）、济南储存点（山东天地医药有限公司）、杭州储存点（华东医药股份有限公司）、合肥储存点〔安徽省医药（集团）股份有限公司〕、武汉储存点（湖北医药集团有限公司武汉药品分公司）、长沙储存点（湖南双鹤医药有限公司）、广州储存点（国药控股广州有限公司）、南宁储存点（国药控股南宁有限公司）、成都储存点（四川省医药有限公司）、昆明储存点（云南省医药有限公司）。

（2）申请成为区域性批发企业　向所在地设区的市级药品监督管理机构提出申请，填报《申报麻醉药品和精神药品定点经营申请表》，报送相应资料。设区的市级药品监督管理机构应在 5 日内对资料进行审查，决定是否受理。受理的，5 日内将审查意见连同企业申报资料报省、自治区、直辖市药品监督管理部门。省、自治区、直辖市药品监督管理部门应当在 35 日内进行审查和现场检查，做出是否批准的决定。批准的，下达批准文件（有效期应当与《药品经营许可证》一致），并在《药品经营许可证》经营范围中予以注明。药品监督管理部门做出不予受理或不予批准决定的，应当书面说明理由。

（3）申请成为专门从事第二类精神药品批发企业　向所在地设区的市级药品监督管理机构提出申请，填报《申报麻醉药品和精神药品定点经营申请表》，报送相应资料。药品监督管理部门应当按照区域性批发企业的程序、时限办理。

（4）申请零售第二类精神药品的药品零售连锁企业　向所在地设区的市级药品监督管理机构提出申请，填报《申报麻醉药品和精神药品定点经营申请表》，报送相应资料。设区的市级药品监督管理机构应当在 20 日内进行审查，做出是否批准的决定。批准的，发证部门应当在企业和相应门店的《药品经营许可证》经营范围中予以注明。不予批准的，应当书面说明理由。图 4-1。

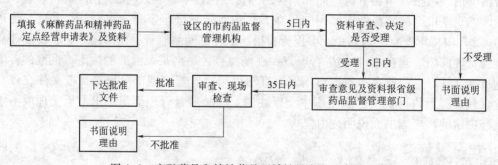

图 4-1　麻醉药品和精神药品区域性批发企业审批程序

### 知识链接

#### 麻醉药品和第一类精神药品区域性批发企业布局

2012 年 12 月，国家食品药品监督管理局发布《关于调整麻醉药品和第一类精神药品区域性批发企业布局的通知》。通知要求，各省级食品药品监管部门按照本通知规定的布局对本行政区域内的区域性批发企业重新实施定点，对不符合布局规定和要求的予以调整。该项工作于 2013 年 6 月 30 日前完成。具体要求如下。

以设区的市级行政区域为单位，近 3 年麻醉药品和第一类精神药品年均消费额（以医疗机构购进金额计）在 1000 万元（含）以上且常住人口在 500 万（含）以上的，可设立不超过 3 家区域性批发企业；年均消费额在 500 万元（含）以上 1000 万元以下，或年均消费额在 1000 万元以上但常住人口不足 500 万的，可设立不超过 2 家；其他设区的市如需设立的，应不超过 1 家，对交通便利、本省（区、市）行政区域内其他区域性批发企业能够安全配送并保证供应的，可不设立区域性批发企业。

北京、天津和上海市可设立不超过 3 家区域性批发企业；重庆市不超过 16 家，其中市区不超过 2 家。对因配送半径长或交通不便等特殊原因，确实难以保障医疗机构用药需求的地区，省级食品药品监管部门可根据实际情况适度增设区域性批发企业。

### （二）定点生产企业的药品销售渠道

麻醉药品药用原植物种植企业生产的麻醉药品原料（阿片）按照计划销售给国家设立的麻醉药品储存单位。国家设立的麻醉药品储存单位只能将麻醉药品原料药按照计划销售给麻醉药品生产企业以及经批准购用的其他单位。

定点生产企业生产的麻醉药品和第一类精神药品原料药只能按照计划销售给制剂生产企业和经批准购用的其他单位，定点生产企业生产的麻醉药品和第一类精神药品制剂只能销售给定点全国性批发企业、区域性批发企业以及经批准购用的其他单位。定点区域性批发企业从定点生产企业购进麻醉药品和第一类精神药品制剂，须经所在地省级药品监督管理部门批准。

定点生产企业只能将第二类精神药品原料药销售给定点全国性批发企业、区域性批发企业、专门从事第二类精神药品批发业务的企业，第二类精神药品制剂生产企业以及经备案的其他需用第二类精神药品原料药的企业，应当按照备案的需用计划销售。

定点生产企业只能将第二类精神药品制剂销售给全国性批发企业、专门从事第二类精神药品批发业务的企业、第二类精神药品零售连锁企业、医疗机构或者经批准的其他单位。麻醉药品和精神药品定点生产企业的销售渠道规定见图 4-2。**考点提示：渠道**

麻醉药品和精神药品定点生产企业需要建立销售档案。

### （三）麻醉药品和第一类精神药品的购销渠道

麻醉药品和第一类精神药品不得零售。药品经营企业不得经营麻醉药品原料药和第一类精神药品原料药。但是，供医疗、科学研究、教学使用的小包装的上述药品可以由国务院药品监督管理部门规定的药品批发企业经营。

**1. 全国性批发企业的购销渠道** 全国性批发企业应当在每年 10 月底前将本年度预计完成的麻醉药品和第一类精神药品购进、销售、库存情况报国家食品药品监督管理部门。全国性批发企业应当从定点生产企业购进麻醉药品和第一类精神药品。**考点提示：全国性批发企业的购进渠道**

全国性批发企业在确保责任区内区域性批发企业供药的基础上，可以在全国范围内向其他区域性批发企业销售麻醉药品和第一类精神药品。全国性批发企业向医疗机

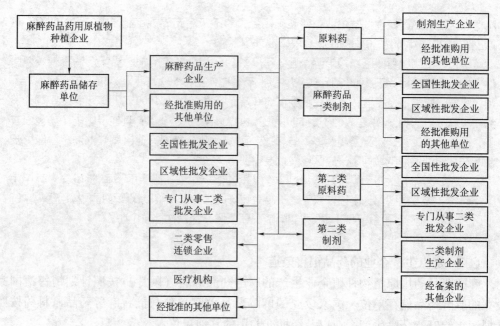

图 4-2　麻醉药品和精神药品定点生产企业的销售渠道

构销售麻醉药品和第一类精神药品，应当向医疗机构所在地省、自治区、直辖市药品监督管理部门提出申请，药品监督管理部门应当在统筹、确定全国性批发企业与区域性批发企业在本行政区域内的供药责任区后，做出是否批准的决定。**考点提示：** 销售渠道

**2. 区域性批发企业的购销渠道** 区域性批发企业可以从全国性批发企业购进麻醉药品和第一类精神药品。

为减少迂回运输，区域性批发企业需要从定点生产企业购进麻醉药品和第一类精神药品的，应当向所在地省、自治区、直辖市药品监督管理部门提出申请，并报送以下资料：①与定点生产企业签订的意向合同；②从定点生产企业购进麻醉药品和第一类精神药品的品种和理由；③运输方式、运输安全管理措施。药品监督管理部门受理后，应当在 30 日内做出是否批准的决定。予以批准的，应当发给批准文件，注明有效期限（有效期不超过 5 年），并将有关情况报国家食品药品监督管理部门；不予批准的，应当书面说明理由。**考点提示：** 区域性批发企业的购进渠道

区域性批发企业应当在每年 10 月底前将本年度预计完成的直接从生产企业采购的麻醉药品和第一类精神药品购进、销售、库存情况报国家食品药品监督管理部门。

区域性批发企业直接从定点生产企业购进麻醉药品和第一类精神药品，在运输过程中连续 12 个月内发生过两次丢失、被盗情况的，所在地省、自治区、直辖市药品监督管理部门应当取消其直接从定点生产企业购进麻醉药品和第一类精神药品资格，并在 3 年内不再受理其此项申请。

区域性批发企业在确保责任区内医疗机构供药的基础上，可以在本省行政区域内向其他医疗机构销售麻醉药品和第一类精神药品。**考点提示：** 区域性企业的销售渠道

因医疗急需、运输困难等特殊情况，区域性批发企业之间可以调剂麻醉药品和第

一类精神药品，但仅限具体事件所涉及的品种和数量。企业应当在调剂后 2 日内将调剂情况分别报所在地设区的市级药品监督管理机构和省、自治区、直辖市药品监督管理部门备案。**考点提示**：区域性企业之间的麻醉药品调剂

由于特殊地理位置原因，区域性批发企业需要就近向其他省级行政区内取得麻醉药品和第一类精神药品使用资格的医疗机构销售麻醉药品和第一类精神药品的，应当向所在地省、自治区、直辖市药品监督管理部门提出申请，受理申请的药品监督管理部门认为可行的，应当与医疗机构所在地省、自治区、直辖市药品监督管理部门协调，提出明确的相应区域性批发企业供药责任调整意见，报国家食品药品监督管理部门批准后，方可开展相应经营活动。**考点提示**：区域性企业就近向外省医疗机构销售麻醉药品。图 4-3。

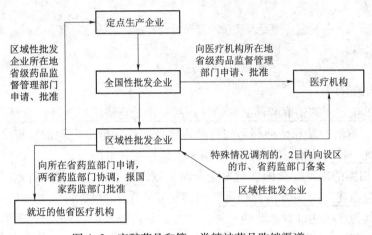

图 4-3 麻醉药品和第一类精神药品购销渠道

### （四）第二类精神药品的购销渠道

从事第二类精神药品批发业务的企业可以从第二类精神药品定点生产企业、全国性批发企业、区域性批发企业、其他专门从事第二类精神药品批发业务的企业购进第二类精神药品。**考点提示**：二类精神药品批发企业的购进

从事第二类精神药品批发业务的企业可以将第二类精神药品销售给定点生产企业、全国性批发企业、区域性批发企业、其他专门从事第二类精神药品批发业务的企业、医疗机构和从事第二类精神药品零售的药品零售连锁企业。**考点提示**：二类批发销售

药品零售连锁企业总部的《药品经营许可证》经营范围中有第二类精神药品项目的，可以购进第二类精神药品；其所属门店《药品经营许可证》经营范围有第二类精神药品项目的，可以零售第二类精神药品。药品零售连锁企业对其所属的经营第二类精神药品的门店，应当严格执行统一进货、统一配送和统一管理。药品零售连锁企业门店所零售的第二类精神药品，应当由本企业直接配送，不得委托配送。**考点提示**：二类零售连锁企业总部购进、门店零售的规定

第二类精神药品零售企业应当凭执业医师出具的处方，按规定剂量销售第二类精神药品，并将处方保存 2 年备查；禁止超剂量或者无处方销售第二类精神药品；不得向未成年人销售第二类精神药品。在难以确定购药者是否为未成年人的情况下，可查

验购药者身份证明。**考点提示**：二类精神药品的销售规定

---

**知识拓展**

**含特殊药品复方制剂的品种范围及零售规定**

1. 口服固体制剂每剂量单位：含可待因≤15mg 的复方制剂；含双氢可待因≤10mg 的复方制剂；含羟考酮≤5mg 的复方制剂；含右丙氧酚≤50mg 的复方制剂。2. 含磷酸可待因口服液体制剂。3. 含地芬诺酯（苯乙哌啶）复方制剂。4. 复方甘草片。5. 含麻黄碱类复方制剂。

含可待因复方口服溶液、复方甘草片、复方地芬诺酯片列入必须凭处方销售处方药管理，严格凭医师开具的处方销售。非处方药一次销售不得超过 5 个最小包装。（含麻黄碱制剂除外）

上述药品应一并设置专柜专人管理、专册登记，登记内容包括药品名称、规格、销售数量、生产企业、生产批号。

---

**（五）购销管理**

企业、单位之间购销麻醉药品和精神药品一律禁止使用现金进行交易。

**1. 价格**　麻醉药品和精神药品实行政府定价，在制定出厂和批发价格的基础上逐步实行全国统一零售价格。具体办法由国务院价格主管部门制定。

**2. 建立档案的规定**　全国性批发企业向区域性批发企业销售麻醉药品和第一类精神药品时，应当建立购买方销售档案，内容包括：①省、自治区、直辖市药品监督管理部门批准其为区域性批发企业的文件；②加盖单位公章的《药品经营许可证》、《企业法人营业执照》、《药品经营质量管理规范认证证书》复印件；③企业法定代表人、主管麻醉药品和第一类精神药品负责人、采购人员及其联系方式；④采购人员身份证明及法人委托书。**考点提示**：建立购买方档案规定

全国性批发企业、区域性批发企业向医疗机构销售麻醉药品和第一类精神药品时，应当建立相应医疗机构的供药档案，内容包括《麻醉药品和第一类精神药品购用印鉴卡》、"麻醉药品和第一类精神药品采购明细"等。

医疗机构向全国性批发企业、区域性批发企业采购麻醉药品和第一类精神药品时，应当持《麻醉药品和第一类精神药品购用印鉴卡》，填写"麻醉药品和第一类精神药品采购明细"，办理购买手续。销售人员应当仔细核实内容以及有关印鉴，无误后方可办理销售手续。

全国性批发企业、区域性批发企业应当确定相对固定人员和运输方式，在办理完相关手续后，将药品送至医疗机构。在医疗机构现场检查验收。

**3. 核实资质及身份的规定**　全国性批发企业、区域性批发企业向其他企业、单位销售麻醉药品和第一类精神药品时，全国性批发企业、区域性批发企业和专门从事第二类精神药品批发业务的企业在向其他企业、单位销售第二类精神药品时，应当核实企业或单位资质文件、采购人员身份证明，无误后方可销售。**考点提示**：向其他单位销售麻醉药品、精神药品时应核实资质、身份

**4. 安全经营的要求**　全国性批发企业、区域性批发企业、专门从事第二类精神药

品批发业务的企业和经批准从事第二类精神药品零售业务的零售连锁企业对配备的麻醉药品、精神药品管理人员和直接业务人员，应当相对稳定，并每年接受不少于10学时的麻醉药品和精神药品管理业务培训。应当建立对本单位安全经营的评价机制。定期对安全制度的执行情况进行考核，保证制度的执行，并根据有关管理要求和企业经营实际，及时进行修改、补充和完善；定期对安全设施、设备进行检查、保养和维护，并记录。

**5. 购销存情况报告的规定**　全国性批发企业、区域性批发企业、专门从事第二类精神药品批发业务的企业和经批准从事第二类精神药品零售业务的零售连锁企业应当按照要求建立向药品监督管理部门或其指定机构报送麻醉药品和精神药品经营信息的网络终端，及时将有关购进、销售、库存情况通过网络上报。

**6. 过期、损坏药品销毁的规定**　企业对过期、损坏的麻醉药品和精神药品应当登记造册，及时向所在地县级以上药品监督管理部门申请销毁。药品监督管理部门应当自接到申请起5日内到现场监督销毁。

---

**知识拓展**

### 含麻黄碱类复方制剂五项管理规定

**1. 建立采购台账**　含麻黄碱类复方制剂采购应按批次、数量、购进日期等建立单独台账。库存、采购台账要逐批记录，逐月成册。

**2. 建立批发档案**　批发企业严格审核客户资质，加强票据管理，落实出库复核以及流向追踪管理，严禁使用现金进行含麻黄碱类复方制剂交易。对一次销售含麻黄碱类复方制剂50件以上的，应及时报告市食品药品监督管理局。

**3. 建立零售台账**　零售企业应安排专人负责专册登记零售台账相关信息，验识购买人的身份证与本人相符性，并登记。登记的内容包括：购买人姓名、身份证件号码以及所售药品名称、规格、销售数量、生产企业、生产批号、销售日期、营业员姓名等。发现超过正常医疗需求，大量、多次购买含麻黄碱类复方制剂的，应当立即向食品药品监管部门和公安机关报告。

**4. 设置销售专柜**　零售企业应当设置专柜销售含麻黄碱类复方制剂，并由专人负责管理，严禁开架销售含麻黄碱类复方制剂，并在经营场所醒目位置张贴本店销售的含麻黄碱类复方制剂目录。

**5. 严格凭身份证销售含麻黄碱类复方制剂**　零售企业销售含麻黄碱类复方制剂时，应当查验购买者身份证件，并登记其姓名和身份证件号码。零售企业要对购买人身份证号等信息保密，不得作为他用。单位剂量麻黄碱类药物含量大于30mg（不含30mg）的复方制剂，列入必须凭处方销售的处方药管理，药品零售企业必须凭执业医师开具的处方销售上述药品。除处方药按处方剂量销售外，一次销售不得超过2个最小包装。

---

## 四、麻醉药品和精神药品的使用管理

### （一）药品生产企业需用麻醉药品和精神药品的规定

药品生产企业需要以麻醉药品和第一类精神药品为原料生产普通药品的，向所在地省级药品监督管理部门报送年度需求计划，由省级药品监督管理部门汇总报国家食品药品监督管理部门批准后，向定点生产企业购买。

药品生产企业需要以第二类精神药品为原料生产普通药品的，应当将年度需求计划报所在地省级药品监督管理部门，并向定点批发企业或者定点生产企业购买。**考点提示**：以麻醉药品、精神药品为原料生产普通药品的批准或报备规定

**（二）科学研究、教学单位、非药品生产企业需用麻醉药品和精神药品的规定**

科学研究、教学单位需要使用麻醉药品和精神药品开展实验、教学活动的，应当经所在地省级人民政府药品监督管理部门批准，向定点批发企业或者生产企业购买，需要使用麻醉药品和精神药品对照品、标准品的，应当经所在地省级人民政府药品监督管理部门批准，向国务院药品监督管理部门批准的单位购买。

食品、食品添加剂、化妆品、油漆等非药品生产企业需要使用咖啡因作为原料的，应当经所在地省级人民政府药品监督管理部门批准，向定点批发企业或者生产企业购买。**考点提示**：咖啡因购用批准

**（三）医疗机构使用麻醉药品和精神药品的规定**

**1. 麻醉药品和第一类精神药品购用印鉴卡（以下称印鉴卡）** 医疗机构需要使用麻醉药品和第一类精神药品，须经所在地设区的市级卫生主管部门批准后，取得《麻醉药品、第一类精神药品购用印鉴卡》。医疗机构凭《印鉴卡》向本省级行政区域内的定点批发企业购买麻醉药品和第一类精神药品。**考点提示**：印鉴卡的批准和使用

市级人民政府卫生主管部门发给医疗机构印鉴卡时，应当将取得印鉴卡的医疗机构情况抄送所在地市级药品监督管理部门，并报送省级人民政府卫生主管部门备案，省级人民政府卫生主管部门应当将取得印鉴卡的医疗机构名单向本区域的定点批发企业通报。

《印鉴卡》的有效期为3年。《印鉴卡》有效期满前3个月，医疗机构需重新向市级卫生行政主管部门提出申请。**考点提示**：印鉴卡的有效期

医疗机构取得印鉴卡应当具备下列条件：①有专职的麻醉药品和第一类精神药品管理人员；②有获得麻醉药品和第一类精神药品处方资格的执业医师；③有保证麻醉药品和第一类精神药品安全储存的设施和管理制度。

**2. 麻醉药品和精神药品处方资格** 医疗机构应按照国务院卫生主管部门的规定，对本单位执业医师进行有关麻醉药品和精神药品使用知识的培训、考核，经考核合格的，授予麻醉药品和第一类精神药品处方资格。执业医师取得该处方资格后，方可在本医疗机构开具麻醉药品和第一类精神药品处方，但不得为自己开具该种处方。**考点提示**：麻醉药品和精神药品处方权的获得

医疗机构应当将具有麻醉药品和第一类精神药品处方资格的执业医师名单及其变更情况，定期报送所在地设区的市人民政府卫生主管部门，并抄送同级药品监督管理部门。

医务人员应当根据国务院卫生主管部门制定的临床应用指导原则，使用麻醉药品和精神药品。

**3. 满足患者合理用药需求** 具有麻醉药品和第一类精神药品处方资格的执业医师，根据临床应用指导原则，对确需使用麻醉药品或者第一类精神药品的患者，应当满足其合理用药需求。在医疗机构就诊的癌症疼痛患者和其他危重患者得不到麻醉药品或

者第一类精神药品时，患者或者其亲属可以向执业医师提出申请。具有麻醉药品和第一类精神药品处方资格的执业医师认为要求合理的，应当及时为患者提供所需麻醉药品或者第一类精神药品。**考点提示：**满足合理用药需求

**4. 专用处方及单张处方限量**　执业医师应当使用专用处方开具麻醉药品和精神药品，单张处方的最大用量应当符合国务院卫生主管部门的规定。

对麻醉药品和第一类精神药品处方，处方的调配人、核对人应当仔细核对，签署姓名，并予以登记；对不符合规定的，处方的调配人、核对人应当拒绝发药。**考点提示：**处方核对与专册登记

开具麻醉药品、精神药品必须使用专用处方。麻醉药品和一类精神药品的处方用纸为淡红色，右上角标注"麻、精一"；二类精神药品的处方用纸为白色，右上角标注"精二"。根据《处方管理办法（试行）》麻醉药品和精神药品的处方限量见表4-2。**考点提示：**麻醉药品和精神药品专用处方及处方限量

**表4-2　麻醉药品和精神药品的处方限量**

| 开具的对象 | 麻醉药品和第一类精神药品单张处方限量 | | | 第二类精神药品单张处方限量 |
|---|---|---|---|---|
| | 注射剂 | 缓、控释制剂 | 其他剂型 | |
| 门（急）诊患者 | 一次常用量 | ≤7日常用量 | ≤3日常用量 | 一般 ≤7 日常用量；慢性病或者某些特殊情况的患者，可以适当延长 |
| 门（急）诊癌症疼痛患者和中、重度慢性疼痛患者 | ≤3日常用量 | ≤15日常用量 | ≤7日常用量 | |
| 住院患者 | 逐日开具，每张处方为1日常用量 | | | |

**5. 处方专册登记与保存**　医疗机构应对麻醉药品和精神药品处方进行专册登记，加强管理。麻醉药品处方至少保存3年，精神药品处方至少保存2年。县级以上人民政府卫生主管部门应当对执业医师开具的麻醉药品和精神药品处方的情况进行监督检查。**考点提示：**处方专册登记与保存

**6. 紧急借用和备案**　医疗机构抢救病人急需麻醉药品和第一类精神药品而本医疗机构无法提供时，可以从其他医疗机构或者定点批发企业紧急借用；抢救工作结束后，应当及时将借用情况报所在地设区的市级药品监督管理部门和卫生主管部门备案。

**7. 配制制剂**　对临床需要而市场无供应的麻醉药品和精神药品，持有医疗机构制剂许可证和印鉴卡的医疗机构需要配制制剂的，应当经所在地省、自治区、直辖市人民政府药品监督管理部门批准。医疗机构配制的麻醉药品和精神药品制剂只能在本医疗机构使用，不得对外销售。

**8. 携带与出入境**　因治疗疾病需要，个人凭医疗机构出具的医疗诊断书、本人身份证明，可以携带单张处方最大用量以内的麻醉药品和第一类精神药品。携带麻醉药品和第一类精神药品出入境的，由海关根据自用、合理的原则放行。

医务人员为了医疗需要携带少量麻醉药品和精神药品出入境的，应当持有省级以上人民政府药品监督管理部门发放的携带麻醉药品和精神药品证明。海关凭携带麻醉药品和精神药品证明放行。**考点提示：**个人自用及医务人员医疗需要携带出入境规定

### 五、麻醉药品和精神药品的储存管理

麻醉药品药用原植物种植企业、定点生产企业、全国性批发企业和区域性批发企业以及国家设立的麻醉药品储存单位，应当设置储存麻醉药品和第一类精神药品的专库。该专库应安装专用防盗门，实行双人双锁管理；具有相应的防火设施；具有监控设施和报警装置，报警装置应当与公安机关报警系统联网。**考点提示**：专库、安全设施

麻醉药品和第一类精神药品的使用单位应当设立专库或者专柜储存麻醉药品和第一类精神药品。专库应当设有防盗设施并安装报警装置；专柜应当使用保险柜。专库和专柜应当实行双人双锁管理。**考点提示**：专人、专库（或专柜）、专帐、双人双锁

以上单位储存麻醉药品和第一类精神药品，应配备专人负责管理工作，并建立储存麻醉药品和第一类精神药品的专用账册。药品入库双人验收，出库双人复核，做到账物相符。专用账册的保存期限应当自药品有效期期满之日起不少于5年。

第二类精神药品经营企业应当在药品库房中设立独立的专库或者专柜储存第二类精神药品，并建立专用账册，实行专人管理。专用账册的保存期限应当自药品有效期期满之日起不少于5年。**考点提示**：第二类精神药品的储存管理

### 六、麻醉药品和精神药品的运输、邮寄管理

**1. 运输管理**　麻醉药品和精神药品运输管理的规定有：①企业应有特殊管理药品运输管理制度，制度中明确规定药品安全保证措施。②运输麻醉药品和第一类精神药品应当申领《麻醉药品、第一类精神药品运输证明》。③麻醉药品和第一类精神药品，应送货至购货单位。④道路运输麻醉药品和第一类精神药品必须采用封闭式车辆，有专人押运，中途不应停车过夜。⑤麻醉药品和第一类精神药品到货后，应当严格按照有关规定与收货单位办理交货手续，双方对货物进行现场检查验收，确保货物准确交付。⑥在运输途中特殊药品发生被盗、被抢、丢失的，应立即报告当地公安机关，并通知收货单位，收货单位应立即报告当地药品监督管理部门。**考点提示**：运输管理规定

其中，托运或者自行运输麻醉药品和第一类精神药品的单位，向所在地省、自治区、直辖市人民政府药品监督管理部门申请领取运输证明。运输证明有效期为1年。运输证明应当由专人保管，不得涂改、转让、转借。没有运输证明或者货物包装不符合规定的，承运人不得承运。承运人在运输过程中应当携带运输证明副本，以备查验。**考点提示**：运输证明管理

通过铁路运输麻醉药品和第一类精神药品的，应当使用集装箱或者铁路行李车运输，没有铁路需要通过公路或者水路运输麻醉药品和第一类精神药品的，应当由专人负责押运。**考点提示**：铁路优先、封闭、专人

**2. 邮寄管理**　邮寄麻醉药品和精神药品，寄件人应当提交所在地省、自治区、直辖市人民政府药品监督管理部门出具的准予邮寄证明。邮政营业机构应当查验、收存准予邮寄证明；没有准予邮寄证明的，邮政营业机构不得收寄。**考点提示**：邮寄证明管理

省、自治区、直辖市邮政主管部门指定符合安全保障条件的邮政营业机构负责收寄麻醉药品和精神药品。邮政营业机构收寄麻醉药品和精神药品，应当依法对收寄的麻醉药品和精神药品予以查验。

## 七、麻醉药品和精神药品的监督管理

药品监督管理部门根据规定的职责权限，对麻醉药品药用原植物的种植以及麻醉药品和精神药品的实验研究、生产、经营、使用、储存、运输活动进行监督检查。县级以上卫生行政部门对执业医师开具麻醉药品和精神药品处方的情况进行监督检查。

### （一）监控信息网络的建立和监控内容

省级以上药品监督管理部门根据实际情况建立监控信息网络，对定点生产企业、定点批发企业和使用单位的麻醉药品和精神药品生产、进货、销售、库存、使用的数量以及流向实行实时监控，并与同级公安机关做到信息共享。

### （二）未连接监控信息网络单位的信息报告要求

尚未连接监控信息网络的定点生产企业、定点批发企业和使用单位，应每月通过电子信息、传真、书面等方式，将本单位生产、进货、销售、库存、使用的数量及流向，报所在地设区的市级药品监督管理部门和公安机关；医疗机构还应报所在地设区的市级卫生行政部门。设区的市级药品监督管理部门应每3个月向上一级药品监督管理部门报告本地区的相关情况。

### （三）对滥用、存在安全隐患药品品种的管理措施

对已经发生滥用，造成严重社会危害的麻醉药品和精神药品品种，国家药品监督管理部门应当采取在一定期限内中止生产、经营、使用或者限定其使用范围和用途等措施。对不再作为药品使用的麻醉药品和精神药品，应当撤销其药品批准文号和药品标准，并予以公布。

药品监督管理部门、卫生行政部门发现生产、经营企业和使用单位的麻醉药品和精神药品管理存在安全隐患时，应当责令其立即排除或者限期排除；对有证据证明可能流入非法渠道的，应当及时采取查封、扣押的行政强制措施，在7日内作出行政处理决定，并通报同级公安机关。

药品监督管理部门发现取得印鉴卡的医疗机构未依照规定购买麻醉药品和第一类精神药品时，应当及时通报同级卫生行政部门，由其调查处理。必要时，药品监督管理部门可以责令定点批发企业中止向该医疗机构销售。

### （四）对过期、损坏的麻醉药品和精神药品药品的销毁

生产、经营企业和使用单位对过期、损坏的麻醉药品和精神药品应当登记造册，提出申请销毁，由所在地县级药品监督管理部门5日内到场监督销毁。医疗机构对存放在本单位的过期、损坏麻醉药品和精神药品，应当申请卫生行政部门监督销毁。对依法收缴的麻醉药品和精神药品，除批准用于科学研究外，应当依照国家有关规定予以销毁。

## 八、法律责任

### （一）种植企业违反规定的处罚

麻醉药品药用原植物种植企业违反规定，有下列情形之一的，由药品监督管理部

门责令限期改正，给予警告；逾期不改正的，处 5 万元以上 10 万元以下的罚款；情节严重的，取消其种植资格：未依照麻醉药品药用原植物年度种植计划进行种植的；未依照规定报告种植情况的；未依照规定储存麻醉药品的。

### （二）定点生产企业违反规定的处罚

定点生产企业违反规定，有下列情形之一的，由药监管理部门责令限期改正，给予警告，并没收违法所得和违法销售的药品；逾期不改正的，责令停产，并处 5 万元以上 10 万元以下的罚款；情节严重的，取消其定点生产资格：未按照麻醉药品和精神药品年度生产计划安排生产的；未依照规定向药品监督管理部门报告生产情况的；未依照规定储存麻醉药品和精神药品，或者未依照规定建立、保存专用账册的；未依照规定销售麻醉药品和精神药品的；未依照规定销毁麻醉药品和精神药品的。

### （三）定点批发企业违反规定的处罚

定点批发企业有下列情形之一的，药监管理部门责令限期改正，给予警告；逾期不改正的，责令停业，并处 2 万元以上 5 万元以下的罚款；情节严重的，取消其定点批发资格：未依照规定购进麻醉药品和第一类精神药品的；未保证供药责任区域内的麻醉药品和第一类精神药品的供应的；未对医疗机构履行送货义务的；未依照规定报告麻醉药品和精神药品的进货、销售、库存数量以及流向的；未依照规定储存麻醉药品和精神药品，或者未依照规定建立、保存专用账册的；未依照规定销毁麻醉药品和精神药品的；区域性批发企业之间违反本条例的规定调剂麻醉药品和第一类精神药品，或者因特殊情况调剂麻醉药品和第一类精神药品后未依照规定备案的。

第二类精神药品零售企业违反规定储存、销售或者销毁第二类精神药品的，由药品监督管理部门责令限期改正，给予警告，并没收违法所得和违法销售的药品；逾期不改正的，责令停业，并处 5000 以上 2 万元以下的罚款；情节严重的，取消其第二类精神药品零售资格。

### （四）处方调配、核对人员违反规定的处罚

具有处方资格的执业医师，违反规定开具麻醉药品和第一类精神药品处方，或未按照临床应用指导原则的要求使用药品的，由其所在医疗机构取消其处方资格；造成严重后果的，由原发证部门吊销其执业证书。未按照临床应用指导原则的要求使用第二类精神药品或未使用专用处方开具药品，造成严重后果的，由原发证部门吊销其执业证书。

未取得处方资格的执业医师擅自开具麻醉药品和第一类精神药品处方，由县级以上卫生行政部门给予警告，暂停其执业活动；造成严重后果的，吊销其执业证书；构成犯罪的，依法追究刑事责任。

处方的调配人、核对人违反规定未对麻醉药品和第一类精神药品处方进行核对，造成严重后果的，由原发证部门吊销其执业证书。**考点提示**：医师、药学人员违反麻醉药品、精神药品使用规定的处罚

### （五）对使用现金交易的处罚

定点生产企业、定点批发企业和其他单位使用现金进行麻醉药品和精神药品交易的，由药品监督管理部门责令改正，给予警告，没收违法交易的药品，并处 5 万元以上 10 万元以下的罚款。

# 任务三 医疗用毒性药品的管理

## 任务导入

有网友求购生草乌、生川乌、生南星、生半夏、闹羊花、曼陀罗花、乳香、麝香、熊胆，你能为其提供咨询帮助吗？

### 云南白药修改补充药品配方 中药守秘难解有毒质疑

【人民网 2014 年 04 月 14 日报道】连日来，云南白药修改补充药品配方一事依然没能消除消费者的隐忧。此前，云南白药一直以"涉及国家秘密技术可不公开"为由，拒绝在其说明书中标明涉嫌毒副作用的配方。专家指出，这一事件的背后根源在于医药市场监管滞后。

围绕云南白药是否含毒的争议并不仅限于近日。在 2003 年、2009 年和 2010 年，先后有三起案例指向云南白药所含有毒成份导致中毒，也曾引起舆论关注。但云南白药集团以"涉及国家秘密技术"为由拒绝提供配方。由于核心证据缺失，法院均将诉讼驳回。

记者了解到，自 1956 年以来，云南白药的配方、工艺确实被国家确定为国家秘密技术。对于此次"涉毒"风波，云南白药称，药品配方中草乌所含乌头碱类物质的毒性已在加工过程中得以消除或减弱，产品安全有效，新的说明书中也标明药品含有草乌，其余成份略。

但记者在采访中发现，尽管云南白药作出回应和修改，许多消费者仍然表示难以吃下"定心丸"。除了云南白药，近些年来，同仁堂的牛黄解毒片和牛黄千金散、汉森制药四磨汤等中成药也曾因使用一些含毒的药材而引起争议，涉事方往往一味回避而不提供具体的科学解释，消费者的疑惑自然难以消解。

早在 2010 年，有媒体报道称，云南白药在美国销售的产品成份表中，详细罗列了其配方。在 2013 年 2 月，香港卫生总署检出云南白药含有乌头碱毒物责令下架相关药品，云南白药称配合港署补充完善相关产品注册程序后已恢复销售。记者在香港一家药店买到的云南白药散剂中看到，说明书中明确用中英文标明药品含有三七、冰片等成份。

这不免让消费者发出疑问：为何云南白药的国家保密级配方却在海外公布？据业内人士解释，这源于中外不同的注册法规，某些国家和地区要求必须公布成份，而在国内，被列入国家级中药保护品种的处方是可以不公开的。

这种双重标准显然加重了消费者的质疑。其实早在 1988 年，国务院颁布的《医疗用毒性药品管理办法》列出了 28 种毒性中药品种，生草乌、蟾酥、雄黄等均在列。2013 年 11 月，国家食品药品监督管理总局发布的《关于修订含毒性中药饮片中成药品种说明书的通知》中，重申落实《医疗用毒性药品管理办法》中相关规定，要求相关企业在说明书中标明毒性名称，并增加警示语。

一边是中药企业要保护配方秘密保护自身发展，希望为中药发展谋求安全环境；

一边是消费者要求知情权、健康权得到切实保障，质疑"国家机密"成为企业公布信息的"挡箭牌"。如何在二者间寻求平衡，中药企业似乎已陷入"守秘困局"。

"公布部分毒性配方并不会导致秘方泄露。"中国医学科学院药用植物研究所副所长孙晓波认为，某些阶段的保密是出自保护国家级药品的知识产权的考虑，但根本解决这一问题的途径在于申请国际专利，而不是瞒着消费者。

山东大学法学副教授潘昌新认为，药品作为一种特殊商品，关系民众生命安全，信息公开透明显得更为重要。令人遗憾的是，我们对推进中医药还是要靠法律制度建设的意识觉醒得太晚。

现代社会迫切要求中药有规范化、标准化、统一化的精确描述，这已是不争的事实。"真正让中药规范起来还需继续完善相关法律。而在中医药立法切实推进之前，公开告知消费者哪些信息，考验企业的良心，也考验他们对自身的品牌形象的珍视与否。"

**问题**：什么是医疗用毒性药品？医疗用毒性药品包含哪些品种范围？

## 一、医疗用毒性药品的分类和品种范围

我国《医疗用毒性药品管理办法》规定，医疗用毒性药品分为中药和西药两大类；其中毒性中药27种，毒性西药13种。具体品种如下：**考点提示**：毒性药品品种

**毒性中药**：砒石（红砒、白砒）、砒霜、生川乌、生马钱子、生甘遂、雄黄、生草乌、红娘虫、生白附子、生附子、水银、生巴豆、白降丹、生千金子、生半夏、斑蝥、青娘虫、洋金花、生天仙子、生南星、红粉（红升丹）、生藤黄、蟾酥、雪上一枝蒿、生狼毒、轻粉、闹羊花。

**毒性西药品**：去乙酰毛花苷丙、阿托品、洋地黄毒苷、氢溴酸后马托品、三氧化二砷、毛果芸香碱、升汞、水杨酸毒扁豆碱、亚砷酸钾、氢溴酸东莨菪碱、士的宁、亚砷酸注射液、A型肉毒毒素。

### 知识拓展

#### 国家将A型肉毒毒素列入毒性药品管理

A型肉毒毒素是一种具有剧烈毒性的蛋白质，在调制或储藏豆腐乳、豆豉、臭豆腐等食品时，如果原料或成品污染了自然界中广为分布的肉毒杆菌，在缺氧、温度适宜及营养充足的条件下，可能会产生肉毒毒素，此毒素毒性强，且无色、无味，不易察觉。2003年初，陕西一农家就曾发生A型肉毒毒素中毒的惨祸，全家11人食用了自制臭豆腐，3人先后死亡。美国每年也有百余起肉毒中毒事件。近年来，个别美容院未经批准将A型肉毒毒素用于美容除皱治疗，安全风险大，为此，2008年7月21日国家食品药品监督管理局和卫生部联合下发了"关于将A型肉毒毒素列入毒性药品管理的通知"将A型肉毒毒素及其制剂列入毒性药品品种范围，以加强对A型肉毒毒素的监督管理。

通知要求：药品生产企业应严格按照年度生产计划和药品GMP要求进行生产，并指定具有生物制品经营资质的药品批发企业作为A型肉毒毒素制剂的经销商。药品批发企业只能将A型肉毒毒素制剂销售给医疗机构，未经指定的药品经营企业不得购销A型肉毒毒素制剂。药品零售企业不得零售A型肉毒毒素制剂。医疗机构应当向经药品生产企业指定的

A 型肉毒毒素经销商采购 A 型肉毒毒素制剂；对购进的 A 型肉毒毒素制剂登记造册、专人管理，按规定储存，做到账物相符；医师应当根据诊疗指南和规范、药品说明书中的适应症、药理作用、用法、用量、禁忌、不良反应和注意事项开具处方，每次处方剂量不得超过两日用量，处方按规定保存。

## 二、医疗用毒性药品管理

为了防止医疗用毒性药品使用不当，致人中毒或死亡，1988 年 12 月 27 日国务院发布了《医用毒性药品管理办法》，内容主要涉及医用毒性药品的概念、生产、供应、经营、使用等方面。

毒性药品的生产，由药品监督管理部门指定的生产企业承担，未取得毒性药品生产许可的企业，不得生产毒性药品。毒性药品的收购和经营，由药品监督管理部门指定的药品经营企业承担，其他任何单位和个人均不得从事毒性药品的收购和经营业务。

毒性药品年度生产、收购、供应和配制计划，由省级药品监督管理部门根据医疗需要制定并下达。毒性药品的生产企业须按审批的生产计划进行生产，不得擅自改变生产计划，自行销售。

药品生产企业必须由医药专业人员负责生产、配制和质量检验，并建立严格的管理制度，严防与其他药品混杂。每次配料，必须经 2 人以上复核无误，并详细记录每次生产所用原料和成品数。经手人要签字备查。所用工具、容器要处理干净，以防污染其他药品。标示量要准确无误，包装容器要有毒性标志。

生产毒性药品及其制剂，必须严格执行生产工艺操作规程，在本单位药品检验人员的监督下准确投料，并建立完整的生产记录，保存 5 年备查。在生产毒性药品过程中产生的废弃物，必须妥善处理，不得污染环境。收购、经营、加工、使用毒性药品的单位必须建立健全保管、验收、领发、核对等制度，严防收假、发错，严禁与其他药品混杂，做到划定仓间或仓位，专柜加锁并由专人保管。毒性药品的包装容器上必须印有毒性标志。在运输毒性药品过程中，应当采取有效措施，防止发生事故。

加工炮制毒性中药，必须按《中华人民共和国药典》或者省级卫生行政部门制定的《炮制规范》的规定进行。药材符合要求的，方可供应、处方和用于中成药生产。毒性中药材饮片由国家药品监督管理部门统一规划、合理布局、定点生产。其中，对于市场需求量大，毒性药材生产较多的地区定点要合理布局，相对集中，按省区确定 2~3 个定点企业。对于一些产地集中的毒性中药材品种，如朱砂、雄黄、附子等，要全国集中统一定点生产，供全国使用。逐步实现以毒性中药材主产区为中心择优定点。毒性中药饮片必须按国家有关规定，实行专人、专库（柜）、专帐、专用衡器、双人双锁保管。做到帐、货、卡相符。**考点提示**：毒性中药饮片生产、保管

医疗单位供应和调配毒性药品，凭医生签名的正式处方；具有毒性药品经营资格的零售药店供应和调配毒性药品，凭盖有执业医师所在医疗机构公章的正式处方。每次剂量不得超过 2 日极量。调配处方必须认真负责，计量准确，按医嘱注明要求，并由配方人员及具有药师以上技术职称的复核人员签名盖章后方可发出。对处方未注明"生用"的毒性药品，应当付炮制品。如发现处方有疑问，须经原处方医生重新审定后再行调配。

处方有效期 1 年，取药后处方保存 2 年备查。**考点提示：**毒性药品的生产、使用管理要点

科研和教学单位所需的毒性药品，必须持本单位证明信，经单位所在地县级以上卫生行政部门批准后，供应单位才可发售。群众自配民间单、秘、验方需用毒性中药，购买时要持本单位或城市街道办事处、乡（镇）人民政府的证明信，供应单位才可发售。每次购用量不得超过 2 日极量。

## 三、法律责任

对违反《医疗用毒性药品管理办法》的规定，擅自生产、收购、经营毒性药品的单位或个人，由县以上卫生行政部门没收其全部毒性药品，并处以警告或按非法所得的 5 至 10 倍罚款。情节严重、致人伤残或死亡的，由司法机关依法追究其刑事责任。

当事人对处罚不服的，可在接到处罚通知之日起 15 日内，向作出处理机关的上级机关申请复议。但申请复议期间仍应执行原处罚决定。上级机关应在接到申请之日起 10 日内作出答复。对答复不服，可在接到答复之日起 15 日内，向人民法院起诉。

---

**知识拓展**

### 食品药品监管总局办公厅关于修订含毒性中药饮片中成药品种说明书的通知
食药监办药化管〔2013〕107 号

一、凡处方中含有《医疗用毒性药品管理办法》（国务院令第 23 号）中收载的 28 种毒性药材制成的中药饮片（含有毒性的炮制品）的中成药品种，相关药品生产企业应在其说明书【成份】项下标明该毒性中药饮片名称，并在相应位置增加警示语："本品含×××"。

处方中含有其他已被证明具有毒性、易导致严重不良反应的中药饮片的中成药品种，相关药品生产企业也应按照上述要求修订说明书。

二、相关药品生产企业应主动跟踪药品临床应用安全性情况，根据不良反应监测数据及文献报道的相关安全性信息，按规定及时补充完善说明书【注意事项】等安全性内容。

三、涉及国家秘密技术的中成药品种应按照上述要求修订说明书。

四、相关药品生产企业应于 2013 年 12 月 31 日前，按上述要求，依据《药品注册管理办法》等有关规定提出修订说明书的补充申请报备案。说明书的其他内容应当与原批准内容一致。补充申请备案之日起生产的药品，不得继续使用原药品说明书。

五、相关药品生产企业应当将说明书修订的内容及时通知相关医疗机构、药品经营企业等单位，并在补充申请备案后 6 个月内对已出厂的说明书予以更换。

六、相关品种的标签涉及修订内容的，应当一并修订。

# 任务四　放射性药品的管理

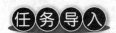

### 放射性药物——黑暗物质的光明面

在这个全民抗辐射的年代，连手机微弱的辐射都被人嫌弃，放射性药物，还有市

场吗？虽然人们对放射性物质还是百般的不放心，但是不可否认的是：随着研究的深入，黑暗物质的光明面越发的光明了。

## 黑暗物质——高能量射线

去医院做过 CT、X 射线检查的人都知道，病人在做扫描的时候，医生躲在厚厚的隔板间操作机器。为什么？是医生胆子小吗？不是。CT、X 射线这类仪器的放射性，也就是俗称的辐射，太强了。

放射性为什么有害呢？因为高能量的射线能杀死细胞。放射治疗癌症很多人都听过，一般人都认为放疗就是医院用一堆射线把患者一通照射，然后把什么癌细胞正常细胞一块给干掉，比中医的以毒攻毒还毒。

当然这么认为也没错，十几年前常用的放疗的确如此：用放射仪器人为的创造高能射线然后全身或者局部照射。放射仪器就是放射源之一，而本文要讲述的是另一个放射源——放射性核素。

## 低辐射核素——放射性药物的希望

放射性核素（radionuclide）也称放射性同位素，同位素是一类化学元素，具体是啥不解释，自己百度。很多放射性核素的半衰期较短，哦，半衰期不懂？就是放射性强度达到原值的一半的时间。半衰期短，简单来说就是能量很快释放完了，没什么放射性了。所以很多放射性核素虽然有辐射，但是能量不足以对人体造成长期的影响，这一类核素就可以拿来做药物了，也就是放射性药物（radio pharmaceutical），或者称核素药物。

核素在正常组织和病变组织的分布是不同的。在人体内注射核素后，通过扫描仪检测核素的分布状况，就能检测疾病发生的情况了。所以核素药物常用于临床上的显像，跟你去医院拍 X 射线片的效果是一样的。而临床上使用的核素的半衰期都较短，一次检查所致人体的辐射吸收剂量很低，远低于常规的 X 射线检查。

下次去医院做检查的时候，如果不想被高辐射的 X 射线照射，那就让医生做核素显像，哈哈，不用谢我，请叫我红领巾。

## 光明面越发光明

除了医学显像，近年来放射性药物的应用范围也在逐步扩大。

举个例子，GE 医疗的新药美他特龙——氯化锶 [$^{89}$Sr] 注射液就被用于癌症晚期骨转移造成的镇痛。为嘛可以用于癌症呢？因为这个药能把核素"锶 [$^{89}$Sr]"靶向输送到骨转移的病变部位，在特定的病变部位产生辐射杀死病变组织，而不会造成全身性的伤害。

比较常见的放射性药物治疗还有 [$^{32}$P] 治疗真性红细胞增多症；[$^{188}$Re]——胶体治疗血友病关节出血。目前临床上的放射性治疗药物多为国外进口，但我国在这方面也倾注了大量心血。新三板挂牌的原子高科（430005）就是国内核素药物中的佼佼者。其产品来昔决南钐 [$^{153}$Sm] 注射液，用于成骨性骨转移的疼痛治疗；胶体磷 [$^{32}$P] 酸铬注射液，用于控制癌性胸腹水。此外，中国核动力研究设计院在 20 世纪 90 年代还成功研制了著名的核素药物——"云克"（$^{99}$Tc-MDP）。而云克的应用范围，不仅仅是医学显像和肿瘤治疗，而是扩大到了类风湿关节炎。

虽然人们对放射性物质还是百般的不放心，但是不可否认的是：随着研究的深入，黑暗物质的光明面越发的光明了。

**问题：**什么是放射性药品？阅读以上资料后与同学交流对放射性药品的认识。

放射性药品，是指用于临床诊断或者治疗的放射性核素制剂或者其标记药物。国务院 1989 年 1 月 13 日发布的《放射性药品管理办法》，对放射性新药的研制，临床研究和审批制度，放射性药品的生产、经营出口制度，放射性药品的包装运输制度，放射性药品的使用、放射性药品的标准和检验等进行规定。

## 一、放射性药品的分类和品种范围

放射性药品的国家标准，由国家药典委员会负责制定和修订。《中华人民共和国药典》2015 年版收载的品种计有 30 种：

### （一）按核素分类

| | |
|---|---|
| 来昔决南钐［$^{153}$Sm］注射液 | 氯化锶［$^{89}$Sr］注射液 |
| 氙［$^{133}$Xe］注射液 | 碘［$^{125}$I］密封籽源 |
| 邻碘［$^{131}$I］马尿酸钠注射液 | 碘［$^{131}$I］化钠口服溶液 |
| 注射用亚锡亚甲基二膦酸盐 | 碘［$^{131}$I］化钠胶囊 |
| 注射用亚锡依替菲宁 | 锝［$^{99m}$Tc］双半胱乙酯注射液 |
| 注射用亚锡喷替酸 | 锝［$^{99m}$Tc］双半胱氨酸注射液 |
| 注射用亚锡植酸钠 | 锝［$^{99m}$Tc］甲氧异腈注射液 |
| 注射用亚锡焦磷酸钠 | 锝［$^{99m}$Tc］亚甲基二膦酸盐注射液 |
| 注射用亚锡聚合白蛋白 | 锝［$^{99m}$Tc］依替菲宁注射液 |
| 枸橼酸镓［$^{67}$Ga］注射液 | 锝［$^{99m}$Tc］植酸盐注射液 |
| 氟［$^{18}$F］脱氧葡糖注射液 | 锝［$^{99m}$Tc］喷替酸盐注射液 |
| 胶体磷［$^{32}$P］酸铬注射液 | 锝［$^{99m}$Tc］焦磷酸盐注射液 |
| 高锝［$^{99m}$Tc］酸钠注射液 | 锝［$^{99m}$Tc］聚合白蛋白注射液 |
| 铬［$^{51}$Cr］酸钠注射液 | 磷［$^{32}$P］酸钠盐口服溶液 |
| 氯化亚铊［$^{201}$Tl］注射液 | 磷［$^{32}$P］酸钠盐注射液 |

### （二）按医疗用途分类

目前，我国使用的放射性药品主要用于诊断，即利用放射性药品对人体各脏器进行功能代谢检查以及动脉和静脉体外显像，只有少量放射性药品才用于治疗各种疾病。临床常见的放射性药物见表 4-3。

（1）用于甲状腺疾病的诊断与治疗；　（2）用于肾功能检查和胃造影；

（3）用于胃显像；　（4）用于肺部肿瘤鉴别诊断；

（5）用于脑显像；　（6）用于肾上腺显像；

（7）用于心脏与大血管血池显像；　（8）用于心肌显像；

（9）用于胎盘定位诊断；　（10）用于肝显像；

（11）用于肾功能诊断；　（12）用于皮肤病治疗；

（13）用于红细胞寿命测定；　（14）用于真性红细胞增多症治疗；

（15）用于控制癌性胸腹水治疗等。

**表4-3 常用的放射性药物**

| 放射性核素 | 化合物及剂型 | 主要用途 |
| --- | --- | --- |
| 氟18 | 2-氟脱氧葡萄糖溶液 | 脑的葡萄糖代谢显像（口服） |
| 磷32 | 磷酸钠注射液 | 真性红细胞增多症治疗 |
| | 胶体磷酸铬注射液 | 注入腹腔作辐射治疗 |
| 铬51 | 铬酸钠注射液 | 红细胞寿命及血容量测定 |
| 钴57 | 氰钴氨素胶丸 | 恶性贫血诊断（口服） |
| 镓67 | 柠檬酸镓注射液 | 肿瘤显像定位 |
| 铟111 | 铟标记血小板注射液 | 栓塞检查、副脾诊断 |
| 碘123 | 碘化钠溶液 | 甲状腺疾病的诊断 |
| | 碘化钠溶液 | 甲状腺病症的诊断与治疗（针剂或口服） |
| 碘131 | 邻碘马尿酸钠注射液玫瑰红钠 | 肾功能检查 |
| | 盐注射液 | 肝、胆显像 |
| 氙133 | 氙气注射液 | 脑血流量测定，肺显像（吸入） |
| 金198 | 胶体金注射液 | 肝扫描 |
| 铊201 | 氧化铊注射液 | 心肌显像 |

## 二、放射性药品的管理

### （一）放射性药品的生产、经营管理规定

国家根据需要对放射性药品实行合理布局、定点生产制度；申请开办放射性药品生产、经营的企业，应征得中国核工业集团总公司同意后，方可按规定办理筹建手续。开办放射性药品生产、经营的企业必须符合国家放射卫生防护基本标准，履行环境影响报告审批手续，依法取得《放射性药品生产企业许可证》、《放射性药品经营企业许可证》，方可从事放射性药品的生产、经营。**考点提示：** 放射药品的生产、经营规定

放射性药品生产企业必须向中国核工业集团总公司报送年度生产计划，并抄报国家食品药品监督管理总局。

放射性药品的生产、经营企业，必须配备与生产、经营放射性药品相适应的专业技术人员，具有安全、防护和废气、废物、废水处理设施，并有严格的质量管理制度。放射性药品的生产、经营企业，必须建立质量检验机构，严格实行生产全过程的质量控制和检验。产品出厂前，必须经过质量检验，不符合国家药品标准的一律不准出厂。

经国家食品药品监督管理总局审准的含有短半衰期放射性核素的药品，可以边检验边出厂，但发现质量不符合国家药品标准时，该药品的生产企业应当立即停止生产、销售，并立即通知使用单位停止使用，同时报告国家食品药品监督管理总局和中国核工业集团总公司。

放射性药品的生产、供销业务由中国核工业集团总公司统一管理。

### （二）放射性药品的包装运输制度

放射性药品的包装必须安全实用，符合放射性药品质量要求，具有和放射性剂量

相适应的防护装置。包装必须分内包装和外包装两部分，外包装必须贴有商标、标签、说明书和放射性药品标志，内包装必须贴有标签。

标签必须注明药品品名、放射性比活度、装量；说明书除必须注明药品品名、放射性比活度、装量外，还必须注明生产单位、批准文号、批号、主要成份、出厂日期、放射性核素半衰期、适应症、用法、用量、禁忌症、有效期、注意事项。

放射性药品的运输，必须按国家运输、邮寄等部门制定的有关规定执行；严禁任何单位和个人随身携带放射性药品乘坐公共交通工具。

**（三）放射性药品的使用**

医疗机构使用放射性药品，必须符合国家放射性同位素卫生防护管理的有关规定；所在地的省级公安、环保和药品监督管理部门，应当根据医疗机构的核医疗技术人员的水平、设备条件，核发相应等级的《放射性药品使用许可证》。医疗机构凭《放射性药品使用许可证》，申请办理订货。无《放射性药品使用许可证》的医疗机构不得临床使用放射性药品。《放射性药品使用许可证》的有效期为5年，期满前6个月，医疗机构应向原发证的行政部门重新提出申请，经审核批准后，换发新证。**考点提示：**放射性药品使用审批

医疗单位设置核医学科、室（同位素室），必须配备与其医疗任务相适应的并经过核医学技术培训的技术人员。非核医学专业技术人员未经培训，不得从事放射性药品使用工作。

放射性药品使用的废物（包括患者排除物），必须按国家有关规定妥善处置。

**知识拓展**

**环境保护部关于放射性药品辐射安全管理有关事项的公告**

一、自2015年1月8日起，放射性药品及其原料的进出口审批有效期由6个月变更至一个自然年（每年1月1日至12月31日），此类进出口申请材料应于前一年12月1日前向我部递交。单位变更辐射安全许可证放射性药品的活动种类和范围及新获得许可的，其本年度申请的进出口审批有效期将从批准之日起至本自然年末。

放射性药品及其原料的用户单位和进口单位，其进口备案应在进口完成之日起20日内完成，所有进口备案必须在次年1月15日前完成；出口放射性药品及其原料的单位，备案从出口完成20日内变更为每年备案一次，所有出口备案应于次年1月15日前完成。

二、放射性药品的转让审批有效期由6个月变更至一个自然年（每年1月1日至12月31日），此类转让申请材料应于前一年12月1日前向所在地省级环境保护主管部门递交。

单位变更辐射安全许可证放射性药品的活动和类和范围及新获得许可的，其本年度申请的转让审批有效期将从批准之日起至本自然年末。

转出放射性药品的单位，其单次转出备案应在转让活动完成之日起20日内完成，所有转出备案必须在次年1月15日前完成；转入放射性药品的使用单位，备案从转让完成20日内变更为每年备案一次，所有转入备案应于次年1月15日前完成。

三、放射性药品生产单位应于每年1月31日前将上一年放射性药品及其原料生产和销售情况以年度报表形式报我部及所在地省级环境保护主管部门。

四、放射性药品生产、销售以及使用单位应按照上述要求严格执行放射性药品的备案制度。违反上述要求的单位将由县级以上人民政府环境保护主管部门依照《放射性同位素与射线装置安全和防护条例》给予处罚。

# 项目小结

本项目对麻醉药品、精神药品、医疗用毒性药品、放射性药品的研制、生产、经营、使用等环节的管理进行了介绍，通过本项目的学习旨在使同学们了解特殊管理药品管理的重要性，掌握麻醉药品、精神药品、医疗用毒性药品的生产、经营、使用的管理要点。并能保证其合法、安全、合理使用，正确发挥防治疾病的作用，严防滥用和流入非法渠道，构成对人们健康、公共卫生和社会危害。

# 目标检测

## 一、名词解释
1. 医疗用毒性药品
2. 放射性药品

## 二、A 型题（最佳选择题）
1. 麻醉药品连续使用后能成瘾癖，并易产生
    A. 两重性　　　　B. 身体依赖性　　　C. 抑制性
    D. 兴奋性　　　　E. 精神依赖性
2. 只满足医疗、教学和科研的需要，其他一律不得使用的药品是
    A. 麻醉药品　　　B. 放射性药品　　　C. 血液制品
    D. 医用毒性药品　E. 精神药品
3. 在药店供应和调配毒性药品时，需
    A. 凭盖有医生所在医疗单位公章的正式处方，其处方剂量每次不得超过三日剂量
    B. 凭工作证销售给个人，每次处方剂量不超过两日剂量
    C. 凭医生签字的正式处方，每次不得超过三日剂量
    D. 凭盖有医生所在医疗单位公章的正式处方，其处方剂量每次不得超过二日剂量
    E. 凭职业医师处方，不超过四日剂量
4. 在零售药品中，凭盖有医疗单位公章的医师处方限量供应的是
    A. 非处方药　　　B. 一类精神药　　　C. 麻醉药品
    D. 放射性药品　　E. 二类精神药
5. "麻醉药品专用卡"的持有者是
    A. 科研单位　　　B. 教学单位　　　　C. 经营单位

    D. 经批准的危重病人         E. 医疗卫生单位

6. 特殊管理的药品包括

  A. 抗肿瘤药品、生物制品、麻醉药品、放射性药品

  B. 麻醉药品、精神药品、毒性药品、血液制品

  C. 精神药品、毒性药品、麻醉药品、放射性药品

  D. 放射性药品、毒性药品、精神药品、生物制品

  E. 麻醉药品、放射性药品、毒性药品、抗肿瘤药品

## 三、B 型题（配伍选择题）

[7~11 题]

    A. 毒性药品      B. 麻醉药品      C. 精神药品

    D. 放射性药品    E. 戒毒药品

7. 连续使用后易产生身体依赖性，能成瘾癖的药品是

8. 毒性剧烈，治疗剂量与中毒剂量相近，使用不当会致人中毒或死亡的药品是

9. 直接作用于中枢神经系统，使之兴奋或抑制，连续使用能产生依赖性的药品是

10. 用于临床诊断或治疗的放射性核素制剂或其标记药物

11. 生产时应建立完整的生产记录，并保存五年备查的药品是

[12~16 题]

    A. 运输凭照            B. 麻醉药品购用印鉴卡

    C. 麻醉药品专用章       D. 麻醉药品出口许可证

    E. 麻醉药品专用卡

12. 危重病人到指定医疗单位开麻醉药品时须持有

13. 运输麻醉药品和罂粟壳（除药用阿片外），生产和供应单位应在运单上货物的发货人记事栏加盖

14. 医疗单位购用麻醉药品时须持有

15. 办理麻醉药品出口手续时，应先申请后发给

16. 运输药用阿片时，办理运输手续必须凭

## 四、X 型题（多项选择题）

17. 麻醉药品包括

    A 阿片类         B. 可卡因类      C. 大麻类

    D. 合成麻醉药类   E. 其他易成瘾癖的药品、药用原植物及其制剂

18. 为加强麻醉药品的管理，治疗单位要有

    A. 专人负责      B. 专柜负责      C. 专用帐册

    D. 专用处方      E. 专册登记

19. 毒性药品生产、配制时，必须

    A. 严防与其他药品混杂

    B. 每次配料，必须双人以上复核，并详细记录每次所用原料和成品数

    C. 所用容器和工具要清洁卫生

    D. 标示量要准确无误

    E. 包装容器要有毒药标志

**五、思考题**

特殊管理药品的管理有何特殊之处？

# 实训 4-1　麻醉药品和精神药品经营、
# 使用资格申办模拟

## 【实训目的】

1. 掌握《麻醉药品和第一类精神药品购用印鉴卡》的申领程序。
2. 熟悉麻醉药品和精神药品定点批发企业的申办程序。

## 【实训环境】

1.《药事管理与法规》教材。
2. 电脑、手机、网络。

## 【实训内容】

一、前期准备

1. 学习卫生部《关于印发〈麻醉药品、第一类精神药品购用印鉴卡管理规定〉的通知》。见参考资料。

2. 根据《通知》整理出《印鉴卡》申请程序。

3. 学习麻醉药品和精神药品定点企业申办程序，见参考资料。

4. 任选一种定点企业类别画出申办程序流程图、列出申办资料清单。

5. 参考资料。

### 卫生部关于印发《麻醉药品、第一类精神
### 药品购用印鉴卡管理规定》的通知
### 卫医发〔2005〕421 号

各省、自治区、直辖市卫生厅局，新疆生产建设兵团卫生局：

根据《麻醉药品和精神药品管理条例》，为加强对医疗机构购用麻醉药品和第一类精神药品的管理，防止麻醉药品和第一类精神药品流入非法渠道，保证医疗需求，我部制定了《〈麻醉药品、第一类精神药品购用印鉴卡〉管理规定》。现印发给你们，请遵照执行。

《麻醉药品、第一类精神药品购用印鉴卡》管理规定

一、为加强麻醉药品和第一类精神药品采购、使用管理，保证正常医疗需求，防止麻醉药品和第一类精神药品流入非法渠道，根据《麻醉药品和精神药品管理条例》（以下简称《条例》），制定本规定。

二、医疗机构需要使用麻醉药品和第一类精神药品，应当取得《麻醉药品、第一类精神药品购用印鉴卡》（以下简称《印鉴卡》），并凭《印鉴卡》向本省、自治区、直辖市范围内的定点批发企业购买麻醉药品和第一类精神药品。

三、申请《印鉴卡》的医疗机构应当符合下列条件：

（一）有与使用麻醉药品和第一类精神药品相关的诊疗科目；

（二）具有经过麻醉药品和第一类精神药品培训的、专职从事麻醉药品和第一类精神药品管理的药学专业技术人员；

（三）有获得麻醉药品和第一类精神药品处方资格的执业医师；

（四）有保证麻醉药品和第一类精神药品安全储存的设施和管理制度。

四、医疗机构向设区的市级卫生行政部门（以下简称市级卫生行政部门）提出办理《印鉴卡》申请，并提交下列材料：

（一）《印鉴卡》申请表（附件1）；

（二）《医疗机构执业许可证》副本复印件；

（三）麻醉药品和第一类精神药品安全储存设施情况及相关管理制度；

（四）市级卫生行政部门规定的其他材料。

《印鉴卡》有效期满需换领新卡的医疗机构，还应当提交原《印鉴卡》有效期期间内麻醉药品、第一类精神药品使用情况。

五、市级卫生行政部门接到医疗机构的申请后，应当于40日内作出是否批准的决定。对经审核合格的医疗机构可发给《印鉴卡》，并将取得《印鉴卡》的医疗机构情况抄送所在地同级药品监督管理部门、公安机关，报省、自治区、直辖市卫生行政部门（以下简称省级卫生行政部门）备案。省级卫生行政部门将取得《印鉴卡》的医疗机构名单向本行政区域内的定点批发企业通报。

对于首次申请《印鉴卡》的医疗机构，市级卫生行政部门在作出是否批准决定前，还应当组织现场检查，并留存现场检查记录。

六、《印鉴卡》有效期为三年。《印鉴卡》有效期满前三个月，医疗机构应当向市级卫生行政部门重新提出申请。

七、当《印鉴卡》中医疗机构名称、地址、医疗机构法人代表（负责人）、医疗管理部门负责人、药学部门负责人、采购人员等项目发生变更时，医疗机构应当在变更发生之日起3日内到市级卫生行政部门办理变更手续。

八、市级卫生行政部门自收到医疗机构变更申请之日起5日内完成《印鉴卡》变更手续，并将变更情况抄送所在地同级药品监督管理部门、公安机关，报省级卫生行政部门备案。

九、《申请表》（附件1）和《印鉴卡》（附件2）样式由卫生部统一制定，省级卫生行政部门统一印制。

## ××省麻醉药品和精神药品定点批发企业申办程序

一、企业向市局提出申请，填写《申报麻醉药品和精神药品定点经营申请表》，并报送以下资料：

1. 《药品经营许可证》、《企业法人营业执照》、《药品经营质量管理规范认证证书》复印件；企业如拟由分支机构承担经营活动，应当出具法人委托书；

2. 连续三年在本省药品经营行业中，经营规模、销售额、利税率、资产负债率等综合指标位居前列的证明材料；（企业说明材料，并附销售额、利税、资产负债等报表及税务、审计、会计师事务所的结论）

3. 具有药品配送能力，普通药品的销售已经形成本省经营网络，具备经营60%以上品种规格的麻醉药品和第一类精神药品的能力，并保证储备 2 个月销售量的麻醉药品和第一类精神药品的说明材料；

4. 储存仓库产权或租赁文件复印件，储存设施、设备目录，安全设施明细，安全运输设备明细；

5. 企业以及其工作人员最近 2 年内没有违反有关禁毒法律、行政法规规定行为的情况说明；

6. 麻醉药品和第一类精神药品经营独立机构（专人）的设置情况以及企业负责人、质量负责人、麻醉药品和第一类精神药品经营管理负责人情况；（附组织机构图。填写表格，附姓名、毕业院校、所学专业、技术职称、岗位、责任、联系电话）

7. 麻醉药品和第一类精神药品经营安全的管理制度；

8. 企业安全管理和向药品监督管理部门或其指定机构报送经营信息的网络说明材料和操作手册；

9. 会计师事务所出具的财务资产负债表。

10. 行政许可（行政确认）申请材料真实性保证声明。

以上复印件均需加盖企业公章。

二、市局在 5 日内对资料进行审查，决定是否受理。受理的，5 日内将审查意见连同企业申报资料报省局。不予受理的，书面说明理由。

三、省局在 35 日内进行审查和组织现场检查，做出是否批准的决定。批准的，下达批准文件（有效期应当与《药品经营许可证》一致）。不予批准决定的，书面说明理由。

四、获得批准文件的企业 30 日内向省局办理《药品经营许可证》经营范围变更手续。省局根据批准文件于 10 日内在该企业《药品经营许可证》经营范围中予以注明。

## 第二类精神药品批发企业申办程序

一、申请成为专门从事第二类精神药品批发企业，向所在地的设区市食品药品监督管理局提出申请，填报《申报麻醉药品和精神药品定点经营申请表》，报送以下资料：

1. 《药品经营许可证》、《企业法人营业执照》、《药品经营质量管理规范认证证书》复印件；企业如拟由分支机构承担经营活动，应当出具法人委托书；

2. 经营规模、效益等综合指标评价在本地区药品经营行业中位居前列的证明材料（提供相关报表及税务、审计、会计师事务所的结论）；

3. 已初步建立现代物流体系和配送能力，普通药品的销售已经基本形成区域性经营网络的说明材料；

4. 企业及其工作人员最近 2 年内没有违反有关禁毒的法律、行政法规规定行为的情况说明；

5. 企业负责人、质量负责人、第二类精神药品经营管理专门人员情况；

6. 第二类精神药品经营安全的管理制度，安全设施明细；

7. 企业安全管理和向药品监督管理部门或其指定机构报送经营信息的网络说明材料和操作手册；

8. 行政许可（行政确认）申请材料真实性保证声明。

以上复印件均需加盖企业公章。

二、市局在 5 日内对资料进行审查，决定是否受理。受理的，5 日内将审查意见连同企业申报资料报省局。不予受理的，书面说明理由。

三、省局在 35 日内进行审查和现场检查，做出是否批准的决定。批准的，下达批准文件（有效期应当与《药品经营许可证》一致）。不予批准决定的，书面说明理由。

四、获得批准文件的企业 30 日内向省局办理《药品经营许可证》经营范围变更手续。省局根据批准文件于 10 日内在该企业《药品经营许可证》经营范围中予以注明。

## 申请零售第二类精神药品的零售连锁企业应当报送的资料

一、加盖企业公章的《药品经营许可证》、《企业法人营业执照》、《药品经营质量管理规范认证证书》复印件；

二、拟从事第二类精神药品零售的门店名单，加盖公章的门店《药品经营许可证》、《营业执照》复印件，以及本企业实行统一进货、统一配送、统一管理的情况说明；

三、企业和门店负责人、质量负责人、专门管理第二类精神药品经营人员情况；

四、企业、门店经营第二类精神药品的安全管理制度，安全设施明细；

五、企业安全管理和向药品监督管理部门或其指定机构报送经营信息的网络说明材料和操作手册。

二、完成下列实训任务。

任务一：

正确填写《麻醉药品、第一类精神药品购用印鉴卡》申请表。

《麻醉药品、第一类精神药品购用印鉴卡》申请表

| | | | |
|---|---|---|---|
| 医疗机构名称 | | | |
| 医疗机构代码 | | | |
| 地　　址 | | | |
| 电话号码 | | 邮政编码 | |
| 床 位 数 | | 平均日门诊量 | |
| 具有麻醉药品、第一类精神药品处方权执业医师数量 | | 医疗机构公章： | |
| 药学部门负责人签章 | | | |
| 医疗机构法定代表人（负责人）签章 | | | 年　月　日 |
| 批准单位意见 | 审核人签字：　　　　　　（公章） | | 年　月　日 |
| | | | |

注：口腔医疗机构在"床位数"栏需同时填写床位数和牙椅数，如无病床，只填写牙椅数。

任务二：

正确填写《申报麻醉药品和精神药品定点经营申请表》。

任务三：

对照二类精神药品零售企业验收标准，进行模拟评分。

## 【实训评价】

以小组为单位上交申请表、模拟评分表，教师评价，记入过程考核成绩。

**申报麻醉药品和精神药品定点经营申请表**

| 企业名称 | | | | | 申报定点类别 | | | |
|---|---|---|---|---|---|---|---|---|
| | | | | | | | | |
| 药品经营许可证号 | | | 经营规模 | | 企业地址 | | | |
| | | | | | | | | |
| 法人 | 企业负责人 | 质量负责人 | 特药负责人 | 联系人 | 电话 | 传真 | | 邮政编码 |
| | | | | | | | | |
| 销售额（万元） | | | 利税（率） | | | 资产负债率 | | |
| 2012 年 | 2013 年 | 2014 年 | 2012 年 | 2013 年 | 2014 年 | 2012 年 | 2013 年 | 2014 年 |
| | | | | | | | | |

企业申报事由及自查情况：

受理部门检查情况：（企业填写、印制上页，此页药监部门填。区域性批发企业检查意见示例）

　　受省食品药品监督管理局委托，检查组按照"××省麻醉药品和第一类精神药品区域性定点批发企业验收标准"，对该企业（拟）经营麻醉药品和第一类精神药品区域性批发业务的情况进行了现场检查，情况如下：

　　企业依法取得《药品经营许可证》、《营业执照》，通过 GSP 认证；具有药品配送能力，普通药品的销售已经形成本地区经营网络；连续三年在本地区药品经营行业中，经营规模、销售额、利税率、资产负债率等综合指标位居前列；具备经营 60% 以上品种规格的麻醉药品和第一类精神药品的能力，并保证储备 2 个月销售量的麻醉药品和第一类精神药品；具有保证供应责任区域内医疗机构所需麻醉药品和第一类精神药品的能力，无不能及时供应的用户投诉；单位及其工作人员近 2 年内没有违反有关禁毒的法律、行政法规规定的行为，单位近 2 年内无违规经营或经销假劣药品行为，未发生过特殊药品被盗和特殊药品流弊问题；储存麻醉药品和第一类精神药品的专库符合要求；建立（修订）了保证麻醉药品和第一类精神药品安全经营的管理制度。符合麻醉药品和第一类精神药品区域性定点批发企业标准。

检查人签字：　　　　　年　月　日

受理部门审查意见：

盖　章

年　月　日

## ××省第二类精神药品零售企业验收标准

| 序号 | 考核内容 | 应得分 | 考核办法及评分标准 | 实得分 | 说明 |
|------|----------|--------|---------------------|--------|------|
| 1 | 药品零售连锁总部及第二类精神药品零售门店依法取得《药品经营许可证》、《营业执照》，通过GSP认证 | 否决项 | 查《许可证》、《营业执照》、《GSP认证证书》 | | |
| 2 | 药品零售连锁企业对其所属的经营第二类精神药品的门店，严格执行统一进货、统一配送和统一管理。药品零售连锁企业门店所零售的第二类精神药品，应当由本企业直接配送，不得委托配送 | 否决项 | | | |
| 3 | 在药品库房中设立独立的专库或者专柜储存第二类精神药品，并建立专用账册，实行专人管理。专用账册的保存期限自药品有效期期满之日起不少于5年 | 否决项 | | | |
| 4 | 配备专人负责第二类精神药品经营管理 | 否决项 | | | |
| 5 | 单位近2年内无违规经营或经销假劣药品行为，未发生过特殊药品被盗和特殊药品流弊问题 | 否决项 | 查质量公报、省市档案 | | |
| 6 | 第二类精神药品管理人员和直接业务人员相对稳定 | 15 | 缺一项扣7.5分 | | |
| 7 | 第二类精神药品管理人员和直接业务人员每年接受不少于10学时的麻醉药品和精神药品管理业务培训 | 15 | 缺一项扣7.5分 | | |
| 8 | 凭执业医师处方、按剂量零售第二类精神药品，处方保存2年备查。未向未成年人销售第二类精神药品 | 20 | 未执行不得分 | | |
| 9 | 处方复核人员为执业药师或其他依法经过资格认定的药学技术人员，按规定剂量销售第二类精神药品 | 否决项 | | | |
| 10 | 有企业、门店经营第二类精神药品的安全管理制度 | 20 | 无制度不得分 | | |
| 11 | 企业、单位之间购销麻醉药品和精神药品未使用现金进行交易 | 否决项 | | | |
| 12 | 建立了安全经营的评价机制。定期对安全制度的执行情况进行考核，保证制度的执行，并根据有关管理要求和企业经营实际，及时进行修改、补充和完善；定期对安全设施、设备进行检查、保养和维护，并记录 | 20 | 缺一项扣10分 | | |
| 13 | 对过期、损坏的麻醉药品和精神药品应当登记造册，及时向所在地县级以上药品监督管理部门申请销毁 | 10 | | | |
| 合计 | 1. 有一项否决项则判定为不合格。2. 总分100分，得分率70%以上为合格 | | | | |

**特殊药品经营企业设区市局初审（审批）情况汇总表**

| 序号 | 企业名称 | 申报定点类别 | 企业地址 | | 邮政编码 | 法人 | 企业负责人 | 质量负责人 | 特药经营管理负责人 | 联系人 | 电话 | 传真 | 备注 |
|------|----------|--------------|----------|--|----------|------|------------|------------|--------------------|--------|------|------|------|
| | | 药品经营许可证号 | | 经营规模 | 销售额（万元） | | | 利税（万元） | | | 资产负债率 | | |
| | | | | | 2012 年 | 2013 年 | 2014 年 | 2012 年 | 2013 年 | 2014 年 | 2012 年 | 2013 年 | 2014 年 |
| | | | | | | | | | | | | | |

市局意见：　　　　　　　　　　　　　　　　　　　　　　　　　　　　　（盖章）

年　月　日

（注："申报定点类别"指全国性批发企业、区域性批发企业、第二类精神药品批发企业或第二类精神药品零售企业。）

（黄培池　王　娟　张琳琳）

# 项目五　中药管理

## 学习目标

**知识目标**

1. 掌握国家重点保护的野生药材物种的分级及药材名称、中药品种保护的范围、等级划分。
2. 熟悉国家重点保护的野生药材的采猎与出口管理的相关规定；药品管理法及实施条例中对中药材、中药饮片的管理规定。
3. 了解 GAP 规范的内容及实施情况。

**技能目标**　能够区别国家重点保护的野生药材的级别；能依法合规生产、经营、使用中药饮片，能通过查阅法律文件，借助法律规范正确进行 GAP 认证申请、中药保护品种申请。

中药是指在中医基础理论指导下用以防病、治病的药物，在中国古籍中通称"本草"。中药包括中药材、中药饮片、中成药。**考点提示：**中药的组成

中药材是指药用植物、动物、矿物的药用部分采收后经产地初加工形成的原料药材。大部分中药材都是来源于植物。中药饮片是指在中医理论指导下，按照国家药品标准及炮制规范将中药材加工炮制后直接用于中医临床的制成品，简称"饮片"。中医临床用以治病的药物是中药饮片和中成药，而中成药的原料亦是中药饮片，并非中药材。中成药，即中药成药，指根据疗效确切，应用广泛的处方、验方或秘方，具备一定质量规格，批量生产供应的药物。在"成药"生产中，为有别于西药，故称之为"中成药"。有膏、丹、丸、散、片剂、胶囊、颗粒剂、滴丸剂等。

民族药是指我国某些地区少数民族经长期医疗实践的积累并用少数民族文字记载的药品，如藏药、蒙药、苗药、白族药、彝族药、维吾尔族药等，在使用上有一定的地域性。各民族医药是中华民族传统医药的组成部分，应不断发掘、整理、总结，充分发挥其保护各族人民健康的作用。

从行业分类上来讲，中药材种植属于农业，而中药饮片加工则隶属于医药制造业。中药材与中药饮片最大区别在于是否经过了炮制工艺。中成药以中药饮片为主要原料，根据一定的治病原则，按照严格的生产程序和标准，并配合一定的辅料制成，可以随时取用且对症明确，其主要成份的配方、用量等相对固定，生产者不能随意更改配方或用量。

我国有中药资源 12 807 种，其中药用植物 11 146 种，药用动物 1581 种，药用矿物 82 种。中药剂型 40 余种，中成药 8500 余种，中药方剂 100 000 余首。近几年，中药的

资源优势、疗效优势和预防保健优势越来越被国际社会认可，但中药研究水平相对滞后，与中药国际化、现代化的要求之间的矛盾也日益突出。中药管理是我国药事管理的重要内容之一，其核心就是保证中药安全、有效、经济、合理。中药作为我国传统中医药体系的重要组成部分，有其独特的理论和实践基础，这决定了中药管理在内容、方法等方面与现代药应有所不同，同时也要求对中药材种质资源、野生药材资源、中药饮片的炮制、中药材和中药饮片的经营、中药品种保护等各个环节进行研究和规范。20 世纪 90 年代以来，我国政府加大对中药管理的力度，制定了《国务院关于扶持和促进中医药事业发展的若干意见》、《中医药创新发展规划纲要》、《中药现代化发展纲要》、《中药材保护与发展规划（2014~2020 年）》、《野生药材资源保护管理条例》、《中药材生产质量管理规范》、《中药品种保护条例》等法规，对中药从种植、研制到生产、经营、使用过程进行了管理，推进了中药管理工作科学化、标准化、现代化的进程。我国对中药管理的原则是：整顿与提高，保护与创新。

# 任务一　野生药材资源保护管理

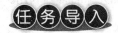

某地区农民想到山上采集野生药材应了解哪些规定并办理何手续？

### 案例 5-1　药材商非法出售濒危野生动物制品涉案近 500 万被批捕

2014 年 9 月，河北省保定市新市区检察院以涉嫌非法收购、出售珍贵、濒危野生动物制品罪，依法对犯罪嫌疑人张某等三人实施批捕。犯罪嫌疑人张某，安国市药材市场药材经营商户，在多年经营药材过程中张某发现，野生动物制品无论是收藏还是销售利润空间都非常大，具有很好的"钱景"。在获取巨大利益的驱使下，1998 年张某先后从成都"五块石"药材市场和哈尔滨"三棵树"药材市场，购买 30 余公斤赛加羚羊角（高鼻羚羊）、3 公斤麝香、2 公斤犀牛角（长毛犀），进行收藏，等待日后升值，赚取更多的钱。2004 年 8 月 28 日，我国《野生动物保护法》实施后，国家要求上报个人手中储存的麝香、赛加羚羊角等珍贵濒危野生动物制品并收购，张某明知自己储存的药材为国家珍贵濒危野生动物制品，不但不按要求上报，而是继续持有。为了迅速将手中的野生动物制品卖出，防止被国家没收，同时赚取更多非法利润。张某与另一名犯罪嫌疑人田某商量，将野生动物制品加工成手串等工艺品进行销售，并由田某通过 QQ 养生群、微信、淘宝网等平台联系客户，然后通过快递方式邮寄，获利 10 万余元。2014 年办案人员在张某家中查获麝香囊 136 个，涉案价值 81.6 万元，赛加羚羊角（高鼻羚羊）104 根、涉案价值 378 万元，犀牛角 0.72 千克，涉案价值 18 万元，总计 477.6 万元，同时还查获大量野生动物制品碎料。

### 案例 5-2　山西壶关山区：野生药材连翘"采青"严重

2014 年尚未到夏至，在壶关县石坡村、树掌镇、鹅屋乡等几个偏远山区乡镇，一些村民上山采摘连翘，一些商贩也早早进村收购药材。青连翘每公斤 6~7 元，比往年同期价格高出一倍。由于连翘价格不菲，村民早出晚归，采摘时不少黄花枝条被折断，山坡一片狼藉。连翘本应在 7 月下旬以后才能采摘，这样的"采青"，药品的有效成份并不能达到国家药典标准。近年来在壶关、平顺一些边远山区，村民对连翘、柴胡、桔梗、苍术、黄芩等野生中药材均有过早采收的现象。

　　**问题**：个人是否可以购进或销售濒危野生动物制品？村民随意采集野生药材连翘的行为是否违法？野生药材资源保护的管理规定有哪些？如何处罚？

　　中药产业是资源依赖性产业，促进中药产业发展，需要与保护生态环境、保护野生物种资源、保护濒危野生药材资源结合起来，在保证必需的医疗用药前提下，中药生产应最大限度地保护濒危野生药材资源，促进中药资源的可持续利用和中药产业的可持续发展。野生药材（包括野生动物类药材）在中药材中占有重要位置。为加强对野生动植物的保护我国已将 169 种药用植物列入国家珍稀濒危保护植物名录，162 种药用动物列入国家重点保护野生动物名录。涉及到这些动植物的药材在药典中将被停止使用或代用。国务院在 1993 年发出"关于禁止犀牛角和虎骨贸易的通知"，取消了虎骨和犀牛角的药用标准，1995 年版药典已删除了熊胆、豹骨和玳瑁这三种动物类药材。2005 版药典中，则取消了野山参，并以林下参代用。为加强野生药材资源的合理利用，适应人民医疗保健事业的需要，国务院于 1987 年 10 月 30 日发布了《野生药材资源保护管理条例》（简称条例），该条例明确指出在中华人民共和国境内采猎、经营野生药材的任何单位或个人，除国家另有规定外，都必须遵守本条例。国家对野生药材资源实行保护、采猎相结合的原则　**考点提示**：对野生药材资源管理的原则，并创造条件开展人工种养。国家授权各级药品监督管理部门主管野生药材资源的保护管理工作，负责《条例》的贯彻实施。该条例自 1987 年 12 月 1 日起生效。

## 一、野生药材物种的分级与名称

### （一）三级管理

　　国家重点保护的野生药材物种分为三级：一级：濒临灭绝状态的稀有珍贵野生药材物种；二级：分布区域缩小、资源处于衰竭状态的重要野生药材物种；三级：资源严重减少的主要常用野生药材物种。**考点提示**：野生药材物种的三级管理

### （二）国家重点保护的野生药材名录

　　国家重点保护的野生药材物种名录共收载野生药材物种 76 种，中药材 43 种。其中一级保护野生药材物种 4 种，中药材 4 种；二级保护野生药材物种 76 种，中药材 17 种；三级保护野生药材物种 45 种，中药材 22 种，具体如下。

　　一级保护野生药材名称：虎骨、豹骨、羚羊角、鹿茸（梅花鹿）。

　　二级保护野生药材名称：鹿茸（马鹿）、麝香（3 个品种）、熊胆（2 个品种）、穿山甲、蟾酥（2 个品种）、哈蟆油、金钱白花蛇、乌梢蛇、蕲蛇、蛤蚧、甘草（3 个品种）、黄连（3 个品种）、人参、杜仲、厚朴（2 个品种）、黄柏（2 个品种）、血竭。

　　三级保护野生药材名称：川贝母（4 个品种）、伊贝母（2 个品种）、刺五加、黄芩、天冬、猪苓、龙胆（4 个品种）、防风、远志（2 个品种）、胡黄连、肉苁蓉、秦艽（4 个品种）、细辛（3 个品种）、紫草（2 个品种）、五味子（2 个品种）、蔓荆子（2 个

品种）、诃子（2个品种）、山茱萸、石斛（5个品种）、阿魏（2个品种）、连翘、羌活（2个品种）。**考点提示**：野生药材物种的名称

**知识拓展**

三级保护物种名录记忆口诀：一级稀有灭绝，二级重要衰竭，三级常用减少，资源由少到多，级别一二三降。二级衰竭一级珍，一马（马鹿茸）牧草（甘草）射（麝香）蟾（蟾酥）涂，二黄（黄连、黄柏）双蛤（蛤蚧、哈蟆油）穿（穿山甲）厚（厚朴）杜（杜仲），三蛇（金钱白花蛇、乌梢蛇、蕲蛇）狂饮人（人参）熊（熊胆）血（血竭），虎（虎骨）豹（豹骨）羚羊（羚羊角）梅花鹿（梅花鹿茸）；三级减少主常用，紫（紫草）薇（阿魏）丰（防风）萸（山茱萸）赠猪（猪苓）肉（肉苁蓉），川（川/伊贝母）味（五味子）黄（胡黄连、黄芩）连（连翘）送石斛，荆（蔓荆子）诃（诃子）刺（刺五加）秦（秦艽）赴远（远志）东（天冬），胆大（龙胆）细心（细辛）也难活（羌活）。

## 二、野生药材资源保护管理规定

### （一）对一级保护野生药材物种的管理

禁止采猎一级保护野生药材物种。一级保护野生药材物种属于自然淘汰的，其药用部分由各级药材公司负责经营管理，但不得出口。

### （二）对二、三级保护野生药材物种的管理

采猎、收购二、三级保护野生药材物种的，必须按照批准的计划执行。采猎二、三级保护野生药材物种的，不得在禁止采猎区、禁止采猎期进行采猎，不得使用禁用工具进行采猎。采猎二、三级保护野生药材物种的，必须持有采药证。

取得采药证后，需要进行采伐或狩猎的，必须分别向有关部门申请采伐证或狩猎证。二、三级保护野生药材物种属于国家计划管理的品种，由中国药材公司统一经营管理；其余品种由产地县药材公司或其委托单位按照计划收购。二、三级保护野生药材物种的药用部分，除国家另有规定外，实行限量出口。

**知识拓展**

**国家对赛加羚羊、穿山甲、稀有蛇类及其产品实行标识管理试点**

国家林业局、卫生部、工商行政管理总局、国家食品药品监督管理局、国家中医药管理局2007年11月发布了《关于加强赛加羚羊、穿山甲、稀有蛇类资源保护和规范其产品入药管理的通知》，决定对赛加羚羊、穿山甲、稀有蛇类及其产品实行标识管理试点，进一步加强资源保护和规范其产品入药管理。为确保对资源消耗总量的宏观控制，所有赛加羚羊、穿山甲原材料仅限用于定点医院临床使用和中成药生产，并不得在定点医院外以零售方式公开出售。自2008年1月1日起，对含赛加羚羊角、穿山甲片和稀有蛇类原材料的成药和产品，开始实行标识管理试点；至2008年3月1日起，所有含赛加羚羊角、穿山甲片和稀有蛇类原材料的成药和产品，须在其最小销售单位包装上加载"中国野生动物经营利用管理专用标识"后方可进入流通。

### （三）法律责任

**1. 对擅自进入野生药材资源保护区者的处罚**　进入野生药材资源保护区从事科研、教学、旅游等活动者，必须经该保护区管理部门批准。进入设在国家或地方自然保护区范围内野生药材资源保护区的，还须征得该自然保护区主管部门的同意。对于违反规定者，当地县以上医药管理部门和自然保护区主管部门有权制止；造成损失的，必须承担赔偿责任。

**2. 对擅自采收野生药材物种者的处罚**　违反采猎、收购野生药材物种规定的单位或个人，由当地县以上医药管理部门会同同级有关部门没收其非法采猎的野生药材及使用工具，并处以罚款。

**3. 对擅自经营野生药材物种者的处罚**　对违反收购、经营、出口管理规定者，工商行政管理部门或有关部门没收其野生药材和全部违法所得，并处以罚款。

**4. 对破坏野生药材资源情节严重者的处罚**　情节严重构成犯罪者，由司法机关依法追究刑事责任。

**5. 对保护野生药材资源管理部门工作人员的处罚**　保护野生药材资源管理部门工作人员徇私舞弊的，由所在单位或上级管理部门给予行政处分；造成野生药材资源损失的，须承担赔偿责任。

 案例分析

案例 5-2 中，野生连翘属于国家三级保护野生药材，依照保护条例规定，属于国家计划管理的品种，应由中国药材公司统一经营管理，个体商贩擅自收购是违法的。山西壶关山区村民采收连翘应首先申请获得采药证和采伐证，再按照批准的计划执行。药材有效成份的形成与积累除了受遗传因子的调控和环境条件的影响外，还受采收、加工、干燥方法、贮藏和炮制的影响，这其中采收便是一个十分重要的环节。"应季是药，过季是草"，山西壶关山区村民采收连翘未遵循采收最佳季节的规律且过度采伐，这种对野生药材滥采乱挖很难保证临床疗效，同时也造成了野生药材资源的浪费。依照规定商贩和村民都应承担法律责任，受到相应的处罚。

## 三、中药材保护的其他管理规定

### （一）实行国家管理的品种

第一类：野生、名贵品种。麝香、杜仲、厚朴、甘草；第二类：产地集中，调剂面大的品种。黄连、当归、川芎、生地、白术、白芍、茯苓、麦冬、黄芪、贝母、银花、牛膝、延胡索、桔梗、菊花、连翘、山茱萸、三七、人参、牛黄。

### （二）市场上严禁非法倒卖的走私活动的中药材品种（34 种）

麝香、牛黄、人参、三七、黄连、贝母、鹿茸、冬虫夏草、天麻、珍珠、虎骨、熊胆、枸杞、杜仲、厚朴、全蝎、肉桂、沉香、山茱萸、蟾酥、银花、巴戟、阿胶、犀角、广角、羚羊角、乳香、没药、血竭、砂仁、檀香、公丁香、豹骨、西红花等。

**（三）中药材进出口管理**

**1. 中药材进口管理**　《进口药材管理办法（试行）》，于 2006 年 2 月 1 日起施行，进口药材要进行申请和审批程序，申请人应当是中国境内取得《药品生产许可证》或《药品经营许可证》的药品生产企业或经营企业。药材进口申请包括首次进口和非首次进口药材申请；《进口药材批件》分为一次性有效批件和多次使用批件。国家对濒危特种药材或者首次进口药材的进口申请，颁发一次性有效批件，有效期为 1 年，多次使用批件的有效期为 2 年。

据统计，我国传统进口药材有 40 余种。目前主要有：豆蔻、血竭、羚羊角、广角、豹骨、沉香、牛黄、麝香、砂仁、西红花、胖大海、西洋参、海马等。

**2. 中药材出口管理**　贯彻"先国内，后国外"的原则，国内供应、生产严重不足则停止或减少出口，国内剩余的争取多出口；出口中药材必须到对外经济贸易部审批办理"出口中药材许可证"后，方可办理出口手续；国家对 35 种中药材的出口实行审批，品种为人参、鹿茸、当归、蜂王浆（包括粉）、三七、麝香、甘草及其制品、杜仲、厚朴、黄芪、党参、黄连、半夏、茯苓、菊花、枸杞、山药、川芎、生地、贝母、银花、白芍、白术、麦冬、天麻、大黄、冬虫夏草、丹皮、桔梗、延胡索、牛膝、连翘、罗汉果、牛黄。

注：国家对濒危物种进出口，要求申报部门须向国家濒危物种进出口管理办公室申报，凭该部门所发批准件或允许出口证明书，再予办理检疫、检验、放行等相关事项。

改剂型、仿制药品中的使用。对具体的药材和要求规定有：①对含有天然麝香、熊胆、豹骨（虎骨）、象牙等濒危野生药材的品种，不批准已有国家标准中药的改剂型及仿制，并严格限制含以上濒危药材的新药注册申请。②对含有熊胆粉、羚羊角、穿山甲、金钱白花蛇、蕲蛇、乌梢蛇等药材的品种，除原药品生产企业的改剂型外，不批准已有国家标准中药的改剂型及仿制。新药注册申请和已经完成临床试验的注册申请，可根据其临床应用价值，酌情使用。

# 任务二  中药材生产质量管理规范

**任务导入**

某校中药种植与加工专业的毕业生想回家乡进行中药材种植创业，他需要了解哪些管理规定？

## 案例 5-3  硫黄当归，每一个毛孔都可能隐藏着风险

网民在微博上爆料甘肃岷县的当归含毒之后，引发网络舆论对中药材安全的恐慌。2011 年 3 月，南方周末记者前往岷县调查发现，当归普通种植的成本为每亩两千元，按照中药材生产质量管理规范种植则要高达 1 万元。岷县的当归从培育、生长到加工环节，都隐藏着巨大的安全隐患。

首先，当归的生长周期本为 5 年，由于周期性的供不应求，在经济利益的指引下，为了缩短生产周期、增加产量，"壮根灵"被药农广泛使用，使用"壮根灵"生长素当归 1 年即可长成。"壮根灵"如同药材中的"瘦肉精"，它缩短了生长周期的同时大大降低了有效含量，它对农业和道地药材的破坏是毁灭性的。

其次，大规模、连续性、单一化地种植当归使得病虫害开始迅速蔓延，各地的病虫害开始交叉感染，最终威胁到了药农的正常种植。为了杀灭害虫，农民不得不大量喷施农药。为防治当归的麻口病，药农在栽培过程至少要喷洒农药"3911"两次。

最后，长成后的当归被扎成几捆直接搁在棚子里，进行名为"熏硫"的加工，经过熏硫后的当归切片表皮泛白，外观好看。同时，熏硫也能杀灭虫卵、防止霉变、方便储存，此外，过度熏硫还成了增加当归重量的方法。一些不法商贩把药材打湿后熏，最高时能使水分增加至近 70%，大大增加了药材的重量。

**问题：**如何保证中药材质量？《中药材生产质量管理规范》的主要内容是什么？如何进行中药材生产质量管理规范认证？

## 一、《中药材生产质量管理规范（试行）》简介

中药材是中药饮片、中成药生产的基础原料，中药材生产是中药产业发展的基础，长期以来，我国中药材及中药饮片的生产缺乏规范标准，出现种质不清、种植加工技术不规范、农药残留超标等问题，导致中药饮片和中成药质量下降，严重影响了中药疗效。实施中药材生产质量管理规范（Good Agricultural practice，简称 GAP），对中药

材生产全过程进行有效的质量控制，是保证中药材质量稳定、可控，保障中医临床用药安全有效的重要措施；有利于中药资源保护和持续利用，促进中药材种植（养殖）的规模化、规范化和产业化发展。我国第一部《中药材生产质量管理规范（试行）》（简称GAP）于2002年6月1日起施行，本规范适用于中药材生产企业（以下简称生产企业）生产中药材（含植物、动物药）的全过程，是中药材生产和质量管理的基本准则。考点提示：GAP适用范围与准则

中药材GAP的核心是规范中药材生产过程以保证药材质量稳定、可控。实施GAP的目的是规范中药材生产，保证中药材质量，促进中药标准化、现代化，达到药材"优质、安全、稳定、可控"的目标。因此，中药材GAP各条款均紧紧围绕中药材质量及可能影响药材质量的内在因素（如种质）和外在因素（环境、生产技术等）的调控而制订。生产企业应运用规范化管理和质量监控手段，保护野生药材资源和生态环境，坚持"最大持续产量"原则，实现资源的可持续利用。GAP分为10章57条，其主要内容如下。

**（一）产地生态环境**

GAP中明确指出生产企业应按中药材产地适宜性优化原则，因地制宜，合理布局。中药材产地的环境（比如空气、土壤、灌溉水和药用动物饮用水）应符合国家相应的标准。药用动物养殖企业应满足动物种群对生态因子的需求及与生活、繁殖等相适应的条件。

**（二）种质和繁殖材料**

应准确鉴定养殖、栽培或野生采集的药用动植物的物种，包括亚种、变种或品种。种子、菌种和繁殖材料在生产、储运过程中应实行检验和检疫制度以保证质量和防止病虫害及杂草的传播；防止伪劣种子、菌种和繁殖材料的交易与传播。应按动物习性进行药用动物的引种及驯化。捕捉和运输时应避免动物机体和精神损伤。引种动物必须严格检疫，并进行一定时间的隔离、观察。加强中药材良种选育、配种工作，建立良种繁育基地，保护药用动植物种质资源。

**（三）药用植物栽培管理**

根据药用植物生长发育要求，确定栽培适宜区域，并制定相应的种植规程。根据药用植物的营养特点及土壤的供肥能力，确定施肥种类、时间和数量，施用肥料的种类以有机肥为主，根据不同药用植物物种生长发育的需要有限度地使用化学肥料。允许施用经充分腐熟达到无害化卫生标准的农家肥。禁止施用城市生活垃圾、工业垃圾及医院垃圾和粪便。根据药用植物不同生长发育时期的需水规律及气候条件、土壤水分状况，适时、合理灌溉和排水，保持土壤的良好通气条件。根据药用植物生长发育特性和不同的药用部位，加强田间管理，及时采取打顶、摘蕾、整枝修剪、覆盖遮荫等栽培措施，调控植株生长发育，提高药材产量，保持质量稳定。药用植物病虫害的防治应采取综合防治策略。如必须施用农药时，应按照国家相关规定，采用最小有效剂量并选用高效、低毒、低残留农药，以降低农药残留和重金属污染，保护生态环境。

**（四）药用动物养殖管理**

根据药用动物生存环境、食性、行为特点及对环境的适应能力等，确定相应的养殖方式和方法。根据药用动物的季节活动、昼夜活动规律及不同生长周期和生理特点，

科学配制饲料，定时定量投喂，适时适量地补充精料、维生素、矿物质及其他必要的添加剂，不得添加激素、类激素等添加剂，饲料及添加剂应无污染。药用动物养殖应视季节、气温、通气等情况，确定给水的时间及次数。养殖环境应保持清洁卫生，建立消毒制度，定期消毒。药用动物的疫病防治，应以预防为主，定期接种疫苗。禁止将中毒、感染疫病的药用动物加工成中药材。

### （五）采收与初加工

野生或半野生药用动植物的采集应坚持"最大持续产量"原则，即不危害生态环境，可持续生产（采收）的最大产量，根据产品质量及植物单位面积产量或动物养殖数量，并参考传统采收经验等因素确定适宜的采收时间（包括采收期、采收年限）和方法，有计划地进行野生抚育、轮采与封育。采收机械、器具应保持清洁、无污染，存放在无虫鼠害和禽畜的干燥场所。

药用部分采收后，经过拣选、清洗、切制或修整等适宜的加工，需干燥的应采用适宜的方法和技术迅速干燥。鲜用药材可采用冷藏、砂藏、罐贮、生物保鲜等适宜的保鲜方法，尽可能不使用保鲜剂和防腐剂。地道药材应按传统方法进行加工。如有改动，应提供充分试验数据，不得影响药材质量。**考点提示**：采收、加工的规定

### （六）包装、运输与贮藏管理

GAP 对包装所用材料、包装操作与记录均作出了明确的规定，对药材批量运输、仓库应具备的设施及条件也做出了规定。所使用的包装材料应是清洁、干燥、无污染、无破损，并符合药材质量要求；包装前应检查并清除劣质品及异物；包装应按标准操作规程操作，并有批包装记录，其内容应包括品名、规格、产地、批号、重量、包装工号、包装日期等；在每件药材包装上，应注明品名、规格、产地、批号、包装日期、生产单位，并附有质量合格的标志；易破碎的药材应使用坚固的箱盒包装；毒性、麻醉性、贵细药材应使用特殊包装，并应贴上相应的标记；药材批量运输时，不应与其他有毒、有害、易串味物质混装；运载容器应具有较好的通气性，以保持干燥，并应有防潮措施；药材仓库应通风、干燥、避光，必要时安装空调及除湿设备，并具有防鼠、虫、禽畜的措施；药材应存放在货架上，与墙壁保持足够距离，防止虫蛀、霉变、腐烂、泛油等现象发生，并定期检查。**考点提示**：包装、运输、储藏的规定

### （七）质量管理

生产企业应设质量管理部门，负责中药材生产全过程的监督管理和质量监控，并应配备与药材生产规模、品种检验要求相适应的人员、场所、仪器和设备。质量管理部门的主要职责包括负责环境监测、卫生管理；负责生产资料、包装材料及药材的检验，并出具检验报告；负责制订培训计划，并监督实施；负责制订和管理质量文件，并对生产、包装、检验等各种原始记录进行管理。**考点提示**：质量管理部门的主要职责 药材包装前，质量检验部门应对每批药材，按中药材国家标准或经审核批准的中药材标准进行检验。检验项目应至少包括药材性状与鉴别、杂质、水分、灰分与酸不溶性灰分、浸出物、指标性成份或有效成份含量。农药残留量、重金属及微生物限度均应符合国家标准和有关规定。不合格的中药材不得出厂和销售。

### （八）人员和设备

GAP 对生产企业的各类人员的学历或资历提出明确规定。生产企业的技术负责人

应有药学或农学、畜牧学等相关专业的大专以上学历，并有药材生产实践经验。质量管理部门负责人应有大专以上学历，并有药材质量管理经验。从事中药材生产的人员均应具有基本的中药学、农学或畜牧学常识，并经生产技术、安全及卫生学知识培训。从事田间工作的人员应熟悉栽培技术，特别是农药的施用及防护技术；从事养殖的人员应熟悉养殖技术。从事加工、包装、检验人员应定期进行健康检查，患有传染病、皮肤病或外伤性疾病等不得从事直接接触药材的工作。对从事中药材生产的有关人员应定期培训与考核。

**（九）文件管理**

生产企业应有生产管理、质量管理等标准操作规程。每种中药材的生产全过程均应详细记录，必要时可附照片或图像。所有原始记录、生产计划及执行情况、合同及协议书等均应存档，至少保存 5 年。

## 二、《中药材生产质量管理规范（试行）》认证

为加强对中药材生产的监督管理，规范并保证 GAP 认证工作的顺利进行，2003 年 9 月 19 日国家食品药品监督管理局制定并发布了《中药材生产质量管理规范认证管理办法》（试行）及《中药材 GAP 认证检查评定标准》（试行），自 2003 年 11 月 1 日起施行。

**（一）GAP 认证机构**

省级食品药品监督管理局负责本辖区内生产企业的中药材 GAP 认证申报资料初审及已通过 GAP 认证生产企业的日常监督管理工作；国家食品药品监督管理总局负责全国中药材 GAP 的认证以及 GAP 认证检查评定标准及相关文件的制定、修订，GAP 认证检查员的培训、考核和聘任等管理工作。**考点提示：**认证机构的职责

**（二）GAP 认证程序**

GAP 的认证程序包括：提交申请-初审与审查-现场检查-审批，见图 5-1。

**1. 认证申请**　申请中药材 GAP 认证的中药材生产企业，其申报的品种应至少完成一个生产周期。申请时向所在省级食品药品监督管理局提交相关资料。

**2. 初审与审查**　省级食品药品监督管理局应自收到中药材 GAP 认证申请资料之日起 40 个工作日提出初审意见，符合规定的将初审意见及认证资料转报国家局。国家食品药品监督管理总局药品化妆品监管局负责申请资料的受理。对初审合格的认证资料进行形式审查（审查时限为 5 个工作日），必要时可请专家论证（如需专家论证，审查时限可延长至 30 个工作日），符合要求的予以受理并转食品药品审核查验中心。食品药品审核查验中心在收到申请资料后 30 个工作日内提出技术审查意见，制定现场检查方案。检查方案的内容包括日常安排、检查项目、检查组成员及分工等。

**3. 现场检查**　现场检查的时间一般安排在该品种的采收期，时间一般为 3~5 天，检查组成员一般由 3~5 名检查员组成，省级食品药品监督部门可选派 1 名负责中药材生产监督管理的人员作为观察员，联络、协调检查有关事宜。

**4. 审批**　现场检查报告、缺陷项目表、每个检查员现场检查记录和原始评价及相关资料应在检查工作结束后 5 个工作日内报送食品药品审核查验中心。符合中药材 GAP 认证标准的，颁发《中药材 GAP 证书》并发布公告。《中药材 GAP 证书》有效期

一般为 5 年。生产企业应在《中药材 GAP 证书》有效期满前 6 个月，重新申请中药材 GAP 认证。**考点提示：**证书有效期 《中药 GAP 证书》由 CFDA 统一印制，应当载明证书编号、企业名称、法定代表人、企业负责人、注册地址、种植（养殖）区域（地点）、认证品种、发证机关、发证日期、有效期等项目。

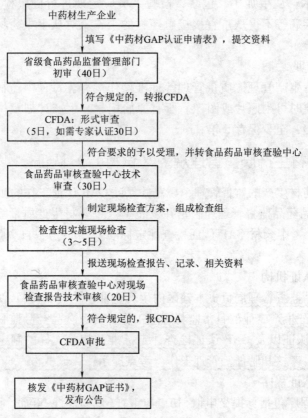

图 5-1　中药材 GAP 认证程序

**5. 认证后的监督检查**　CFDA 负责组织对取得《中药材 GAP 证书》的企业，根据品种生长特点确定检查频次和重点跟踪检查。在《中药材 GAP 证书》有效期内，省级食品药品监督管理局负责每年对企业跟踪检查一次，跟踪检查情况应及时上报 CFDA。取得《中药材 GAP 证书》的企业，如发生重大质量问题或未按照中药材 GAP 组织生产，CFDA 将予以警告，并责令改正；情节严重的，将吊销其《中药材 GAP 证书》。

中药材生产企业《中药材 GAP 证书》登记事项发生变更的，应在事项发生变更之日起 30 日内，向 CFDA 申请办理变更手续，CFDA 应在 15 个工作日内做出相应变更。

中药材生产企业终止生产中药材或者关闭的，由 CFDA 收回《中药材 GAP 证书》。申请中药材 GAP 认证的中药材生产企业应按照有关规定缴费认证费用，未按规定缴费的，中止认证或收回《中药材 GAP 证书》。

## 案例分析

案例 5-3 中，岷县当归种植过程中药农为节约成本，采用普通种植管理，药材的种植与加工过程中均存在与 GAP 规定严重不符的情形。

根据 GAP 规定，应制定种植规程，可以"根据不同药用植物物种生长发育的需要有限度地使用化学肥料。允许施用经充分腐熟达到无害化卫生标准的农家肥。"案例中，岷县当归种植过程中为缩短生长周期擅自使用激素类产品"壮根灵"生长素，促使其 1 年长成的行为不符合规定。

在药材生长过程中，GAP 规定"药用植物病虫害的防治应采取综合防治策略。如必须施用农药时，应按照国家相关规定，采用最小有效剂量并选用高效、低毒、低残留农药，以降低农药残留和重金属污染，保护生态环境。"岷县当归种植过程中为抵抗虫害，反复喷洒剧毒农药"3911"。"3911"，学名"甲拌磷"，是严格限用的高毒杀虫剂，是对人、畜有剧毒的有机磷农药。这一行为亦与规定严重不符。

GAP 规定"药用部分采收后，经过拣选、清洗、切制或修整等适宜的加工，需干燥的应采用适宜的方法和技术迅速干燥。鲜用药材可采用冷藏、砂藏、罐贮、生物保鲜等适宜的保鲜方法，尽可能不使用保鲜剂和防腐剂。地道药材应按传统方法进行加工。如有改动，应提供充分试验数据，不得影响药材质量。"岷县当归在加工过程中，使用硫黄反复熏蒸。致质地轻泡、干后中间空心的当归流入了市场，正所谓当归的每个毛孔都可能隐藏着风险。

### （三）申请中药材 GAP 认证所需提交资料

（1）《中药材 GAP 认证申请表》（一式二份）。

（2）《营业执照》（复印件）。

（3）申报品种的种植（养殖）历史和规模、产地生态环境、品种来源及鉴定、种质来源、野生资源分布情况和中药材动植物生长习性资料、良种繁育情况、适宜采收时间（采收年限、采收期）及确定依据、病虫害综合防治情况、中药材质量控制及评价情况等。

（4）中药材生产企业概况，包括组织形式并附组织机构图（注明各部门名称及职责）、运营机制、人员结构，企业负责人、生产和质量部门负责人背景资料（包括专业、学历和经历）、人员培训情况等。

（5）种植（养殖）流程图及关键技术控制点。

（6）种植（养殖）区域布置图（标明规模、产量、范围）。

（7）种植（养殖）地点选择依据及标准。

（8）产地生态环境检测报告（包括土壤、灌溉水、大气环境）、品种来源鉴定报告、法定及企业内控质量标准（包括质量标准依据及起草说明）、取样方法及质量检测报告书，历年来质量控制及检测情况。

（9）中药材生产管理、质量管理文件目录。

（10）企业实施中药材 GAP 自查情况总结资料。

（11）所提交材料真实性的自我保证声明。

# 任务三 中药生产、经营、使用管理

## 任务导入

某校中药专业学生拟毕业后从事中药材购销工作，应了解哪些相关规定？中药材是按照药品还是按照农产品经营？

### 案例5-4 中药染色成"毒药"，深圳中药饮片市场陷"安全门"

2013年10月，国家食药总局针对国内市场上比较突出的中药饮片违法染色问题，组织对广东、安徽、甘肃、四川4个省相关单位生产、经营或使用的部分中药饮片进行了抽样。专项抽验共抽样397批，检验证实22批存在染色问题，涉及红花、延胡索、西红花等多个品种。检查人员分别在深圳市中医院药房仓库、亚洲大药房笋岗店、友和大药房福华店查出存在违法染色的红花、延胡索两种中药饮片，红花中检出非法添加的金橙Ⅱ、胭脂红，延胡索中检出了非法添加的金胺O。中药饮片中之所以添加色素，主要是为了让"卖相"更好。深圳市药监局紧急介入染色药材事件处理，对深圳涉及的3家经营使用单位进行立案调查，责令其立即停止使用问题产品，并对生产源头进行溯源追查。经对涉事单位库存的问题饮片查扣封存，发现涉事产品大部分此前已被销售。经初步调查，被曝光的3家经营使用单位的7批涉事产品购入渠道来源均为合法，全部购自湖南、广东梅州等外地生产企业。

### 案例5-5 飞行检查 50家药企被收回GMP证书 中药行业危机不断

药品飞行检查是指药品监督管理部门针对药品生产、经营等环节开展的不预先告知被检查单位及有关部门的现场监督检查。2015年2月《中国经营报》报道，国内多家药企未通过欧盟GMP检查，这意味着这些药企的相关产品将无法进入欧盟市场。国内对医药行业的监管形势也更为严峻，2014年广东、吉林、安徽等多个省份的五十余家制药企业的药品GMP证书被收回。飞行检查这一监管模式发挥了重要作用，被收回GMP证书的企业，基本都是在食药监部门的飞行检查中被查出的。被收回GMP证书的制药企业中，大部分为中药生产企业，而被收回GMP证书的原因，包括了中西药生产交替共线、编造虚假检验报告、中药材霉变、涉嫌生产假冒中药饮片、涉嫌贴牌生产中药饮片、涉嫌出借包材及生产场所等。在涉事的中药生产企业中，亳州成为安徽的"重灾区"，多家企业被收回GMP证书。早在2012年，安徽省亳州市12家企业的中药材饮片因存在染色和增重问题而被曝光。国家药监局责令严重违规的8家中药饮片生产企业停产整顿，收回6家企业的GMP证书，并对12家企业进行立案调查。这些企业涉嫌以化工原料金胺O、金橙Ⅱ合成色素对中药材进行染色，用铝盐和镁盐加重，并在药材中掺假。"药都"失守，亦表明中药材制假售假问题由来已久。

### 案例 5-6  渝警破获一跨省非法销售中药饮片案 21 人被抓获

2013 年 8 月在公安部经侦局、重庆市经侦总队联合指导下，历时 3 个月，酉阳警方破获一起跨省非法销售中药饮片案，共抓获嫌疑人 21 人，采取强制措施 6 人，捣毁生产窝点 5 个、仓储窝点 8 个、销售窝点 70 余个，查获涉案假冒商标包装袋 70 万余件，缴获假冒"协和成"、"金贵"、"酉源"、"益诚"、"自然堂"、"崇善堂"等商标的中药饮片 5 万余袋，缴获制假设备 22 台，涉案金额 5000 余万元。嫌疑人吴某因非法经营中药饮片被酉阳县公安局经侦大队传唤，吴某经营的中药饮片是在无任何资质下开设个人作坊加工制成，酉阳还有数家非法经营生产中草药饮片窝点。吴某交代，其在经营药品期间非法从成都某中药市场批发药品，通过安徽铜城人姚某制作药品包装袋与中药饮片标签，非法经营中草药饮片。姚某还向酉阳多人销售"金贵""酉源""自然堂""溢城"等商标包装袋及标签。民警将佯装来酉阳投资的姚某抓获。姚某交代了其在无资质情况下非法生产销售各类商品塑料包装袋，并供

述其产品还销往甘肃、云南、四川、贵州等地。

### 案例 5-7  医疗机构违法采购中药饮片，掺假中药饮片偷偷送进医院

2014 年 2 月，某市食品药品监管局和开发区分局的执法人员来到本市某医院药库，对库存药品进行检查时发现，品种为半夏、柴胡的中药饮片标签内容不符合规定，只标示经营企业名称，而没有生产企业名称，为不合格药品。随后，调查发现以上中药饮片的供货商均为于某。顺藤摸瓜，执法人员又在青岛市一家医药配送有限公司发现 263 种掺假中药饮片，供货商也是于某。执法人员依法没收了医药配送公司库存的掺假中药饮片及违法所得，共计 19 万元。供货商于某因涉嫌犯罪已被移交市公安局立案查处。深入调查发现，医疗机构也存在从不具有资质的生产经营企业采购和使用中药饮片或违法采购中药饮片的行为。这些中药饮片达不到应有的法定生产条件，加工炮制也不符合规范，质量缺乏保证，给公众用药安全埋下严重隐患。

问题：中药饮片生产、经营和使用有哪些相关规定？

## 一、中药材管理

### （一）中药材管理的法定要求

**1.《药品管理法》的有关规定**  "国家保护野生药材资源，鼓励培育中药材。"（第 3 条）

"药品经营企业销售中药材，必须标明产地。"（第 19 条）

"城乡集市贸易市场可以出售中药材，国务院另有规定的除外。""城乡集市贸易市场不得出售中药材以外的药品，……"（第 21 条）

"生产新药或者已有国家药品标准的药品的，须经国务院药品监督管理部门批准，并发给药品批准文号；但是生产没有实施批准文号管理的中药材、中药饮片除外。实施批准文号管理的中药材、中药饮片品种目录由国务院药品监督管理部门会同国务院中医药管理部门制定。"（第 31 条）

"药品生产企业、药品经营企业、医疗机构必须从具有药品生产、经营资格的企业购进药品，但是购进没有实施批准文号管理的中药材除外。"（第34条）**考点提示**：中药材的重要管理规定

"新发现和从国外引种的药材，经国务院药品监督管理部门审核批准后，方可销售。"（第46条）

"地区性民间习用药材的管理办法，由国务院药品监督管理部门会同国务院中医药管理部门制定。"（第47条）

"发运中药材必须有包装。每件包装上，必须注明品名、产地、日期、调出单位。并附有质量合格的标志。"（第53条）**考点提示**：中药材包装的规定

"中药材的种植、采集和饲养的管理办法，由国务院另行规定。"（第103条）

**2.《药品管理法实施条例》的规定** "药品生产企业生产药品所使用的原料药，必须具有国务院药品监督管理部门核发的药品批准文号或者进口药品注册证书、医药产品注册证书；但是未实施批准文号管理的中药材、中药饮片除外。"（第9条）

"国家鼓励培育中药材。对集中规模化栽培养殖、质量可以控制并符合国务院药品监督管理部门规定条件的中药材品种，实行批准文号管理。"（第40条）

**（二）加强中药材管理的规定**

2013年10月，国家药品监督管理局等八部门针对"标准化种植养殖落实不到位，不科学使用农药化肥造成有害物质残留；中药材产地初加工设备简陋，染色增重、掺杂使假现象时有发生；中药材专业市场以次充好，以假充真，制假售假，违法经营中药饮片和其他药品现象屡禁不止"等中药材管理领域存在的突出问题，印发了《关于进一步加强中药材管理的通知》，规定了强化中药材管理的主要措施。

**1. 中药材种植养殖管理规定**

（1）中药材资源的保护和利用　各地要高度重视中药材资源的保护、利用和可持续发展，加强中药材野生资源的采集和抚育管理，采集使用国家保护品种，要严格按规定履行审批手续。严禁非法贩卖野生动物和非法采挖野生中药材资源。

（2）中药材规范化种植、养殖　各地要在全国中药材资源普查的基础上结合本地中药材资源分布、自然环境条件、传统种植养殖历史和道地药材特性，加强中药材种植养殖的科学管理，按品种逐一制定并严格实施种植养殖和采集技术规范，统一建立种子种苗繁育基地，合理使用农药和化肥，按年限、季节和药用部位采收中药材，提高中药材种植养殖的科学化、规范化水平。禁止在非适宜区种植养殖中药材，严禁使用高毒、剧毒农药，严禁滥用农药、抗生素、化肥，特别是动物激素类物质、植物生长调节剂和除草剂。**考点提示**：中药材规范化种植、养殖规定

（3）加强中药材质量控制　加快技术、信息和供应保障服务体系建设，完善中药材质量控制标准以及农药、重金属等有害物质限量控制标准；加强检验检测，防止不合格的中药材流入市场。鼓励和引导中药饮片、中成药生产企业逐步使用可追溯的中药材为原料，在传统主产区建立中药材种植养殖和生产加工基地，保证中药材质量稳定。

**2. 中药材产地初加工管理规定**　产地初加工是指在中药材产地对地产中药材进行洁净、除去非药用部位、干燥等处理，是防止霉变虫蛀、便于储存运输、保障中药材

质量的重要手段。**考点提示**：中药材产地初加工的含义

（1）逐步实现产地加工集中化、规范化、产业化　各地要结合地产中药材的特点，加强对中药材产地初加工的管理，逐步实现初加工集中化、规范化、产业化。

（2）提高产地初加工水平　要对产地中药材逐品种制定产地初加工规范，统一质量控制标准，改进加工工艺，提高中药材产地初加工水平，避免粗制滥造导致中药材有效成份流失、质量下降。

（3）禁止性规定　严禁滥用硫黄熏蒸等方法，二氧化硫等物质残留必须符合国家规定。严厉打击产地初加工过程中掺杂使假、染色增重、污染霉变、非法提取等违法违规行为。**考点提示**：禁止硫黄熏蒸

【课堂互动】

中药材产地初加工与中药饮片有怎样的区别？

### 3. 中药材专业市场管理规定

（1）进入中药材市场经营中药材者应具备的条件　具有专业人员。取得证照，进入中药材专业市场经营中药材的企业和个体工商户必须依照法定程序向市场所在地省级药品监督管理部门申请并取得《药品经营许可证》，向工商行政管理部门申请办理《营业执照》。证照齐全者准予进入中药材专业市场固定门店从事中药材批发业务。

（2）禁止开办非法中药材市场　除现有 17 个中药材专业市场外，各地一律不得开办新的中药材专业市场。

（3）明确市场管理责任　中药材专业市场所在地人民政府要按照"谁开办，谁管理"的原则，承担起管理责任，明确市场开办主体及其责任。

（4）逐步建立公司化经营模式　中药材专业市场要建立健全交易管理部门和质量管理机构，完善市场交易和质量管理的规章制度，逐步建立起公司化的中药材经营模式。

（5）提高市场电子、信息、物流水平　要构建中药材电子交易平台和市场信息平台，建设中药材流通追溯系统，配备使用具有药品现代物流水平的仓储设施设备，提高中药材仓储、养护技术水平，切实保障中药材质量。

（6）禁止性规定　严禁销售假劣中药材，严禁未经批准以任何名义或方式经营中药饮片、中成药和其他药品，严禁销售国家规定的 27 种毒性药材，严禁非法销售国家规定的 42 种濒危药材。**考点提示**：中药材市场禁止销售的范围

**知识链接**

#### 17 个中药材专业市场形成由来

中药材专业市场是历史形成的，短则百年，有的已有上千年，承载着浓厚的中医药文化。各个产区中药材通过这些专业市场进行汇集、交易，辐射到全国，成为中药产业链的重要环节。

20 世纪 90 年代，各地涌现了大量的中药材市场，参差不齐、管理不严，假冒伪劣滋生蔓延，群众深受其害。为此，在国务院领导下开展了中药材市场整顿工作，下决心关闭了

近百个条件达不到标准的市场。现有的 17 个中药材专业市场是 1996 年经国家中医药管理局、卫生部、国家工商行政管理局审核批准设立，从设立之初就要求由地方政府直接领导的市场管理委员会进行管理。后来近 20 年没有审批新的中药材专业市场。

这 17 个中药材专业市场所在地是：河北保定市（安国），黑龙江哈尔滨市（三棵树），安徽亳州市，江西宜春市（樟树），山东菏泽市（舜王城），河南许昌市（禹州），湖北黄冈市（蕲州），湖南长沙市（岳阳花板桥）、邵阳市（邵东廉桥），广东广州市（清平）、揭阳市（普宁），广西玉林市，重庆渝中区（解放路），四川成都市（荷花池），云南昆明市（菊花园），陕西西安市（万寿路），甘肃兰州市（黄河）。其中安徽亳州中药材市场、河北安国中药材市场、河南禹州中药材市场、江西樟树中药材市场这 4 家，都有着悠久的历史，被称为"四大药都"。

## 二、中药饮片管理

### （一）中药饮片管理的法定要求

**1.《药品管理法》的规定** 《药品管理法》规定了中药饮片的炮制依据和管理规定，即"中药饮片的炮制，必须按照国家药品标准炮制。国家药品标准没有规定的，必须按照省、自治区、直辖市药品监督管理部门制定的炮制规范炮制"。（第 10 条第二款）**考点提示**：中药饮片炮制的管理规定

"生产新药或者已有国家标准的药品，须经国家药品监督管理部门批准，并发给批准文号；但是，生产没有实施批准文号管理的中药材和中药饮片除外"。（第 31 条）

"药品必须符合国家药品标准。中药饮片依照本法第十条第二款规定执行。"（第 32 条）

**2.《药品管理法实施条例》的规定** 《药品管理法实施条例》规定，生产中药饮片，应当选用与药品质量相适应的包装材料和容器；包装不符合规定的中药饮片，不得销售。中药饮片包装必须印有或贴有标签。中药饮片的标签必须注明品名、规格、产地、生产企业、产品批号、生产日期，实施批准文号管理的中药饮片还必须注明药品批准文号。（第 45 条）**考点提示**：中药饮片包装、标签的管理规定

**3.《药品经营质量管理规范》（简称 GSP）的规定** 2012 版 GSP 规定，经营中药饮片应划分零货称取专库（区）；中药材、中药饮片应与其他药品分开存放；对中药材和中药饮片按其特性，采取干燥、降氧、熏蒸等方法养护，对在库时间较长的中药材，应抽样送检；零售企业经营中药饮片应配置所需的调配处方和临方炮制的设备；饮片装斗前应做质量复核，不得错斗、串斗，防止混药。**考点提示**：中药饮片储存、养护等的规定

### （二）加强中药饮片管理的规定

基于中药饮片生产、经营和使用等环节还存在一些不规范的问题，个别生产企业存在着不按《药品生产质量管理规范》（GMP）要求生产，甚至外购散装饮片，加工包装等行为；部分经营企业和医疗机构存在着从不具有资质的生产经营企业采购和使用中药饮片等问题。2007 年，原卫生部、国家中医药管理局制定发布了《医院中药饮片管理规范》；2011 年，国家食品药品监督管理局发布了《关于加强中药饮片监督管理的通知》，对中药饮片生产经营及医疗机构中药饮片监管作出了具体规定。

**1. 中药饮片生产、经营管理规定**

（1）饮片生产企业的资质 中药饮片生产经营必须依法取得许可证照，《药品生产许可证》、《药品 GMP 证书》等，按照法律法规及有关规定组织开展生产经营活动。严禁未取得合法资质的企业和个人从事中药饮片生产、中药提取。各地要坚决取缔无证生产经营中药饮片的非法窝点，严厉打击私切滥制等非法加工、变相生产中药饮片的行为。要加强对药品生产经营企业的管理，严厉打击药品生产经营企业出租出借许可证照、将中药饮片生产转包给非法窝点或药农、购买非法中药饮片改换包装出售等违法行为。**考点提示**：中药饮片生产、经营企业的资质要求

（2）饮片原料的规定 生产中药饮片必须以中药材为起始原料，使用符合药用标准的中药材，并应尽量固定药材产地；必须严格执行国家药品标准和地方中药饮片炮制规范、工艺规程。**考点提示**：中药饮片原料的规定

（3）生产条件和检验 必须在符合药品 GMP 条件下组织生产，出厂的中药饮片应检验合格，并随货附纸质或电子版的检验报告书。**考点提示**：饮片的生产条件和出厂检验要求

（4）饮片批发和零售 批发零售中药饮片必须持有《药品经营许可证》、《药品 GSP 证书》，必须从持有《药品 GMP 证书》的生产企业或持有《药品 GSP 证书》的经营企业采购。批发企业销售给医疗机构、药品零售企业和使用单位的中药饮片，应随货附加盖单位公章的生产、经营企业资质证书及检验报告书（复印件）。**考点提示**：饮片的批发和零售规定

（5）禁止性规定 严禁生产企业外购中药饮片半成品或成品进行分包装或改换包装标签等行为。严禁经营企业从事饮片分包装、改换标签等活动；严禁从中药材市场或其他不具备饮片生产经营资质的单位或个人采购中药饮片。

**2. 医疗机构的中药饮片管理规定**

（1）饮片采购 医疗机构从中药饮片生产企业采购，必须要求企业提供资质证明文件及所购产品的质量检验报告书；从经营企业采购的，除要求提供经营企业资质证明外，还应要求提供所购产品生产企业的《药品 GMP 证书》以及质量检验报告书。医疗机构必须按照《医院中药饮片管理规范》的规定使用中药饮片，保证在储存、运输、调剂过程中的饮片质量。

严禁医疗机构从中药材市场或其他没有资质的单位和个人，违法采购中药饮片调剂使用。医疗机构如加工少量自用特殊规格饮片，应将品种、数量、加工理由和特殊性等情况向所在地市级以上食品药品监管部门备案。**考点提示**：医疗机构饮片采购要求

（2）加强医院中药饮片质量的管理 《医院中药饮片管理规范》对各级各类医院中药饮片的采购、验收、保管、调剂、临方炮制、煎煮等管理作了明确规定。

（3）加强中药饮片处方的管理 卫生部 2007 年制定了《处方管理办法》，国家中医药管理局 2009 年印发了《关于中药饮片处方用名和调剂给付有关问题的通知》，进一步明确了中药饮片处方书写、调剂给付等规范要求，保证临床疗效。

（4）加强中药饮片调剂质量的管理 国家中医药管理局组织开展小包装中药饮片推广使用试点，2008 年组织编写并下发了《小包装中药饮片医疗机构应用指南》，开展了培训和推广使用工作。

（5）加强中药煎药室的管理 卫生部、国家中医药管理局制定了《医疗机构中药

煎药室管理规范》，于 2009 年 3 月下发，并组织研发了新型中药煎药机。

### 三、中成药、医院制剂的管理规定

中成药的管理依据《药品管理法》等法律法规实行。"生产新药或者已有国家标准的药品，须经国家药品监督管理部门批准，并发给批准文号"。另外，卫生部、国家中医药管理局于 2010 年 6 月印发了《中成药临床应用指导原则》，以加强中成药临床应用管理，减少不良反应的发生率。该指导原则规定，在合理使用中成药的同时，应加强其不良反应的监测工作，逐步建立起完善的中成药不良反应监测体系，减少漏报率。一旦出现不良反应立即停药，并采取相应治疗措施。特别加强中药注射剂、含毒性中药材中成药的不良反应监测，临床用药前应详细询问过敏史，重视个体差异，辨证施治。建立中药严重不良反应快速反应、紧急处理预案，并建立严重病例报告追踪调查制度。

为了遵循中医药发展规律，充分体现中药制剂特点，加强医疗机构中药制剂管理，促进医疗机构中药制剂发展，2010 年 8 月，原卫生部、国家中医药管理局和国家食品药品监督管理局联合印发了《关于加强医疗机构中药制剂管理的意见》、《医疗机构制剂配制质量管理规范》，对中药制剂的配制作出规定。

### 四、中药配方颗粒的管理规定

中药配方颗粒是采用现代科学技术，仿照传统中药汤剂煎煮的方式，将中药饮片经浸提、浓缩、干燥等工艺精制而成的单味中药产品。国家药品监督管理局于 2001 年 7 月制定了《中药配方颗粒管理暂行规定》。明确中药配方颗粒从 2001 年 12 月 1 日起纳入中药饮片管理范畴，实行批准文号管理。在未启动实施批准文号管理前仍属科学研究阶段，该阶段采取选择试点企业研究、生产，试点临床医院使用。试点生产企业、品种、临床医院的选择将在全国范围内进行。试点结束后，中药配方颗粒的申报及生产管理将另行规定。

国家食品药品监督管理局 2006 年在给安徽省食品药品监管局《关于中药配方颗粒在未经批准单位经营使用如何查处问题的批复》中明确表示：根据国家局《中药配方颗粒管理暂行规定》的有关规定，未经国家局批准的试点和生产企业及未经相关省级药品监管部门备案的临床医院不能生产和使用中药配方颗粒，药品经营企业不允许销售中药配方颗粒。对违反规定的药品经营企业和医疗机构应责令其限期整改，逾期未整改的，应依法查处。

2013 年 6 月 26 日 CFDA 发布《关于严格中药饮片炮制规范及中药配方颗粒试点研究管理等有关事宜的通知》。指出要严格中药饮片炮制规范和中药配方颗粒试点研究管理，各省、自治区、直辖市在制定或修订本辖区中药饮片炮制规范时，其收载范围仅限于确有地方炮制特色和中医用药特点的炮制方法及中药饮片，不得将尚处于科学研究阶段、未获得公认的安全性、有效性方面数据的科研产品，以及片剂、颗粒剂等常规按制剂管理的产品作为中药饮片管理，并不得为其制定中药饮片炮制规范。中药配方颗粒仍处于科研试点研究，国家食品药品监督管理总局将会同相关部门推进中药配方颗粒试点研究工作，发现问题，总结经验，适时出台相关规定。此前，各省级食品药品监督管理部门不得以任何名义自行批准中药配方颗粒生产。

目前，国内取得中药配方颗粒生产批文的六家企业分别是：江阴天江药业有限公司、广东一方药业（现为天江的全资子公司）、培力（南宁）药业有限公司、深圳三九现代中药有限公司、四川绿色药业科技发展股份有限公司、北京康仁堂药业有限公司。江阴天江药业是中国第一家中药配方颗粒研制生产企业，是国家中医药管理局指定首家"全国中药饮片改革试点单位"，国家药品监督管理总局首批指定的"中药配方颗粒试点生产企业"。

 **案例分析**

《中国药典》2010 年（一部）规定：中药饮片系指药材经过炮制后可直接用于中医临床或制剂生产使用的处方药品。药材炮制系指将药材净制、切制、炮炙处理制成一定规格的饮片以适应医疗要求及调配、制剂的需要，保证用药安全有效。因此中药饮片可以理解为直接应用于医疗调配及制剂的中药炮制品。

中药饮片为中成药生产的原料和汤剂的处方药，其制假将对下游的中药生产、临床配方使用带来极大危害，造成系统性安全风险。胭脂红为一种食用色素，之前曾经在药品加工中使用，但因为超量或者长期食用会造成肝肾损坏而被官方叫停。染色所用金胺 O、金橙 II 是以煤焦油中的苯胺为原料制成的工业染料，金胺 O 主要用于麻、纸、皮革等染色，长期过量摄入会对人体肾脏、肝脏造成损害，金橙 II 曾被非法商贩在卤制品中添加，食用后可引起食物中毒。这些染色剂长期过量食用，将对人体肾脏、肝脏造成损害，甚至致癌。早在 2008 年，卫生部已将金胺 O 列为非食用物质。案例 5-4 中染色中药饮片的生产严重违反了"必须严格执行国家药品标准和地方中药饮片炮制规范、工艺规程"、"必须在符合药品 GMP 条件下组织生产，出厂的中药饮片应检验合格"等相关规定。案例 5-6 中，吴某购进的中药饮片是在无任何资质的个人作坊中加工的，且与姚某一起制作各种商标的包装及标签，违反"从具有相应资质的生产企业或经营企业采购"和"严禁经营企业从事饮片分包装或者改换包装标签等活动"的规定。案例 5-7 中，医疗机构在采购中药饮片时缺乏对相应生产企业或经营企业进行资质审查及索要饮片质量检验报告书的环节，违反了相应规定。

# 任务四 中药品种保护管理

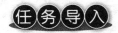 **任务导入**

某公司想申请中药品种保护，该履行哪些程序？又该如何避免侵权？

## 案例 5-8 海南亨新药业有限公司诉
## 江苏某公司中药保护专属权侵权案

2003 年海南亨新药业有限公司（下称亨新公司）诉江苏某公司中药保护专属权侵权及不正当竞争纠纷一案。亨新公司诉称其公司生产的"抗癌平丸"经国家药监部门批准为国家中药保护品种，取得了（2002）国药中保证字第 120 号《中药保护品种证书》，保护期为 2002 年 9 月 12 日至 2009 年 9 月 12 日。国家药监局于 2002 年 9 月 12 日发布的第 13 号《国家中药保护品种》公告予以了公告。江苏某公司在上述公告之后及其获得同品种保护前，继续大量生产和低价销售同品种的抗癌平丸，并擅自扩大该药品的适应症和功能主治，混淆患者对该药品的正确认识。江苏某公司并称"抗癌平丸"是其公司于 1974 年研制，1979 年首先生产，并已获得国家批准生产，依法享有在先权，不是仿制，不存在侵权。中药保护并无绝对排他权，其公司也已按规定正在申报同品种保护，且在六个月后停止了生产，未违反有关规定，更不属于不正当竞争。该公司认为原告诉讼系滥用诉权的一种不正当竞争行为，法律应公平地对待双方享有的合法权利，依法秉公而断，驳回原告的诉讼请求。

问题：江苏某公司是否侵犯中药保护专属权？中药品种保护与专利权的区别？

国务院于 1992 年颁布了《中药品种保护条例》。条例明确指出："国家鼓励研制开发临床有效的中药品种，对质量稳定、疗效确切的中药品种实行分级保护。"中药品种保护的目的是为了提高中药品种的质量、保护中药生产企业的合法权益，促进中药事业的发展 **考点提示：**中药品种保护的目的。2006 年 2 月，国家食品药品监督管理局颁布了《关于中药品种保护有关事宜的通知》，明确了"被批准保护的中药品种，将在国家食品药品监督管理局网站及《中国医药报》予以公告"。2009 年 2 月又制定了《中药品种保护指导原则》，进一步规范了中药品种保护受理审批程序。中药品种保护法规对保护中药名优品种，保护中药研制生产的知识产权，提高中药质量和信誉，推动中药制药企业的科技进步，开发临床安全有效的新药和促进中药走向国际医药市场均具有重要的意义。

## 一、《中药品种保护条例》适用范围及管理部门

### （一）适用范围

《条例》适用于中国境内生产制造的中药品种，包括中成药、天然药物的提取物及其制剂和中药人工制品。中药保护品种必须是列入国家药品标准的品种。申请专利的中药品种，不适用本条例。

### （二）监督管理部门

国家药品监督管理部门负责全国中药品种保护的监督管理工作，国家中医药管理部门协调管理全国中药品种的保护工作。国家食品药品监督管理总局中药品种保护审评委员会是中药保护品种的专业技术审查和咨询机构，在国家食品药品监督管理总局领导下负责日常管理和协调工作。

### （三）中药保护品种等级划分、主要保护措施及法律责任 **考点提示：**申请条件、保护期限

中药保护品种分为两级，具体的申请条件、保护措施及法律责任见表 5-1。

表5-1　中药一级和二级保护品种划分一览表

| | 一级保护的中药品种 | 二级保护的中药品种 |
|---|---|---|
| 申请条件 | 1. 对特定疾病有特殊疗效的<br>2. 相当于国家一级保护野生药材物种的人工制成品<br>3. 用于预防和治疗特殊疾病的 | 1. 符合一级保护的品种或者已经解除一级保护的品种<br>2. 对特定疾病有显著疗效的<br>3. 从天然药物中提取的有效物质及特殊制剂 |
| 保护期限 | 30年、20年、10年 | 7年 |
| | 期满前6个月申请延长保护期，每次延长保护期限不得超过第一次批准的保护期限 | |
| 保护措施 | 处方组成、工艺制法在保护期内保密，向国外转让应按国家保密规定办理 | |
| | 保护期内仅限于已获得《中药保护品种证书》的企业生产（除用药紧张另有规定）；对已批准保护的中药品种，其中未申请《中药保护品种证书》的企业应当自公告发布之日起6个月内向CFDA申报<br>保护期内向国外申请注册必须经过CFDA的同意 | |
| 法律责任 | 1. 擅自仿制和生产中药保护品种的，伪造《中药保护品种证书》由县级以上食品药品监督管理部门按生产假药处理<br>2. 中药一级保护品种保护期内造成泄密的责任人员，由其所在单位或者上级机关给予行政处分；构成犯罪的，依法追究刑事责任 | |

## 二、中药品种保护申请类别和申请程序

### （一）中药品种保护申请类别

**1. 初次保护**　初次保护申请，是指首次提出的中药品种保护申请；其他同一品种生产企业在该品种保护公告前提出的保护申请，按初次保护申请管理。

**2. 同品种保护**　同品种保护申请，是指初次保护申请品种公告后，其他同品种生产企业按规定提出的保护申请（同品种是指药品名称、剂型、处方都相同的品种）。已受理同品种申请的品种，由国家中药品种保护审评委员会组织有关专家及相关单位人员进行同品种质量考核。同品种质量考核包括现场检查、抽样和检验三方面的内容。根据工作需要，可以委托省级食品药品监管部门进行现场检查（以被考核品种执行的国家标准为依据，对该品种生产的全过程进行检查）和抽样（抽样量应为全检量的三倍）；申报品种含多个规格的，可以抽取主要生产的一种规格。

**3. 延长保护期** 延长保护期申请，是指中药保护品种生产企业在该品种保护期届满前按规定提出延长保护期的申请。申请延长保护的品种应能证明其对主治的疾病、证候或症状较同类品种有显著临床疗效优势。申请企业应按改进意见与有关要求完成各项工作并提交相关资料。延长保护期的品种在临床、药理毒理、药学等方面应较保护前有明显改进与提高，如生产用药材和饮片基源明确、产地固定，工艺参数明确，过程控制严格，质量标准可控完善，主治范围确切，药品说明书完善等。对有效成份和有效部位制成的制剂，其量效关系、作用机制和体内代谢过程应基本清楚。申请企业应提出在延长保护期内对品种改进提高的详细计划及实施方案。

**（二）中药品种保护的申请程序**

中药生产企业向所在地省级药品监督管理部门提出申请，经初审签署意见后，报国家药品监督管理部门（在特殊情况下，中药生产企业也可直接向国家药品监督管理部门提出申请）。国家药品监督管理部门委托国家中药品种保护审评委员会进行审评并根据审评结论作出审批意见。中药品种保护申请审批流程见图5-2，国家中药品种保护审评委员会及审批后政府公告见示意图5-3，中药保护品种证书见图5-4，获得一级保护的中药品种详见表5-2。

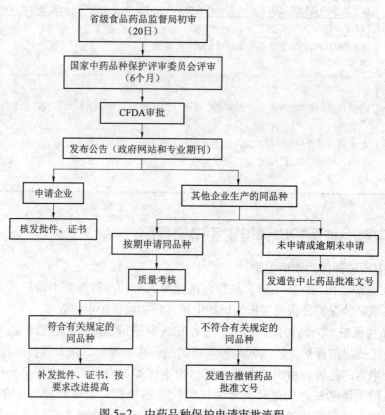

图 5-2　中药品种保护申请审批流程

## 国家食品药品监督管理总局
## 公　告

2014年　第61号

**中药保护品种公告（第4号）**

| 序号 | 药品名称 | 保护级别 | 保护期限 | 保护品种号 | 生产企业 |
|---|---|---|---|---|---|
| 1 | 复方珍珠口疮颗粒 | 2 | 自公告日起七年 | ZYB2072014024 | 四川美大康华康药业有限公司 |
| 2 | 花芪胶囊 | 2 | 自公告日起七年 | ZYB2072014025 | 贵州信邦制药股份有限公司 |
| 3 | 舒咽清喷雾剂 | 2 | 自公告日起七年 | ZYB2072014026 | 桂林三金药业股份有限公司 |
| 4 | 防风通圣颗粒 | 2 | 自公告日起七年 | ZYB2072014027 | 烟台天正药业有限公司 |
| 5 | 延参健胃胶囊 | 2 | 自公告日起七年 | ZYB2072014029 | 天圣制药集团股份有限公司 |
| 6 | 黑加仑油软胶囊 | 2 | 自公告日起七年 | ZYB2072014030 | 黑龙江天鹅康制药有限公司 |
| 7 | 鲜益母草胶囊 | 2 | 自公告日起七年 | ZYB2072014031 | 浙江大德药业集团有限公司 |

图 5-3　国家中药品种保护审评委员会及审批后政府公告示意图

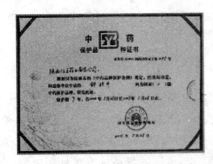 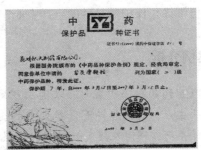

图 5-4　中药保护品种证书

**表 5-2　获得一级保护的中药品种**

| 品　　　种 | 保护级别 | 保护年限 | 生产企业 |
|---|---|---|---|
| 福字阿胶 | 1 | 10 | 山东东阿阿胶集团股份有限公司 |
|  | 1 | 10 | 山东平阴阿胶厂 |
| 龙牡壮骨冲剂 | 1 | 10 | 武汉市健民制药厂 |
| 片仔癀 | 1 | 20 | 漳州片仔癀集团公司 |
| 云南白药 | 1 | 20 | 云南白药集团股份有限公司 |
| 云南白药胶囊 | 1 | 20 | 云南白药集团股份有限公司 |
| 云南白药 | 1 | 20 | 云南省丽江药业有限公司 |
|  | 1 | 20 | 云南省文山壮族苗族自治州制药厂 |
| 六神丸 | 1 | 10 | 上海中药制药一厂 |

## （三）中药品种保护初次申请所需提交资料

1. 《中药品种保护申请表》。

2. 证明性文件　药品批准证明文件（复印件），初次保护申请企业还应提供其为原研企业的相关证明资料；《药品生产许可证》及《药品GMP证书》（复印件）；现行国家药品标准、说明书和标签实样；专利权属状态说明书及有关证明文件。

3. 申请保护依据与理由综述。

4. 批准上市前、后的研究资料。

5. 拟改进提高计划与实施方案。

## （四）中药品种保护期国家局提前终止保护，收回其保护审批件及证书的情形

1. 保护品种生产企业的《药品生产许可证》被撤销、吊销或注销的。

2. 保护品种的药品批准文号被撤销或注销的。

3. 申请企业提供虚假的证明文件、资料、样品或者采取其他欺骗手段取得保护审批件及证书的。

4. 保护品种生产企业主动提出终止保护的。

5. 累计2年不缴纳保护品种年费的。

6. 未按照规定完成改进提高工作的。

7. 其他不符合法律、法规规定的。

注：已被终止保护的品种的生产企业，不得再次申请该品种的中药品种保护。

 **案例分析**

根据《中药品种保护条例》及有关规定，中药保护品种在保护期内只限于由取得保护的企业生产，其他非持有保护证书的企业一律不得仿制和生产，且应在公告之日起一律暂停生产，同时在规定的时间内申报同品种保护。从法律意义上来说，获得保护的中药品种具有受该特别法规保护的特有权利，非经法定程序持有该权利者则不能行使。案例5-8中原告亨新公司作为合法的药品生产企业，向国家中药保护品种管理部门申请并获得了对其生产的"抗癌平丸"的保护，取得了国家药监部门颁发的《中药保护品种证书》，即获得国家中药品种保护专属权。江苏某公司即使按规定申请了"抗癌平丸"的中药保护，但在未取得《中药保护品种证书》期间亦应暂停生产。与专利权不同的是，中药品种保护专属权不具有权利享有者的唯一性，它允许生产同品种的企业通过一定的审批程序，获得同品种中药保护专属权，共同受到保护和准许生产。但同时，中药品种保护专属权具有排他性，对于生产同品种中药，但不具备保护权的产品，是禁止生产和销售的。本案例中江苏某公司严重侵害了亨新公司的中药保护专属权利。

# 项目小结

中药的管理涉及野生药材资源保护、中药材保护、中药品种保护、中药（中药材、中药饮片、中药配方颗粒、中成药）的生产、经营及使用的相关管理规定。通过本项

目的学习，学生应熟悉我国的中药保护政策与措施，明确中药特别是中药材、中药饮片的生产、经营、使用管理规定，具备依法从事中药材种植、GAP 认证申请、中药饮片生产、经营、医院采购等专业技能。

# 目标检测

## 一、名词解释

1. 中药材
2. 中药饮片
3. 中成药

## 二、A 型题（最佳选择题）

1. 中药是指在中医基础理论指导下用以防病治病的药物，它包括
   A. 中药材、中药饮片、中成药
   B. 中药材、中药饮片、民族药
   C. 中药材、中成药、民族药
   D. 中药材、中药饮片、中成药、民族药

2. 国家限制或禁止出口的品种有
   A. 中药一级保护品种      B. 中药二级保护品种
   C. 国内供应不足的中药材、中成药      D. 中药酒
   E. 取得专利的药品

3. 国家对野生药材资源实行
   A. 严禁采猎的原则      B. 限量采猎的原则
   C. 保护和采猎相结合的原则      D. 保护与鼓励人工种养相结合的原则
   E. 以上都不是

4. 根据《野生药材资源保护管理条例》，国家一级保护野生药材物种是指
   A. 分布区域缩小的重要野生药材物种
   B. 资源处于衰竭状态的中药野生药材资源
   C. 资源严重减少的主要常用野生药材物种
   D. 濒临灭绝状态的稀有珍贵野生药材物种
   E. 濒临灭绝状态的重要野生药材物种

5. GAP 的核心是规范中药材生产过程以
   A. 保证药材的质量稳定、可控      B. 保证药材的质量稳定和疗效
   C. 保证药材安全、有效      D. 保证药材安全、有效、质量稳定

6. 不符合毒性中药饮片定点生产管理要求的是
   A. 必须销给具有毒性中药资格的经营单位或直销到医疗单位
   B. 我国对毒性中药饮片实行定点生产
   C. 依法炮制后不具有毒性的饮片按普通饮片销售
   D. 依法炮制后不具有毒性的饮片仍按毒性中药饮片管理

E. 不得批发或承包给个体户经营

7. 下列有关《中华人民共和国药品管理法》对中药管理说法不正确的是

    A. 生产新药或已有国家标准的药品，须经国家药品监督管理部门批准，并发给批准文号，但是生产没有实施批准文号管理的中药材和中药饮片除外

    B. 实施批准文号管理的中药材、中药饮片品种目录由国务院药品监督管理部门会同国务院中医药管理部门制定

    C. 必须从具有药品生产、经营资格的企业购进药品

    D. 城乡集贸市场可以经营中药饮片

    E. 新发现和从国外引种的药材，经国务院药品监督管理部门审核批准后，方可销售

8. 与《中药品种保护条例》不符的是

    A. 中药一级保护品种的处方、工艺在保护期内需要保密，向国外转让时应按国家有关保密的规定办理

    B. 对特定疾病有特殊疗效的中药品种获得专利保护后还可申请中药品种保护

    C. 对特定疾病有显著疗效的中药品种能获得为期7年的保护，期满后可申请延长保护期限

    D. 中药一级保护品种的处方组成、工艺制法在保护期限内由获得《中药保护品种证书》的生产企业和有关的药品监督管理部门及有关单位和个人负责保密，不得公开并建立必要的保密制度

    E. 对临床用药紧缺的中药保护品种，经有关部门同意，可以仿制生产

## 三、B型题（配伍选择题）

    A. 甘草            B. 天麻            C. 半夏

    D. 羚羊角        E. 防风

9. 属于国家重点保护一级保护品种的野生药材是

10. 属于国家重点保护二级保护品种的野生药材是

11. 属于国家重点保护三级保护品种的野生药材是

12. 属于毒性中药材的是

13. 在中药材专业市场可以销售的中药材是

## 四、X型题（多项选择题）

14. 《中药品种保护条例》适用于中国境内生产制造的

    A. 中药材        B. 中药饮片       C. 中成药

    D. 天然药物的提取物及其制剂      E. 中药人工制品

15. 属于二级保护的野生药材的是

    A. 黄柏        B. 黄连       C. 厚朴

    D. 杜仲        E. 黄芩

16. 我国对毒性中药材的饮片实行

    A. 统一管理       B. 合理布局      C. 集中生产

    D. 统一规划      E. 定点生产

17. 下列说法正确的是

A. 国家重点保护的野生药材物种分三级管理

B. 违反保护野生药材物种收购、经营管理的，由工商行政管理部门或有关部门没收其野生药材和全部违法所得，并处以罚款

C. 一级保护野生药材物种属于自然淘汰的，其药用部分由各级药材公司负责经营管理，但不得出口

D. 二、三级保护野生药材物种的药用部分，除国家另有规定外，实行限量出口

E. 国家对野生药材资源实行保护、采猎结合的原则

18. 药品管理法及其实施条例对中药管理的规定有

A. 国家保护野生药材资源，鼓励培育中药材

B. 国家实行中药品种保护制度

C. 城乡集贸市场不得出售中药材以外的药品

D. 销售中药材必须标明产地

E. 中药饮片的炮制必须遵守国家药品标准或者省级炮制规范

**五、思考题**

简述野生药材资源保护原则及三级管理与措施。

# 实训 5-1　调研中药饮片管理规定的实施情况

## 【实训目的】

1. 了解中药饮片的管理规定。

2. 能快速正确判断中药饮片生产企业、经营企业和医疗机构生产、购销和使用中药饮片的过程是否符合管理规定。

## 【实训环境】

1. 药品生产企业、批发企业和医疗机构。

2. 电脑、手机、网络。

## 【实训内容】

一、任务设计

1. 全班学生分组，每组 4~6 人。小组可进行内部分工、合作。

2. 小组任选一个或两个调研方向

（1）中药饮片生产企业生产的各环节中实施中药饮片管理规定的情况。

（2）药品批发企业购销环节实施中药饮片管理规定的情况。

（3）医疗机构采购、使用环节实施中药饮片管理规定的情况。

3. 根据选择的调研方向，各小组提前查阅、熟悉《药品管理法》及其实施条例或其他与中药饮片管理相关的规定。

4. 各自拟出调研提纲、设计好调查问卷（样卷1）。

5. 通过教师帮助或自行联系当地中药饮片生产企业、药品批发企业和医疗机构，调研各企事业单位数量均为2~5家。尽量涵盖不同规模的企业、医院。

6. 准备好身份证明、介绍信、笔记本、调查问卷等。在企事业单位允许的情况下，必要时可准备录像、录音、照相设备。

二、调研后完成以下实训任务

任务一：了解中药饮片生产企业生产的各环节中实施中药饮片管理规定的情况，针对具体的中药饮片具备查阅对比是否符合炮制规范的基本技能。

具体要求：

1. 列出在调研中收集的各类中药饮片生产企业生产的品种、产地、规格、炮制方法，尽量选取有代表性的品种。

2. 针对调研中发现的问题进行思考、分析、探讨，形成不少于1000字的调研报告。

任务二：了解药品批发企业购销环节实施中药饮片管理规定的情况

具体要求：

1. 调研药品批发企业购销过程中对购销企业和品种合法性的审核及相关资料、记录的保存情况。

2. 针对调研中发现的问题进行思考、分析、探讨，形成不少于1000字的调研报告。

任务三：了解医疗机构采购、使用环节实施中药饮片管理规定的情况

具体要求：

1. 调研不同规模、不同性质的医疗机构中采购、使用环节实施中药饮片管理规定的情况。

2. 针对调研中发现的问题进行思考、分析、探讨，形成不少于1000字的调研报告。

**样卷1**

## 企业调查问卷

＿＿＿＿＿＿＿＿＿（公司）：

您好！为了解本地中药饮片购销现状，特制作本调查问卷。调查仅为教学所用，不用于任何商业性质的活动，同时保证调查的保密性，谢谢您的配合。

1. 药品经营企业的类型　A. 批发企业　B. 零售企业

2. 药品经营企业是否配备执业药师？　A. 是　B. 否

3. 经营中药饮片，是否有专用库房和养护场所？　A. 是　B. 否

4. 中药饮片是否有包装？　A. 是　B. 否

5. 中药饮片的包装上是否印有或贴有标签　A. 是　B. 否

6. 中药饮片是否与其他药品分开存放？　A. 是　B. 否

7. 饮片装斗前是否做了质量复核？　A. 是　B. 否

8. 对中药饮片采取了哪些养护方法？　A. 干燥　B. 降氧　C. 熏蒸　D. 其他

9. 经营中药饮片的企业是否同时具有《药品经营许可证》和《药品 GSP 证书》？
A. 是　B. 否

# 实训 5-2　调研当地中药配方颗粒的使用情况

## 【实训目的】

1. 了解药店、医疗机构中药配方颗粒的使用情况。

2. 能快速正确判断药店、医疗机构对中药配方颗粒的使用是否符合规定。

## 【实训环境】

1. 社会零售药店、医疗机构。

2. 电脑、手机、网络。

## 【实训内容】

一、调研当地医疗机构中药配方颗粒的使用情况

1. 全班学生分组，每组 4~6 人。小组可进行内部分工、合作。

2. 调研方向：中药配方颗粒在二级以上医疗机构、诊所的使用情况。

3. 提前收集中药配方颗粒使用的相关规定，提前了解当地中药配方颗粒试点临床医院。

4. 各自拟出调研提纲、设计好调查问卷（样卷 2）。

5. 准备好身份证明、介绍信、笔记本、调查问卷等。在医院允许的情况下，必要时可准备录音、照相设备。

二、调研后完成以下实训任务

任务一：掌握二级以上医疗机构使用中药配方颗粒的情况

具体要求：

1. 列出在调研中收集的二级以上医疗机构的规模、所使用中药配方颗粒的类别、品种、销售占比等总体情况。

2. 判断所调研医疗机构是否具有使用中药配方颗粒的资质，并对调研结果进行思考、分析、探讨，形成不少于 1000 字的调研报告。

任务二：掌握诊所使用中药配方颗粒的情况

具体要求：

1. 调研诊所中药配方颗粒所涉及的类别、品种、销售占比等总体情况。

2. 判断所调研的诊所是否具有使用中药配方颗粒的资质，并对调研结果进行思考、分析、探讨，形成不少于 1000 字的调研报告。

样卷2

# 调查问卷（面向消费者）

您好！为了解中药配方颗粒在本地的使用现状，特制作本调查问卷。调查仅为教学所用，不用于任何商业性质的活动，同时保证调查的保密性，谢谢您的配合。

年龄_____　　　　　　性别_____

1. 您生病一般首选服用　A. 西药　B. 中药　C. 不一定

2. 您用药一般选用何种剂型　A. 片剂　B. 胶囊　C. 颗粒剂　D. 丸剂　E. 气雾剂　F. 其他

3. 选购药品时你最关心　A. 价格　B. 疗效　C. 剂型　D. 口感

4. 您认为中药在使用过程中最大的缺点是什么？　A. 服用量太大　B. 味道不好 C. 疗效缓慢　D. 其他

5. 您是否购买使用过中药配方颗粒？　A. 是　B. 否

6. 您是否知道什么是配方颗粒吗？　A. 是　B. 否

7. 你选用中药配方颗粒一般是（　　）　A. 自行选购　B. 经医生指导　C. 经药店人员推荐

8. 您认为您能接受中药配方颗粒的最高价格是：A. 与一般同类中药同价　B. 比一般同类中药价格略高　C. 比一般同类中药高出一倍的价格　D. 其他

9. 您是否支持中药配方颗粒发展？　A. 不支持　B. 支持，有发展前途

10. 中药配方颗粒最吸引你的地方　A. 服用方便，水冲即可　B. 用量小、毒性小、不良反应小　C. 携带方便，易于保管　D. 其他

（王立青）

# 项目六　药品信息管理

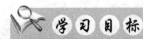

**知识目标**

1. 掌握药品标签和说明书的定义及分类，药品标签的主要内容及管理规定，药品说明书的格式、内容和规范。
2. 熟悉药品价格和广告管理的规定。
3. 了解药品电子监管的规定。

**技能目标**　能按照药品标签和说明书进行药品与非药品的初步辨别；学会运用所学知识判断药品标签和说明书在格式和内容上是否违反规定；能正确阅读和使用说明书；能运用相关知识解决药品价格和药品广告使用中的常见问题。

## 任务一　药品标签和说明书管理

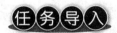

某制药公司在药品注册过程中，需要提交药品说明书的相关资料，药品说明书要符合什么要求？

### 药品说明书内容违规

案例一：某药业有限公司生产的乳酸依沙吖啶（利凡诺尔粉），该药品国家批准为原料药，类别属于消毒防腐药。该药品外包装和说明书中擅自标示适应症，其中"近年应用于中期妊娠引产成功率可达98%左右，又可用于提取人血白蛋白"属于厂家擅自用语。

案例二：某制药有限责任公司生产的通用名为"小儿暖脐膏"的药品。该药外包装上名称显著标示为"消疝暖脐"，刻意隐藏了"小儿"二字，"消疝"为注册商标名。

案例三：某制药有限公司生产的黄豆苷元胶囊，药品包装标签说明书使用的适应症按照WS1-XG-003-2001中的［作用用途］项下的"心脑血管治疗药。用于高血压病及症状性高血压；冠心病、心绞痛；心肌梗死；脑血栓；心律失常；眩晕症；突发性耳聋；也可用于妇女更年期综合征标示"。根据化学药地标升国标十六册对黄豆苷元胶囊的适应症表述为："用于高血压及症状性高血压、冠心病、脑血栓、眩晕症、突发性耳聋的辅助治疗；也可用于妇女更年期综合征"。

问题：1. 药品说明书内容应以什么为准？2. 根据相关的法律规定，分析以上案例中药品说明书违规之处。

# 一、药品标签管理

## （一）药品标签的概念

药品的标签是指药品包装上印有或者贴有的内容，分为内标签和外标签。药品内标签指直接接触药品包装的标签，外标签指内标签以外的其他包装的标签。**考点提示**：定义及分类

## （二）药品标签的内容　考点提示：药品标签标示的内容

药品标签的主要内容如表6-1所示。

表6-1　药品标签的内容

| | 标示共有内容 | | 标示特有内容 |
|---|---|---|---|
| 内标签 | 药品通用名称、产品批号、有效期、生产日期、生产企业 | 规格、适应症或者功能主治、用法用量 | / |
| 外标签 | | | 贮藏、批准文号、不良反应、禁忌、注意事项、成份、形状 |
| 运输/储藏包装标签 | | 贮藏、批准文号、包装数量、运输注意事项 | 规格 |
| 原料药标签 | | | 执行标准 |

## （三）药品标签的有关规定　考点提示：药品标签印制和文字表述要求

为规范药品说明书和标签的管理，2006年3月10日经国家食品药品监督管理总局局务会审议通过，自2006年6月1日起施行的《药品说明书和标签管理规定》中要求：在中华人民共和国境内上市销售的药品，其标签应当符合本规定的要求并由国家食品药品监督管理总局予以核准。该规定对药品标签中的文字、内容、药品名称、有效期等方面均作了规定。

**1. 文字管理**

（1）文字标准药品标签应当使用国家语言文字工作委员会公布的规范化汉字，增加其他文字对照的，应当以汉字表述为准。

（2）文字印刷药品标签中的文字应当清晰易辨，表述应当科学、规范、准确，标识应当清楚醒目，不得有印字脱落或者粘贴不牢等现象，不得以粘贴、剪切、涂改等方式进行修改或者补充。

**2. 内容管理**

（1）表述要求　药品标签内容不得超出说明书的范围，不得印制暗示疗效、误导使用和不适当宣传产品的文字和标识。因此，药品标签不得印制"××省专销"、"原装正品"、"进口原料"、"驰名商标"、"专利药品"、"××监制"、"××总经销"、"××总代理"等字样。"印刷企业"、"印刷批次"等与药品使用无关的，不得在药品标签中标注。

（2）药品内标签 包含药品通用名称、适应症或者功能主治、规格、用法用量、生产日期、产品批号、有效期、生产企业等内容。包装尺寸过小无法全部标明上述内容的，至少应当标注药品通用名称、规格、产品批号、有效期等内容。

（3）药品外标签 包含药品通用名称、成份、性状、适应症或者功能主治、规格、用法用量、不良反应、禁忌、注意事项、贮藏、生产日期、产品批号、有效期、批准文号、生产企业等内容。适应症或者功能主治、用法用量、不良反应、禁忌、注意事项不能全部注明的，应当标出主要内容并注明"详见说明书"字样。

（4）用于运输、储藏的包装标签 至少应当注明药品通用名称、规格、贮藏、生产日期、产品批号、有效期、批准文号、生产企业，也可以根据需要注明包装数量、运输注意事项或者其他标记等必要内容。

（5）原料药标签 包含药品名称、贮藏、生产日期、产品批号、有效期、执行标准、批准文号、生产企业，同时还需注明包装数量以及运输注意事项等必要内容。

（6）中药饮片标签 必须注明品名、规格、产地、生产企业、产品批号、生产日期，实施批准文号管理的中药饮片还必须注明药品批准文号。

（7）同品种的药品标签 同一药品生产企业生产的同一药品，药品规格和包装规格均相同的，其标签的内容、格式及颜色必须一致；药品规格或者包装规格不同的，其标签应当明显区别或者规格项明显标注。**考点提示：**同品种药品标签的管理规定

（8）警示语 药品生产企业可以主动提出在药品说明书或者药品标签上加注警示语，国家药品监督管理部门也可以要求药品生产企业在说明书或者标签上加注警示语，如根据《反兴奋剂条例》，药品中含有兴奋剂目录所列禁用物质的，其说明书或者标签应当注明"运动员慎用"字样。

**3. 药品名称和注册商标管理** **考点提示：**药品名称和注册商标的标注和使用要求

药品标签中标注的药品名称必须符合国家食品药品监督管理总局公布的药品通用名称和商品名称的命名原则，并与药品批准证明文件的相应内容一致。药品通用名称是指列入国家药品标准的药品名称。药品商品名称是指经国家药品监督管理部门批准的特定企业使用的该药品专用的商品名称。具体要求见表6-2。

表6-2 药品名称和商标的要求

| 项目 | 字体与颜色 | 位置与面积 |
|---|---|---|
| 药品通用名称 | ①应当显著、突出，其字体、字号和颜色必须一致<br>②不得选用草书、篆书等不易识别的字体，不得使用斜体、中空、阴影等形式对字体进行修饰<br>③字体颜色应当使用黑色或者白色，与相应的浅色或者深色背景形成强烈反差 | ①横版标签在上三分之一范围内显著位置标出<br>②竖版标签在右三分之一范围内显著位置标出<br>③除因包装尺寸的限制而无法同行书写的，不得分行书写 |
| 药品商品名称 | 其字体和颜色不得比通用名称更突出和显著 | ①不得与通用名称同行书写<br>②字体以单字面积计不得大于通用名称所用字体的二分之一 |
| 注册商标 | — | ①印刷在药品标签的边角<br>②含文字的，其字体以单字面积计不得大于通用名称所用字体的四分之一 |

**4. 有效期的标注方法　考点提示：** 药品标签上药品有效期的规定　药品标签中的有效期应当按照年、月、日的顺序标注，年份用四位数字表示，月、日用两位数表示，如表6-3。其具体标注格式为"有效期至××××年××月"或者"有效期至××××年××月××日"；也可以用数字和其他符号表示为"有效期至××××.××"或者"有效期至××××/××/××"等，表6-3。

表6-3　药品有效期的标注方式

| 药品种类 | 有效期标注日期 | 标注格式 | 备注 |
|---|---|---|---|
| 预防用生物制品 | 按国家食品药品监督管理总局批准的注册标准执行 | 有效期至××××年××月<br>有效期至××××年××月××日<br>有效期至××××.××<br>有效期至××××/××/×× | 有效期若标注到日，应当为起算日期对应年月日的前一天，若标注到月，应当为起算月份对应年月的前一月 |
| 治疗用生物制品 | 自分装日期计算 | | |
| 其他药品 | 自生产日期计算 | | |

如果由于包装尺寸或者技术设备等原因有效期难以标注为"有效期至××××年××月"的，可以标注有效期的实际年限，如"有效期24个月"。

**5. 专用标识的管理**　麻醉药品、精神药品、医疗用毒性药品、放射性药品、外用药品和非处方药品等国家规定有专用标识的药品，其标签必须印有规定的标识，图6-1。

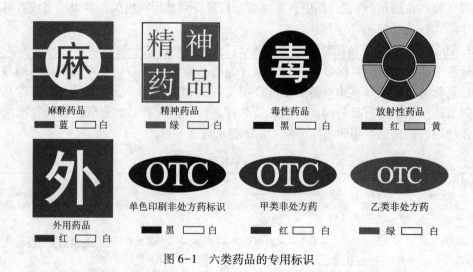

麻醉药品　■蓝　□白　　精神药品　■绿　□白　　毒性药品　■黑　□白　　放射性药品　■红　□黄

外用药品　■红　□白　　单色印刷非处方药标识　■黑　□白　　甲类非处方药　■红　□白　　乙类非处方药　■绿　□白

图6-1　六类药品的专用标识

# 二、药品说明书管理

## （一）药品说明书的概念

药品说明书是指药品生产企业印制并提供的，包含药理学、毒理学、药效学、医学等药品安全性、有效性重要科学数据和结论的，用以指导临床正确使用药品的技术材料。

**（二）药品说明书的作用**

**1. 介绍药品特性** 药品说明书由药品生产企业按照国家要求的格式及内容撰写，是对药品主要特征的介绍，药品说明书的内容应科学严谨，实事求是，不应任意夸大宣传，错误导向或有意回避。药品说明书的解释应充实细致，除外标签中所述的各项外，还需增加禁慎用症状；与饮食、症状初起或其他与时间因素有关的用药方法；服用时的调配方法，如振摇、溶解、稀释；贮藏及放置条件等。

**2. 指导合理用药** 药品说明书应当包含药品安全性、有效性的重要科学数据、结论和信息，用以指导安全、合理使用药品。首先药品说明书可以帮助医师和患者严格、准确地掌握药物适应症，并按规定用法给药；其次可使医师和患者掌握药物不良反应、禁忌证、注意事项、相互作用和配伍禁忌等，以确保治疗安全；第三，医师准确掌握药品说明书信息，包括作用机制、药品配伍、代谢排泄，便于选择更合理的治疗方案，以取得更好的治疗效果。

**3. 普及医药知识** 药品说明书的文字通俗易懂，并且增加有忠告语或警示语，提醒患者仔细阅读药品说明书，这不仅增加患者用药知识，同时提高用药的安全性。由于临床上常有患者对医师隐瞒某些病史，而这些病史可能正好是某种药物使用的禁忌，因此患者自身充分理解药品说明书的内容对于确保安全用药是非常必要的。

**4. 保护医师，减少医疗纠纷** 按照国际惯例，药品说明书是所有医师、患者使用药品唯一具有法律依据的临床用药资料。世界各国将药品说明书置于法规的管理下，并在医疗事故的处理中，将其作为裁判的依据。目前，我国对医疗事故的处理要求使用"举证倒置"的形式，而药品说明书是评价医师用药是否得当的重要依据之一。法律为严格按药品说明书进行规范治疗的行为提供安全保障，所以掌握药品说明书能保护医师，减少医疗纠纷和事故的发生。

**（三）药品说明书的主要内容**

药品说明书主要内容包括：药品名称［通用名、英文名、汉语拼音、化学名称、分子式、分子量、结构式（复方制剂、生物制品应注明成份）］、性状、药理毒理、药代动力学、适应症、用法用量、不良反应、禁忌、注意事项（孕妇及哺乳期妇女用药、儿童用药、药物相互作用和其他类型的相互作用，如烟、酒等）、药物过量（包括症状、急救措施、解毒药）、有效期、贮藏、批准文号、生产企业（包括地址及联系电话）等内容。如某一项目尚不明确，应注明"尚不明确"字样；如明确无影响，应注明"无"。

药品说明书应当列出全部活性成份或者组方中的全部中药药味。注射剂和非处方药还应当列出所用的全部辅料名称。药品处方中含有可能引起严重不良反应的成份或者辅料的，应当予以说明。**考点提示：**药品说明书的编写要求

药品说明书应当充分包含药品不良反应信息，详细注明药品不良反应。药品生产企业应当主动跟踪药品上市后在安全性和有效性方面出现的问题，需要对药品说明书进行修改的，应当及时提出修改申请。药品说明书获准修改后，药品生产企业应当将修改的内容立即通知相关药品经营企业、使用单位及其他部门，按要求及时使用修改后的说明书和标签。**考点提示：**药品说明书的修改要求

**（四）非药品说明书内容的法律规定**

《中华人民共和国药品管理法实施条例》第四十三条规定："非药品不得在其包装、标签、说明书及有关宣传资料上进行含有预防、治疗、诊断人体疾病等有关内容的宣传；但是，法律、行政法规另有规定的除外。"

根据目前的政策法规，下列产品可以依法进行含有预防、治疗、诊断人体疾病等有关内容宣传：

1. 根据《医疗器械监督管理条例》的规定，医疗器械可以依法进行含有预防、治疗、诊断人体疾病等有关内容的宣传。

2. 根据《中华人民共和国传染病防治法》第二十九条等规定，用于传染病防治的消毒产品可以依法进行含有预防人体疾病等有关内容的宣传。这里需要特别注意两个问题：一是并非所有的消毒产品都可以进行含有预防疾病等有关内容的宣传；二是预防疾病和治疗疾病是不同的，虽然某些消毒产品可以进行预防疾病的宣传，但是，任何消毒产品都不能在其标签或说明书上进行含有治疗疾病的宣传。且如果消毒产品所宣传的预防疾病超出国家法定传染病的范围，则有可能构成违法。

**知识拓展**

### 非药品的说明书主要内容

依据《医疗器械说明书和标签管理规定》（食品药品监督管理总局令第 6 号）第十条，医疗器械说明书一般应当包括以下内容：（一）产品名称、型号、规格；（二）注册人或者备案人的名称、住所、联系方式及售后服务单位，进口医疗器械还应当载明代理人的名称、住所及联系方式；（三）生产企业的名称、住所、生产地址、联系方式及生产许可证编号或者生产备案凭证编号，委托生产的还应当标注受托企业的名称、住所、生产地址、生产许可证编号或者生产备案凭证编号；（四）医疗器械注册证编号或者备案凭证编号；（五）产品技术要求的编号；（六）产品性能、主要结构组成或者成份、适用范围；（七）禁忌症、注意事项、警示以及提示的内容；（八）安装和使用说明或者图示，由消费者个人自行使用的医疗器械还应当具有安全使用的特别说明；（九）产品维护和保养方法，特殊储存、运输条件、方法；（十）生产日期，使用期限或者失效日期；（十一）配件清单，包括配件、附属品、损耗品更换周期以及更换方法的说明等；（十二）医疗器械标签所用的图形、符号、缩写等内容的解释；（十三）说明书的编制或者修订日期；（十四）其他应当标注的内容。

依据《保健食品管理办法》（1996 年 3 月 15 日卫生部令第 46 号）第二十一条，保健食品标签和说明书必须符合国家有关标准和要求，并标明下列内容：（一）保健作用和适宜人群；（二）食用方法和适宜的食用量；（三）贮藏方法；（四）功效成份的名称及含量。因在现有技术条件下，不能明确功效成份的，则须标明与保健功能有关的原料名称；（五）保健食品批准文号；（六）保健食品标志；（七）有关标准或要求所规定的其他标签内容。

## （四）药品说明书的格式　　考点提示：药品说明书的格式
### 1. 化学药品和治疗用生物制品说明书格式

---

核准和修改日期

特殊药品、外用药品标识位置

### ×××说明书

请仔细阅读说明书并在医师指导下使用或

请仔细阅读说明书并按说明使用或在药师指导下购买和使用

警示语位置

【药品名称】

【成份】

【性状】

【适应症】

【规格】

【用法用量】

【不良反应】

【禁忌】

【注意事项】

【孕妇及哺乳期妇女用药】

【儿童用药】

【老年用药】

【药物相互作用】

【药物过量】

【临床试验】

【药理毒理】

【药代动力学】

【贮藏】

【包装】

【有效期】

【执行标准】

【批准文号】

【生产企业】

---

**2. 预防用生物制品说明书格式**

核准和修改日期

**×××说明书**

警示语位置

【药品名称】

【成份和性状】

【接种对象】

【作用与用途】

【规格】

【免疫程序和剂量】

【不良反应】

【禁忌】

【注意事项】

【贮藏】

【包装】

【有效期】

【执行标准】

【批准文号】

【生产企业】

**3. 中药、天然药物处方药说明书格式**

核准日期和修改日期

特殊药品、外用药品标识位置

**×××说明书**

请仔细阅读说明书并在医师指导下使用

警示语

【药品名称】

通用名称：

汉语拼音：

【成份】

【性状】

【功能主治】／【适应症】

【规格】

【用法用量】

【不良反应】

【禁忌】

【注意事项】

【孕妇及哺乳期妇女用药】

【儿童用药】

续表

| | |
|---|---|
| 【老年用药】 | |
| 【药物相互作用】 | |
| 【临床试验】 | |
| 【药理毒理】 | |
| 【药代动力学】 | |
| 【贮藏】 | |
| 【包装】 | |
| 【有效期】 | |
| 【执行标准】 | |
| 【批准文号】 | |
| 【生产企业】 | |
| 企业名称： | |
| 生产地址： | |
| 邮政编码： | |
| 电话号码： | |
| 传真号码： | |
| 注册地址： | |
| 网　　址： | |

## （五）药品说明书的书写要求　考点提示：药品说明书的书写要求

### 1. 化学药品和治疗用生物制品说明书的书写要求

| 说明书项目 | 书写要求 |
|---|---|
| 核准日期和修订日期 | 核准日期为国家食品药品监督管理总局批准该药品注册的时间。修改日期为此后历次修改的时间<br>核准和修改日期应当印制在说明书首页左上角。修改日期位于核准日期下方，按时间顺序逐行书写 |
| 特殊药品、外用药品标识 | 麻醉药品、精神药品、医疗用毒性药品和外用药品等专用标识在说明书首页右上方标注 |
| 说明书标题 | "×××说明书"中的"×××"是指该药品的通用名称<br>"请仔细阅读说明书并在医师指导下使用"该内容必须标注，并印制在说明书标题下方 |
| 警示语 | 是指对药品严重不良反应及其潜在的安全性问题的警告，还可以包括药品禁忌、注意事项及剂量过量等需提示用药人群特别注意的事项<br>有该方面内容的，应当在说明书标题下以醒目的黑体字注明。无该方面内容的，不列该项 |
| 药品名称 | 按下列顺序列出：<br>通用名称：《中国药典》收载的品种，其通用名称应当与药典一致；药典未收载的品种，其名称应当符合药品通用名称命名原则<br>商品名称：未批准使用商品名称的药品不列该项<br>英文名称：无英文名称的药品不列该项<br>汉语拼音： |

| 说明书项目 | 书写要求 |
|---|---|
| 成份 | 列出活性成份的化学名称、化学结构式、分子式、分子量<br>复方制剂可以不列出每个活性成份化学名称、化学结构式、分子式、分子量内容。本项可以表达为"本品为复方制剂,其组份为:"<br>多组份或者化学结构尚不明确的化学药品,应当列出主要成份名称,简述活性成份来源<br>处方中含有可能引起严重不良反应的辅料的,该项下应当列出该辅料名称<br>注射剂应当列出全部辅料名称 |
| 性状 | 包括药品的外观、臭、味、溶解度以及物理常数等 |
| 功能主治/适应症 | 应当根据该药品的用途,采用准确的表述方式,明确用于预防、治疗、诊断、缓解或者辅助治疗某种疾病(状态)或者症状 |
| 规格 | 指每支、每片或其他每一单位制剂中含有主药(或效价)的重量或含量或装量<br>表示方法一般按照《中国药典》要求规范书写,有两种以上规格的应当分别列出 |
| 用法用量 | 应当包括用法和用量两部分。需按疗程用药或者规定用药期限的,必须注明疗程、期限<br>应当详细列出该药品的用药方法,准确列出用药的剂量、计量方法、用药次数以及疗程期限,并应当特别注意与规格的关系<br>用法上有特殊要求的,应当按实际情况详细说明 |
| 不良反应 | 应当实事求是地详细列出该药品不良反应。并按不良反应的严重程度、发生的频率或症状的系统性列出 |
| 禁忌 | 应当列出禁止应用该药品的人群或者疾病情况 |
| 注意事项 | 列出使用时必须注意的问题,包括需要慎用的情况(如肝、肾功能的问题),用药过程中需观察的情况(如过敏反应,定期检查血象、肝功、肾功)及用药对于临床检验的影响等<br>滥用或者药物依赖性内容可以在该项目下列出 |
| 孕妇及哺乳期妇女用药 | 着重说明该药品对妊娠、分娩及哺乳期母婴的影响,并写明可否应用本品及用药注意事项<br>未进行该项实验且无可靠参考文献的,应当在该项下予以说明 |
| 儿童用药 | 主要包括儿童由于生长发育的关系而对于该药品在药理、毒理或药代动力学方面与成人的差异,并写明可否应用本品及用药注意事项<br>未进行该项实验且无可靠参考文献的,应当在该项下予以说明 |
| 老年用药 | 主要包括老年人由于机体各种功能衰退的关系而对于该药品在药理、毒理或药代动力学方面与成人的差异,并写明可否应用本品及用药注意事项。未进行该项实验且无可靠参考文献的,应当在该项下予以说明 |
| 药物相互作用 | 列出与该药产生相互作用的药品或者药品类别,并说明相互作用的结果及合并用药的注意事项<br>未进行该项实验且无可靠参考文献的,应当在该项下予以说明 |
| 临床试验 | 为本品临床试验概述,应当准确、客观地进行描述。包括临床试验的给药方法、研究对象、主要观察指标、临床试验的结果包括不良反应等<br>没有进行临床试验的药品不书写该项内容 |

| 说明书项目 | 书写要求 |
|---|---|
| 药理毒理 | 包括药理作用和毒理研究两部分内容：<br>①药理作用为临床药理中药物对人体作用的有关信息。复方制剂的药理作用可以为每一组成成份的药理作用<br>②毒理研究所涉及的内容是指与临床应用相关，有助于判断药物临床安全性的非临床毒理研究结果。复方制剂的毒理研究内容应当尽量包括复方给药的毒理研究结果，若无该信息，应当写入单药的相关毒理内容<br>未进行该项实验且无可靠参考文献的，应当在该项下予以说明 |
| 药代动力学 | 应当包括药物在体内吸收、分布、代谢和排泄的全过程及其主要的药代动力学参数，以及特殊人群的药代动力学参数或特征。说明药物是否通过乳汁分泌、是否通过胎盘屏障及血-脑屏障等<br>未进行该项实验且无可靠参考文献的，应当在该项下予以说明 |
| 贮藏 | 具体条件的表示方法按《中国药典》要求书写，并注明具体温度。如：阴凉处（0℃~20℃）保存 |
| 包装 | 包括直接接触药品的包装材料和容器及包装规格，并按该顺序表述 |
| 有效期 | 应以月为单位表述 |
| 执行标准 | 列出执行标准的名称、版本，如《中国药典》2015 年版二部。或者药品标准编号，如国家药品标准 YBH04652007、国药药品标准 WS-10001-（HD-1438）-2003 |
| 批准文号 | 指该药品的药品批准文号，进口药品注册证号或者医药产品注册证号<br>麻醉药品、精神药品、蛋白同化制剂和肽类激素还需注明药品准许证号 |
| 生产企业 | 国产药品该项内容应当与《药品生产许可证》载明的内容一致，进口药品应当与提供的政府证明文件一致。并按下列方式列出：<br>企业名称；生产地址；邮政编码；电话和传真号码：须标明区号；网址：如无网址可不写，此项不保留 |

## 2. 预防用生物制品说明书的书写要求

| 说明书项目 | 书写要求 |
|---|---|
| 核准日期和修订日期 | 核准日期为国家食品药品监督管理总局批准该药品注册的时间。修订日期为此后历次修订的时间<br>核准和修订日期应当印制在说明书首页左上角。修订日期位于核准日期下方，按时间顺序逐行书写 |
| 说明书标题 | "×××说明书"中的"×××"是指该药品的通用名称<br>"请仔细阅读说明书并在医师指导下使用"<br>该内容必须标注，并印制在说明书标题下方 |
| 警示语 | 是指对药品严重不良反应及其潜在的安全性问题的警告，还可以包括药品禁忌、注意事项等需提示接种对象特别注意的事项<br>有该方面内容的，应当在说明书标题下以醒目的黑体字注明。无该方面内容的，不列该项 |

续表

| 说明书项目 | 书写要求 |
|---|---|
| 药品名称 | 按下列顺序列出：<br>通用名称：《中国药典》收载的品种，其通用名称应当与药典一致；药典未收载的品种，其名称应当符合药品通用名称命名原则<br>商品名称：未批准使用商品名称的药品不列该项<br>英文名称：无英文名称的药品不列该项<br>汉语拼音 |
| 成份和性状 | 包括该制品的主要成份和辅料、生产用细胞、简述制备工艺、成品剂型和外观等<br>冻干制品还应增加冻干保护剂的主要成份 |
| 接种对象 | 应注明适宜接种的易感人群、接种人群的年龄、接种的适宜季节等 |
| 作用与用途 | 应明确该制品的主要作用，如"×××疾病的预防" |
| 规格 | 明确该制品每1次人用剂量及有效成份的含量或效价单位，及装量（或冻干制剂的复溶后体积） |
| 免疫程序和剂量 | 应当明确接种部位、接种途径（如肌内注射、皮下注射、划痕接种等）。特殊接种途径的应描述接种的方法、全程免疫程序和剂量（包括免疫针次、每次免疫的剂量、时间间隔、加强免疫的时间及剂量）。每次免疫程序因不同年龄段而不同的，应当分别作出规定。冻干制品应当规定复溶量及复溶所用的溶媒 |
| 不良反应 | 包括接种后可能出现的偶然或者一过性反应的描述，以及对于出现的不良反应是否需要特殊处理 |
| 禁忌 | 列出禁止使用或者暂缓使用该制品的各种情况 |
| 注意事项 | 列出使用的各种注意事项。以特殊接种途径进行免疫的制品，应明确接种途径，如注明"严禁皮下或肌内注射"。使用前检查包装容器、标签、外观、有效期是否符合要求。还包括疫苗包装容器开启时，对制品使用的要求（如需振摇），冻干制品的重溶时间等。疫苗开启后应在规定的时间内使用，以及由于接种该制品而出现的紧急情况的应急处理办法等<br>减毒活疫苗还需在该项下注明：本品为减毒活疫苗，不推荐在该疾病流行季节使用 |
| 贮藏 | 应当按照规定明确该制品保存和运输的条件，尤其应当明确温度条件 |
| 包装 | 包括直接接触药品的包装材料和容器及包装规格，并按该顺序表述 |
| 有效期 | 以月为单位表述 |
| 执行标准 | 包括执行标准的名称、版本，如《中国药典》2015年版三部。或者药品标准编号，如 $WS_4-（S-067）-2005Z$ |
| 批准文号 | 指该药品的药品批准文号，进口药品注册证号或者医药产品注册证号 |
| 生产企业 | 国产药品该项内容应当与《药品生产许可证》载明的内容一致，进口药品应当与提供的政府证明文件一致。并按下列方式列出：<br>企业名称；生产地址；邮政编码；电话和传真号码：须标明区号；网址：如无网址可不写，此项不保留 |

### 3. 中药、天然药物处方药说明书的书写要求

| 说明书项目 | 书写要求 |
|---|---|
| 核准日期<br>和修订日期 | 核准日期和修改日期应当印制在说明书首页左上角。修改日期位于核准日期下方，进行过多次修改的，仅列最后一次的修改日期；未进行修改的，可不列修改日期<br>核准日期指国家食品药品监督管理部门批准该药品注册的日期 |
| 特殊药品、外用药品标识 | 麻醉药品、精神药品、医疗用毒性药品和外用药品等专用标识在说明书首页右上方标注<br>外用药品标识为红色方框底色内标注白色"外"字，样式：外。药品标签中的外用药标识应当彩色印制，说明书中的外用药品标识可以单色印制。**考点提示**：外用药品的标识 |
| 说明书标题 | "×××说明书"中的"×××"是指该药品的通用名称<br>"请仔细阅读说明书并在医师指导下使用"或"请仔细阅读说明书并按说明使用或在药师指导下购买和使用"<br>该内容必须标注，并印制在说明书标题下方 |
| 警示语 | 是指对药品严重不良反应及其潜在的安全性问题的警告，还可以包括药品禁忌、注意事项及剂量过量等需提示用药人群特别注意的事项<br>含有化学药品（维生素类除外）的中药复方制剂，应注明本品含××（化学药品通用名称）<br>有该方面内容的，应当在说明书标题下以醒目的黑体字注明。无该方面内容的，可不列此项 |
| 药品名称 | 药品名称应与国家批准的该品种药品标准中的药品名称一致 |
| 成份 | 应列出处方中所有的药味或有效部位、有效成份等。注射剂还应列出所用的全部辅料名称；处方中含有可能引起严重不良反应的辅料的，在该项下也应列出该辅料名称<br>成份排序应与国家批准的该品种药品标准一致，辅料列于成份之后<br>对于处方已列入国家秘密技术项目的品种，以及获得中药一级保护的品种，可不列此项 |
| 性状 | 应与国家批准的该品种药品标准中的性状一致 |
| 功能主治/适应症 | 应与国家批准的该品种药品标准中的功能主治或适应症一致 |
| 规格 | 应与国家批准的该品种药品标准中的规格一致<br>同一药品生产企业生产的同一品种，如规格或包装规格不同，应使用不同的说明书 |
| 用法用量 | 应与国家批准的该品种药品标准中的用法用量一致 |
| 不良反应 | 应当实事求是地详细列出该药品不良反应。并按不良反应的严重程度、发生的频率或症状的系统性列出<br>尚不清楚有无不良反应的，可在该项下以"尚不明确"来表述 |
| 禁忌 | 应当列出该药品不能应用的各种情况，例如禁止应用该药品的人群、疾病等情况<br>尚不清楚有无禁忌的，可在该项下以"尚不明确"来表述 |
| 注意事项 | 列出使用时必须注意的问题，包括需要慎用的情况（如肝、肾功能的问题），影响药物疗效的因素（如食物、烟、酒），用药过程中需观察的情况（如过敏反应，定期检查血象、肝功、肾功）及用药对于临床检验的影响等<br>如有药物滥用或者药物依赖性内容，应在该项下列出<br>如有与中医理论有关的证候、配伍、妊娠、饮食等注意事项，应在该项下列出<br>处方中如含有可能引起严重不良反应的成份或辅料，应在该项下列出<br>注射剂如需进行皮内敏感试验的，应在该项下列出<br>中药和化学药品组成的复方制剂，必须列出成份中化学药品的相关内容及注意事项<br>尚不清楚有无注意事项的，可在该项下以"尚不明确"来表述 |

| 说明书项目 | 书写要求 |
|---|---|
| 孕妇及哺乳期妇女用药 | 如进行过该项相关研究，应简要说明在妊娠、分娩及哺乳期，该药对母婴的影响，并说明可否应用本品及用药注意事项<br>如未进行该项相关研究，可不列此项。如有该人群用药需注意的内容，应在【注意事项】项下予以说明 |
| 儿童用药 | 如进行过该项相关研究，应说明儿童患者可否应用该药品。可应用者需应说明用药须注意的事项<br>如未进行该项相关研究，可不列此项。如有该人群用药需注意的内容，应在【注意事项】项下予以说明 |
| 老年用药 | 如进行过该项相关研究，应对老年患者使用该药品的特殊情况予以说明。包括使用限制、特定监护需要、与老年患者用药相关的危险性、以及其他与用药有关的安全性和有效性的信息<br>如未进行该项相关研究，可不列此项。如有该人群用药需注意的内容，应在【注意事项】项下予以说明 |
| 药物相互作用 | 如进行过该项相关研究，应详细说明哪些或哪类药物与本药品产生相互作用，并说明相互作用的结果<br>如未进行该项相关研究，可不列此项，但注射剂除外，注射剂必须以"尚无本品与其他药物相互作用的信息"来表述 |
| 临床试验 | 对于2006年7月1日之前批准注册的中药、天然药物，如在申请药品注册时经国家药品监督管理部门批准进行过临床试验，应当描述为"本品于××××年经_____批准进行过_____例临床试验"<br>对于2006年7月1日之后批准注册的中药、天然药物，如申请药品注册时，经国家药品监督管理部门批准进行过临床试验的，应描述该药品临床试验的概况<br>未按规定进行过临床试验的，可不列此项 |
| 药理毒理 | 申请药品注册时，按规定进行过系统相关研究的，应列出药理作用和毒理研究两部分内容<br>未进行相关研究的，可不列此项 |
| 药代动力学 | 应包括药物在体内的吸收、分布、代谢和排泄过程以及药代动力学的相关参数，一般应以人体临床试验结果为主，如缺乏人体临床试验结果，可列出非临床试验结果，并加以说明<br>未进行相关研究的，可不列此项 |
| 贮藏 | 应与国家批准的该品种药品标准〔贮藏〕项下的内容一致。需要注明具体温度的，应按《中国药典》中的要求进行标注。如：置阴凉处（0℃～20℃） |
| 包装 | 包括直接接触药品的包装材料和容器及包装规格，并按该顺序表述。包装规格一般是指上市销售的最小包装的规格 |
| 有效期 | 应以月为单位表述 |
| 执行标准 | 应列出目前执行的国家药品标准的名称、版本及编号，或名称及版本，或名称及编号 |
| 批准文号 | 是指国家批准该药品的药品批准文号、进口药品注册证号或者医药产品注册证号 |
| 生产企业 | 是指该药品的生产企业，该项内容必须与药品批准证明文件中的内容一致 |

# 任务二 药品电子监管

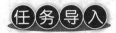

### 电子监管码被刮掉，药品"身份证"，究竟碍了谁的事儿？

药品电子监管码，被形象地称作药品的"身份证"。少数药店经营的药品，其"身份证"信息却被人悄悄刮去一部分。2014年7月21日上午，河南南阳市食药监部门执法人员对此进行专项打击。市食药监局稽查支队通过前期暗访，确定镇平县几家药店销售的商品名为"尤佳"的阿托伐他汀钙胶囊，均被人为地刮掉了电子监管码。镇平县城紫金城路的老百姓大药房处方药柜台内，执法人员找到6盒"尤佳"胶囊，药盒上的20位电子监管码被刮掉了5位，产品批号被刮掉1位。对于这批药品的来源，药店经营者不能说明药品来源。执法人员查扣了该批药品。县城中山西街的百信药店，执法人员也查到了6盒"刮码"的"尤佳"胶囊。店主同样无法说明进货渠道。被采访的不少消费者表示，自己没注意过药盒上还有电子监管码。

### 山东查控417支问题生脉注射液涉及3家企业

2015年4月28日，山东省食品药品监督管理局官方网站发布消息称，该局迅速行动，通过药品电子监管网锁定流入该省的该批次注射液417支，共涉及3家药品批发企业。国家食品药品监管总局4月24日发布通告称，江苏苏中药业集团股份有限公司生产的批号为14081413的生脉注射液在广东省发生不良事件，个别患者用药后出现寒战、发热症状。国家食品药品监管总局要求该企业暂停该品种生产和销售，召回问题批次药品，并监督销毁。通告发出当日，山东省食药监局迅速行动，通过药品电子监管网锁定流入山东的该批次注射液417支，共涉及济南、德州、枣庄市的3家药品批发企业。

**问题：**什么是药品电子监管码？有什么作用？药品电子监管码有统一规定吗？

中国药品电子监管码是中国政府对药品实施电子监管，为每件最小销售包装单位的药品赋予的电子标识标签。每件药品的电子监管码唯一，即"一件一码"，也就是药品的电子身份证，简称监管码。药品生产企业在药品生产过程中，按照"一件一码"的原则对药品进行赋码，由药品生产、经营企业实时上传有关生产、经营数据，实现对入网监管药品的流量、流向、库存等信息的及时获取，并通过药品有关案例信息的预警和处理，满足药品监管工作的需要。为保障公众用药安全，我国正在逐步完善药品电子监管制度。

## 一、电子监管码的样式及作用

为满足不同形状包装的需要，药品电子监管网提供三种监管码样式，生产企业可

样式A

样式B

样式C

图 6-2 我国药品电子监管码标识样式

根据具体情况任选其一使用。中国药品电子监管码标识样本如图 6-2。

目前国家食品药品监督管理总局开始启用的电子监管码为 20 位。是由一组规则排列的线条与空白以及对应数字字符"码"按照一定的编码规则组合起来的表示一定信息的药品标识符号。"条"与"空"分别由深浅不同，而且满足一定光学对比度要求的两种颜色表示，"条"为深色，"空"为浅色，这种"条""空"和相对应的字符"码"代表相同的信息，前者供扫描器读识，后者供人直接读识或者通过键盘向计算机输入数据使用。在进行辨识的时候，是用条码阅读机扫描，得到一组反射光信号，此信号经光电转换后变为一组与线条、空白相对应的电子讯号，经解码后还原为相应的数字，再传入电脑，它的意义是通过在计算机系统的数据库中提取相应的信息而实现的。

应用在零售商品的 13 位商品条码（目前主要是 EAN-13/8）是国际组织公布的非强制标准，是一类一码，主要用于 POS 扫描结算，不能分辨真假和记录产品质量，不能实现产品流通跟踪，也不适用不在超市销售的药品。药品电子监管码是国家规定的药品标签标识，是一件一码，可以实现对药品生产、流通、消费的全程监管，实现药品真假判断、质量追溯、召回管理与全程跟踪等功能。

药品生产企业准确登记其产品的商品编码后，电子监管码可以建立与商品编码的对应关系，完成在零售领域的结算计价功能。生产企业通过电子监管码将产品的生产、质量等源头信息传输到监管网数据库中，流通企业通过电子监管码进行进货检查验收并将进货信息传输到监管网数据库中，在销售时将销售信息传输到监管网数据库中，这些数据信息可供消费者进行真假与质量查询，供政府进行执法打假、质量追溯和产品召回管理，供企业了解市场供求情况、渠道销售情况和涉假信息。也可供消费者借助短信、电话、网络以及终端设施等形式查询药品真实性和质量信息，消费者可以获得的信息有：药品通用名、剂型、规格、生产企业、生产日期、生产批号、有效期等。

## 二、药品电子监管码的总体功能与特点 考点提示：药品电子监管的五大特点

### （一）实现药品全过程的监管

电子标签为每个最小包装的药品赋予唯一的电子监管码，实现"一件一码"管理，将监管码对应的药品生产、流通、使用等动态信息实时采集到数据库中，通过覆盖全国的无缝网络、支持数百万家企业数千万亿件产品的超大型数据库和专业化的客户服务中心，为政府从源头实现质量监管建立电子档案、对市场实现跟踪追溯、索证索票、实施进货检查验收、建立购销电子台账和问题药品召回提供了信息技术保障。最终建立了从原料进厂、生产加工、出厂销售到售后服务的药品全过程电子监管链条，建立了从种植养殖、生产加工、流通销售到使用的药品全过程电子监管链条，为建立药品

质量及安全的追溯和责任追究体系提供了信息技术平台，建立了覆盖全社会的药品质量电子监管网络。从生产出厂、流通、运输、储存直至配送给医疗机构的全过程都在药品监管部门的监控之下，可以做到实时查询每一盒、每一箱、每一批重点药品生产、经营、库存以及流向情况，遇到问题时可以迅速追溯和召回。

特点：一件一码。突破了传统一类一码的机制，做到对每件产品唯一识别、全程跟踪，实现了政府监管、物流应用、商家结算、消费者查询的功能统一。每一盒、每一箱、每一批重点药品生产、经营、库存以及流向情况，遇有问题时可以迅速追溯和召回。

**（二）信息预警**

为突破药品质量信息和流通动态信息无法事先印刷的局限，药品电子监管网对药品动态信息实时集中存储在超大规模监管数据库中，同时满足了生产、流通、消费、监管的实时动态信息共享使用需求。药品电子监管可以发挥以下信息预警功能：①各企业超资质生产和经营的预警；②药品销售数量异常预警，可以指示是否有药物滥用，或可能某种药物短时间大量售出提示可能的疾病流行预警；③药品发货与收货数量和品种核实预警，及时发现药品是否流失。特点：存储信息动态预警。

**（三）全国覆盖**

由于药品一地生产、全国流通销售的特点，只有做到全国统一、无缝覆盖的系统网络平台才能满足全程监管的要求。终端移动执法药品监管和稽查人员可以通过移动执法系统，如通过上网，或通过手机便利地在现场适时稽查。特点：全国覆盖。

**（四）药品监管码激活后可以查询真伪**

在药品生产完成下线后，进入药品监管码管理中心填写使用登记，即为监管码激活动作。监管码必须在生产包装都完成后激活，这样可以准确记录生产日期等动态信息，更重要的是这是防止监管码被非法盗用印刷的一个工作环节。电子监管码激活后就能够查询出监管码所对应的药品信息。

特点：全程跟踪。监管网对药品的生产源头、流通消费的全程闭环信息采集，具备了质检、工商、卫生、药监等各相关部门信息共享和流程联动的技术功能，为实现对药品的质量追溯、责任追究、问题召回和执法打假提供了必要的信息支撑。监管执法部门可以及时掌握相关药品假冒违法的信息并迅速采取执法行动，对质量问题进行流程追溯和责任追究，对问题和缺陷药品进行及时准确的召回管理，将政府监管、企业自律和社会监督很好地结合起来。

**（五）消费者可以利用电子监管码查询药品的信息、判断查询结果**

药品监管网为消费者提供手机短信、语音电话、网站查询和终端查询四种方式。消费者可以将入网赋码药品的监管码20位数字作为短信内容发送至指定号码106695001111，或拨打语音电话：95001111，未开通地区可拨打010-95001111，根据语音提示输入监管码，或登录全国统一的药品电子监督管理网http://www1.drugadmin.com，输入监管码进行查询，也可以在查询终端将药品包装的监管码对准终端的扫描口进行扫描查询。

消费者进行药品监管码查询后，监管网将返回查询结果，包括以下5种情况：①正常反馈药品的相关信息，请与购买的实物进行核对，如信息不符即可向当地药监部门进行投诉举报；②第二次查询，请核对购买实物和第一次查询时间，如有疑问也请投诉举报；③多次查询，请核对第一次查询时间，如有疑问也请投诉举报；④药品监管码不存在，请确认输入的是正确 20 位监管码，如有疑问也请投诉举报；⑤涉嫌假冒的监管码，请立即投诉举报。

特点：消费者查询。

## 三、药品电子监管的意义

药品监管网是一个统一的、覆盖全国的药品监管系统。通过该系统可以对药品实施全过程管理，及时了解药品信息，有利于保障人们用药安全。

**1. 在药品出现质量等问题时，通过电子监管码可以追溯和召回**  由于对入网药品的流量、流向和库存能够进行实时控制，因此发生药害时，通过该网能够在最短的时间内，以最快的速度进行问题药品的追溯、召回。

**2. 提高监管效率，更大程度确保公众用药安全**  在药品监管部门的监控之下，药品从生产出厂、流通、运输、储存直至配送给医疗机构的全过程，在药品电子监管网上均能实施闭环运行，使得非法药品无法进入国家正规销售渠道；可以防止假药流入流通及销售环节，有利于保护药品生产企业的利益，正规产品能得到有效保护。

**3. 信息获取及预警作用**  当出现灾情时，可以根据电子监管网提供的库存信息，调拨药品。此外，通过各企业超资质生产和经营预警、药品销售数量异常预警、药品发货与收货数量和品种核实预警，及时发现药品可能存在的问题。

**4. 可以有效约束企业的不规范行为**  消费者通过电子上网、电话、短信等方式可以快速查询药品的品名、批准文号、剂型、规格等重要信息，发动全社会参与药品打假，构建药品安全监管的天网。

## 四、药品电子监管现状

国家局从 2006 年开始实施药品电子监管工作，至 2012 年 2 月底，已分三期将麻醉药品、精神药品、血液制品、中药注射剂、疫苗、基本药物全品种纳入电子监管。第一期，将麻醉药品、第一类精神药品制剂和小包装原料药自 2007 年 11 月 1 日起全部纳入电子监管。第二期，将第二类精神药品、中药注射剂、血液制品、疫苗自 2008 年 11 月 1 日起全部纳入电子监管。第三期，将国家基本药物全品种于 2012 年 2 月底前全部纳入电子监管。同时已于 2011 年 12 月 31 日前将含麻黄碱类复方制剂、含可待因复方口服溶液、含地芬诺酯复方制剂三类药品纳入电子监管。截至 2012 年 2 月底，已纳入电子监管药品涉及批准文号 5.6 万个。按照国家局《关于实施药品电子监管工作有关问题的通知》（国食药监办〔2008〕165 号）中"逐步将已批准注册的药品和医疗器械的生产、经营纳入电子监管"的工作要求，剩余尚未纳入电子监管的药品制剂批准文号共计 11.9 万个，已入网药品制剂占全部药品制剂的 32%；药品制剂生产企业约 4600 家，其中已入网生产企业 2900 多家，占生产企业总数的 63%；药品批发企业已全部入网。

## 五、"十二五"药品电子监管工作规划

国家食品药品监督管理局 2012 年 2 月 27 日印发《2011-2015 年药品电子监管工作规划》（国食药监办〔2012〕64 号）。提出"完善覆盖全品种、全过程、可追溯的药品电子监管体系"工作任务，要求在 2015 年年底前实现全部药品制剂品种、全部生产和

流通过程的电子监管。

（一）工作目标

总体目标：2015 年年底前实现药品全品种全过程电子监管，保障药品在生产、流通、使用各环节的安全，最有力地打击假劣药品行为、最快捷地实现问题药品的追溯和召回、最大化地保护企业的合法利益，确保人民群众用药安全。具体目标包括：

1. 在当前已实施的麻醉药品、精神药品、血液制品、中药注射剂、疫苗、基本药物全品种电子监管的基础上，逐步推广到其他药品制剂，实现药品电子监管的全品种覆盖；适时启动高风险医疗器械电子监管试点工作，并探索原料药实施电子监管。

2. 在当前已实现的药品生产、批发环节电子监管基础上，推广到药品零售和使用环节，从而实现覆盖生产企业、批发企业、零售药店、医疗机构的药品生产、流通和使用全过程可追溯。按照卫生部的总体部署，开展医疗机构药品电子监管工作。

3. 拓展药品电子监管系统的深度应用，充分利用药品电子监管数据，为各级政府和监管部门提供决策支持服务，为广大社会公众提供药品信息检索、监管码查询、真伪鉴别等服务，探索电子监管系统与医保卡系统互联互通的可行性。

（二）工作安排

**1. 2012 年完成国家药品电子监管平台建设**

（1）2012 年上半年完成药品电子监管平台建设相关软硬件系统的招标工作。

（2）2012 年年底前完成信息资源数据中心和异地及同城备份中心的建设。

（3）2012 年年底前完成药品电子监管平台的建设，完善药品电子监管的基础设施，进一步建设和完善药品电子监管应用系统的功能。

**2. 2012~2015 年实现药品制剂（含进口药品）全品种电子监管**

（1）2012 年 2 月 29 日前完成基本药物全品种电子监管实施工作。

（2）2013 年 2 月 28 日前完成地方增补基本药物电子监管实施工作，并启动药品制剂全品种电子监管。

（3）2015 年年底前完成药品制剂全品种电子监管。

**3. 2015 年年底前实现全过程电子监管** 在生产企业和批发企业已实现电子监管的基础上，向零售药店、医疗机构等末端流通使用环节延伸。

（1）批发企业药品电子监管工作安排 2012 年年底前，所有批发企业按规定开展药品电子监管实施工作，对所有赋码药品进行核注核销，做到"见码必扫"。

（2）零售药店电子监管工作安排 ①2012 年上半年完成西部 12 省部分零售药店（共 47 595 家）药品电子监管软硬件设备的统一招标和配备工作；②2012 年年底前完成西部 12 省部分零售药店的电子监管实施工作；③2013 年年底前在总结零售药店试点工作的基础上，扩大零售药店试点范围；④2015 年年底前完成全国所有零售药店电子监管的实施工作。

（3）医疗机构电子监管工作安排 按照卫生部的总体部署，开展医疗机构电子监管工作。

**4. 适时启动高风险医疗器械电子监管试点工作，并探索原料药实施电子监管**

2015 年国家食品药品监督管理总局发布 1 号文《关于药品生产经营企业全面实施

药品电子监管有关事宜的公告》，同日下发《关于做好全面实施药品电子监管工作的通知》要求，2015 年 12 月 31 日前，境内药品制剂生产企业、进口药品制药厂商须全部纳入中国药品电子监管网（以下简称入网），按照原国家食品药品监督管理部门《关于印发药品电子监管工作指导意见的通知》（国食药监办〔2012〕283 号）的要求，完成生产线改造，在药品各级销售包装上加印（贴）统一标识的中国药品电子监管码（以下称赋码），并进行数据采集上传，通过中国药品电子监管平台核注核销。2016 年 1 月 1 日后生产的药品制剂应做到全部赋码。

2015 年 12 月 31 日前，所有药品批发、零售企业须全部入网，严格按照新修订《药品经营质量管理规范》要求，对所经营的已赋码药品"见码必扫"，及时核注核销、上传信息，确保数据完整、准确，并认真处理药品电子监管系统内预警信息。**考点提示**：规定要求

# 任务三 药品广告管理

## 任务导入

为监督市场上药品广告的规范性及保证消费者的合法权益，药品监督管理部门在检查药品广告时，应注意哪些问题？

### 广东省查处违规药品广告

广东省食品药品监督管理局发布 2014 年 5 月份违法药品广告公告，对公告中涉及的品种进行重点监督检查。同时，提醒广大消费者切勿轻信虚假广告宣传，以免造成自身健康和经济权益的损害。曝光广告中标示名称为"世纪星脑心安胶囊"的药品，通用名称为"脑心安胶囊"，生产企业为"吉林意达生物技术有限公司"，批准文号为"国药准字 Z20123066"，批准功能主治为"益气活血，开窍通络。用于气虚血瘀，痰浊阻络，中风偏瘫，胸痹心痛"。该广告宣称"服用脑心安，当天即可见到呼吸顺畅、心脏舒爽的效果；冠心病 3 个疗程内即可完全康复；3~5 个疗程，无论多少年、多严重的后遗症都能完全消失"等。

问题：1. 药品广告的审批程序？2. 该药品广告中存在哪些问题？

## 一、药品广告管理概述

### （一）广告与药品广告的概念

《中华人民共和国广告法》中对广告的定义为：广告是指商品经营者或服务提供者承担费用，通过一定媒介和形式直接或间接地介绍自己所推销的商品或所提供的服务的商业广告。

凡利用各种媒介或者形式发布的广告含有药品名称、药品适应症（功能主治）或者与药品有关的其他内容的，为药品广告。**考点提示**：药品广告的界定

### （二）药品广告的作用

**1. 提供用药信息** 药品的广告宣传是患者了解药品适应症、用法用量、毒副作用等

信息的重要手段。通过药品广告，特别是非处方药的广告宣传，对增强人们的自我保健意识以及培养新的保健需求具有一定作用，对扩大药品销售量及开发新产品具有重要意义。

**2. 开拓药品市场** 广告能广泛、经常地接近顾客，刺激、鼓励消费者的购买欲望，因此，在新产品的推广以及开拓市场方面广告能起到开路先锋的作用，是进行市场渗透的有力武器。

**3. 树立商品形象** 为了能使产品具有很好的市场前景，各药品生产企业均非常重视其药品的商标，并在广告宣传时以其注册商标或企业名称为代表进行宣传，通过树立其商标和企业的形象来加深医生与患者对其产品的印象。

### （三）药品广告的审批备案制度

**1. 药品广告的审批** 药品广告须经企业所在地省、自治区、直辖市人民政府药品监督管理部门批准，并发给药品广告批准文号；未取得药品广告批准文号的，不得发布。**考点提示：** 药品广告的审批规定

发布进口药品广告，应当向进口药品代理机构所在地省、自治区、直辖市人民政府药品监督管理部门申请药品广告批准文号。

药品广告批准文号有效期为1年，到期作废。

经批准的药品广告，在发布时不得更改广告内容。药品广告内容需要改动的，应当重新申请药品广告批准文号。药品广告的审批程序见图6-2。

药品广告审查机关收到药品广告批准文号申请后，对申请材料齐全并符合法定要求的，发给《药品广告受理通知书》；申请材料不齐全或者不符合法定要求的，应当场或在5个工作日内一次告知申请人需要补正的全部内容；逾期不告知的，自收到申请材料之日起即为受理。申请药品广告批准文号需提交的材料见表6-4。

药品广告审查机关应自受理之日起10个工作日内，对申请人提交的证明文件的真实性、合法性、有

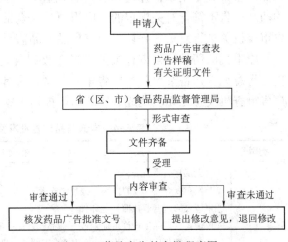

图6-2 药品广告的审批程序图

效性进行审查，并依法对广告内容进行审查。对审查合格的药品广告，发给药品广告批准文号；对审查不合格的药品广告，应当作出不予核发药品广告批准文号的决定，书面通知申请人并说明理由，同时告知申请人享有依法申请行政复议或者提起行政诉讼的权利。

药品广告批准文号的格式为："×药广审（视）第0000000000号"、"×药广审（声）第0000000000号"、"×药广审（文）第0000000000号"。其中"×"为省、自治区、直辖市的简称。"0"为由10位数字组成，前6位代表审查年月，后4位代表广告批准序号。"视"、"声"、"文"代表用于广告媒介形式的分类代号。

**【课堂互动】**

药品广告和保健食品、医疗器械广告有什么区别?

**2. 药品广告的备案** 省、自治区、直辖市药品监督管理部门核发药品广告批准文号的,应当同时报国务院药品监督管理部门备案。并将批准的《药品广告审查表》送同级广告监督管理机关备案。国家食品药品监督管理总局对备案中存在问题的药品广告,应责成药品广告审查机关予以纠正。

在药品生产企业所在地和进口药品代理机构所在地以外的省、自治区、直辖市发布药品广告的(以下简称异地发布药品广告),发布广告的企业应当在发布前向发布地省、自治区、直辖市人民政府药品监督管理部门备案。接受备案的省、自治区、直辖市人民政府药品监督管理部门发现药品广告批准内容不符合药品广告管理规定的,应当交由原核发部门处理。**考点提示:** 广告的备案

异地发布药品广告备案应当提交如下材料:①《药品广告审查表》复印件;②批准的药品说明书复印件;③电视广告和广播广告需提交与通过审查的内容相一致的录音带、光盘或者其他介质载体。提供本条规定的材料的复印件,需加盖证件持有单位印章。

对按照上述规定提出的异地发布药品广告备案申请,药品广告审查机关在受理备案申请后5个工作日内应当给予备案,在《药品广告审查表》上签注"已备案",加盖药品广告审查专用章,并送同级广告监督管理机关备查。备案地药品广告审查机关认为药品广告不符合有关规定的,应当填写《药品广告备案意见书》,交原审批的药品广告审查机关进行复核,并抄报国家食品药品监督管理总局。

原审批的药品广告审查机关应当在收到《药品广告备案意见书》后的5个工作日内,将意见告知备案地药品广告审查机关。原审批的药品广告审查机关与备案地药品广告审查机关意见无法达成一致的,可提请国家食品药品监督管理总局裁定。

表6-4 申请药品广告批准文号需提交的材料

| 类别 | 提交的材料 |
|---|---|
| 申请药品广告批准文号 | ①《药品广告审查表》<br>②与发布内容相一致的样稿(样片、样带)<br>③申请人的《营业执照》复印件<br>④申请人《药品生产许可证》或《药品经营许可证》复印件<br>⑤申请人是药品经营企业的,应提交药品生产企业同意其作为申请人的证明文件原件<br>⑥代办人代为申办药品广告批准文号的,应提交申请人的委托书原件和代办人的营业执照复印件等主体资格证明文件<br>⑦药品批准证明文件(含《进口药品注册证》、《医药产品注册证》)复印件、批准的说明书复印件和实际使用的标签及说明书<br>⑧非处方药提交非处方药审核登记证书复印件或相关证明文件的复印件<br>⑨申请进口药品广告批准文号的,应提供进口药品代理机构的相关资格证明文件的复印件<br>⑩广告中涉及商品名、注册商标、专利等内容,提交相关有效证明文件复印件及其他确认广告内容真实性的证明文件 |
| 异地发布药品广告 | ①《药品广告审查表》复印件<br>②批准的药品说明书复印件<br>③电视广告和广播广告需提交与通过审查的内容相一致的录音带、光盘或者其他介质载体 |

**3. 药品广告的审查与监督**　未经省、自治区、直辖市人民政府药品监督管理部门批准的药品广告，使用伪造、冒用、失效的药品广告批准文号的广告，或者因其他广告违法活动被撤销药品广告批准文号的广告，发布广告的企业、广告经营者、广告发布者必须立即停止该药品广告的发布。

对违法发布药品广告，情节严重的，省、自治区、直辖市人民政府药品监督管理部门可以予以公告。

省、自治区、直辖市人民政府药品监督管理部门应当对其批准的药品广告进行检查，对于违反本法和《中华人民共和国广告法》的广告，应当向广告监督管理机关通报并提出处理建议，广告监督管理机关应当依法作出处理。

省、自治区、直辖市药品监督管理部门是药品广告审查机关，负责本行政区域内药品广告的审查工作；《广告法》规定：县级以上工商行政管理部门为广告监督管理机关，有权对违法广告依法作出处理。**考点提示：**药品广告的审查机关及监督管理机关

## 二、药品广告审查标准　考点提示：药品广告的审查

### （一）不得发布及限制发布广告的药品

《药品广告审查发布标准》规定，下列药品不得发布广告：①麻醉药品、精神药品、医疗用毒性药品、放射性药品；②医疗机构配制的制剂；③军队特需药品；④国家食品药品监督管理总局依法明令停止或者禁止生产、销售和使用的药品；⑤批准试生产的药品。**考点提示：**不能发布广告的五类药品

### （二）国务院有关部门指定的医学、药学专业刊物

根据《中华人民共和国药品管理法》第六十条规定，截至 2012 年 3 月，国家食品药品监督管理总局、国家工商行政管理总局和新闻出版署先后 25 次以"国食药监稽〔2012〕43 号"、"国食药监稽〔2011〕286 号"、"国食药监稽〔2011〕135 号"等文确定《中国医药科学》、《中华消化外科杂志》、《现代肿瘤医学》、《中国执业药师》等561 种刊物为允许刊播处方药广告的医学、药学专业刊物。

### （三）药品广告的内容

**1. 原则**　药品在发布广告时必须遵循客观、真实、准确、科学的原则，不得含有虚假、欺骗的内容，以误导消费者。

**2. 药品广告的内容**　**考点提示：**药品广告内容的要求

（1）**依据**　药品广告的内容应以国家已批准的该药品质量标准和使用说明书为依据，任何单位不得随意扩大广告的范围。

（2）药品广告中禁止性的规定　表 6-5。

表 6-5　药品广告中禁止性的规定

| 分类 | 情形及内容 |
| --- | --- |
| 药品广告中不得出现的情形 | ①含有不科学地表示功效的断言或者保证的<br>②说明治愈率或者有效率的<br>③与其他药品的功效和安全性进行比较的<br>④违反科学规律，明示或者暗示包治百病、适应所有症状的 |

227

| 分类 | 情形及内容 |
|---|---|
| 药品广告中不得出现的情形 | ⑤含有"安全无毒副作用"、"毒副作用小"等内容的；含有明示或者暗示中成药为"天然"药品，因而安全性有保证等内容的<br>⑥含有明示或者暗示该药品为正常生活和治疗病症所必需等内容的<br>⑦含有明示或暗示服用该药能应付现代紧张生活和升学、考试等需要，能够帮助提高成绩、使精力旺盛、增强竞争力、增高、益智等内容的<br>⑧其他不科学的用语或者表示，如"最新技术"、"最高科学"、"最先进制法"等 |
| 药品广告不得含有的内容 | ①含有不科学的表述或者使用不恰当的表现形式，引起公众对所处健康状况和所患疾病产生不必要的担忧和恐惧，或者使公众误解不使用该药品会患某种疾病或加重病情的<br>②含有免费治疗、免费赠送、有奖销售、以药品作为礼品或者奖品等促销药品内容的<br>③含有"家庭必备"或者类似内容的<br>④含有"无效退款"、"保险公司保险"等保证内容的<br>⑤含有评比、排序、推荐、指定、选用、获奖等综合性评价内容的 |
| 药品广告中其他禁止性规定 | ①药品广告不得含有利用医药科研单位、学术机构、医疗机构或者专家、医生、患者的名义和形象作证明的内容<br>②药品广告不得使用国家机关和国家机关工作人员的名义<br>③药品广告不得含有军队单位或者军队人员的名义、形象。不得利用军队装备、设施从事药品广告宣传<br>④药品广告不得含有涉及公共信息、公共事件或其他与公共利益相关联的内容，如各类疾病信息、经济社会发展成果或医药科学以外的科技成果<br>⑤药品广告不得在未成年人出版物和广播电视频道、节目、栏目上发布。药品广告不得以儿童为诉求对象，不得以儿童名义介绍药品<br>⑥药品广告不得含有医疗机构的名称、地址、联系办法、诊疗项目、诊疗方法以及有关义诊、医疗（热线）咨询、开设特约门诊等医疗服务的内容<br>⑦处方药可以在卫生部和国家食品药品监督管理总局共同指定的医学、药学专业刊物上发布广告，但不得在大众传播媒介发布广告或以其他方式进行以公众为对象的广告宣传。不得以赠送医学、药学专业刊物等形式向公众发布处方药广告<br>⑧处方药名称与该药品的商标、生产企业字号相同的，不得使用该商标、企业字号在医学、药学专业刊物以外的媒介变相发布广告。也不得以处方药名称或以处方药名称注册的商标以及企业字号为各种活动冠名<br>⑨药品广告内容涉及药品适应症或功能主治、药理作用等内容的宣传，应以国家食品药品监督管理总局批准的说明书为准，不得进行扩大或恶意隐瞒的宣传，不得含有说明书以外的理论、观点等内容<br>⑩非处方药广告不得利用公众对于医药学知识的缺乏，使用公众难以理解和容易引起混淆的医学、药学术语，造成公众对药品功效与安全性的误解 |

## 三、法律责任

《中华人民共和国药品管理法》、《药品管理法实施条例》、《中华人民共和国广告法》、《药品广告审查办法》和《药品广告审查发布标准》等有关规定，对违反药品广告管理的行为和处罚办法进行了明确规定。**考点提示：** 违反药品广告的法律责任

《中华人民共和国药品管理法》第92条明确规定，药品广告的内容及广告的媒体违反了药品管理法的有关规定，应依据《中华人民共和国广告法》进行处罚，并由发

给广告批准文号的药品监督管理部门撤销广告批准文号，1年内不得受理该品种的广告申请；构成犯罪的，应依法追究刑事责任。药品监督管理部门不依法履行审查职责，批准发布含有虚假内容的药品广告，对直接负责的主管人员和其他直接责任人员应依法给予行政处分；构成犯罪的，依法追究刑事责任。

《中华人民共和国广告法》在法律责任中对违反有关药品广告的行为作了严格的规定。具体规定见表6-6。

表6-6 《中华人民共和国广告法》中违反有关药品广告行为的处罚

| 法规条款 | 违法情形 | 处　罚 |
| --- | --- | --- |
| 第37条规定 | 利用广告对商品或服务作虚假宣传的 | 由工商行政机关责令广告主停止发布该广告，同时以等额广告费用在相应范围内公开更正消除影响，并处广告费用1~5倍的罚款；对负有责任的广告经营者和广告发布者没收广告费用，并处广告费用1~5倍的罚款；情节严重的，停止其广告业务；构成犯罪的，依法追究刑事责任 |
| 第38条规定 | 发布虚假广告，欺骗和误导消费者，使购买商品或接受服务的消费者的合法权益受到损害的 | 由广告主承担民事责任；广告经营者和广告发布者承担连带责任 |
| 第41条规定 | 发布含有禁止内容的药品广告或宣传禁止发布广告的药品 | 由工商行政管理部门和省级药品监督管理部门责令负有责任的广告主、广告经营者及广告发布者更改或停止发布该药品广告，没收广告费用，并处广告费1~5倍的罚款；情节严重者，停止其广告业务 |

《药品广告审查办法》在法律责任中也对违反有关药品广告的行为作了严格的规定。具体情况见表6-7。

表6-7 《药品广告审查办法》中违反有关药品广告行为的处罚

| 法规条款 | 违法情形 | 处　罚 |
| --- | --- | --- |
| 第20条规定 | 篡改经批准的药品广告内容进行虚假宣传的 | 由药品监督管理部门责令立即停止该药品广告的发布，撤销该品种药品广告批准文号，1年内不受理该品种的广告审批申请 |
| 第21条规定 | 任意扩大产品适应症（功能主治）范围、绝对化夸大药品疗效、严重欺骗和误导消费者的违法广告 | 省以上药品监督管理部门一经发现，应采取行政强制措施，暂停该药品在辖区内的销售，同时责令违法发布药品广告的企业在当地相应的媒体发布更正启事。发布更正启事后，省以上药品监督管理部门应在15个工作日内做出解除行政强制措施的决定；需要进行药品检验的，药品监督管理部门应自检验报告书发出之日起15日内，做出是否解除行政强制措施的决定 |
| 第22条规定 | 提供虚假材料申请药品广告审批，药品广告审查机关在受理审查中发现的 | 1年内不受理该企业该品种的广告审批申请 |
| 第23条规定 | 提供虚假材料申请药品广告审批，取得药品广告批准文号的 | 药品广告审查机关发现后应撤销该药品广告批准文号，并3年内不受理该企业该品种的广告审批申请 |
| 第25条规定 | 异地发布药品广告未向发布地药品广告审查机关备案的，发布地药品广告审查机关发现后 | 责令限期办理备案手续，逾期不改正的，停止该药品品种在发布地的广告发布活动 |

续表

| 法规条款 | 违法情形 | 处　罚 |
|---|---|---|
| 第27条规定 | 发布违法药品广告情节严重的 | 省、自治区、直辖市药品监督管理部门予以公告，并及时上报国家食品药品监督管理总局，国家食品药品监督管理总局定期汇总发布 |
| 第27条规定 | 发布虚假违法药品广告情节严重的 | 由国家工商行政管理总局会同国家食品药品监督管理总局联合予以公告。 |

广告是宣传的一种形式，凡是法律、法规、规章禁止某种产品进行含有预防、治疗、诊断疾病等有关内容的宣传的，该产品当然不能进行含有预防、治疗、诊断疾病等有关内容的广告。

《中华人民共和国药品管理法》第六十一条第三款规定："非药品广告不得有涉及药品的宣传。"

《中华人民共和国广告法》第十九条规定："食品、酒类、化妆品广告的内容必须符合卫生许可的事项，并不得使用医疗用语或者易与药品混淆的用语。"需要注意的是，取得药品批准文号的药酒可以依法进行含有预防、治疗疾病的广告。

《保健食品广告审查暂行规定》（国食药监市〔2005〕211号）第二款第（八）项规定，保健食品广告不得出现下列情形和内容：含有与药品相混淆的用语，直接或者间接宣传治疗作用，或者借助宣传某些成份的作用明示或者暗示该保健食品具有治疗疾病的作用。《保健食品广告审查暂行规定》第十一条规定：保健食品广告中必须或者标明"本品不能代替药物"的忠告语；电视广告中保健食品标识和忠告语必须始终出现。

根据《化妆品卫生监督条例》第十四条的规定，化妆品的广告宣传不得有宣传医疗作用的内容。**考点提示：**非药品不得进行与药品混淆的宣传

# 任务四　药品价格管理

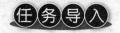

## 多地频现天价药

2011年11月，新快报记者在央视曝光天价药品后进一步调查发现，在广东的深圳、东莞等地，均有售多种央视曝光的天价药。据在广东从事多年的一名医药代表告诉记者，事实上，利润更高的是一些拥有专利的"新特药"，往往监管部门制定的招标价就是生产价的数十倍之多。而普通的药物在经过医药公司"公关"定价专家和相关部门之后，也能大大提高药品的招标价，进而牟取暴利。

根据央视曝光的"天价"利润，近日新快报记者走访了广州多家三甲大医院。走访过程中，尽管没有发现被曝光的品牌，但拿部分相同药名、相同规格的药物进行对比，广州的价格比央视调查的价格要贵。

以山东罗欣药业奥美拉唑肠溶胶囊为例，央视曝光的出厂价为 1.6 元，中标价为 14.9 元，零售价为 17.14 元。在广州，记者并未找出相同厂家的产品，但几乎每家医院都有奥美拉唑肠溶胶囊。在海珠区一家省级三甲医院，记者发现产自广州永信药业有限公司、规格为 20mg×14/盒的奥美拉唑肠溶胶囊的药物每片零售价 1.95 元，每盒标价为 27.26 元，比央视曝光的还贵。

另外，央视曝光的山东鲁抗辰欣药业的 0.6g 克林霉素磷酸酯粉针，出厂价 2.7 元，中标价 23 元，零售价 26.8 元，利润高达 892%。记者尽管没发现广州医院有售该牌子的克林霉素磷酸酯粉针，但一款产自浙江九旭药业有限公司、同规格的克林霉素磷酸酯粉针，每支零售价高达 26.2 元，仅比曝光药品便宜 0.6 元。

广州医院所售的药物无出厂价对比，暂未能显示出厂价与零售价之间的利润差距。记者咨询过多家医院的药房工作人员，对方均表示："医院采购药物时，一般通过广东'阳光采购'的药物目录选择药物，而该目录上的中标价是全省统一的，医院购进后，在中标价基础上加成 15% 进行销售，只要不超出政府规定的最高零售价即可，符合相关规定。"

在深圳南城区人民医院，记者借胃炎为由让主诊医生开了一瓶国内生产的奥美拉唑（20mg，14 粒），价格达到 27.30 元，是药房价格的 210%。记者还来到属民营三甲的东莞康华医院，同样借胃炎请主诊医生开一瓶奥美拉唑，但医生以院内不卖国产品牌药物为由，坚持开了一瓶据称是进口牌子的奥美胶囊（20mg，14 粒），价格高达 177.16 元，是药房购买同类药品的 1360%。

在广东省东莞市医药公司，记者发现央视曝光的山东圣鲁制药生产的葡醛酸钠注射液（0.133g：2ml）售价为 7 元/盒，每盒有 10 支，折合 0.70 元/支。据该工作人员现场查询后，该药品东莞中标价为 6.43 元/盒，折合 0.643 元/支。而据央视报道，该药品出厂价仅为 0.08 元/支，中间利润率达 700% 以上。

## 药价放权已成定局

2015 年 4 月 24 日《药品管理法》局部修正，对药品政府定价条款进行了删除。意味着政府定价、指导价（最高零售限价）的价格形式已经取消。

药品作为性命攸关的产品，其价格形成环节错综复杂。药厂生产出药品后，要想进入医院销售，需要翻过"三座大山"。首先是发改委的最高零售限价；然后要进入社保部门控制的国家和地方的医保目录（其以两成的品种数，创造了八成以上的销售额），形成医保支付价；最后还要进入省级招标平台控制的药品招标目录，形成招标价。现行药价管理制度存在诸多不足。"首先体现在发改委制定价格阶段。按照现有流程，药企并无权力制定上市新药销售价格，而是需把各项生产成本和费用报向发改委药价处，由该处审核通过之后盖章，之后药企方可按照经批准的销售价格上市销售新药。"这样的定价政策一是不能及时反映市场供求状态，二是与药品集中招标价格重叠，三是最高零售限价被称作"天花板价"对降低药品价格无用，四是定价方法难以科学合理。

"单靠发改委有限的人力资源，很难获悉药品的真正成本。而且，药品规格千差万别，成本更是难以监控。再者，政府定价容易导致寻租空间。"当前，取消药品最高零售限价的条件都已经具备。首先是大多数药品的市场竞争比较充分；其次是药品招标采购的限价作用越来越强；再者，医保控费越来越紧，定出医保支付基准价后，医疗机构会自觉压低药品采购价格。

有人担心，放开最高零售限价后，药品价格会不会"突飞猛进"？在政策制订者和相关专家眼里，答案是否定的。"药品的价格形成环节很多，有最高零售限价、招标价、医保支付价。这次放开的只是最源头的最高零售限价，其存在的意义本就流于形式，放开后不会对招标价和医保支付价构成影响。所谓药价市场化的提法，绝不是说药品如普通商品一样的全面市场化，因为药品本身就是特殊商品，国家取消最高零售限价后，还有多重门槛压制药品价格。"一位业内资深专家指出。

李镭则进一步解释称："药品价格总体上很难上涨。首先是医院用药，由于地方招标价格的限制，其价格在挂网竞价时就已充分竞争。其次是社会零售药店销售的药品也难以涨价，因为它的售价如果高于医院的话，将失去优势。涨价对其来讲是短视行为。再者，医保支付价格也是一大限制因素。第四，专利药和独家品种由于建立了谈判机制，它们的价格也无法上涨。"

"发改委对药价的限定只是形式，药品价格的形成环节主要在于地方招标，地方招标是权力寻租的黑暗地带，也不利于药价的下降。今后应该建立以医保支付基准价为核心的药价形成体系，并将招标权限划归医保部门。"一位业内专家认为，让医保基金成为药品价格的守门员，药价才能下得来。

上述人士透露，药品"医保支付基准价"的探索是今年医改工作重点之一，部分地市已经开始试点工作。然而，对于如何衡量"基准价"、如何制定这一标准，对大多数地方而言仍然是一头雾水。福建三明市日前抛出试点方案，基准价按照国产仿制药的最低价为标准制定。比如在市场上，同一通用名的药品，有9元、20元、30元、50元等价格，那医保支付的基准价就以9元的标准去定。

业内普遍认为，让医保支付基准价在药价形成中起核心作用，可以调动医保部门和医疗机构的议价动力。以上述9元的医保支付基准价为例，若某医院以7元的价格购得，那么2元差额收入则归医院所有；若医院采购价格为10元，那么这一元的差额将由医院承担。由此，医院在采购时的议价动力将十分充足，也有利于药价的下降。

但是，尽管发改委已属意放权，并将球踢给了人社部，但对方却一直没有接球。截至目前，在各种公开场合，都难听到人社部的相关言论。

**问题：**仔细阅读以上材料，对比材料中提到的药品价格现象，思考药品价格管理的路径。

根据国家宏观调控和市场调节相结合的原则，2000年以来，根据国务院的要求，价格主管部门对医保目录内药品和目录外特殊药品实行政府指导价（最高零售限价）管理。2001年《药品管理法》也规定了我国药品价格实行政府定价、政府指导价和市场调节价三种价格形式。近十年来，国家发改委曾对药品进行了20多次降价，但药价虚高的问题一直都未得到解决。随着社会主义市场经济体制的逐步完善和医药卫生体制改革的深入推进，药品价格管理面临的体制机制环境已经发生深刻变化，药品市场充分竞争，公立医院销售药品价格全部通过集中招标采购确定，医保控费能力和药品价格市场监管能力也明显增强。这些变化，为取消药品最高零售限价创造了条件。从最高零售限价管理方式本身来看，也存在明显不适应形势变化的地方：一是不能及时反映和引导市场供求；二是与药品集中招标采购存在功能重叠；三是对药品实际交易价格的拉低作用越来越弱。因此，加快推进药品价格改革，取消药品最高零售限价管理，建立新的药品价格形成机制势在必行。

2015 年第十二届全国人大第十四次会议 2015 年 4 月 24 日通过决议，先期对《药品管理法》进行局部修改，以配合国务院依法推进简政放权的总体布局。修正的《药品管理法》删除了对药品价格政府定价、政府指导价的规定性内容。

2015 年 5 月 5 日，国家发改委正式发布了《推进药品价格改革的意见》〔发改价格[2015] 904 号〕（以下称《意见》），对药品价格改革作出了具体规定。并明确此前有关药品价格管理政策规定，凡与本规定不符的一律废止，以本规定为准。

## 一、总体要求

按照使市场在资源配置中起决定性作用和更好发挥政府作用的要求，逐步建立以市场为主导的药品价格形成机制，最大限度减少政府对药品价格的直接干预。坚持放管结合，强化价格、医保、招标采购等政策的衔接，充分发挥市场机制作用，同步强化医药费用和价格行为综合监管，有效规范药品市场价格行为，促进药品市场价格保持合理水平。

## 二、改革药品价格形成机制　考点提示：药品价格形成机制

自 2015 年 6 月 1 日起，除麻醉药品和第一类精神药品外，取消药品政府定价，完善药品采购机制，发挥医保控费作用，药品实际交易价格主要由市场竞争形成。其中：

1. 医保基金支付的药品，由医保部门会同有关部门拟定医保药品支付标准制定的程序、依据、方法等规则，探索建立引导药品价格合理形成的机制。

2. 专利药品、独家生产药品，建立公开透明、多方参与的谈判机制形成价格。

3. 医保目录外的血液制品、国家统一采购的预防免疫药品、国家免费艾滋病抗病毒治疗药品和避孕药具，通过招标采购或谈判形成价格。

4. 麻醉药品和第一类精神药品，仍暂时实行最高出厂价和最高零售价格管理。

5. 其他药品，由生产经营者依据生产经营成本和市场供求情况，自主制定价格。

## 三、强化医药费用和价格行为综合监管

我国取消药品政府定价，并不是放弃政府对药价的监管。有关部门将充分借鉴国际经验，采取综合监管措施，保证市场价格基本稳定。

推进药品价格改革必须发挥政府、市场"两只手"作用，建立科学合理的价格形成机制。药品支付指导价格改革一直是发改委酝酿的价格管理新形式的核心内容。取消药品政府定价后，应做好与药品采购、医保支付等改革政策的衔接，强化医药费用和价格行为综合监管。按照"统筹考虑、稳步推进"的要求，重点从以下四个方面加强监管，促进建立正常的市场竞争机制，引导药品价格合理形成。

**1. 完善药品采购机制**　卫生计生部门要坚持公立医院和基层医疗卫生机构药品集中采购方向，根据药品特性和市场竞争情况，实行分类采购，促进市场竞争，合理确

定药品采购价格。要调动医疗机构、药品生产经营企业、医保经办机构等多方参与积极性，引导各类市场主体有序竞争。

**2. 强化医保控费作用**  医保部门要会同有关部门，在调查药品实际市场交易价格基础上，综合考虑医保基金和患者承受能力等因素制定医保药品支付标准。做好医保、招标采购政策的衔接配合，促进医疗机构和零售药店主动降低采购价格。定点医疗机构和药店应向医保、价格等部门提交药品实际采购价格、零售价格以及采购数量等信息。同步推进医保支付方式改革，建立医疗机构合理用药、合理诊疗的内在激励机制，减轻患者费用负担。人力资源社会保障部、卫生计生委要会同有关部门在 2015 年 9 月底前出台医保药品支付标准制定规则。

**3. 强化医疗行为监管**  卫生计生部门要建立科学合理的考核奖惩制度，加强医疗机构诊疗行为管理，控制不合理使用药品医疗器械以及过度检查和诊疗，强化医药费用控制。要逐步公开医疗机构诊疗门（急）诊次均费用、住院床日费用、检查检验收入占比等指标，并纳入医疗机构目标管理责任制和绩效考核目标。加快药品供应保障信息平台建设，促进价格信息公开。

**4. 强化价格行为监管**  价格主管部门要通过制定药品价格行为规则，指导生产经营者遵循公平、合法和诚实信用的原则合理制定价格，规范药品市场价格行为，保护患者合法权益。要健全药品价格监测体系，探索建立跨部门统一的信息平台，掌握真实交易价格数据，重点做好竞争不充分药品出厂（口岸）价格、实际购销价格的监测和信息发布工作，对价格变动频繁、变动幅度较大，或者与国际价格、同类品种价格以及不同地区间价格存在较大差异的，要及时研究分析，必要时开展成本价格专项调查。要充分发挥 12358 全国价格举报管理信息系统的作用，建立全方位、多层次的价格监督机制，正面引导市场价格秩序。对价格欺诈、价格串通和垄断行为，依法严肃查处。此外，有关部门要认真履行监管职责，加强对药品生产、流通、使用的全过程监管，切实保障药品质量和用药安全。

药品价格改革与群众切身利益密切相关，政策性强、涉及面广。《意见》要求各地要制定具体实施细则，细化政策措施，要建立药品价格改革评估机制，加强对改革的跟踪评估，及时总结经验、完善政策。要密切关注改革后药品价格和医药费用变化情况，对改革中出现的新问题要及时研究提出解决的政策措施。要通过多种方式，做好宣传解释工作，向广大群众解释清楚药品价格改革的意义、内容和预期目标，及时回应社会关注的热点问题，争取社会各界的理解支持，凝聚各方共识，形成改革合力，确保改革顺利推进。

除《意见》外，国家发改委还同日发布了《关于加强药品市场价格行为监管的通知》、《关于公布废止药品价格文件的通知》。

《关于加强药品市场价格行为监管的通知》强调在改革后绝大多数药品价格水平由经营者自主制定的同时，加强药品市场价格行为监管，并决定各级价格主管部门要立即组织开展为期半年的药品价格专项检查。检查对象是药品生产经营企业、医疗机构、疾病预防控制中心、血站、药品集中采购平台等单位，检查重点是竞争不充分药品和特殊患者的特殊用药价格，检查内容是上述单位是否存在借药品价格改革之机实施扰乱市场价格秩序的以下违法行为。①捏造散布涨价信息，哄抬价格，扰乱市场秩序的行为；②相互串通、操纵市场价格的行为；③滥用市场支配地位，以不公平的高价销售药品的行为；④虚构原价、虚假标价、先提价再打折、误导性价格标示、隐瞒价格附加条件等价格欺诈行为；⑤集中采购入围药品擅自涨价或者变相涨价的行为；⑥实施基本药物制度的基层医疗机构和改革试点公立医院不按规定执行药品零差率政策的行为；⑦公立医疗机构销售药品不按照规定执行药品加价率政策的行为；⑧药品生产经营企业及医疗机构不按规定执行低价药价格管理政策，突破低价药日均费用标准的行为；⑨政府定价药品突破最高零售价格销售的行为；⑩不按规定执行明码标价与收费公示制度的行为。

同时，加强药品市场价格巡查，督促经营者按规定落实药品明码标价和医疗服务收费公示制度，鼓励经营者实行明码实价，帮助经营者规范药品价格行为。要落实网格化监管制度，实现巡查常态化。明码标价和收费公示巡查要覆盖大部分医疗机构、疾病预防控制中心、血站和社会零售药店。

《关于公布废止药品价格文件的通知》废止了此前制定和调整药品价格的文件166个。其他的药品价格文件，凡不涉及麻醉药品和第一类精神药品价格的同时废止。

# 目标检测

## 一、名词解释
1. 药品标签
2. 药品广告

## 二、A 型题 （最佳选择题）
1. 属于药品广告审批的法律依据的是
   A. 《刑法》
   B. 《药品注册管理办法》
   C. 《药品广告审查管理办法》
   D. 《药品经营质量管理规范》
   E. 《药品说明书和标签管理规定》
2. 《药品说明书和标签管理规定》的适用范围是
   A. 在国内上市销售的药品
   B. 规定实施后批准的新药
   C. 化学药品
   D. 除中药饮片外所有药品
   E. 抗生素
3. 药品标签有效期的表示正确的是
   A. 2001/10
   B. 10/2001
   C. 2001/10/1
   D. 1/10/2001
   E. 2001-10-1
4. 药品的标签分为
   A. 内标签、中标签、外标签
   B. 内标签、外标签
   C. 内标签、外标签、运输标签
   D. 内标签、外标签、包装标签
   E. 内标签、运输标签

## 三、B 型题 （配伍选择题）
[5~7]
   A. 药品通用名称
   B. 药品商品名称
   C. 注册商标
   D. 治疗用生物制品
   E. 药品标签

5. 有效期的标注自分装日期计算的

6. 在标签或说明书印制时应当显著、突出，字体、字号和颜色必须一致的是

7. 应当印刷在药品标签的边角的是

[8~9]

A. 药典品种的通用名      B. 非药典品种的通用名

C. 曾用名      D. 药品的商标

E. 商品名

8. 必须与药典一致的是

9. 单字面积不大于通用名二分之一的是

## 四、X型题（多项选择题）

10. 对药品的标签、说明书的印制管理要求有

  A. 应当使用国家语言文字委员会公布的规范化汉字

  B. 不得印有暗示疗效、误导使用和不恰当宣传产品的文字和标识

  C. 不得有印字脱落或者粘贴不牢的现象

  D. 不得以粘贴、剪切、涂改等方式进行修改或者补充

  E. 非处方药说明书还应当使用容易理解的文字表述，以便患者自行判断、选择使用

11. 药品的内标签应含有的内容有

  A. 生产企业、药品通用名      B. 生产日期、产品批号、有效期

  C. 适应症或功能主治      D. 规格、用法用量

  E. 药品分类

12. 通过建立公开透明、多方参与的谈判机制形成价格的药品是

  A. 医保基金支付药品      B. 专利药品

  C. 独家生产药品      D. 国家统一采购的预防免疫药品

  E. 麻醉药品

13. 药品广告不得使用的名义有

  A. 医疗机构或者专家、医生      B. 国家机关和国家机关工作人员

  C. 患者的名义和形象      D. 企业品牌

  E. 学校

## 五、思考题

不得发布广告的药品有哪些？

# 项目小结

    本项目的主要知识点包括：①药品说明书、标签的内容、文字表述、印制要求和有关规定；②药品广告的界定范围、内容及禁止性规定；③药品价格改革主要内容及药价形成机制。学生通过学习，应熟悉药品说明书、标签的主要内容，明确它们的法律意义，在实践中运用说明书和标签知识正确辨别药品与非药品。熟悉药品价格改革

的主要内容、药品广告的有关规定，具备正确看待和分析药品价格、药品广告问题的能力。

# 实训 6-1 药品标签、说明书分析讨论

## 【实训目的】

1. 了解药品标签、说明书的具体格式。
2. 能正确、准确地从药品标签和说明书中获取有效信息的基本技能。
3. 结合药品标签、说明书，从外观上进行假劣药的辨别。

## 【实训环境】

1. 社会零售药店。
2. 电脑、手机、网络。

## 【实训内容】

一、收集化学药品、中药的包装、标签和说明书
1. 全班学生分组，每组 3~5 人。小组可进行内部分工、合作。
2. 小组成员共收集化学药品、中药的包装、标签和说明书各 10 种。
二、实训任务
1. 小组成员完成收集后，仔细观察各类药品的包装、标签和说明书的内容，对照教材中关于药品标签、说明书的规定，进行比较，并记录结果。
2. 将记录结果以 ppt 的形式，在班级展示。

# 实训 6-2 违法药品广告案例收集

## 【实训目的】

1. 了解药品广告的审批程序。
2. 熟悉药事法规中对药品广告的要求。
3. 辨别药品广告是否违规。

## 【实训环境】

1. 《药事管理与法规》教材。
2. 电脑、手机、网络。

## 【实训内容】

一、收集若干药品广告
1. 全班学生分组，每组 3~5 人。小组可进行内部分工、合作。

2. 小组成员共收集报纸、电视及互联网 15~20 个药品广告。

二、实训任务

1. 根据本项目所学内容，分析这些药品广告是否符合相关规定，如不符合规定，指出其违规之处。

2. 在国家食品药品监督管理总局网站上，查询这些药品广告的审批内容，包括：广告批准文号、单位名称、有效期、地址、通用名称、商品名称、广告类别、时长等。

3. 对以上药品广告进行分析、探讨，形成 1000 字左右的分析报告。

（张　杏）

# 模块二 药学职业专项法律法规>>>

# 项目七　药品注册管理

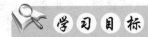
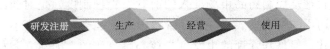

研发注册　　生产　　经营　　使用

## 任务一　药品注册申请

**任务导入**

作为生产企业的药品注册人员，怎样进行药品注册申请？

### 反应停事件

1959 年，前西德各地出生了诸多手脚异常的畸形婴儿，其臂和腿的长骨发育短小，看上去手和脚直接连接在躯体上，尤如鱼鳍，形似海豹肢体，被称为"海豹胎"。后来世界各地尤其是欧洲、日本、非洲、澳大利亚和拉丁美洲等地，大规模出现这种海豹胎。伦兹博士对这种怪胎进行了调查，于 1961 年发表了"畸形的原因是催眠剂反应停"，震惊全世界，这就是著名的二十世纪最大药物灾难——"反应停"事件。一种曾用于控制妊娠期精神紧张，防止孕妇恶心，并且有安眠作用的药物——Thalidomide（又称沙利度胺、反应停、肽咪哌啶酮）导致了成千上万例畸胎，这些胎儿同时伴有心脏和胃肠道的畸形，死亡率达 50% 以上。这次灾难的受害者超过 15 000 人，日本迟至 1963 年才停止使用反应停，也导致了一千例畸形婴儿的产生。

美国是少数几个幸免于难的发达国家之一。美国一家小制药公司于 1960 年向 FDA 提出上市销售的申请。美国 FDA 官员凯尔西博士在审查此药时发现，该药缺乏美国药品监督管理法律法规所要求的足够的临床试验资料，如长期毒性试验报告，于是顶住压力坚持向该公司要求更多的研究数据，否则拒绝其上市申请。由于凯尔西博士的坚持，这场灾难没有波及美国，但在美国社会激起了公众对药品监督和药品法规的普遍重视，1962 年美国颁布了《Kefauver-Harris 药品修正案》，规定"实质性证据"证明药物的有效性；"科学培训合格的审评专家，除了药物安全性的证据，要求提供更多的药物的研究资料"。更加严格药品的注册审批。

**问题：** 为什么要进行药品注册？药品应当更注重其安全性还是有效性？

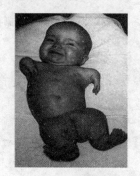

图 7-1　海豹胎婴儿

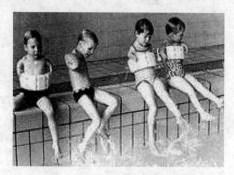

图 7-2　海豹胎儿童

药品的注册管理是控制药品市场准入的前置性管理制度，是对药品上市的事前管理，是世界各国通用的管理模式之一。尽管各国由于社会经济制度不同而采用不同的药品注册管理模式，但是其管理的出发点与核心是一致的，即建立和规范药品注册管理制度，从制度上保证申报资料和样品的真实性、科学性、规范性，采用规范的法定程序控制药品的市场准入，强化药品安全性要求，严把药品上市关，从而保障人体用药的安全性、有效性和质量可控性。

药品注册工作是保障药品质量的源头，也是药品监管工作的中心环节。不断改进药品注册管理制度是不断提高药品质量监管水平的重要保证。我国现行的《药品注册管理办法》（局令第 28 号令）历经数次修订、颁布，自 2007 年 10 月 1 日起施行。当前，我国药品注册相关的法律规范性文件见表 7-1。

表 7-1　我国现行药品注册规范性文件

| 年份 | 制定的有关法律 |
|------|----------------|
| 2001 | 《中华人民共和国药品管理法》（主席令第 45 号）【现行】 |
| 2002 | 《中华人民共和国药品管理法实施条例》（国务院第 360 号令）【现行】 |
| 2003 | 《药品进口管理办法》（局令第 4 号）【现行】 |
| 2005 | 《国家食品药品监督管理局药品特别审批程序》（局令第 21 号令）【现行】 |
| 2007 | 《药品注册管理办法》（局令第 28 号）【现行】 |
| 2008 | 《中药注册管理补充规定》【现行】 |
|      | 《药品注册现场核查管理规定》【现行】 |

续表

| 年份 | 制定的有关法律 |
|---|---|
| 2009 | 《新药注册特殊审批管理规定》【现行】 |
| | 《药品技术转让注册管理规定》【现行】 |

## 一、药品注册的概念

### （一）药品注册

药品注册，是指国家食品药品监督管理总局根据药品注册申请人的申请，依照法定程序，对拟上市销售药品的安全性、有效性、质量可控性等进行审查，并决定是否同意其申请的审批过程。**考点提示：**概念　在我国，通过药品注册的药品，由国家药品监督管理部门发给药品注册证书和批准文号。一药一号是药品生产合法性的标志，是药品身份的证明，是识别真假药的重要依据。如江西普正制药有限公司穿王消炎胶囊批准文号为：批准文号: 国药准字 Z20060097。

### （二）药品注册申请人

药品注册申请人，是指提出药品注册申请并承担相应法律责任的机构。境内申请人应当是在中国境内合法登记并能独立承担民事责任的机构；境外申请人应当是境外合法制药厂商。境外申请人办理进口药品注册，应当由其驻中国境内的办事机构或者由其委托的中国境内代理机构办理。**考点提示：**注册申请人

多个单位联合研制的新药，应当由其中的一个单位申请注册，其他单位不得重复申请；需要联合申请的，应当共同署名作为该新药的申请人。新药申请获得批准后每个品种，包括同一品种的不同规格，只能由一个单位生产。

### （三）药品注册监管

国家食品药品监督管理总局主管全国药品注册工作，负责对药物临床试验、药品生产和进口进行审批，且对药品注册实行主审集体负责制、相关人员公示制和回避制、责任追究制，受理、检验、审评、审批、送达等环节接受社会监督。**考点提示：**注册管理机构、注册管理内容

### （四）药品注册特征

药品注册是体现国家权力、维护公众利益的一种政府行为，是依法行政的一部分。其特征如下。

1. 药品注册是一种依申请的行政行为，即药品注册只有当事人主动申请才发生，行政主体不主动做出决定。

2. 药品注册在法律上是一种行政许可行为，即指基于当事人的申请，行政主体经过对申请的审查而决定是否准许或者认可当事人所申请的活动或资格的行政行为。药品注册的表现形式为发放许可证。

### （五）药品注册的基本原则

我国在药品注册管理上遵循公开、公平、公正的原则。遵照 WTO 非歧视性原则、市场开放原则、公平贸易原则和权力义务平衡原则，不断的同国际市场接轨。

## 二、药品注册申请的分类和受理

### （一）药品注册申请分类

药品注册申请分类是药品注册审批机构根据对申报药物的物质基础、安全性、治疗效果资料的了解程度而确定的。

《药品注册管理办法》第 12 条对药品注册申请分类如下：新药申请、仿制药申请、进口药品申请、补充申请、药品再注册申请。**考点提示：**申请分类

**1. 新药申请**　新药申请，是指未曾在中国境内外上市销售药品的注册申请。对已上市药品改变剂型、改变给药途径、增加新适应症的药品注册按照新药申请的程序申报。**考点提示：**新药定义、按新药申报的三种情况

**2. 仿制药申请**　仿制药申请，是指生产与原研药品质量和疗效一致的药品的注册申请；但是生物制品按照新药申请的程序申报。

由于生物制品的质量主要是靠生物制品规程进行控制，即通过生产工艺全过程进行控制，因此，生物制品没有仿制药的概念。**考点提示：**仿制药定义

**3. 进口药品申请**　进口药品申请，指境外生产的药品在中国境内上市销售的注册申请。**考点提示：**进口药品定义

进口药品注册的管理要求与国产药品基本相同，只是申报的程序不同。进口药品是直接向国家食品药品监督管理总局进行申报，而不从省级食品药品监督管理局申报。

**4. 补充申请**　补充申请，是指新药申请、仿制药申请或者进口药品申请经批准后，改变、增加或者取消原批准事项或者内容的注册申请。**考点提示：**概念

**5. 再注册申请**　再注册申请，是指药品批准证明文件有效期满后申请人拟继续生产或者进口该药品的注册申请。

境内申请人申请药品注册按照新药申请、仿制药申请的程序和要求办理，境外申请人申请进口药品注册按照进口药品申请的程序和要求办理。

### （二）药品注册申请的受理

药品注册申请的受理分为以下两种情形。

**1. 新药申请和仿制药品申请**　新药申请和仿制药申请由所在地省级食品药品监督管理局受理，申请人报送有关资料，申请生产时应当报送生产现场检查申请。

若申请人是两个以上单位联合的，应当向其中药品生产企业的所在地省、自治区、直辖市药品监督管理部门提出申请；申请人均为药品生产企业的，应当向申请生产制剂的药品生产企业所在地省、自治区、直辖市药品监督管理部门提出申请；申请人均不是药品生产企业的，应当向样品试制现场所在地省、自治区、直辖市药品监督管理部门提出申请。

**2. 进口药品申请**　进口药品申请向国家食品药品监督管理总局行政受理服务中心直接报送有关资料和样品。

## 三、药品注册的分类

根据《药品注册管理办法》附件的规定，各类别药品所要申报资料的项目是相同的，分别为综述资料、药学研究资料、药理毒理研究资料和临床研究资料四大部分。

但不同类别的药品注册申报和审评的内容、要求不同。它们之间的技术要求、审批要求如果按同一模式进行，将会影响相应药品的研究进程。因此我国对药品注册实行分类审批管理的办法。**考点提示：**资料分类

依据现行的《药品注册管理办法》，按药品有效成份的性质可将药品注册分为中药、天然药物，化学药品，生物制品三大类。**考点提示：**药品注册分类

**（一）中药、天然药物注册分类**　**考点提示：**中药新药注册分类

**1. 未在国内上市销售的从植物、动物、矿物等物质中提取的有效成份及其制剂**　具体是指国家药品标准中未收载的从植物、动物、矿物等物质中提取得到的天然的单一成份及其制剂，其单一成份的含量应当占总提取物的90%以上。

**2. 新发现的药材及其制剂**　是指未被国家药品标准或省、自治区、直辖市地方药材规范（统称"法定标准"）收载的药材及其制剂。

**3. 新的中药材代用品**　是指替代国家药品标准中药成方制剂处方中的毒性药材或处于濒危状态药材的未被法定标准收载的药用物质。

**4. 药材新的药用部位及其制剂**　是指具有法定标准药材的原动、植物新的药用部位及其制剂。

**5. 未在国内上市销售的从植物、动物、矿物等物质中提取的有效部位及其制剂**　具体是指国家药品标准中未收载的从单一植物、动物、矿物等物质中提取的一类或数类成份组成的有效部位及其制剂，其有效部位含量应占提取物的50%以上。

**6. 未在国内上市销售的中药、天然药物复方制剂**　具体包括：

（1）**中药复方制剂**　其应在传统医药理论指导下组方。主要包括：来源于古代经典名方的中药复方制剂、主治为证候的中药复方制剂、主治为病证结合的中药复方制剂等。

---

**知识链接**

**中药复方制剂的三种类型**

来源于古代经典名方的中药复方制剂，是指目前仍广泛应用、疗效确切、具有明显特色与优势的清代及清代以前医籍所记载的方剂。若处方中不含毒性药材或配伍禁忌；处方中药味均有法定标准；生产工艺与传统工艺基本一致；给药途径与古代医籍记载一致，日用饮片量与古代医籍记载相当；功能主治与古代医籍记载一致；适用范围不包括危重症，不涉及孕妇、婴幼儿等特殊用药人群。可仅提供非临床安全性研究资料，并直接申报生产；但不发给新药证书。

主治为证候的中药复方制剂，是指在中医药理论指导下，用于治疗中医证候的中药复方制剂，包括治疗中医学的病或症状的中药复方制剂。

主治为病证结合的中药复方制剂中的"病"是指现代医学的疾病，"证"是指中医的证候，其功能用中医专业术语表述、主治以现代医学疾病与中医证候相结合的方式表述。

---

（2）**天然药物复方制剂**　其应在现代医药理论指导下组方，其适应症用现代医学术语表述。

（3）**中药、天然药物和化学药品组成的复方制剂**，包括中药和化学药品，天然药

物和化学药品,以及中药、天然药物和化学药品三者组成的复方制剂。

**7. 改变国内已上市销售中药、天然药物给药途径的制剂**　是指不同给药途径或吸收部位之间相互改变的制剂。

**8. 改变国内已上市销售中药、天然药物剂型的制剂**　是指在给药途径不变的情况下改变剂型的制剂。

**9. 仿制药**　仿制药是指注册申请我国已批准上市销售的中药或天然药物。

**(二) 化学药品注册分类**

2016 年 03 月 04 日国家食品药品监督管理总局《关于发布化学药品注册分类改革工作方案的公告》(2016 年第 51 号) 对化学药品注册分类类别进行了调整,化学药品新注册分类共分为 5 个类别,具体如下:

1 类:境内外均未上市的创新药。指含有新的结构明确的、具有药理作用的化合物,且具有临床价值的药品。

2 类:境内外均未上市的改良型新药。指在已知活性成份的基础上,对其结构、剂型、处方工艺、给药途径、适应症等进行优化,且具有明显临床优势的药品。

3 类:境内申请人仿制境外上市但境内未上市原研药品的药品。该类药品应与原研药品的质量和疗效一致。

原研药品指境内外首个获准上市,且具有完整和充分的安全性、有效性数据作为上市依据的药品。

4 类:境内申请人仿制已在境内上市原研药品的药品。该类药品应与原研药品的质量和疗效一致。

5 类:境外上市的药品申请在境内上市。

其中:

2 类药品包含的情形又分为:

2.1　含有用拆分或者合成等方法制得的已知活性成份的光学异构体,或者对已知活性成份成酯,或者对已知活性成份成盐 (包括含有氢键或配位键的盐),或者改变已知盐类活性成份的酸根、碱基或金属元素,或者形成其他非共价键衍生物 (如络合物、螯合物或包合物),且具有明显临床优势的原料药及其制剂。

2.2　含有已知活性成份的新剂型 (包括新的给药系统)、新处方工艺、新给药途径,且具有明显临床优势的制剂。

2.3　含有已知活性成份的新复方制剂,且具有明显临床优势。

2.4　含有已知活性成份的新适应症的制剂。

3 类、4 类药品包含的情形有:具有与原研药品相同的活性成份、剂型、规格、适应症、给药途径和用法用量的原料药及其制剂。

5 类药品包含的情形有:

5.1　境外上市的原研药品 (包括原料药及其制剂) 申请在境内上市。

5.2　境外上市的非原研药品 (包括原料药及其制剂) 申请在境内上市。

注册分类中"已知活性成份"指"已上市药品的活性成份"。注册分类 2.3 中不包括"含有未知活性成份的新复方制剂"。

对新药的审评审批,在物质基础原创性和新颖性基础上,强调临床价值的要求,其中改良型新药要求比改良前具有明显的临床优势。对仿制药的审评审批，强调与原研药品质量和疗效的一致。

新注册分类 1、2 类别药品，按照《药品注册管理办法》中新药的程序申报；新注册分类 3、4 类别药品，按照《药品注册管理办法》中仿制药的程序申报；新注册分类 5 类别药品，按照《药品注册管理办法》中进口药品的程序申报。

新注册分类 2 类别的药品，同时符合多个情形要求的，须在申请表中一并予以列明。

**（三）生物制品注册分类**

生物制品按其用途分为治疗用生物制品和预防用生物制品，分别分为 15 类。

**1. 治疗用生物制品注册分类**

（1）未在国内外上市销售的生物制品。

（2）单克隆抗体。

（3）基因治疗、体细胞治疗及其制品。

（4）变态反应原制品。

（5）由人的、动物的组织或者体液提取的，或者通过发酵制备的具有生物活性的多组分制品。

（6）由已上市销售生物制品组成新的复方制品。

（7）已在国外上市销售但尚未在国内上市销售的生物制品。

（8）含未经批准菌种制备的微生态制品。

（9）与已上市销售制品结构不完全相同且国内外均未上市销售的制品（包括氨基酸位点突变、缺失，因表达系统不同而产生、消除或者改变翻译后修饰，对产物进行化学修饰等）。

（10）已上市销售制品制备方法不同的制品（例如采用不同表达体系、宿主细胞等）。

（11）用 DNA 重组技术制备的制品（例如以重组技术替代合成技术、生物组织提取或者发酵技术等）。

（12）国内外尚未上市销售的由非注射途径改为注射途径给药，或者由局部用药改为全身给药的制品。

（13）改变已上市销售制品的剂型但不改变给药途径的生物制品。

（14）改变给药途径的生物制品（不包括上述 12 项）。

（15）已有国家药品标准的生物制品。

**2. 预防用生物制品注册分类**

（1）未在国内外上市销售的疫苗。

（2）DNA 疫苗。

（3）已上市销售疫苗变更新的佐剂，偶合疫苗变更新的载体。

（4）由非纯化或全细胞（细菌、病毒等）疫苗改为纯化或者组分疫苗。

（5）采用未经国内批准的菌毒种生产的疫苗（流感疫苗、钩端螺旋体疫苗等除外）。

（6）已在国外上市销售但未在国内上市销售的疫苗。

（7）采用国内已上市销售的疫苗制备的结合疫苗或者联合疫苗。

（8）与已上市销售疫苗保护性抗原谱不同的重组疫苗。

（9）更换其他已批准表达体系或者已批准细胞基质生产的疫苗；采用新工艺制备并且实验室研究资料证明产品安全性和有效性明显提高的疫苗。

（10）改变灭活剂（方法）或者脱毒剂（方法）的疫苗。

（11）改变给药途径的疫苗。

（12）改变国内已上市销售疫苗的剂型，但不改变给药途径的疫苗。

（13）改变免疫剂量或者免疫程序的疫苗。

（14）扩大使用人群（增加年龄组）的疫苗。

（15）已有国家药品标准的疫苗。

# 任务二  新药注册管理

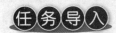

某企业药品注册人员新接手一个 3.2 类的新药，已完成药学部分 CTD 资料，该注册人员还需要准备哪些申报资料？申报部门、申报流程是怎样的？

## 化药退审案例 1：阿德福韦酯软胶囊的申报

阿德福韦酯常见的剂型是片剂或胶囊，其功能主治是用于治疗乙型肝炎病毒活动复制和血清氨基酸转移酶升高的肝功能代偿的成年慢性乙型肝炎患者。该药品按化学药品新药 5 类申报，不批准理由有三：第一，工艺存在缺陷。阿德福韦酯在水中几乎不溶，在二氯甲烷和乙醇、乙腈、丙酮中易溶。本品选择大豆油为基质，药物以混悬状态存在于基质中，制备工艺未对阿德福韦酯的粒度进行研究和控制。第二，质量研究问题。与上市原剂型（片剂、胶囊）的溶出条件不一致无法分辨不同质量制剂的溶出行为的差异，也无法对本品与已上市原剂型的溶出行为进行比较。第三，稳定性研究问题。仅进行了崩解时限考察，未考察溶出度。

## 化药退审案例 2：复方布洛芬软胶囊的申报

布洛芬常见的剂型是片剂或者缓释胶囊，其功能主治是改善以下症状：非关节性风湿病引起的疼痛，如滑囊炎、肩周炎、肌腱炎等。类风湿关节炎、骨关节炎、强直性脊椎炎等引起的疼痛。轻度至中度疼痛，如头痛、牙痛、痛经以及牙科、产科、矫形外科等手术后疼痛。耳鼻咽部炎症引起的疼痛。呼吸道感染引起的发热症状的治疗。该药品按化学药品新药 5 类申报，不批准理由有二：第一，规格。国内有复方布洛芬片上市，规格：布洛芬 0.4g，与对乙酰氨基酚 0.325g，本品申报规格有两种，分别是：布洛芬 0.2g 与对乙酰氨基酚 0.1625g，布洛芬 0.4g 与对乙酰氨基酚 0.325g。第二，临床试验。生物等效性试验参比制剂选择单方布洛芬软胶囊（200mg/粒）以及单方对乙酰氨基酚片（500mg/片），而未选择已经上市的片剂，导致试验结果无法说明新剂型与原剂型是否生物等效以及临床是否具有可替换性。

**问题**：新药注册有哪些分类？注册发放哪些证明文件？新药研发的过程是什么？

审批程序又有哪些规定?

## 一、新药定义和分类

### (一) 新药定义

《药品注册管理办法》将新药定义为"未曾在中国境内上市销售的药品"。对"已上市药品改变剂型、改变给药途径或增加新适应症"的,将不再作为新药管理,只能按照新药申请程序申报,不再颁发《新药证书》。国务院 2015 年 8 月 18 日发布的《关于改革药品医疗器械审评审批制度的意见》,将新药定义调整为"未在中国境内外上市销售的药品"。根据物质基础的原创性和新颖性,将新药分为创新药和改良型新药。药品审批标准的提高,将显著改变我国制药产业低水平重复建设的现状。

在 2007 版《药品注册管理办法》实施前,2005 年国家食品药品监督管理局共批准药品申请数量 11 086 个,包括新药 1113 个,改变药物剂型 1198 个,仿制药 8000 多个。我国药品研发真正高水平的不多,低水平重复现象严重。从这组数据也可以看出我国药品审批事项存在水平低而重复的问题。新药 1000 多个,只占总数的 10%;改剂型的 1000 多个,也只占总数的 10% 以上;更多的是仿制药,8000 多个,占总数的 80% 左右。而且改剂型的药品大部分是简单改剂型,技术含量不高。而 2007 版《药品注册管理办法》实施以后,药品审批将缩小了"新药"的范围,只有真正意义上的创新药才发给新药证书,而那些仿制药和只是简单改剂型的技术含量不高的药品不发给新药证书,以引导和促进我国的药品研发水平的提高。

### 知识链接

#### 美国的新药定义

凡在 1938 年的《食品、药品和化妆品法》公布后提出的任何具有化学组分的药品,其说明书中提出的用途未被训练有素并有评价经验的专家普遍承认其安全性和有效性的;或虽其安全性和有效性已被普遍承认,但尚未在大范围或长时间使用的,称为新药。FDA 将以下四种情况都作为新药管理:①药品含有新化学实体(NCE)作为该药的活性成份;②药品含有已有的活性成份,但这个成份在美国从未作为医学用过(也称为 NCE)。这些药品包括在国外上市的物质以及自然发现的物质;③药品先前已被 FDA 批准上市,但现在建议新的用法、适应症;④药品先前已被 FDA 批准上市,但现在建议的剂型、给药途径或其他重要条件不同于先前批准的药品,这个也包括 $R_x$ to OTC。

NCE 可以是从未用作医学用途的已存化合物或完全在实验室合成的一个全新的成份。由于 NCE 同已经上市的药品相比,经常会出现非常明显的、有竞争力的治疗作用,制药公司愿意投入巨大的资金研究 NCE,FDA 也愿意投入大量的评审资源来鉴定新成份的临床效果。在所有新药之中,无论是 FDA 还是以研究为导向的制药工业都对 NCE 十分重视。一些 NCE 如一些从未在人体使用过的成份的临床效果是全然不知的。因此,FDA 对这些化合物的上市许可要求是最为严格的。

### (二) 新药的分类

药品注册分类中,哪些是新药,哪些按照新药申报?哪些发放新药证书?

**1. 中药、天然药物**　注册分类 1~6 的品种为新药，发放新药证书，若申请人已持有《药品生产许可证》并具备生产条件的，同时发给药品批准文号。注册分类 7、8 按新药申请程序申报，不发放新药证书。

**2. 化学药品**　《药品注册管理办法》第 65 条明确规定："改变剂型但不改变给药途径，以及增加新适应症的注册申请获得批准后不发给新药证书；靶向制剂、缓释、控释制剂等特殊剂型除外。"

**3. 生物制品**　生物制品由于不稳定，不可控因素多，无论新药还是仿制药都按照新药申请的程序申报。

---

**知识链接**

美国 FDA 的药品评价研究中心根据药品的类型和药品预期的使用这两个标准将新药申请分为以下七类：①新的分子物质；②以前批准的药品的新盐；③以前批准的药品的新的配方（不是新盐或者新的分子物质）；④两种以上药品组成的新制剂；⑤已上市药品的仿制药品（例如新的厂商）；⑥已上市药品增加新的适应症（包括从处方药改为非处方药）；⑦以前新药申请未批准但在市场上已有销售的药品。

FDA 在确定新药申请分类的同时，还将确定每个新药申请的审批程序：如确定为 S 则代表与当前药品相似的药品，可采取标准审批程序；如确定为 P 则是与当前治疗方法相比有重大进展的药品，可采取优先审批程序。

---

## 二、新药研发过程

对制药公司来说，创新药的开发历来是研发的重点。近年来随着研发难度和成本增加以及各类产品的竞争愈来愈激烈，再加上专利到期后廉价仿制药的冲击，制药公司在新药研发领域的投入愈加谨慎，对欲开发的产品愈加精挑细选。据不完全统计，药物从最初的实验室研究到最终摆放到药柜销售平均需要花费 12 年的时间。进行临床前试验的 5000 种化合物中只有 5 种能进入到后续的临床试验，而仅其中的 1 种化合物可以得到最终的上市批准。新药研发包括苗头化合物的发现、先导化合物的结构优化、候选药物的临床评价等一系列药物研究开发过程。我们现在讨论的研发过程，是已合成的优化先导化合物——候选药物的后续研发工作，包括临床前研究、临床研究、生产及上市后研究三部分。**考点提示：**药物研究的三个阶段

### （一）新药临床前研究

为申请药品注册而进行的药物临床前研究，是指非人体的研究，亦称为非临床研究，用于评价药物的安全性，确定一个新的化合物是否具备进入临床试验的条件（在药效、毒性及作为一个药物所需的各种理化性质方面达到要求）。主要内容包括药物的合成工艺、提取方法、理化性质及纯度、剂型选择、处方筛选、制备工艺、检验方法、质量指标、稳定性、药理、毒理、动物药代动力学研究等。中药制剂还包括原药材的来源、加工及炮制等的研究；生物制品还包括菌毒种、细胞株、生物组织等起始原材料的来源、质量标准、保存条件、生物学特征、遗传稳定性及免疫学的研究等。其流程为：小试产品→药效筛选→制备工艺优化数据→质量标准→中试放大→药理毒理→

药剂工艺→稳定性实验→资料整理报批。

**1. 新药临床前研究的内容**　考点提示：内容

（1）药学研究　原料药生产工艺研究；制剂处方及工艺研究；确证化学结构或组分研究；质量研究：包括理化性质、纯度检查、溶出度、含量测定等；质量标准草案及起草说明；稳定性研究；临床研究用样品及其检验报告；产品包装材料及其选择依据。

（2）药理学研究　药效学研究；药动学研究：研究在动物体内的吸收、分布和排泄。

（3）毒理学研究　急性毒性；长期毒性；特殊毒性：致突变性试验；致癌性试验；生殖毒性试验；溶血性试验，过敏性试验和化学刺激性试验。毒理试验所获得的资料是设计临床人用剂量、预测临床可能出现的不良反应及其检测手段的主要依据。

（4）试验结果评价　通过评价药学研究、药理学研究、毒理学研究的试验结果，提供新药对人体健康危害程度的科学依据，降低临床试验研究安全性方面的风险，更好地开展后期的临床试验研究。

**2. 新药临床前的实验方案**

（1）研究专题的名称或代号及研究目的。

（2）非临床研究机构和委托单位的名称及地址。

（3）专题负责人和参加实验的工作人员姓名。

（4）供试品和对照品的名称、缩写名、代号、批号、有关理化性质及生物特性。

（5）实验系统及选择理由。

（6）实验动物的种、系、数量、年龄、性别、体重范围、来源和等级。

（7）实验动物的识别方法。

（8）实验动物饲养管理的环境条件。

（9）饲料名称或代号。

（10）实验用的溶媒、乳化剂及其他介质。

（11）供试品和对照品的给药途径、方法、剂量、频率和用药期限及选择的理由。

（12）所用毒性研究指导原则的文件名称。

（13）各种指标的检测频率和方法。

（14）数据统计处理方法。

（15）实验资料的保存地点。

**3. 临床前研究的质量管理**　为提高药物临床前研究的质量，确保实验资料的真实性、完整性和可靠性，保障人民用药安全，国家食品药品监督管理局颁布了《药物非临床研究质量管理规范》（GLP），于2003年9月1日起施行。文件中对组织机构和人员、实验设施、仪器设备和实验材料、标准操作规程、研究工作的实施、资料档案、监督检查机构都进行了要求。**考点提示**：GLP中文名称

为进一步推进药物非临床研究实施GLP，从源头上提高药物研究水平，保证药物研究质量，2006年11月20日，国家食品药品监督管理局发布了《关于推进实施〈药物非临床研究质量管理规范〉的通知》。自2007年1月1日起，未在国内上市销售的化学原料药及其制剂、生物制品；未在国内上市销售的从植物、动物、矿物等物质中提取的有效成份、有效部位及其制剂和从中药、天然药物中提取的有效成份及其制剂；

中药注射剂的新药非临床安全性评价研究必须在经过 GLP 认证，符合 GLP 要求的实验室进行。否则，其药品注册申请将不予受理。在附件中公布了通过 GLP 认证的机构名称及试验项目，共有 22 家药物安全性评价中心和新药安全评价研究重点实验室。

### 知识拓展
#### 通过 GLP 认证的机构名单

中国食品药品检定研究院（国家药物安全评价监测中心），上海医药工业研究院（国家上海新药安全评价研究中心），江苏省药物研究所（江苏省药物安全性评价中心），沈阳化工研究院安全评价中心（国家沈阳新药安全评价研究中心），四川省天然药物研究所（安全性评价中心），中国科学院上海药物研究所（药物安全评价研究中心），广州市医药工业研究所（新药安全评价研究重点实验室），浙江省医学科学院（新药安全评价研究重点实验室），国家成都中药安全性评价中心，吉林天药科技药物安全评价有限公司，北京协和建昊医药技术开发有限责任公司（中国医学科学院中国协和医科大学新药安全评价研究中心），湖北省医药工业研究院有限公司（湖北省药物安全性评价中心），军事医学科学院毒物药物研究所（国家北京药物安全评价中心），山东大学（新药评价中心药物安全性评价实验室），北京昭衍新药研究中心，中国辐射防护研究院（药物安全性评价中心），山东省医药工业研究所（药物安全性评价中心），云南省药物研究所（药物安全性评价中心），新疆维吾尔自治区维吾尔医研究所（药物安全性评价中心），四川抗菌素工业研究所有限公司（国药控股安全性评价研究中心），上海中医药大学（药物安全评价研究中心），第二军医大学（药物安全性评价中心）。

2007 年 04 月 16 日，国家食品药品监督管理局发布了《药物非临床研究质量管理规范认证管理办法》。GLP 认证是指国家食品药品监督管理局对药物非临床安全性评价研究机构的组织管理体系、人员、实验设施、仪器设备、试验项目的运行与管理等进行检查，并对其是否符合 GLP 作出评定。国家食品药品监督管理部门主管全国 GLP 认证管理工作，省级药品监督管理部门负责本行政区域内药物非临床安全性评价研究机构的日常监督管理工作。

#### （二）药物的临床研究

药物临床试验是任何在人体（病人或健康志愿者）进行药物的系统性研究，以证实或揭示试验药物的作用、不良反应及（或）试验药物的吸收、分布、代谢和排泄，目的是确定试验药物的疗效与安全性。临床试验是药品上市的最终试验，通过它来检测该药的安全性、有效性。临床研究的结果对批准或不批准该药上市的决定最为重要。作为一个高度专业化的领域，药物临床试验参与各方包括申办者、研究者、伦理委员会、合同研究组织（CRO）以及监管部门必须执行《药物临床试验质量管理规范》（GCP）及其他有关法律法规，所有活动均应该纳入到政府的监管范畴中。

**1. 临床试验的分期及方法** 新药临床研究是在完成临床前研究的基础上，经过国家食品药品监督管理部门批准，按照 GCP 的要求，对药物作用于人体的安全性、有效性的研究，在这一过程中，不仅需要确保研究结果具有科学意义和可信度，并且要求保护受试者安全及符合道德。

新药临床试验分为Ⅰ、Ⅱ、Ⅲ、Ⅳ期。**考点提示：**临床试验分期

（1）Ⅰ期临床试验 在新药开发过程中，将新药第一次用于人体以研究新药的性

质的试验，称之为Ⅰ期临床试验。Ⅰ期临床试验是药品在人身上使用的起始期，在很大程度上是探索性的，因此在小范围内展开。此阶段主要考察该药的安全性问题。它包括决定该药的药理作用、耐药剂量、毒性、ADME、药效学。在严格控制的条件下，给少量试验药物于少数经过谨慎选择和筛选出的健康志愿者（对肿瘤药物而言通常为肿瘤病人），然后仔细监测药物的血液浓度、排泄性质和任何有益反应或不良作用，以评价药物在人体内的性质。

　　Ⅰ期临床试验受试者的选择，理想的选择是能够短期住院的健康成年男性，以便观察。通常要求健康志愿者住院以进行 24 小时的密切监护。随着对新药的安全性了解的增加，给药的剂量可逐渐提高，并可以多剂量给药。通过Ⅰ期临床试验，还可以得到一些药物最高和最低剂量的信息，以便确定将来在病人身上使用的合适剂量。可见，Ⅰ期临床试验是初步的临床药理学及人体安全性评价试验，目的在于观测人体对新药的耐受程度和药代动力学，为制定给药方案提供依据。

　　（2）Ⅱ期临床试验　通过Ⅰ期临床研究，在健康人身上得到了为达到合理的血药浓度所需要的药品剂量的信息，即药代动力学数据。但是，通常在健康的人体上是不可能证实药品的治疗作用的。在Ⅱ期临床试验阶段，将给药于少数病人志愿者，然后重新评价药物的药代动力学和排泄情况。这是因为药物在患病状态的人体内的作用方式常常是不同的，对那些影响肠、胃、肝和肾的药物尤其如此。

　　Ⅱ期临床有几个特点：①它不仅继续研究该药的安全性，还研究该药的有效性，首次正式研究该药的有效性；②因为考虑到短期的副作用，受试者还是较少，一般为 100~200 例。③观察程度不同，不再需要像在Ⅰ期那样的连续不断的观察，只需要符合相应的活动。一般来说，受试者接受检查的频度从一周一次到二周一次再到一月一次。④受试者不同。选择患有该药预设疾病的患者。⑤研究者应为该药所治疾病所在领域有专长的医生。⑥对照研究。

　　以一个新的治疗关节炎的止通药的开发为例。Ⅱ期临床研究将确定该药缓解关节炎病人的疼痛效果如何，还要确定在不同剂量时不良反应的发生率的高低，以确定疼痛得到充分缓解但不良反应最小的剂量。可见，Ⅱ期临床试验是对治疗作用的初步评价阶段。Ⅱ期临床试验一般通过随机盲法对照试验（根据具体目的也可以采取其他设计形式），对新药的有效性和安全性作出初步评价，并为设计Ⅲ期临床试验和确定给药剂量方案提供依据。

　　（3）Ⅲ期临床试验　是治疗作用的确证阶段，也是为药品注册申请获得批准提供依据的关键阶段。在Ⅰ、Ⅱ期临床研究的基础上，将试验药物用于更大范围的病人志愿者身上，进行扩大的多中心临床试验，进一步评价药物的有效性和耐受性（或安全性），称之为Ⅲ期临床试验。进行Ⅲ期临床试验的目的是为了进一步收集该药安全性、有效性的数据以评价该药的利弊关系以及给制定药品使用说明提供足够的数据。在临床Ⅲ期，受试药在很多病人中进行。较多的受试病人，加上遗传的不同、生活方式的不同、生理条件的不同可能使研究者确认该药潜在的副作用，以此给更复杂的人群制定剂量。为此Ⅲ期临床受试者选用的标准进一步放宽，可以包括正在进行其他治疗的病人。因为该药的安全性已经确立，因此，Ⅲ期临床观察较为松散。

　　该期试验一般为具有足够样本量的随机盲法对照试验。临床试验将对试验药物和安慰剂（不含活性物质）或已上市药品的有关参数进行比较。试验结果应当具有可重复性。除了对成年病人研究外，还要特别研究药物对老年病人，有时还要包括儿童的安全性。在国外，儿童参加的临床试验一般放在成人试验的Ⅲ期临床后才开始。如果一种疾病主要发生在儿童，并且很严重又没有其他治疗方法，FDA 允许I期临床试验直接从儿童开始，即在不存在成人数据参照的情况下，允许从儿童开始药理评价。我国对此尚无明确规定。

---

**知识拓展**

**FDA 的临床关键研究**

FDA 最为关注并以此作为批准 NDA（新药上市申请）的一些数据是在联邦法规中称为"充分的对照研究"中得出的数据，这些研究也称为临床关键研究。

一般来说，一项研究必须具有以下四个标准才能称为关键研究：①对照研究。②盲法设计。特别是双盲设计可尽量保证治疗评价的公正性。③随机。它可以避免研究者影响研究的结果。④有足够的试验人群。研究必须提供显著统计意义的数据。

---

（4）Ⅳ期临床试验　Ⅳ期临床试验比较特殊，出现在新药上市后应用阶段。在广泛使用条件下，药物的疗效和不良反应能被更好的发现和收集，可以评价在普通或者特殊人群中使用的利益与风险关系以及改进给药剂量等。由于Ⅳ期临床试验为开放试验，不要求设对照组，但也不排除根据需要对某些适应症或某些试验对象进行小样本随机对照试验。有关病例入选标准、排除标准、退出标准、疗效评价标准、不良反应评价标准、判定疗效与不良反应的各项观察指标等都可参考Ⅱ期临床试验的设计要求。具体的试验目的，方法和受试人数见表7-2。**考点提示：**临床试验分期及目的

表7-2　新药临床试验分期

| 临床试验 | 实验目的 | 实验方法 | 受试人数 |
|---|---|---|---|
| Ⅰ期 | 初步的临床药理学及人体安全性评价试验。观察人体对于新药的耐受程度和药代动力学，为制定给药方案提供依据 | | 20~30 例 |
| Ⅱ期 | 治疗作用初步评价阶段。初步评价药物对目标适应症患者的治疗作用和安全性，为Ⅲ期临床试验研究设计和给药剂量的方案确定提供依据 | 采用多种形式，包括随机盲法对照临床试验 | 100 例 |
| Ⅲ期 | 治疗作用确证阶段。进一步验证药物对目标适应症患者的治疗作用和安全性，评价利益与风险关系，最终为药物注册申请获得批准提供充分的依据 | 具有足够样本量的随机盲法对照 | 300 例 |
| Ⅳ期 | 新药上市后由申请人自主进行的应用研究阶段。考察在广泛使用条件下的药物的疗效和不良反应；评价在普通或者特殊人群中使用的利益与风险关系，改进给药剂量等 | 主要是随机盲法和对照组 | 2000 例 |

**2. 临床试验的监管**　为保证药物临床试验过程规范，结果科学可靠，保护受试者的权益并保障其安全，国家食品药品监督管理局颁布了《药物临床试验质量管理规范》（GCP），于 2003 年 9 月 1 日起施行。GCP 是进行各期临床试验、人体生物利用度或生物等效性试验的实施依据，其标准化规定了临床试验的全过程，包括临床试验前的准备与必要条件、受试者的权益保障、试验方案、研究者的职责、申办者的职责、监查

员的职责、记录与报告、数据管理与统计分析、试验用药品的管理、质量保证、多中心试验等。其适用于承担各期临床试验的人员（包括医院管理人员、伦理委员会成员、各研究领域专家、教授、医师、药师、护理人员及实验室技术人员），同时也适用于药品监督管理人员、制药企业临床研究员及相关人员。

FDA 制定 GCP 的主要内容有二个：制定确保临床试验数据质量、完整的程序；尽可能保护受试者的权益；GCP 从本质上说就是规定了临床试验各方负的职责。我国现行 GCP（2003 版）参照了 ICH-GCP（ICH E6）的大部分原则，基本能够符合目前国际通行的标准。我国注重加强了临床试验的批准权和管理权的集中控制，即批准研究在制度上要求较高，很看重"允不允许做，谁有资格来做临床试验，什么时间内能做"，"重审批、轻监管"的特点比较突出，国外则正好相反。更侧重于在临床试验实施过程中的监管理念，即考虑"你可以尽管去做，但中间质量监督、安全性报控及最后批准生产的审批会非常苛刻和严格"。

我国由药监部门负责药物临床试验的审批审评、GCP 实施、临床试验现场核查等大部分监管工作，而药物临床试验机构的资格认定则由药监和卫生行政部门共同管理。图 7-3。

**3. 保障受试者权益**　尽管临床试验的目的是为了获取该药安全、有效性的数据，但在这些研究中考虑的首要问题就是受试者的安全性。因为临床研究涉及到人体，因此，在药物临床试验的过程中，必须对受试者的个人权益给予充分的保障，并确保试验的科学性和可靠性。

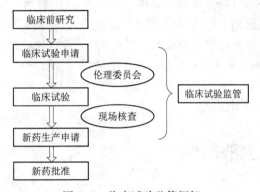

图 7-3　临床试验监管框架

受试者的权益、安全和健康必须高于对科学和社会利益的考虑。保障受试者权益的主要措施有伦理委员会和知情同意书。药品申办者必须确保所设计、开展的临床研究不会对受试者造成不必要的伤害。

临床试验机构须成立独立的伦理委员会，并向国家食品药品监督管理总局备案。伦理委员会至少由五人组成，应有从事医药相关专业人员、非医药专业人员、法律专家及来自其他单位的人员，并有不同性别的委员。伦理委员会的组成和工作不应受任何参与试验者的影响。试验方案需经伦理委员会审议同意并签署批准意见后方可实施。在试验进行期间，试验方案的任何修改均应经伦理委员会批准；试验中发生严重不良事件，应及时向伦理委员会报告。

受试者必须签署知情同意书，在这之前研究者必须向受试者说明有关临床试验的详细情况，其中主要包括：受试者参加试验应是自愿的，而且有权在试验的任何阶段随时退出试验而不会遭到歧视或报复，其医疗待遇与权益不会受到影响；参加试验及在试验中的个人资料均属保密；试验目的、试验的过程与期限、检查操作、受试者预期可能的受益和风险，告知受试者可能被分配到试验的不同组别；如发生与试验相关的损害时，受试者可以获得治疗和相应的补偿。

**4. 不同注册分类的临床试验要求**  不同注册分类，在临床试验的要求上是不同的。根据《药品注册管理办法》附件2，以化学药品为例讲述不同的要求。

（1）属注册分类1和2的，应当进行临床试验，临床试验的病例数应当符合统计学要求和最低病例数要求。

（2）属注册分类3和4的，应当进行人体药代动力学研究和至少100对随机对照临床试验。属于下列二种情况的，可以免予进行人体药代动力学研究：①局部用药，且仅发挥局部治疗作用的制剂；②不吸收的口服制剂。

（3）属注册分类5的，临床试验按照下列原则进行  ①口服固体制剂应当进行生物等效性试验，一般为18~24例；②难以进行生物等效性试验的口服固体制剂及其他非口服固体制剂，应当进行临床试验，临床试验的病例数至少为100对；③缓释、控释制剂应当进行单次和多次给药的人体药代动力学的对比研究和必要的治疗学相关的临床试验，临床试验的病例数至少为100对；④注射剂应当进行必要的临床试验。需要进行临床试验的，单一活性成份注射剂，临床试验的病例数至少为100对；多组分注射剂，临床试验的病例数至少为300例（试验药）；脂质体、微球、微乳等注射剂，应根据注册分类1和2的要求进行临床试验。

（4）对于注册分类6中的口服固体制剂，应当进行生物等效性试验  一般为18~24例。需要用工艺和标准控制药品质量的，应当进行临床试验，临床试验的病例数至少为100对。

---

知识链接

### 生物等效性（BE）

生物等效性是指药学等效制剂或可替换药物在相同试验条件下，服用相同剂量，其活性成份吸收程度和速度的差异无统计学意义。重点在于以预先确定的等效标准和限度进行的比较，是保证含同一药物活性成份的不同制剂体内行为一致性的依据，是判断后研发产品是否可替换已上市药品使用的依据。（来源自：SFDA《化学药物制剂人体生物利用度和生物等效性研究技术指导原则》）

---

下列药物不需要临床研究（含生物等效）：①不需要用工艺确保质量的仿制注射剂，如普通溶液型的注射液，冻干粉针等；反之，需要用工艺确保质量的注射剂需要进行临床研究，如脂质体、脂肪乳等；②口服制剂：口服溶液剂，以及实际形成溶液形式给药的其他口服固体制剂，如能完全溶于水的泡腾片、能完全溶于水的颗粒剂等；不吸收，也不通过吸收起作用，而是在胃肠道起局部作用的口服固体制剂，如蒙脱石散、活性炭片、胰酶片等；③其他情况：如局部用药，且仅发挥局部治疗作用的制剂（滴眼剂）等。

**（三）生产、上市后研究**

完成了临床研究，由于实验阶段时间及受试人数的限制，并不意味着药品使用的绝对安全；一个药品上市也不等于患者可以安全的使用了，其上市前的安全性和疗效数据非常有限。据不完全统计，近100年国际上发生的重大药害事件有40多次，如醋酸铊中毒事件，死亡人数超过 1 万人，"反应停"引起的海豹肢畸胎更是震惊世界；我国有 1000 多万听力残疾人，60%～80% 与药物不良反应有关，这些触目惊心的例子足以说明上市药品所带来的风险。

基于以上事实，批准生产和上市的药品，进一步进行确认疗效和不良反应的后续研究是必要而且关键的，这些研究主要包括工艺开发和质量控制研究、生物利用度研究，生产上市的新药研究和上市后的研究。

## 三、新药注册的申报与审批

### （一）新药注册申报资料

申请新药注册必须按照《药品注册管理办法》所规定申请资料项目报送申请资料。新药申报资料主要侧重于综述资料（6 类）、药学研究资料（12 类）、药理毒理研究资料（10 类）、临床实验资料（5 类）四个方面。按照药物的类别、申报的阶段、注册分类的类别等分别作了不同的要求。现以化学药品申报资料项目为例进行说明，见表 7-3、7-4。**考点提示：**新药申报资料类别

**表 7-3　化学药品申报资料**

| 第一部分<br>综述资料 | 第二部分<br>药学研究资料 | 第三部分<br>药理毒理研究资料 | 第四部分<br>临床试验资料 |
| --- | --- | --- | --- |
| ①药品名称<br>②证明性文件<br>③立题目的与依据<br>④对主要研究结果的总结及评价<br>⑤药品说明书、起草说明及相关参考文献<br>⑥包装、标签设计样稿 | ⑦药学研究资料综述<br>⑧原料药生产工艺的研究资料及文献资料；制剂处方及工艺的研究资料及文献资料<br>⑨确证化学结构或者组分的试验资料及文献资料<br>⑩质量研究工作的试验资料及文献资料<br>⑪药品标准及起草说明，并提供标准品或者对照品<br>⑫样品的检验报告书<br>⑬原料药、辅料的来源及质量标准、检验报告书<br>⑭药物稳定性研究的试验资料及文献资料<br>⑮直接接触药品的包装材料和容器的选择依据及质量标准 | ⑯药理毒理研究资料综述<br>⑰主要药效学试验资料及文献资料<br>⑱一般药理学的试验资料及文献资料<br>⑲急性毒性试验资料及文献资料<br>⑳长期毒性试验资料及文献资料<br>㉑过敏性（局部、全身和光敏毒性）、溶血性和局部（血管、皮肤、黏膜、肌肉等）刺激性等特殊安全性试验资料和文献资料<br>㉒复方制剂中多种成份药效、毒性、药代动力学相互影响的试验资料及文献资料<br>㉓致突变试验资料及文献资料<br>㉔生殖毒性试验资料及文献资料<br>㉕致癌试验资料及文献资料<br>㉖依赖性试验资料及文献资料<br>㉗非临床药代动力学试验资料及文献资料 | ㉘国内外相关的临床试验资料综述<br>㉙临床试验计划及研究方案<br>㉚临床研究者手册<br>㉛知情同意书样稿、伦理委员会批准件<br>㉜临床试验报告 |

表7-4　化学药品注册分类及资料项目要求表

| 资料分类 | 资料项目 | 注册分类及资料项目要求 | | | | | |
|---|---|---|---|---|---|---|---|
| | | 1 | 2 | 3 | 4 | 5 | 6 |
| 综述资料 | 1 | + | + | + | + | + | + |
| | 2 | + | + | + | + | + | + |
| | 3 | + | + | + | + | + | + |
| | 4 | + | + | + | + | + | + |
| | 5 | + | + | + | + | + | + |
| | 6 | + | + | + | + | + | + |
| 药学研究资料 | 7 | + | + | + | + | + | + |
| | 8 | + | *4 | + | + | *4 | *4 |
| | 9 | + | + | + | + | + | + |
| | 10 | + | + | + | + | + | + |
| | 11 | + | + | + | + | + | + |
| | 12 | + | + | + | + | + | + |
| | 13 | + | + | + | + | + | + |
| | 14 | + | + | + | + | + | + |
| | 15 | + | + | + | + | + | + |
| 药理毒理研究资料 | 16 | + | + | + | + | + | + |
| | 17 | + | *14 | ± | *16 | − | − |
| | 18 | + | *14 | ± | *16 | − | − |
| | 19 | + | *14 | ± | *16 | − | − |
| | 20 | + | *14 | ± | *16 | − | − |
| | 21 | *17 | *17 | *17 | *17 | *17 | *17 |
| | 22 | *11 | − | − | − | − | − |
| | 23 | + | ± | ± | ± | − | − |
| | 24 | + | ± | ± | ± | − | − |
| | 25 | *6 | − | *6 | *6 | − | − |
| | 26 | *7 | − | − | − | − | − |
| | 27 | + | *18 | *18 | + | *18 | − |
| 临床试验资料 | 28 | + | + | + | + | + | + |
| | 29 | + | + | + | + | + | △ |
| | 30 | + | + | + | + | + | △ |
| | 31 | + | + | + | + | + | △ |
| | 32 | + | + | + | + | + | △ |

注：1. "+"指必须报送的资料和（或）试验资料。

2. "±"指可以用文献资料代替试验资料。

3. "−"指可以无需提供的资料。

4. "*"指按照说明的要求报送资料，如*6，指见说明之第6条。

5. "△"指按照本附件"五、临床试验要求"中第4条执行。

6. 文献资料为所申请药物的各项药理毒理（包括药效学、作用机制、一般药理学、毒理学、药代动力学等）研究的文献资料和（或）其文献综述资料。

## （二）新药注册申报与审批流程

新药注册的申报与审批，分为临床研究审批和生产上市申报审批。《药品注册管理办法》在新药的申报与审批程序上强调了公开、公正的原则；在质量标准上强调可控性和可操作性，将药品审批与推行 GMP、GLP、GCP 结合起来，逐步与国际接轨。**考点提示**：新药申报与审批的二个阶段

**1. 新药临床研究申报审批**　为了保障临床试验开展的伦理性、道德性和安全性，在新药临床前研究完全进行完毕后，只有药品标准合理，且证明无毒或极少毒性的，无不良反应或极少不良反应的情况下，才能进行新药临床研究。在专家药物研制情况及原始资料现场核查后，经过按申报的药品标准对样品进行检验，对申报的药品标准进行复核，申报资料技术审评合格后，CFDA 发给《药物临床试验批件》。新药临床研究申报审批流程，见图 7-4。**考点提示**：批件名称

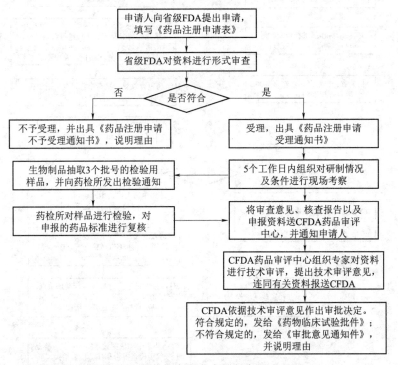

图 7-4　新药临床研究申报与审批流程图

## 2. 新药生产申请与审批

在完成临床研究之后，新药的安全性和有效性得到进一步证实，接下来就要考察生产工艺的可行性和稳定性。经过现场检查，若样品在取得《药品生产质量管理规范》认证证书的车间生产，则发放新药证书。若申请人已持有《药品生产许可证》并具备生产条件的，同时发给药品批准文号。新药生产申请审批流程，如图 7-5。**考点提示：** 批件名称

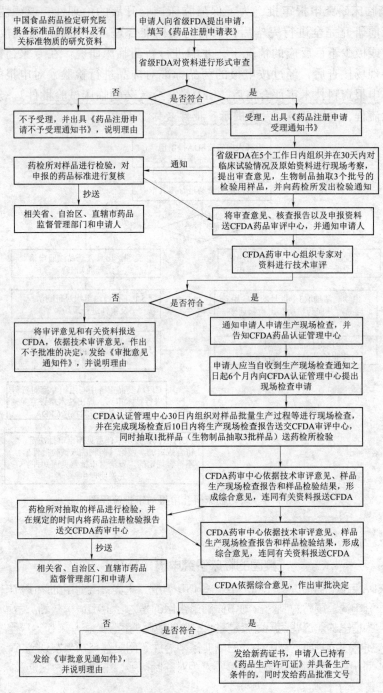

图 7-5　新药生产申报与审批的流程

知识链接

## 美国的新药上市申请（NDA）

新药上市申请（NDA）是药品申办者正式向 FDA 提交申请，要求 FDA 批准该药在美国上市。在 NDA 中包含的数据必须能够使 FDA 评审员对以下几点作出决定：①是否该药在预定用途上是安全、有效的，以及使用该药后的效益超过了风险；②所建议的标签是否适合；③是否在生产中使用的方法、质控措施足以保证该药性质、浓度、质量、纯度。

NDA 的评审是所有 FDA 工作中最为引人注目的一项，在许多方面 NDA 的评审同 IND 的评审有些类似：在同一个评审组评审，评审人员也是相同的。然而，至少有两点明显的区别：首先，NDA 更为复杂。它包括了临床研究的资料、新的动物研究资料以及其他一些新药的资料。正是因为这些资料既多又复杂，NDA 的评审非常耗时。其次，NDA 的法律意义较 IND 的法律意义更加重要。在 IND 中，该药计划在一定的受试者身上使用，并且对这些受试者观察得很严。但对于 NDA，所建议的使用将涉及到无数的患者。

### 3. 具体步骤

（1）形式审查、检验复核　申请人完成药物临床前研究后，应当填写《药品注册申请表》，向所在地省、自治区、直辖市药品监督管理部门报送有关申报资料。

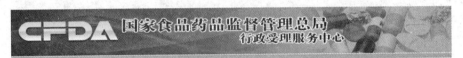

### 药品注册申请表新版报盘程序（2013年10月28日更新）

2013年10月08日　发布

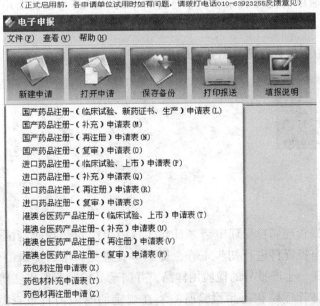

药事管理与法规

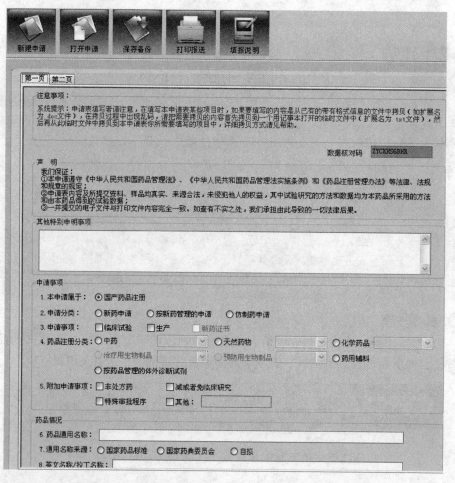

省、自治区、直辖市药品监督管理部门应当对申报资料进行形式审查，符合要求的，出具药品注册申请受理通知书；不符合要求的，出具药品注册申请不予受理通知书，并说明理由。

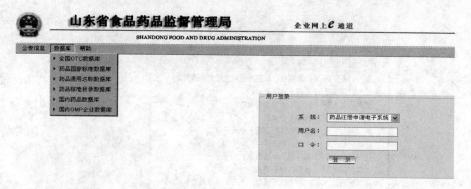

省级药品监督管理局自受理申请之日起 5 日内组织对药物研制情况及原始资料进行现场核查，对申报资料进行初步审查，提出审查意见；申请注册的药品属于生物制品的，还需抽取 3 个生产批号的检验用样品，并向药品检验所发出注册检验通知。

省级药品监督管理局和药品检验所应当在规定的时限内将审查意见、核查报告、申报资料以及药品注册检验报告送交国家食品药品监督管理总局药品审评中心。

药品注册现场核查分为研制现场核查和生产现场检查。药品注册研制现场核查，是指药品监督管理部门对所受理药品注册申请的研制情况进行实地确证，对原始记录进行审查，确认申报资料真实性、准确性和完整性的过程。药品注册生产现场检查，是指药品监督管理部门对所受理药品注册申请批准上市前的样品批量生产过程等进行实地检查，确认其是否与核定的或申报的生产工艺相符合的过程。在《药品注册现场核查管理规定》中规定对以下药品注册现场核查：①受理药品注册申请的研制现场核查；②负责所受理已上市药品改变剂型、改变给药途径注册申请的生产现场检查；③负责所受理仿制药注册申请的生产现场检查；④负责所受理药品生产技术转让、变更处方和生产工艺可能影响产品质量等补充申请的生产现场检查；⑤负责本行政区域内的有因核查。**考点提示**：现场核查

（2）**批准进行临床试验**　国家食品药品监督管理总局药品审评中心组织药学、医学技术人员进行技术审核，对符合要求的新药研制单位发给《药物临床研究批件》，同意其进行临床研究。

（3）**实地考察、检验复核**　新药研制单位完成药物临床研究后，向所在地省级药品监督管理局报送申请生产的申报资料。省级药品监督管理局组织对临床试验情况及有关原始资料进行现场核查，对申报资料进行初步审查，抽取连续 3 个生产批号的样品，向指定的药检所发出标准复核的通知。

省级药品监督管理部门、药品检验所在规定时限内将审查意见、核查报告、申报资料及复核意见报送国家食品药品监督管理总局药品审评中心，并通知申请人。指定的药检所负责样品检验和申报的药品标准复核。

（4）**批准上市**　国家食品药品监督管理总局负责对新药进行技术审批和所有资料的全面审评，对符合要求的予以批准，发给新药证书、药品批准文号并发布该药品的注册标准和说明书。**考点提示**：新药申报审批流程

**（三）药品批准证明文件**　**考点提示**：药品批准证明文件名称

药品批准证明文件是药品注册申请被批准后，国家食品药品监督管理部门发给注册申请人的法定证明文件，是用以证明注册药品被依法获准，获得"合法身份"的证据。药品批准证明文件包括：新药证书（如果是新药）、药品注册批件（有效期为 5 年，过了有效期的，需要附上再注册受理通知书或者是再注册批件）、药品注册批件的附件（质量标准、说明书、药品包装）、药品批准文号等。

**1. 新药证书**　《新药证书》是新药批准后，CFDA 发给新药申请人的法定权属证明文件。若生产企业同时申请生产，则同时发给批准文号。持有《新药证书》并能生产该药品的企业，在《药品注册管理办法》规定的时间内，国内只此一家。

新药证书号的格式为：国药证字 H（Z、S）+4 位年号+4 位顺序号，其中 H 代表化学药品，Z 代表中药，S 代表生物制品。

**2. 药品注册批件**　即通常说的"生产批件"。是 CFDA 对某药品生产企业生产该品种，决定是否予以批准的证明文件。从 2002 年开始，国家食品药品监督管理局对国产新药和仿制药申请，以《药品注册批件》的形式决定是否批准。2002 年国家药品监督管理局颁发《药品注册管理办法（试行）》、2005 年国家药品监督管理局颁发《药品

新药证书号的格式为：国药证字 H（Z、S）+4 位年号+4 位顺序号，其中 H 代表化学药品，Z 代表中药，S 代表生物制品。

**2. 药品注册批件** 即通常说的"生产批件"。是 CFDA 对某药品生产企业生产该品种，决定是否予以批准的证明文件。从 2002 年开始，国家食品药品监督管理局对国产新药和仿制药申请，以《药品注册批件》的形式决定是否批准。2002 年国家药品监督管理局颁发《药品注册管理办法（试行）》、2005 年国家药品监督管理局颁发《药品注册管理办法》中规定了新药或者仿制药的生产申请，符合规定的，由国家药监部门发给《药品注册批件》。

**3. 药品注册证书** 也是药品批准证明文件之一。是根据 2003 年国家食品药品监督管理局《关于统一下发药品注册证有关事宜的通知》中之规定，对在 2001～2003 年期间统一换发了"国药准字"批准文号的药品，统一发给《药品注册证》，作为药品生产企业取得该品种批准文号的证明文件。且"一个批准文号只能发给一张注册证。"此次"发证范围包括已换发批准文号的全部品种。2002 年以后批准生产品种、"国药准字 B"型批准文号品种、通过中成药地方标准整顿品种等，凡原发给批准文号时的批件背面未附带再注册登记表者，为方便药品再注册工作，此次也由药品生产企业所在地省级食品药品监督管理部门按原批件内容打印、发给注册证"。

**4. 批准文号** 批准文号是国产药品的身份证明，1981 年开始施行。1985 年开始以法律形式实施。生产新药、已有标准国家标准的药品均需获得批准文号。如果说注册证书及注册批件相当于药品的身份证，批准文号则相当于身份证号。同一种药品，如果政策许可，可能会有多家药厂申请注册，经国家审查合格后，会批准给多家药厂生产，因此各药厂都会有该药品的《药品注册批件》，但"批准文号"则不一样。

药品批准文号的格式为：国药准字 H（Z、S、J）+4 位年号+4 位顺序号，其中 H 代表化学药品，Z 代表中药，S 代表生物制品，J 代表进口药品分包装。

**5. 进口药品注册证及医药产品注册证** 是境外或港澳台地区药品的批准证明文件。是进口药品的身份证明，自 1999 年开始实施。2002 年起对境外进口核发《进口药品注册证》。中国香港、澳门和台湾地区的制药厂商申请注册的药品，核发《医药产品注册证》。

**6. 药品质量标准、说明书、包材** 国家食品药品监督管理部门办公室《关于明确药品批准证明文件及附件证明效力的通知》（食药监办注［2013］5 号）规定，经国家局核准的药品说明书是药品批准证明文件的重要组成部分，各种网络形式公布的信息应与上述药品批准证明文件一致。

国家食品药品监督管理局 2004 年 7 月发布的《直接接触药品的包装材料和容器管理办法》（局令第 13 号）规定，国家食品药品监督管理局制定注册药包材产品目录，并对目录中的产品实行注册管理。符合规定的，由国家药品监督管理局核发《药包材注册证》。

药品质量标准、说明书及包材的批件通常作为药品注册批件的附件，与新药证书、注册批件等并称为药品批准证明文件。

**（四）辅料的注册申请和审批**

药用辅料是指生产药品和调配处方时使用的赋形剂和附加剂；是除活性成份以外，在安全性方面已进行合理评估，且包含在药物制剂中的物质。它不仅赋予药物一定剂

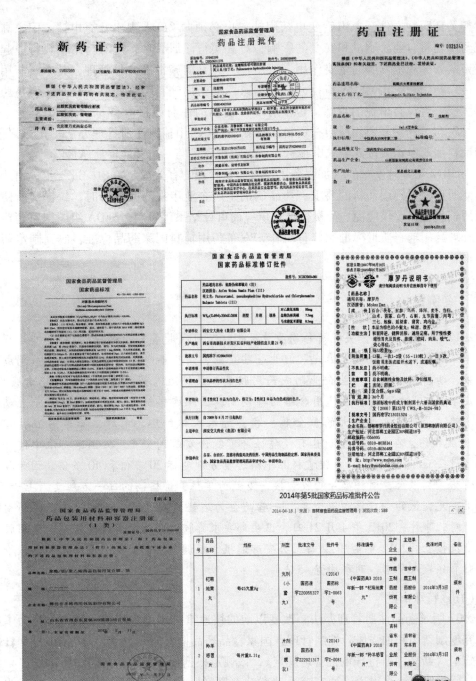

图7-6　药品批准证明文件

型，而且与提高药物稳定性、增强疗效、降低不良反应有很大关系，其质量可靠性和多样性是保证剂型和制剂先进性的基础。因此，把好药用辅料注册准入关，对确保上市产品安全、有效和质量可控具有重要意义。

《药品管理法》规定，生产药品所需的原料、辅料，必须符合药用要求。《药品注册管理办法》规定，药品注册申请时应提供药用辅料的来源、质量标准以及检验报告书等相关证明性文件，上市后变更药用辅料也必须向 CFDA 提出补充申请。国家高度重视药用辅料对药品质量和安全的影响，对其实行注册管理，这对药用辅料行业起到了严格监管、规范发展的重要作用。药用辅料一直实施批准文号管理，其中新药用辅料和进口药用辅料由 CFDA 审批，已有国家标准药用辅料由省药监局审批，但是药用辅料注册一直没有单独的规章，也没有专门明确的注册申报资料要求。SFDA 于 2005 年 6 月发布《药用辅料注册申报资料要求》，在《药用辅料注册管理办法》出台之前，药用辅料注册申请人按此要求申报资料。**考点提示：** 药用辅料的审批规定

在 2012 年 8 月发布的《加强药用辅料监督管理的有关规定》中，进一步提出严格药品注册申报对药用辅料的要求。药品制剂生产企业申报药品注册时，应提交所使用的药用辅料种类、供应商、质量标准及供应商审计结果等资料。SFDA 组织国家药典委员会开展药用辅料质量标准制修订工作，发布药用辅料国家药品标准，研究制定药用辅料推荐标准。

 **案例链接**

2012 年 4 月 15 日，央视《每周质量报告》节目《胶囊里的秘密》，对"非法厂商用皮革下脚料造药用胶囊"曝光。河北一些企业，用生石灰处理皮革废料，熬制成工业明胶，卖给绍兴新昌一些企业制成药用胶囊，最终流入药品企业，进入患者腹中。由于皮革在工业加工时，要使用含铬的鞣制剂，因此这样制成的胶囊，往往重金属铬超标。铬，是一种毒性很大的重金属，容易进入人体细胞，对肝、肾等内脏器官和 DNA 造成损伤，在人体内蓄积具有致癌性并可能诱发基因突变。按国家标准中铬含量不得超过 2mg/kg 的规定，毒胶囊样品中铬含量分别超标 20 多倍和 40 多倍。因为胶囊出厂价格差别很大，同种型号的胶囊按一万粒为单位，价格高的每一万粒卖六七十元，甚至上百元，低的却只要四五十元。一些药企为省钱，购进了工业明胶生产的药用胶囊。针对此事件，2012 年 4 月 21 日，卫生部要求毒胶囊企业所有胶囊停用，药用胶囊接受审批检验。2012 年 4 月 22 日，公安部通报，经调查，公安机关已立案 7 起，依法逮捕犯罪嫌疑人 9 名，刑事拘留 45 人。

**（五）特殊审批**

2007 版《药品注册管理办法》改变以前的快速审批制度为特殊审批，并且为了鼓励研究创制新药和加强风险控制管理，国家食品药品监督管理局于 2009 年 1 月 9 日颁布实施了《新药注册特殊审批管理规定》，该规定根据特殊审批的新药注册申请"早期介入、优先审评、多渠道沟通交流、动态补充资料"的总体原则。国务院《关于改革药品医疗器械审评审批制度的意见》（以下称《改革意见》）明确规定，对创新药实行特殊审评审批制度。**考点提示：** 特殊审批原则

 **案例链接**

2013 年 CFDA 药品审评中心（CDE）采用豁免注册临床的审评策略，快速审批枸橼酸咖啡因注射液（批准文号：H20130109）上市，为此类患儿的生命抢救及时提供了

新的治疗手段。该药为国际上唯一被批准的治疗早产儿呼吸暂停的药物。早产儿呼吸暂停是一种可能致残和致命的疾病，我国既往的医疗实践缺乏有效的治疗药物，符合特殊审批条件，在全面考察全球临床数据后，决定实行特殊审批。

**1. 特殊审批的情形**　《改革意见》规定，加快审评审批防治艾滋病、恶性肿瘤、重大传染病、罕见病等疾病的创新药，列入国家科技重大专项和国家重点研发计划的药品，转移到境内生产的创新药和儿童用药，以及使用先进制剂技术、创新治疗手段、具有明显治疗优势的创新药。加快临床急需新药的审评审批，申请注册新药的企业需承诺其产品在我国上市销售的价格不高于原产国或我国周边可比市场价格。

**2. 特殊审批的特色**

（1）单独设立通道，优先审评、审批　将特殊审批设置为单独通道，优先保证特殊审批新药注册申请全过程的审评审批。

（2）建立适时介入、关键阶段沟通交流的机制　表现为申请人在注册申请前、技术审评、临床试验的过程中，均可与药品审评中心就相关技术问题进行多渠道、多形式的交流。

（3）设立多种途径进行补充资料　《新药注册特殊审批管理规定》中设立了多种便捷的途径，允许进入特殊审批的新药注册申请补充资料。途径包括：①召开与申请人和专家的审评会议时直接提交对会议所讨论问题的补充资料；②申请人在其主动提出的沟通交流会之后，可对会议所讨论的问题提交补充资料；③重大安全性问题及时提交补充资料；④按照正常的注册程序，根据"补充资料通知"进行补充资料；⑤允许服务于临床的变更（资料的补充服务于临床的变更），以提高注册效率；⑥考虑到创新药注册申请药物研究的实际，将其补充资料的时间由普通申请的 4 个月延长到 8 个月。

（4）明确与特别审批程序的衔接　当存在发生突发公共卫生事件的威胁时，以及突发公共卫生事件发生后，对突发公共卫生事件应急处理所需新药按照《国家食品药品监督管理局药品特别审批程序》办理。

（5）建立风险控制机制　通过以下途径加强风险控制管理：①建立特殊审批新药注册申请的退出机制。②申请进入特殊审批的新药注册申请，需对临床试验设计相应的风险控制方案。被批准上市后还需制定完备的风险控制方案，如未在规定时间内履行承诺，且无充分的、可接受的理由，国家局可要求申请人限制该新药的临床使用乃至暂停生产和销售。③建立特殊审批新药注册申请数据库，加强公众的监督。

**3. 特殊审批的流程**

（1）申报资料　申请人填写《新药注册特殊审批申请表》，并提交相关资料。**考点提示**：特审流程

（2）受理及资料移送　药品注册受理部门受理后，应将特殊审批申请的相关资料随注册申报资料一并送交国家食品药品监督管理总局药品审评中心（以下称药品审评中心）。

（3）审查确定　药品审评中心负责对特殊审批申请组织审查确定，并将审查结果告知申请人，同时在药品审评中心网站上予以公布。①对于未在国内上市销售的从植物、动物、矿物等物质中提取的有效成份及其制剂，新发现的药材及其制剂以及未在国内外获准上市的化学原料药及其制剂、生物制品，药品审评中心应在收到特殊审批

申请后5日内进行审查确定；②对于治疗艾滋病、恶性肿瘤、罕见病等疾病且具有明显临床治疗优势的新药以及治疗尚无有效治疗手段的疾病的新药，药品审评中心应在收到特殊审批申请后20日内组织专家会议进行审查确定。**考点提示**：特审审查时限

药品审评中心对获准实行特殊审批的注册申请，按照相应的技术审评程序及要求开展工作。负责现场核查、检验的部门对获准实行特殊审批的注册申请予以优先办理。

## 案例链接

由美国辉瑞公司研发的"Sutent"索坦（通用名：苹果酸舒尼替尼），是一种新型多靶向性的治疗肿瘤的口服药物。用于治疗对标准疗法没有响应或不能耐受之胃肠道基质肿瘤和转移性肾细胞癌，能选择性地靶向某些蛋白的受体，后者被认为在肿瘤生长过程中起着一种分子开关样的作用。临床试验表明，该药能延缓胃肠道间质肿瘤的生长速度，并能缩小肾细胞肿瘤的尺寸。服用"Sutent"的最常见副作用为腹泻、皮肤变色、口腔发炎、虚弱以及味觉改变。

FDA对索坦采取了优先立项审批的办法，审批过程仅用了不到6个月。在批准该药上市前，FDA还与辉瑞公司合作，让没参加临床试验的病人也能用上该药。由于索坦符合减免临床实验条件，为了保证肿瘤患者能尽快获得安全有效的药物，SFDA于2009年上半年对该药品减免了临床研究，实行了特殊审批，并对上市后的研究做出了明确要求。

## 四、新药监测期的管理

## 案例链接

2009年3月，由鲁南制药集团山东新时代药业有限公司研发的治疗晚期胃癌新药替吉奥胶囊在国内上市。据介绍，替吉奥胶囊系新型氟尿嘧啶类口服抗癌药物，最早由日本研发上市，主要用于治疗不能切除的局部晚期或转移性胃癌。

在日本晚期胃癌的化疗中有80%以上的患者使用该药，治疗有效率可达44.6%以上。据悉，鲁南制药集团是国内首家获得替吉奥胶囊生产批件和新药证书的企业，患者使用国产药品日均治疗费用158元，远低于进口产品（每日352元）。根据《药品注册管理办法》，该公司将拥有替吉奥胶囊3年的监测期，监测期内SFDA不批准其他企业对替吉奥胶囊进行仿制、改变剂型或者进口。（来源自：药品资讯网）

### （一）监测期时间设置

为了达到保护公众健康的要求，可以根据情况对批准生产的新药品种设立监测期，以继续观察该新药的安全性，收集其发生的不良反应。监测期自新药批准生产之日起计算，最长不得超过5年。对原料新药不设监测期。监测期不同于以前的保护期，是为了保护公众的健康而不是为了保护企业利益而设。不同种类新药具体时间设置见下表7-5。**考点提示**：新药监测期的设立

表7-5　新药监测期设置

| 监测期限 | 中药、天然药物 | 化学药品 | 治疗性生物制品 | 预防用生物制品 |
|---|---|---|---|---|
| 5年 | 1类 | 1 | 1类 | 1类 |
| 4年 | 2~6类 | 2.2，2.3 | 2~12类 | 2~8类 |
| 3年 | 7~8 | 2.1，2.4 | 14（不包括12） | 9~11类 |

【课堂互动】某药品，经查原料药属于3类，其制剂为片剂属于6类。监测期是多久？

**（二）新药监测期内相关规定**

1. 新药进入监测期之日起，不再受理其他申请人的同品种注册申请。已经受理但尚未批准进行药物临床试验的其他申请人同品种申请予以退回；新药监测期满后，申请人可以提出仿制药申请或者进口药品申请。在监测期内的新药，CFDA不批准其他企业生产、改变剂型和进口。

2. 新药进入监测期之日起，CFDA已经批准其他申请人进行药物临床试验的，可以按照药品注册申报与审批程序继续办理该申请，符合规定的，国家食品药品监督管理部门批准该新药的生产或者进口，并对境内药品生产企业生产的该新药一并进行监测。**考点提示：**新药监测期的规定

**（三）监测期内企业及药监部门的职责**

1. 药品生产企业对设立监测期的新药从获准生产之日起2年内未组织生产的，CFDA可以批准其他药品生产企业提出的生产该新药的申请，并重新对该新药进行监测。

2. 药品生产企业应当考察处于监测期内的新药的生产工艺、质量、稳定性、疗效及不良反应等情况，并每年向所在地省、自治区、直辖市药品监督管理部门报告。药品生产企业未履行监测期责任的，省、自治区、直辖市药品监督管理部门应当责令其改正。**考点提示：**新药监测期内生产企业职责

3. 药品生产、经营、使用及检验、监督单位发现新药存在严重质量问题、严重或者非预期的不良反应时，应当及时向省、自治区、直辖市药品监督管理部门报告。省、自治区、直辖市药品监督管理部门收到报告后应当立即组织调查，并报告CFDA。

【课堂互动】

赛洛多辛是第一三共制药公司的改善良性前列腺增生的药物，其胶囊制剂和原料药于2011年被SFDA批准进口和生产，其中原料药是批准进口，由于第一三共在中国有生产企业，其胶囊制剂是批准的国药1.1类。

问题：1. 赛洛多辛胶囊制剂的监测期时间为多久？2. 与此同时国内还有几家按照3.1类申报的原料+片剂临床。会被批准还是被退审？3. 现在如果申报该药品，按哪种类别申报？

## 五、药品技术转让

为促进新药研发成果转化和生产技术合理流动，鼓励产业结构调整和产品结构优化，规范药品技术转让注册行为，保证药品的安全、有效和质量可控，SFDA于2009年8月发布《药品技术转让注册管理规定》，以规范药品技术转让注册行为。**考点提**

示：药品技术转让定义、分类

2015 年国务院《改革意见》决定，开展药品上市许可持有人制度试点。允许药品研发机构和科研人员申请注册新药，在转让给企业生产时，只进行生产企业现场工艺核查和产品检验，不再重复进行药品技术审评。试点工作在依照法定程序取得授权后开展。

药品技术转让，是指药品技术的所有者按照本规定的要求，将药品生产技术转让给受让方药品生产企业，由受让方药品生产企业申请药品注册的过程。

药品技术转让分为新药技术转让和药品生产技术转让。

**（一）新药技术转让的有关规定**

**1. 新药技术转让的转让条件**　以下情形可在新药监测期届满前提出新药技术转让的注册申请：①持有《新药证书》的；②持有《新药证书》并取得药品批准文号的。

考点提示：新药技术转让的条件

对于仅持有《新药证书》、尚未进入新药监测期的制剂或持有《新药证书》的原料药，自《新药证书》核发之日起，应当在按照《药品注册管理办法》附件六相应制剂的注册分类所设立的监测期届满前提出新药技术转让的申请。

**2. 签订转让合同**　对于仅持有《新药证书》，但未取得药品批准文号的新药技术转让，转让方应当为《新药证书》所有署名单位。对于持有《新药证书》并取得药品批准文号的新药技术转让，转让方除《新药证书》所有署名单位外，还应当包括持有药品批准文号的药品生产企业。

**3. 转让方及受让方的要求**　转让方应当将转让品种的生产工艺和质量标准等相关技术资料全部转让给受让方，并指导受让方试制出质量合格的连续 3 个生产批号的样品。新药技术转让注册申请获得批准之日起，受让方应当继续完成转让方原药品批准证明文件中载明的有关要求，例如药品不良反应监测和 IV 期临床试验等后续工作。**考点提示：转让方与受让方的义务

**（二）药品生产技术转让的有关规定**

**1. 药品生产技术的转让条件**

（1）持有《新药证书》或持有《新药证书》并取得药品批准文号，其新药监测期已届满的；持有《新药证书》或持有《新药证书》并取得药品批准文号的制剂，不设监测期的；仅持有《新药证书》、尚未进入新药监测期的制剂或持有《新药证书》不设监测期的原料药，自《新药证书》核发之日起，按照《药品注册管理办法》附件六相应制剂的注册分类所设立的监测期已届满的。

（2）未取得《新药证书》的品种，转让方与受让方应当均为符合法定条件的药品生产企业，其中一方持有另一方 50% 以上股权或股份，或者双方均为同一药品生产企业控股 50% 以上的子公司的。

（3）已获得《进口药品注册证》的品种，其生产技术可以由原进口药品注册申请人转让给境内药品生产企业。**考点提示：药品技术转让的条件

**2. 转让方的要求**　转让方应当将所涉及的药品的处方、生产工艺、质量标准等全部资料和技术转让给受让方，指导受让方完成样品试制、规模放大和生产工艺参数验证实施以及批生产等各项工作，并试制出质量合格的连续 3 个生产批号的样品。受让

方生产的药品应当与转让方生产的药品质量一致。**考点提示：**转让方义务规定

**3. 受让方的要求** 受让方的药品处方、生产工艺、质量标准等应当与转让方一致，不应发生原料药来源、辅料种类、用量和比例，以及生产工艺和工艺参数等影响药品质量的变化。受让方的生产规模应当与转让方的生产规模相匹配，受让方生产规模的变化超出转让方原规模十倍或小于原规模十分之一的，应当重新对生产工艺相关参数进行验证，验证资料连同申报资料一并提交。

**（三）药品技术转让注册申请的申报和审批**

药品技术转让的受让方应当为药品生产企业，其受让的品种剂型应当与《药品生产许可证》中载明的生产范围一致。药品技术转让时，转让方应当将转让品种所有规格一次性转让给同一个受让方。**考点提示：**受让方的限制性规定

**1. 提出申请** 申请药品技术转让，应当填写《药品补充申请表》，按照补充申请的程序和规定向受让方所在地省、自治区、直辖市药品监督管理部门报送有关资料和说明。不同情况需提交的资料不同，具体如下。**考点提示：**受理部门

（1）对于持有药品批准文号的，应当同时提交持有药品批准文号的药品生产企业提出注销所转让品种药品批准文号的申请。

（2）对于持有《进口药品注册证》、同时持有用于境内分包装的大包装《进口药品注册证》的，应当同时提交转让方注销大包装《进口药品注册证》的申请。已经获得境内分包装批准证明文件的，还要提交境内分包装药品生产企业提出注销所转让品种境内分包装批准证明文件的申请。

（3）对于已经获准药品委托生产的，应当同时提交药品监督管理部门同意终止委托生产的相关证明性文件。

**2. 初审** 受让方所在地省、自治区、直辖市药品监督管理部门对药品技术转让的申报资料进行受理审查，组织对受让方药品生产企业进行生产现场检查，药品检验所应当对抽取的 3 批样品进行检验。对于转让方和受让方位于不同省、自治区、直辖市的，转让方所在地省、自治区、直辖市药品监督管理部门应当提出审核意见。

CFDA 药品审评中心应当对申报药品技术转让的申报资料进行审评，作出技术审评意见，并依据样品生产现场检查报告和样品检验结果，形成综合意见。

**3. 审批** CFDA 依据药品审评中心的综合意见，作出审批决定。

新药技术转让注册申请获得批准的，应当在《新药证书》原件上标注已批准技术转让的相关信息后予以返还；未获批准的，《新药证书》原件予以退还。

药品技术转让符合规定的，发给《药品补充申请批件》及药品批准文号。转让前已取得药品批准文号的，应同时注销转让方原药品批准文号。转让前已取得用于境内分包装的大包装《进口药品注册证》、境内分包装批准证明文件的，应同时注销大包装《进口药品注册证》、境内分包装批准证明文件。对于持有《进口药品注册证》进行技术转让获得批准的，应当在《进口药品注册证》原件上标注已批准技术转让的相关信息后予以返还。需要进行临床试验的，发给《药物临床试验批件》；不符合规定的，发给《审批意见通知件》，并说明理由。

# 六、注册资料 CTD 格式

为提高我国药物研发的质量和水平，逐步实现与国际接轨，在研究人用药品注册

技术要求国际协调会（ICH）通用技术文件（Common Technical Document，简称 CTD）的基础上，结合我国药物研发的实际情况，SFDA 在 2010 年组织制定了《化学药品 CTD 格式申报资料撰写要求》，提出化学药品注册分类 3、4、5 和 6 的生产注册申请的药学部分申报资料，可参照印发的 CTD 格式整理提交，同时提交电子版。申请临床试验阶段的药学资料，暂不按 CTD 格式提交资料。化学药品注册分类 1 和 2 的临床试验申请和生产注册申请的药学资料，暂不按 CTD 格式提交资料。**考点提示：** CTD 使用要求。

为鼓励 CTD 格式提交申报资料，并稳步推进该项工作，目前拟采取以下方式。按《药品注册管理办法》附件 2 申报资料要求提交的生产注册申请申报资料仍予接收。技术审评部门将对提交 CTD 格式申报资料的注册申请单独按序进行审评。为推进 CTD 格式电子文档的提交，2011 年 SFDA 制定了《化学药药学资料 CTD 格式电子文档标准（试行）》和《药品注册申报资料的体例与整理规范》。

CTD 文件是国际公认的文件编写格式，共由五个模块组成。模块 1 是地区特异性的，模块 2、3、4 和 5 在各个地区是统一的。模块 1：行政信息和法规信息。本模块包括那些对各地区特殊的文件，例如申请表或在各地区被建议使用的标签，其内容和格式可以由每个地区的相关注册机构来指定。模块 2：CTD 文件概述。本模块是对药物质量、非临床和临床实验方面内容的高度总结概括，必须由合格的和有经验的专家来担任文件编写工作。模块 3：质量部分。文件提供药物在化学、制剂和生物学方面的内容。模块 4：非临床研究报告。文件提供原料药和制剂在毒理学和药理学试验方面的内容。模块 5：临床研究报告。文件提供制剂在临床试验方面的内容。

阿托伐他汀钙　　　　　　　　　　　　　　　申报资料

## 目　录

# 任务三 进口药品、仿制药品、补充申请、再注册的管理

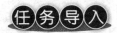

某制药企业新立项一制剂：其中的原料药已有药典标准，制剂也在 2010 版《中国药典》中有收载两规格。企业意向是改变制剂中辅料的种类和制剂中药物浓度，并且由原来的安瓿变为其他包材。如果申报应按化药几类申报？

## 辉瑞立普妥专利到期　中国药企瞄上仿制药商机

2011 年 11 月 30 日，由美国辉瑞制药有限公司（以下简称辉瑞）生产，曾为辉瑞创下年度最高销售额达 130 亿美元左右的世界头号降血脂畅销药物立普妥专利到期，这无疑被众多仿制药企业视为利好。专利到期潮的来临使仿制药市场充满诱惑，对于仿制药企业而言，是机遇更是挑战。11 月 30 日到期的专利并非立普妥的所有专利。立普妥生产流程方面的另外两项专利 2016 年 7 月才到期。打个比方，一个基本专利（第一个专利，又称原始专利）是画一个大圈，补充的专利是在大圈里面画小圈，小圈画得越多，那么大圈之内小圈之外的东西就越少。基本专利到期，补充的专利没到期，大圈之内小圈之外的东西，是每个人都可以做的。

立普妥是商品名，它的通用名称是阿托伐他汀。据标点信息米内网 HDM 系统数据显示，在 2010 年我国重点城市样本医院降血脂化药中，阿托伐他汀（片和胶囊）排第 1 名，占据 48.59% 的市场份额。而阿托伐他汀主要品牌销售额中，立普妥占 79.19%，北京嘉林药业股份有限公司阿乐为 19.70%，而由河南天方药业股份有限公司生产的尤佳阿托伐他汀钙胶囊只有 1.11%。

上述三者的原料药（药剂的有效成份）同样是阿托伐他汀，区别在于剂型不同，立普妥和阿乐是阿托伐他汀钙片，而尤佳是阿托伐他汀钙胶囊。由片剂改为胶囊剂，成本上而言，没有太大的变化。一定意义上，改剂型的药物也可以称为新药。而这个层面上的新药与全新的药范畴不同，它实际上是仿制药的一种类型。

问题：仿制药是什么药？与专利药是否是对应的概念？其管理有什么特点？

## 一、仿制药注册管理

### （一）仿制药注册

2015 年国务院《改革意见》将仿制药由"仿已有国家标准的药品"调整为"仿与原研药品质量和疗效一致的药品"。仿制药审评审批要以原研药品作为参比制剂，确保新批准的仿制药质量和疗效与原研药品一致。对改革前受理的药品注册申请，继续按照原规定进行审评审批，在质量一致性评价工作中逐步解决与原研药品质量和疗效一致性问题；如企业自愿申请按与原研药品质量和疗效一致的新标准审批，可以设立绿色通道，按新的药品注册申请收费标准收费，加快审评审批。上述改革在依照法定程序取得授权后，在化学药品中进行试点。

仿制药注册，是指生产与原研药品质量和疗效一致药品的注册申请，即批准上市的已有国家标准的药品的注册申请；但是生物制品按照新药申请的程序申报。

知识拓展

《药品价格竞争和专利期延长法》（也称"Hatch-Waxman法案"）于1984年得到美国国会批准，形成法律条文指导FDA执法和美国医药工业按法律申报药品上市许可。"Hatch-Waxman法案"具有三层意义：①准许仿制药公司仿制在美国已批准上市的且已过专利保护期的药品；②新药拥有者可以获得由于FDA审批耽误时间的补偿；③从经济利益考虑，第一家仿制药公司如果能成功挑战原创药专利，这家公司可以获得180天的市场专卖权，专卖权过后，其他仿制药才可以上市销售。

"Hatch-Waxman法案"创造了仿制药的现代审批体系。在这个新的审批体系之下，仿制药研发厂家不需要再重复原研药厂已进行的有几百到几千例的病人参与的临床安全性和有效性试验。由于原研药的安全性和有效性已经在临床试验中和之后多年的病人使用中得到很好的证实，所以要求每个仿制药完全重复人体的试验既不科学，也不符合伦理的要求。取而代之的是，仿制药研发厂家需要证明仿制药与参照药品的生物等效性。"Hatch-Waxman法案"假设生物等效性是药品安全性和有效性的一个良好的替代指标。由于生物等效性研究一般是在健康志愿者身上进行，"Hatch-Waxman法案"还进一步假设在健康人群中取得的生物等效性研究数据对病人是等同的。虽然，在成百上千的仿制药被批准并且在病人身上有效使用后的今天，这些假设都得以验证。但是在1984年，当生物等效性理论还没有完善时，那些假设无疑是极其伟大的进步。

### （二）仿制药注册的流程

**1. 申请** 申报人完成试制后，应当填写《药品注册申请表》，向所在地省、自治区、直辖市药品监督管理部门报送有关资料和生产现场检查申请。

**2. 审查** 省、自治区、直辖市药品监督管理部门对申报材料进行形式审查，符合要求的，出具药品注册申请受理通知书。已申请中药品种保护的，自中药品种保护申请受理之日起至作出行政决定期间，暂停受理同种的仿制药申请。

**3. 注册检验** 省、自治区、直辖市药品监督管理部门应当自受理申请之日起5日内组织对研制情况和原始资料进行现场核查，并应当根据申请人提供的生产工艺和质量标准组织进行生产现场检查，现场抽取连续生产的3批样品，送药品检验所检验。药品检验所应当对抽取的样品进行检验，并在规定的时间内将药品注册检验报告送交CFDA药品审评中心，同时抄送通知其检验的省、自治区、直辖市药品监督管理部门和申请人。

**4. 审评** CFDA药品审评中心应当在规定的时间内组织药学、医学及其他技术人员对审理意见和申报资料进行审核，必要时可以要求申请人补充资料，并说明理由。

**5. 审批** CFDA药品审评中心依据技术评审意见、样品生产现场检验报告和样品检验结果，形成综合意见，连同相关资料报送CFDA，CFDA依据综合意见，作出审批决定。合乎要求的批准进行临床研究，或者生产；批准临床研究的按新药审批程序进行，批准生产的发给药品生产批准文号。CFDA和省级药品监督管理局不受理试行标准的药品注册申请。注册流程见图7-7。**考点提示：**仿制药审批流程

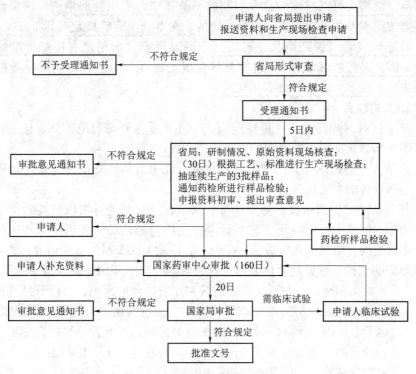

图 7-7　仿制药注册流程示意图

## （三）仿制药优先审评

2013 年 2 月 26 日，SFDA 发布《国家食品药品监督管理局关于深化药品审评审批改革进一步鼓励药物创新的意见》中提出实行部分仿制药优先审评，主要内容如下。

**1. 确立仿制药优先审评领域**　针对仿制药注册申请，属于临床供应不足、市场竞争不充分、影响公众用药可及性和可负担性的药品，儿童用药、罕见病用药等特殊人群用药，以及其他经上市价值评估确认为临床急需的药品，实行优先审评。**考点提示：** 优先审评的药品范围

**2. 加快优先审评仿制药的审评**　对优先审评的仿制药，探索实行生物等效性试验方案备案；生物等效性试验方案通过备案后，临床试验机构即可以开展试验。优化仿制药优先审评流程，通过单独排序、调整生产现场检查、检验程序等措施，提高优先审评仿制药的审评效率。

**3. 进一步明确仿制药的技术审评重点**　仿制药审评应严格要求仿制药与被仿制药的一致性。药学审评重点为参比制剂的选择、处方工艺的合理性以及产品的稳定性、均一性和安全性控制；临床疗效重点考察生物等效性试验。

**4. 探索建立上市价值评估制度**　会同有关部门并组织社会专业性团体、医药学专家，结合医药行业发展规划和产业政策，以药品临床需求为导向，探索开展仿制药上市价值评估。

## （四）仿制药注册的要求

仿制药具有研发费用低廉、审批程序简单、价格低于品牌药物等特点。

**1. 申请条件**　我国《药品注册管理办法》第十九条规定："对他人已获得中国专

利权的药品，申请人可以在该药品专利期届满前 2 年内提出注册申请。国家食品药品监督管理局按照本办法予以审查，符合规定的，在专利期满后核发药品批准文号、《进口药品注册证》或者《医药产品注册证》。"同时规定"申请已有国家标准的药品注册，一般不需要进行临床试验。"这些条款在很大程度上为生产仿制药企业提供了便利。**考点提示**：我国仿制药申请有关规定

**2. 申请人的职责**

（1）必须持有《药品生产许可证》、《药品生产质量管理规范》认证证书，并且保证所申请的药品与认证证书所载明的生产范围一致。

（2）申请人应当提供充分可靠的研究数据，证明药品的安全性有效性和质量可控性，并对全部资料的真实性负责。

（3）仿制药注册申请一般不需要进行临床试验。需要进行临床试验的化学药品一般进行生物等效性试验；需要用工艺和标准控制质量的药品，应当进行临床试验。需要进行临床研究的，申请人在完成临床研究后，应向 CFDA 报送临床研究资料。

**3. 新修订的《改革意见》对仿制药审批的影响** 2015 年国务院《改革意见》规定，对已经批准上市的仿制药，按与原研药品质量和疗效一致的原则，分期分批进行质量一致性评价。药品生产企业应将其产品按照规定的方法与参比制剂进行质量一致性评价，并向食品药品监管总局报送评价结果。参比制剂由食品药品监管总局征询专家意见后确定，可以选择原研药品，也可以选择国际公认的同种药品。无参比制剂的，由药品生产企业进行临床有效性试验。在规定期限内未通过质量一致性评价的仿制药，不予再注册；通过质量一致性评价的，允许其在说明书和标签上予以标注，并在临床应用、招标采购、医保报销等方面给予支持。在质量一致性评价工作中，需改变已批准工艺的，应按《药品注册管理办法》的相关规定提出补充申请，食品药品监管总局设立绿色通道，加快审评审批。质量一致性评价工作首先在 2007 年修订的《药品注册管理办法》施行前批准上市的仿制药中进行。在国家药典中标注药品标准起草企业的名称，激励企业通过技术进步提高上市药品的标准和质量。提高中成药质量水平，积极推进中药注射剂安全性再评价工作。

当然，注册新政的实施并非意味着国家要限制仿制药的研发和生产，而是从遏制低水平重复出发，提高审批门槛进而达到鼓励真正有技术创新的仿制药，提高仿制产品质量，提升研发投入的实际效率的目的。仿制一个品种或评价一个仿制药，首先了解国内外同品种或同类品种质量标准，跟踪国际前沿质量控制信息，并用于指导研发和评价，是由"低水平重复"走向"高水平仿制"的有效途径之一。现阶段，受资金制约，国内新药创制仍处于低水平阶段，绝大多数企业还不具备新药创制能力，仿制药的研发依然是国内药企值得选择的一条途径，而那些真正有技术创新的仿制药则会得到鼓励。

【课堂互动】

某公司要报一个化药片剂仿制品种：国内上市规格为 250mg，每次服用 2 片，现想报规格为 500mg，每次服用一片。这个品种最先是在美国上市，其共有两个规格分别是 250mg 和 500mg，但查了相关国外资料后，美国这个品种已经停产，停产原因不详，也就是说根本买不到原研药，目前只能买到在日本最先上市的该药做对比，日本也仅有 250mg 这个规格，请思考：药品规格不一致，可否报仿制药？可否按化药 6 类仿制药来报？

## 二、进口药品注册管理

### （一）进口药品注册

**1. 定义**　进口药品的注册是指境外制药厂商生产的药品申请到国内销售的注册申请，包括港、澳、台地区的药品申请到内地销售。

**2. 进口药品注册的特殊性**　进口药品注册，较之国产新药及仿制药，在申请人资格、药品质量要求、审批、检验机构和报送资料等方面都具有自身的特殊性。

（1）进口药品申请人资格　境外申请人应当是申报品种在生产国家或地区的合法制药厂商；境外申请人办理进口药品注册，应当由其驻中国境内的办事机构或者由其委托的中国境内代理机构办理。**考点提示：** 境外申请人

（2）药品质量要求　《药品管理法》第三十八条规定：禁止进口疗效不确、不良反应大或者其他原因危害人体健康的药品。为了确保从国外或港澳台地区进口的药品符合上述条款，《药品注册管理办法》第八十四条规定：申请进口的药品，应当获得境外制药厂商所在生产国家或者地区的上市许可；未在生产国家或者地区获得上市许可，但经国家食品药品监督管理总局确认该药品安全、有效而且临床需要的，可以批准进口。与此同时，其生产应当符合所在国家或者地区《药品生产质量管理规范》及中国《药品生产质量管理规范》的要求。**考点提示：** 进口药品的条件

（3）审批与检验机构　进口药品申请向国家食品药品监督管理总局提出。具体规定如下：《药品管理法》第三十九条规定：药品进口，须经国务院药品监督管理部门组织审查，经审查确认符合质量标准、安全有效的，方可批准进口，并发给进口药品注册证书。医疗单位临床急需或者个人自用进口的少量药品，按照国家有关规定办理进口手续。**考点提示：** 药品进口的受理审批机关

我国境内生产企业的新药、仿制药申请，由省级药品监督管理部门通知其指定的药检所进行样品检验；而进口药品的注册检验由中国食品药品检定研究院负责。**考点提示：** 进口药品的注册检验机关

（4）报送资料　境外药品生产企业需要提供资质证明文件，授权中国境内申请代理人申报的证明文件，境内申请人的合法执照和进口药品主管当局的上市许可等资料，此外还需要提供直接接触药品的包装材料和容器合法来源的证明文件、用于生产该制剂的原料药和辅料合法来源的证明文件。原料药和辅料尚未取得 CFDA 批准的，应当报送有关生产工艺、质量指标和检验方法等规范的研究资料。**考点提示：** 进口药品应报送的资料

### （二）进口药品注册申报与审批

《进口药品注册证》或《医药产品注册证》申报及审批程序见图 7-8。

**1. 申请与受理**

（1）申请　申请进口药品注册，申请人应当填写《药品注册申请表》，报送有关资料和样品，提供相关证明文件，向国家药品监督管理局提出申请。

（2）受理　国家食品药品监督管理总局对申报资料进行形式审查，符合要求的予以受理，发给受理通知单，通知中国食品药品检定研究院进行药品注册检验。国家食品药品监督管理总局根据需要，对研制情况及生产条件进行现场考察。

**2. 药品注册检验**　中国食品药品检定研究院完成进口药品注册检验后，应当将复核的药品标准、检验报告书和复核意见报送国家食品药品监督管理总局药品审评中心。

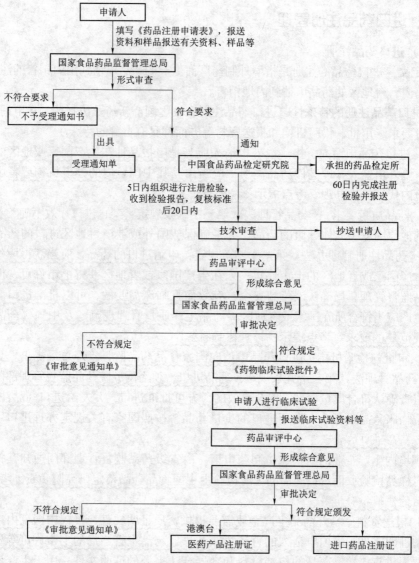

图 7-8 进口药品注册证申报与审批流程示意图

国家食品药品监督管理总局药品审评中心对报送的资料进行全面审评,形成综合意见连同相关资料报送国家食品药品监督管理总局,国家食品药品监督管理总局以《药物临床研究批件》的形式决定是否批准临床研究。

**3. 药品临床研究** 临床研究经批准后,申请人应当按照《药品注册管理办法》有关的要求进行临床试验。

临床研究结束后,申请人应当按照规定报送临床研究资料及其他变更和补充的资料,并详细说明依据和理由,提供相关证明文件。

**4. 颁发《药品进口注册证》** 国家食品药品监督管理总局药品审评中心组织对报送的临床研究等资料进行全面审评,国家食品药品监督管理总局依据综合意见,对符合规定的发给《进口药品注册证》。中国香港、澳门和台湾地区的制药厂商申请注册的药品,发给《医药产品注册证》。

国家药品监督管理局在批准进口药品的同时，发布经核准的进口药品注册标准和说明书。**考点提示**：进口药品注册标准和说明书

药品进口必须首先取得国家食品药品监督管理总局核发的《进口药品注册证》或《医药产品注册证》后方可办理进口备案和口岸检验手续。**考点提示**：进口药品证明文件

进口临床急需药品、捐赠药品、新药研究和药品注册所需样品或者对照药品等，必须经国家食品药品监督管理总局批准，并凭其核发的《进口药品批件》办理进口备案手续。

**（三）进口药品分包装**

**1. 定义**　进口药品分包装，是指药品已在境外完成最终制剂生产过程，在境内由大包装规格改为小包装规格，或者对已完成内包装的药品进行外包装、放置说明书、粘贴标签等。**考点提示**：进口分包装的含义

根据 SFDA 于 2003 年 8 月颁布的《进口药品管理办法》规定，进口药品必须使用中文药品名称，并符合中国药品命名原则的规定；进口药品的包装和标签必须使用中文注明药品名称、主要成份、注册证号（如 H20020001—化学药品；S20020001—生物制品；Z20020001—中药）；进口药品必须使用中文说明书；进口药品包装、标签和说明书须经国家药品监督管理局批准后方可使用。**考点提示**：进口药品包装、标签、说明书的规定

**【课堂互动】**

注册证号和批准文号所代表的意义是否相同？《进口药品注册证》上的号码是注册证号还是批准文号？

**2. 进口药品分包装注册的申报与审批程序**　申请进口药品分包装，应当符合下列要求：①该药品已经取得《进口药品注册证》或者《医药产品注册证》；②该药品应当是中国境内尚未生产的品种，或虽有生产但是不能满足临床需要的品种；③同一制药厂商的同一品种应当由一个药品生产企业分包装，分包装的期限不得超过《进口药品注册证》或者《医药产品注册证》的有效期；④除片剂、胶囊外，分包装的其他剂型应当已在境外完成内包装；⑤接受分包装的药品生产企业，应当持有《药品生产许可证》，并取得《药品生产质量管理规范》认证证书。进口裸片、胶囊申请在国内分包装的，接受分包装的药品生产企业还应当持有与分包装的剂型相一致的《药品生产质量管理规范》认证证书；⑥申请进口药品分包装，应当在该药品《进口药品注册证》或者《医药产品注册证》的有效期届满 1 年前提出。**考点提示**：申请进口分包装应符合的要求

进口药品注册审核通过后，可取得进口药品注册号及《进口药品注册证》或者《医药产品注册证》。由接受分包装的药品生产企业向所在地省、自治区、直辖市药品监督管理部门提出申请，提交由委托方填写的《药品补充申请表》，报送有关资料和样品。**考点提示**：进口分包装的申请人

省、自治区、直辖市药品监督管理部门对申报资料进行形式审查，即初审。符合要求的，出具药品注册申请受理通知书。提出审核意见后，将申报资料和审核意见报送 CFDA 审批。CFDA 对报送的资料进行审查，符合规定的，发给《药品补充申请批件》和药品批准文号。分包装上应有两个文号，一个是进口药品注册证号，一个是药品批准文号。**考点提示**：进口分包装的批准证明文件

**3. 进口药品分包装的范围**　进口药品进行分包装包括：散装胶囊、片剂完成内、外包装；已完成内包装的增加外包装，放置说明书、制作标签。大包装改小包装，仅

限于胶囊和片剂。如进口 10 万粒一桶的片剂，将其装入铝塑板或瓶里。国外进口的口服液、乳膏或软膏、无菌粉来国内进行分装是不允许的。进口药品的分包装，实际就是国外的产品，必须严格保证产品的一致性，包括直接接触药品的分装材料。但是，如果粉针剂、注射液、颗粒剂、口服液在国外已经由单剂量包装，到中国后仅仅加外包装，由于直接接触药品的包装材料已不可能再发生变化，这种情形对任何制剂都是允许的。**考点提示：**进口分包装的范围

**4. 关于进口药品分包装有关规定**　**考点提示：**进口分包装的规定

（1）分装后药品的检验执行进口药品注册标准。

（2）分装后药品的包装、标签和说明书应执行业经批准的包装和内容，并在分装后药品的包装、标签、说明书上同时表明受托方企业名称、分包装批准文号、注册证号。

（3）分包装虽然不需要事先检验，但分包装拿到文号后的前 3 批产品必须经 CFDA 确定的药品检验所检验合格后，方可销售。

（4）分装后到境外上市的，需经省级（食品）药品监督管理局批准，并到 CFDA 备案，且不发给药品批准文号。

（5）分包装药品出现质量问题的，由提供药品的境外制药厂商负质量责任，CFDA 可以撤销分包装药品的批准文号，必要时可以依照《药品管理法》第 42 条的规定，撤销该药品的《进口药品注册证》或者《医药产品注册证》。

另外，进口药品的分包装没有再注册的要求。因为其编号仅是一分包装号，并不是完全意义上的批准文号，它依存于《进口药品注册证》。

**【课堂互动】**

进口药品的分包装作业是在国内进行的，由国内的企业完成实施的，请问进口分包装的药品，其批准文号和进口药品未进行分包装的药品的批准文号，一致吗？与进口药品未进行分包装的药品有哪些区别？

## 三、补充申请的管理

### （一）药品补充申请的定义及类型

**1. 药品补充申请的定义**　补充申请，是指新药申请、仿制药申请或者进口药品申请经批准后，改变、增加或者取消原批准事项或者内容的注册申请。

补充申请的申请人应当是药品批准证明文件的持有人或者药品注册的申请人。新药技术转让，进口药品分包装，药品试行标准转正亦按照补充申请办理。**考点提示：**补充申请定义、申请人、按补充申请办理的三种情形

**2. 补充申请的类型**　补充申请的类型主要包括以下三种。

（1）对已有药品批准证明文件及其所附药品标准的变更　这是对具有法定效力的证明文件中载明的事项或内容的变更。

（2）新药的技术转让是对实体资格的变更；进口的分包装是对注册药品注册证有关情况的变更；药品试行标准的转正是药品标准状况的界定，都需要按补充申请的程序办理。如对药品使用说明书、包装、标签所载明事项或内容的变更，它们都是药品标准的一部分，是经过核准的。

（3）药品生产工艺、药品使用的辅料，虽然没有在发给的批准文件上出现，但是它们属于申请注册的基本材料，是审核批准的重要依据之一，如果它的变化影响到药

品质量，就必须申报并获得批准。**考点提示：**需进行批准的变更

**（二）药品补充申请的申报与审批**

补充申请分为备案申请和审批申请两大类。备案申请由省级药品监督管理部门受理并审批，然后报送 CFDA 备案。审批申请由省级药品监督管理部门受理，然后报送 CFDA 审批。**考点提示：**补充申请的分类及管理部门　通常情况下，审批申请的工作时限长于备案申请。

**1. 申报机构**　进口药品补充申请向 CFDA 申报；其他药品的补充申请向企业所在地省级药品监督管理部门申报。**考点提示：**申报机构不同

**2. 审批、备案事项**　增加药品适应症或者功能主治、修改药品标准、变更辅料等补充申请，由省、自治区、直辖市药品监督管理局提出审核意见，报送 CFDA 审批，并通知申请人。改变药品规格、变更企业名称、根据 CFDA 的要求修改药品标准及说明书等的补充申请，由省、自治区、直辖市药品监督管理局审批，报送 CFDA 备案，并通知申请人。进口药品补充申请，由 CFDA 审批。**考点提示：**审批与备案的事项不同

**3. 需药监部门审批或备案的补充申请事项**　见表 7-6。

表 7-6　需药监部门审批或备案的补充申请事项一览表

| 经 CFDA 审核批准的 | 省级药品监督管理部门审批报 CFDA 备案的 | CFDA 直接审批的进口药品补充申请 | 省级食品药品监督管理部门备案的补充申请事项 |
|---|---|---|---|
| （1）持有新药证书的药品生产企业申请该药品的批准文号<br>（2）使用药品商品名称（一）<br>（3）增加中药的功能主治、天然药物适应症或者化学药品、生物制品国内已有标准的适应症<br>（4）变更用法用量或者变更适用人群范围但不改变给药途径<br>（5）变更药品规格<br>（6）变更药品处方中已有药用要求的辅料<br>（7）改变影响药品质量的生产工艺（二）<br>（8）修改药品注册标准<br>（9）替代或减去国家药品标准处方中的毒性药材或处于濒危状态的药材<br>（10）进口药品、国内生产的注射剂、眼用制剂、气雾剂、粉雾剂、喷雾剂变更直接接触药品的包装材料或者容器<br>（11）申请药品组合包装（三）<br>（12）新药的技术转让<br>（13）修订或增加中药、天然药物说明书中药理毒理、临床试验、药代动力学等项目<br>（14）改变进口药品注册证的登记项目，如药品名称、制药厂商名称、注册地址、药品有效期、包装规格等<br>（15）改变进口药品的产地<br>（16）改变进口药品的国外包装厂<br>（17）进口药在中国国内分包装<br>（18）其他 | （1）改变国内药品生产企业名称（四）<br>（2）国内药品生产企业内部改变药品生产场地<br>（3）变更直接接触药品的包装材料或者容器（除上述第 10 项外）<br>（4）改变国内生产药品的有效期<br>（5）其他 | （1）改变进口药品制剂所用原料药的产地<br>（2）变更进口药品外观，但不改变药品标准的<br>（3）根据国家药品标准或者 CFDA 的要求修改进口药品说明书（五）<br>（4）补充完善进口药品说明书安全性内容（六）<br>（5）按规定变更进口药品包装标签<br>（6）改变进口药品注册代理机构<br>（7）其他 | （1）根据国家药品标准或者 CFDA 的要求修改国内生产药品说明书<br>（2）补充完善国内生产药品说明书安全性内容<br>（3）按规定变更国内生产药品包装标签<br>（4）变更国内生产药品的包装规格<br>（5）改变国内生产药品制剂的原料药产地<br>（6）变更国内生产药品外观，但不改变药品标准的<br>（7）其他 |

注：（一）CFDA《关于进一步规范药品名称管理的通知》中指出，除新的化学结构、新的活性成份的药物，以及持有化合物专利的药品外，其他品种一律不得使用商品名称。当上述药品需要使用商品名称时，须向 CFDA

提出申请。

（二）改变影响药品质量的生产工艺，这里指的是不影响药用物质基础，即不会引起该药功能主治的变化，没有质的变化的生产工艺的改变，可以作为一种补充申请进行申报审批。

（三）CFDA《关于加强药品组合包装管理的通知》中指出，药品组合包装是指两种或者两种以上具有独立的适应症和用法用量的药物制剂组成的包装。申请药品组合包装的，药品生产企业应当按照已在国外上市但未在国内上市销售的复方制剂的资料要求申报，向 CFDA 提出药品补充申请。药品组合包装不单独发给药品批准文号，不设立监测期，不得使用商品名称。申请药品组合包装还应当符合以下要求：①申请生产企业应当取得 GMP 认证证书，组合包装的各药品应是本生产企业生产，并已取得药品批准文号。②说明书、包装标签应当根据临床前研究和临床试验结果制定，而不是其中各药品说明书的简单叠加，并应当符合药品说明书和包装标签管理的有关规定。③直接接触药品的包装材料应当适用于其中各药品。④标注的有效期应当与其中药品的最短有效期一致。⑤贮藏条件应当适用于其中各药品。⑥名称为"X/Y/Z 组合包装"，X、Y、Z 分别代表其中各药品的通用名称。

（四）改变国内药品生产企业名称首先应向工商行政管理部门提出申请；核准变更后，根据药品生产监督管理办法的规定，向原发证机关申请药品生产许可证变更登记；获得批准后，再根据药品注册管理办法的要求，向省级药品监督管理部门递交"改变国内药品生产企业名称"的补充申请。

（五）指根据国家药品标准的统一规定和 CFDA 的专项要求，对药品说明书的某些项目进行修改，如不良反应、禁忌、注意事项等项目。除有专门规定或要求外，不包括修改适应症或功能主治、用法用量、规格等项目。

（六）补充完善药品说明书的安全性内容，仅可增加不良反应、禁忌、注意事项的范围；不包括对适应症或功能主治、用法用量等项目增加使用范围。

## （三）CFDA 审批药品补充申请的流程

### 1. 国产药品补充申请的审批流程

（1）受理　申请人向省局受理部门提交申请材料，省局受理部门对申请材料进行形式审查。

（2）省级食品药品监督管理局审查及申请资料移送　①修改药品注册标准、变更辅料、中药增加功能主治等的补充申请。自受理之日起，省级食品药品监督管理局在 30 日提出审查意见，与申报资料一并报送 CFDA。②改变药品生产场地、持有新药证书申请药品批准文号等的补充申请。省级食品药品监督管理局自申请受理之日起 5 日内组织对试制现场进行核查；抽取检验用样品，并向药品检验所发出注册检验通知；并在 30 日内完成现场核查、抽取样品、通知药品检验所进行注册检验、将审查意见和核查报告连同申请人的申报资料一并报送 CFDA，同时将审查意见通知申请人。③修改药品注册标准的补充申请。药品检验所在必要时应当进行标准复核。**考点提示：**补充申请审理时限

（3）注册检验　在完成药品注册检验后，方可进行技术审评或审批。药品检验所在接到注册检验通知和样品后，应当在 30 日内完成检验，出具药品注册检验报告，并报送 CFDA，同时抄送通知其检验的省级食品药品监督管理部门和申请人。特殊药品和疫苗类制品的注册检验可以在 60 日内完成。需要进行样品检验和药品标准复核的，药品检验所应当在 60 日内完成。特殊药品和疫苗类制品的样品检验和药品标准复核可以在 90 日内完成。**考点提示：**注册检验及标准复核时限

（4）技术审评　CFDA 药品审评中心按照有关的技术审评原则，在 40 日内完成技术审评，对于需要补充资料的，发给补充资料通知，申请人在 4 个月内补充资料，药品审评中心在不超过 13 日内完成补充资料的审查。**考点提示：**技术审评、补充资料及审查时限

（5）行政许可决定　CFDA 在完成技术审评后 20 日内完成审批；20 日内不能完成审批的，经主管局领导批准，可以延长 10 日；时限延长超过 10 日的，须报国务院批准。经审查，认为符合规定的，发给《药品补充申请批件》；认为不符合规定的，发给

《审批意见通知件》，并说明理由。**考点提示：**审批时限

不需要进行技术审评的补充申请，CFDA 在受到省局报送审查意见及申报资料后20 日内完成审批。经审查，认为符合规定的，发给《药品补充申请批件》；认为不符合规定的，发给《审批意见通知件》，并说明理由。

（6）送达　自行政许可决定之日起 10 日内，CFDA 行政受理服务中心将行政许可决定送达申请人。

> **知识链接**
>
> 根据 2013 年 5 月国家食品药品监督管理总局发布的《主要职责内设机构和人员编制规定》，药品再注册以及不改变药品内在质量的补充申请行政许可职责下放省级食品药品监督管理部门。意味着原由省药监部门审批报 CFDA 备案的事项如改变国内药品生产企业名称、国内药品生产企业内部改变药品生产场地、变更直接接触药品的包装材料或者容器（除上述第 10 事项外）、改变国内生产药品的有效期等行政许可职责将下放给省药品监督管理部门。

**2. 进口药品补充申请审批流程**

进口药品的补充申请流程与国产药品类似，只在以下环节与国产药品有所差异：

（1）受理　申请人填写《药品补充申请表》，向 CFDA 行政受理中心提交申请资料，行政受理中心对申请材料进行形式审查。

（2）药品注册检验　行政受理服务中心受理后，CFDA 通知中国食品药品检定研究院组织进行注册检验应当在受理之日起 30 日内完成。

中国食品药品检定研究院组织检验样品、复核标准 85 日，特殊药品和疫苗类制品115 日，其时限与国家局审查、国家局药品审评中心技术审评并行。

药品补充申请的申报与审批流程，如图 7-9 所示。

**（四）省级药监部门审批药品补充申请的流程**

1. 申请人到省食品药品监督管理局受理大厅提交申报资料。

2. 行政许可受理中心签收。

3. 药品注册处对资料进行形式审查，不符合要求的应一次性告知需补正的资料，符合要求的予以受理。要求进行现场考核和抽取样品的，在规定时限内完成现场考核和抽取样品，并通知药品检验所检验样品；不能受理的予以退审，并说明理由。

4. 下达《药品补充申请批件》，需样品检验的，在收到样品检验报告后下达《药品补充申请批件》或《药品补充申请通知件》。

5. 向 CFDA 上报备案。

**【课堂互动】**

某公司给一个注射剂产品设计了一个 logo，并注册成商标，现在要把这个新商标加入到现有的与该产品相关的材料中（说明书、药盒、内标签、宣传彩页等），请问这种更改是否需要向药品审评中心递交补充申请？原因是什么？

## 四、药品再注册申请

国务院药品监督管理部门核发的药品批准文号、《进口药品注册证》、《医药产品注

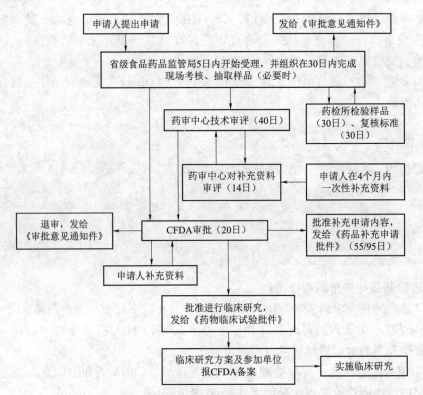

图7-9 药品补充申请的申报与审批流程

册证》的有效期为5年。有效期届满，需要继续生产或者进口的，应当在有效期届满前6个月申请再注册。**考点提示：**证明文件有效期

药品再注册是对已获准上市药品的安全性、有效性和质量可控性进行管理的一个重要环节，旨在淘汰不具备生产条件、质量不能保证、安全风险高的药品品种。

**（一）药品再注册申请的定义**

再注册申请，是指药品批准证明文件有效期满后申请人拟继续生产或者进口该药品的注册申请。由于特殊药品实施年度生产计划审批管理，因此药品的再注册主要是针对新药、仿制药和进口药品。

**（二）药品再注册申报与审批**

根据2013年5月国家食品药品监督管理总局发布的《主要职责内设机构和人员编制规定》，药品再注册行政许可职责已下放省级食品药品监督管理部门。以山东省为例，调整后的再注册程序为：

**1. 受理** 申请人向受理中心提出申请，按照通知中提交材料目录的要求提交申请材料，受理中心对申请材料进行形式审查。申请材料存在可以当场更正的错误的，应当允许申请人当场更正；申请材料不齐全或者不符合法定形式的，应当当场或者在5日内一次告知申请人需要补正的全部内容，逾期不告知的，自收到申请材料之日起即为受理。

**2. 决定**　省局收到受理中心受理的资料后，组织审查，必要时，进行技术审评、现场核查、药品注册检验，在 6 个月内作出符合规定或者不符合规定的决定。符合规定的，予以再注册，发给药品再注册批准证明文件，并抄报国家局；对不符合规定的，将审查意见及申报资料报国家局，国家局经审查不符合规定的，发出不予再注册通知。

**3. 送达**　自行政许可决定作出之日起 10 内，省局受理中心将行政许可决定送达申请人。

进口药品的再注册申请由 CFDA 受理，在六个月内完成审查，符合规定的予以再注册；不符合规定的，发出不予以再注册的通知，并说明理由。进口药品再注册的审批程序如图 7-10 所示。

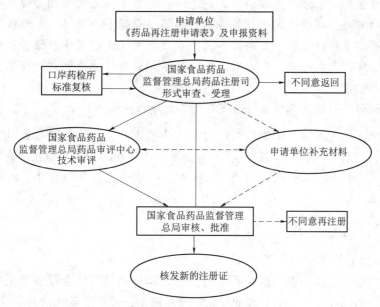

图 7-10　进口药品再注册的审批程序

# 拓展任务　药品知识产权保护

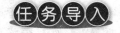

## 万生与三共专利侵权纷争

日本三共公司研发生产了一种治疗或预防高血压的药物奥美沙坦酯片，其疗效稳定，2005 年为权利人创造了 800 亿日元的销售业绩。2003 年 9 月，三共株式会社在中国获得了关于制备奥美沙坦酯片方法的方法专利，并成立了上海三共制药有限公司，在中国销售专利药品，二者于 2005 年 7 月向国家食品药品监督管理局（以下简称 SFDA）申请生产新药奥美沙坦酯。在新药申请过程中，发现国内企业万生药业也在研发和申请注册该药品，并已完成了临床试验，进入药品生产批件申请阶段。为此，三共株式会社于 2006 年 2 月 15 日向北京市第二中级人民法院提起诉讼，以万生药业未经专利权人同意，在研发试验和注册申请过程使用其药品方法专利为由，请求法院判令其侵权行为成立，并停止使用该专利方法制造奥美沙坦酯片。

法院经过审理，判决首先确认了原告的"用于治疗或预防高血压症的药物组合物的制备方法"发明专利权在中国依法受到保护，原告依法享有诉讼权。其次，法院认定被告生产注册的产品与原告的专利方法获得产品相同，且为新产品。根据新产品制造方法发明专利举证责任分配原则，鉴于被告未能在举证期限内证明其生产方法与原告专利方法不同，故认定其使用了原告的专利方法。最后，被告万生公司侵权的涉案药品尚处于药品注册审批阶段，虽然其为实现进行临床试验和申请生产许可的目的使用涉案专利方法制造了涉案药品，但其制造行为是为了满足国家相关部门对于药品注册行政审批的需要，以检验其生产的涉案药品的安全性和有效性。鉴于被告的制造涉案药品行为并非直接以销售为目的，不属于专利法所规定的为生产经营目的实施专利的行为，故法院认定被告万生公司的涉案行为不构成对涉案专利权的侵犯，从而驳回了原告的诉讼请求。

问题：知识产权就是专利么？如何避免不自知的侵权？

在知识经济的大潮中，知识产权已日益成为各国经济发展的重要推动力。我国加入了 WTO 后，知识产权保护问题也越来越受到医药行业的关注。而在所有知识产权保护的现有形式中，专利保护的效力最强。由此，我国药品注册过程中，专利保护的问题就凸现出来。

# 一、药品知识产权

## （一）药品知识产权的类型

药品知识产权是指一切与医药行业有关的发明创造和智力劳动成果的财产权。包括药品专利、药品商标权、药品商业秘密。**考点提示**：药品知识产权内容

**1. 药品专利** **考点提示**：药品专利内容

（1）药品发明专利 包括药品专利（如新药物化合物、新晶形专利、新药物组合、新发现的天然物质等）、制备方法专利和医药用途专利 3 种类型。

（2）实用新型专利 包括与功能相关的药物剂型、形状、结构的改变，如某种新型缓释制剂，某种单剂量给药器。

（3）外观设计专利 涉及药品、包装、容器外观等，如有形状药品产品的新的造型或其与图案色彩的搭配和组合；新的容器，如药瓶、药袋、药品瓶盖等；富有美感和特色的说明书、容器和包装盒等，如新康泰克胶囊。

**2. 药品商标权** 即商标的独占使用权、许可权、转让权等。

**3. 药品商业秘密** 主要保护药品经营秘密和技术秘密等。

## （二）药品知识产权的意义

**1. 独占性产生巨额利润** 新药的研制开发必须投入大量资金，并耗费大量的时间和创造性劳动。若没有专利制度的保护，耗费了巨大成本而研制出来的新药，会被他人任意仿制，发明人的成本难以收回时，其积极性将会严重受挫。专利制度则可以赋予新药研发者在一定时间内独占市场的权利，使其凭借这种合法的垄断地位，及时收

回研发成本，同时获得丰厚的回报，从而促使其继续投入新的研发活动中。如辉瑞公司 1996 年开发上市的降胆固醇药物阿托伐他汀，于 1989 年获得美国专利，2002 年全球的销售量是 86 亿美元，2003 年超过 100 亿美元，2005 年的销售额为 122 亿美元。

**2. 保护范围广、力度大**　药品知识产权保护，从著作权保护、专利保护、商标保护、商业秘密和数据保护，制止不正当竞争权的保护等为药品研发、生产、管理、流通等各个环节实行全方位的保护，依托《专利法》、《著作权法》、《商标法》、《反不正当竞争法》、《药品管理法》、《关于侵犯商业秘密行为的若干规定》等法律法规以及《巴黎公约》、《伯尔尼公约》、《与贸易有关的知识产权协议》等国际公约，对医药知识产权领域内的侵权行为予以打击，从根本上保证权利人的合法权益。随着 2009 年专利法修改案的实施，专利等知识产权司法保护和行政调处的力度也将不断加强，从而为整个社会提供一种更加公平合理的知识产权保护和竞争环境。

## 二、药品专利保护

药品专利制度是一把双刃剑。药品发明具有投资大、风险高、周期长的特点，且从药物的筛选到最终产品上市，往往要长达十年以上的时间。药品专利制度通过保证专利药品的市场独占地位，使得专利权人在专利期内能够获取高额垄断利润，从而刺激了药品研发企业加大新药的研发投入，使得社会不断获得更安全、更有效的新药。为了鼓励药品领域的研究开发，多数国家都建立了促进创新的专利保护制度。

**（一）专利权的限制**

专利权的限制主要包括以下三个方面。

**1. 专利法规定的不视为侵犯专利权的五种情形　考点提示：**_情形_

（1）**权利用尽原则**　专利权人制造、进口或者经专利权人许可而制造、进口的专利产品或者依照专利方法直接获得的产品售出后，使用、许诺销售或者销售该产品的。

（2）**先用权制度**　在专利申请日前已经制造相同产品、使用相同方法或者已经作好制造、使用的必要准备，并且仅在原有范围内继续制造、使用的。

（3）**临时过境原则**　临时通过中国领陆、领水、领空的外国运输工具，依照其所属国同中国签订的协议或者共同参加的国际条约，或者依照互惠原则，为运输工具自身需要而在其装置和设备中使用有关专利的。

（4）**试验例外**　专为科学研究和实验而使用有关专利的。为生产经营目的使用或者销售，不知道是未经专利权人许可，而制造并售出的专利产品或者依照专利方法直接获得的产品，能证明其产品合法来源的，不承担赔偿责任。

（5）**"Bolar"例外**　为提供行政审批所需的信息，制造、使用、进口专利药品或者专利医疗器械的，以及专门为其制造、进口专利药品或者专利医疗器械的。此条款为 2008 年新专利法修订时增加的。简单来说，是指在药品专利到期前允许其他人未经专利权人的同意而进口、制造使用专利药品进行试验，以获取药品管理部门所要求的数据等信息。美国将 Bolar 例外延及所有医药产品，包括人用或兽用药品、生物制品、医疗器械和保健品。

**知识链接**

"Bolar 例外"条款，又称为 Bolar 豁免，是一项专门适用于药品和医疗器械等相关领域的专利侵权豁免原则，因来源于 1984 年美国 Roche 公司诉 Bolar 公司药品专利侵权案而得名，该原则的基本含义是指，为了对药品和医疗器械进行临床实验和申报注册的目的，而实施相关专利的行为，不视为侵犯专利权，给予侵权豁免。

1984 年，Bolar 公司（被告）为了赶在 Roche 公司（原告）所拥有的一项安眠药有效成份专利到期之时推出其仿制产品，在专利到期 6 个月前从国外获取了少量专利药品，并通过对这些药品进行实验来收集报批所需要的数据。Roche 公司对其行为提起了专利侵权诉讼。结果，地区法院认为被控侵权行为属于研究实验行为，判决被告不侵权。原告不服，上诉到美国联邦巡回上诉法院（CAFC）。CAFC 认为实验使用例外不应延伸到"带有商业目的"的应用。Bolar 公司的行为是出于商业目的，不能使用实验使用例外，因此判其侵权。

这一判决结果引起了仿制药厂商的强烈反应，仿制药厂商们积极游说国会，最终促成了《药品价格竞争和专利期限恢复法案》（又称"Hatch-Waxman"法案）的诞生。主要解决了两个问题。第一，为了解决专利权到期后仿制药在一段时间内无法及时上市，以致非法延长专利保护期限的问题，"Hatch-Waxman"法案第 202 条允许仿制药厂商在专利到期前进行临床实验和收集 FDA 审批所需的数据，并不视之为侵权。第二，专利权人在专利授权后，由于 FDA 审批仍在进行中而无法立即上市造成的保护期限损失进行补偿。第 202 条随后被编入美国法典中，也即美国专利法"Bolar 例外"条款。

**2. 专利实施的强制许可** 专利法第四十八条规定，国务院专利行政部门根据具备实施条件的单位或者个人的申请，可以给予实施发明专利或者实用新型专利的强制许可。申请强制许可的情况：①专利权人自专利权被授予之日起满三年，且自提出专利申请之日起满四年，无正当理由未实施或者未充分实施其专利的；②专利权人行使专利权的行为被依法认定为垄断行为，为消除或者减少该行为对竞争产生的不利影响的。
**考点提示：** 强制许可的情形

专利法第五十条对于获得专利权的药品的强制许可作了特别规定。为了公共健康目的，对取得专利权的药品，国务院专利行政部门可以给予制造并将其出口到符合中华人民共和国参加的有关国际条约规定的国家或者地区的强制许可。

**3. 发明专利的强制推广应用** 发明专利的强制推广应用又被称为指定许可，是指对我国国有企业事业单位的发明专利，对国家利益或者公共利益具有重大意义的，国务院有关主管部门和省、自治区、直辖市人民政府报经国务院批准，可以决定在批准的范围内推广应用，允许指定的单位实施，由实施单位按照国家规定向专利权人支付使用费。**考点提示：** 指定许可的情形

**（二）药品专利保护**

发明专利权的期限为 20 年，实用新型和外观设计专利权期限为 10 年，均自申请日起计算。**考点提示：** 专利权期限

**1. 禁止他人未经专利人许可实施其专利** 发明和实用新型专利被授予后，除法律另有规定的以外，任何单位和个人未经专利权人许可，不得为生产经营目的制造、使用、销售其专利产品或者使用专利方法以及使用、销售依照该专利方法直接获得的产品。外观设计专利权被授予后，任何单位和个人未经专利权人许可，不得为生产经营

目的制造、销售其外观设计专利产品。

**2. 进口权的规定**　专利权被授予后，除法律另有规定的以外，专利权人有权阻止他人未经专利权人许可，为上述用途进口其专利产品或者进口依照其专利方法直接获得的产品。

**3. 许可他人实施其专利权的权利。**

**4. 转让其专利的权利**　专利权可转让，但这种转让有一定限制，即全民所有制单位持有的专利权转让时，必须经上级主管机关批准，当向外国人转让时，不管是单位或个人都必须经国务院有关主管部门批准。

**5. 注明标记的权利**　有权在其专利产品或产品包装上标明专利标记和专利号。**考点提示：** 专利权权利

## 三、药品注册中的专利链接

药品注册中的专利链接，指的是国家药品注册主管部门在审批药品注册申请的过程中，不仅对申请注册的药品的安全性、有效性和质量可控性进行审查，同时还要适度考虑该药品是否存在侵犯他人专利权的问题。

**（一）世界制药强国的专利链接情况**

**1. 美国的专利链接制度**　在美国，生产厂家申请新药生产时需要提供有关的产品和用途专利状况，美国食品药品监督管理局（FDA）将新药注册及有关专利信息在桔皮书上予以公布，其他药厂申请仿制时必须检索该桔皮书不得侵犯所公布的专利权。

仿制药检索的结果有 4 种情况：①没有人提交过相关的专利；②相关的专利已经过期；③申请人保证只有在有关专利到期之后才上市销售该药品；④申请人相信有关专利是无效的或者其制造、使用或销售行为不会侵犯专利权。

在①~③种情况下，FDA 可直接批准仿制；在④的情况下申请仿制的厂家必须通知原创厂家，并讲明其理由。接到通知后如果原创厂家在 45 天内提起侵权诉讼，则FDA 中止注册审批 30 个月，由当事双方解决争议。

**2. 欧洲各国的做法**　欧洲并没有专利链接制度，全靠药厂凭其法律意识和诚信原则避免侵犯专利权。药品监管部门可以在专利期内批准仿制厂生产和销售，但批件上注明要等专利过期后才可以上市销售。

**（二）我国药品注册过程中的专利链接现状**

我国加入世界贸易组织后，与药品专利保护及注册审批有关的国务院职能部门曾经多次开会进行协调，并于 2002 年初就药品注册过程中的专利链接和新药保护等问题基本达成了共识，认为国家知识产权局和 CFDA 应当各司其职、各有重点。即国家知识产权局负责药品等专利申请的受理和审批，CFDA 负责药品注册申请的审批和市场监督：在药品注册申请的审批过程中，一般可以不考虑有无专利，但有义务提醒申请生产的厂家尊重别人的药品专利和不能侵权，如果注册申请被批准前出现了专利侵权纠纷。可以暂缓注册申请的审批，要求当事人自行解决。若注册申请被批准后发生专利侵权纠纷，则由当事人自行协商或通过法律程序解决。

我国《药品注册管理办法》其中规定，申请人应当对其申请注册的药物或者使用的处方、工艺、用途等，提供申请人或者他人在中国的专利及其权属状态的说明；他人在中国存在专利的，申请人应当提交对他人的专利不构成侵权的声明。对申请人提

交的说明或者声明，药品监督管理部门应当在行政机关网站予以公示。药品注册过程中发生专利权纠纷的，按照有关专利的法律法规解决。

对他人已获得中国专利权的药品，申请人可以在该药品专利期届满前2年内提出注册申请。国家食品药品监督管理部门按照本办法予以审查，符合规定的，在专利期满后核发药品批准文号、《进口药品注册证》或者《医药产品注册证》。**考点提示：专利权链接的有关规定**

---

**知识链接**

### 我国知识产权法院设立的双重意义

2014年11月6日，全国首家知识产权审判专业机构——北京知识产权法院正式成立。12月28日，继北京、广州知识产权法院成立后，上海知识产权法院正式挂牌成立。至此，我国首批设立的3家知识产权法院均已挂牌成立。

一方面，在世界范围内，中国已是知识产权的主要生产者和拥有者，2009年，中国成为世界商标第一大国，2011年，中国成为专利申请第一大国。但另一方面，围绕知识产权的纠纷也成倍增长：2009~2013年，全国地方法院审结的知识产权一审民事、行政、刑事案件就多达10万件。另有统计显示，2013年的知识产权纠纷案中，有近半涉外。

知识产权保护落后于知识产权产出的危害性极大。为知识产权设立统一的法律环境，已是当务之急。因为，只有刚性的法律制度才能超越地方利益，统一司法标准，才能为知识产权保护设置最明确的标准，划出界线。专门和相对独立的司法审判体系，也是国际社会知识产权保护的通行经验。

同时，知识产权保护具有专业性高的特征，因此，设立知识产权法院对于其组成人员的素质也提出了更高要求。既培养专才，又能避免地方行政的过度干预，知识产权法院才能既发挥保护知识产权推动中国创新，又推动司法改革的双重意义。

---

# 项目小结

本项目以药品生产企业或经营企业药品注册人员面对的基本工作任务设计安排了教学任务和内容。学生通过该项目的学习，应做到掌握药品注册管理的重要知识点，熟悉药品注册管理法律法规的基本内容，了解药品注册工作在企业中的作用及基本工作内容，对药学工作建立起完整的职业认知。

# 目标检测

## 一、名词解释

1. 药品注册
2. 新药
3. 仿制药

4. 药品再注册

## 二、A 型题（最佳选择题）

1. 《药品注册管理办法》不适用于
    A. 药物临床试验的申请　　　　B. 药品生产的申请
    C. 药品进口的申请　　　　　　D. 药品抽查性检验
    E. 药品注册监督管理

2. 未曾在中国境内上市销售药品的注册申请属于
    A. 补充申请　　　　　　　　　B. 仿制药品申请
    C. 进口药品申请　　　　　　　D. 新药申请
    E. 再注册申请

3. 根据《药品注册管理办法》，药品应当按照规定进行补充申请的是
    A. 改变剂型　　　　　　　　　B. 改变剂量
    C. 改变给药途径　　　　　　　D. 增加新适应症
    E. 改变原批准事项或者内容

4. 治疗作用确证阶段属于哪期临床试验
    A. Ⅰ 期临床试验　　　　　　　B. Ⅱ 期临床试验
    C. Ⅲ 期临床试验　　　　　　　D. Ⅳ 期临床试验
    E. 以上几期都存在

5. 申请仿制药品注册的申请人必须有
    A. 《药品生产许可证》
    B. GMP 认证证书
    C. 营业执照和 GMP 认证证书
    D. 《药品生产许可证》和 GMP 认证证书
    E. 营业执照、《药品生产许可证》和 GMP 认证证书

## 三、B 型题（配伍选择题）

[6~7]
    A. 新药申请　　　B. 仿制药申请　　　C. 进口药品申请
    D. 补充申请　　　E. 再注册申请
根据《药品注册管理办法》

6. 对已批准上市的药品改变原注册事项的申请是

7. 申请注册已有国家标准的生物制品，其申请程序按

[8~11]
    A. Ⅰ 期临床试验　　B. Ⅱ 期临床试验　　C. Ⅲ 期临床试验
    D. Ⅳ 期临床试验　　E. 生物等效性试验
依照《药品注册管理办法》

8. 药物治疗作用初步评价阶段是

9. 药物治疗作用确证阶段是

10. 初步的临床药理学及人体安全性评价试验是

11. 新药上市后应用研究阶段是

**四、X 型题（多项选择题）**

12.《药品注册管理办法》适用于

    A. 药品生产的申请              B. 药品进口的申请

    C. 药品出口的申请              D. 药物临床试验的申请

    E. 药物非临床研究的申请

13. 药物临床前研究包括

    A. 药物的合成工艺              B. 处方筛选

    C. 人体安全性评价试验          D. 剂型选择

    E. 药理毒理研究

14. 药品注册申请包括

    A. 新药申请      B. 进口药品申请     C. 补充申请

    D. 仿制药申请      E. 再注册申请

15. CFDA 可以实行特殊审批的新药是

    A. 罕见病的新药               B. 治疗艾滋病的新药

    C. 治疗恶性肿瘤的新药          D. 新的中药材及其制剂

    E. 新工艺可产生巨额利润的已知药物

**五、简答题**

1. 简述我国新药及仿制药注册的流程。

2. 简述我国特殊审批的特色之处及其作用。

3. 简述药品注册申请的分类。

4. 我国的药品补充申请制度与再注册制度对保障药品质量的作用？

# 实训 7-1 　了解药品注册相关网站

## 【实训目的】

1. 学会检索注册相关的法律法规的发布和更新。

2. 查阅注册相关资料，包括指导原则等。

## 【实训环境】

电脑、网络。

## 【实训内容】

一、学习使用与注册相关的网站

1. 国内网站

（1）国家食品药品监督管理总局网址：http：//www.sfda.gov.cn/WS01/CL0001/

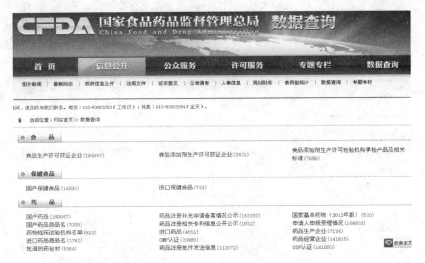

（2）总局药品审评中心网址：http：//www.cde.org.cn/

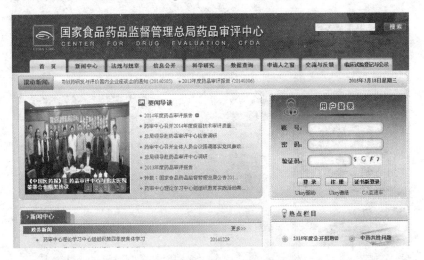

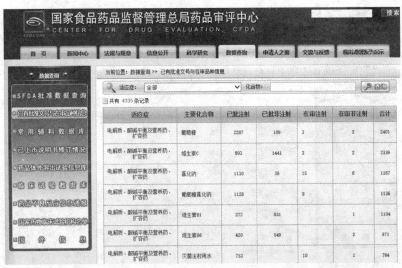

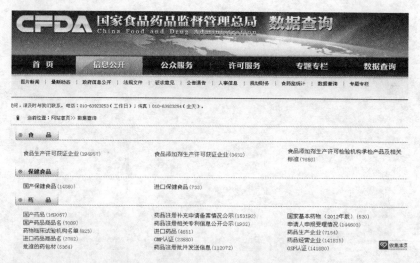

（2）总局药品审评中心网址：http：//www.cde.org.cn/

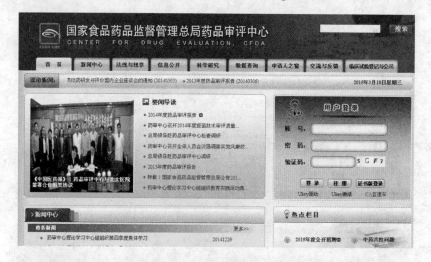

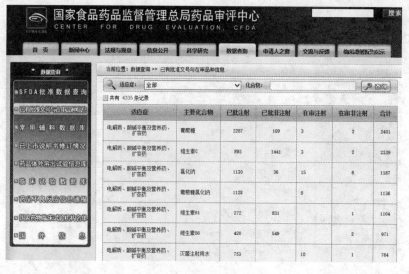

（3）省市的药监局网址：http：//www.tda.gov.cn/eap/main

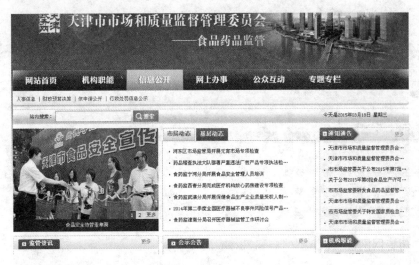

## 2. 国外网站

（1）美国食品药品监督管理局 FDA 网址：http：//www.fda.gov/

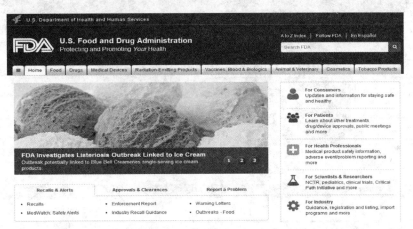

（2）欧盟药监局：http：//www.ema.europa.eu/ema/

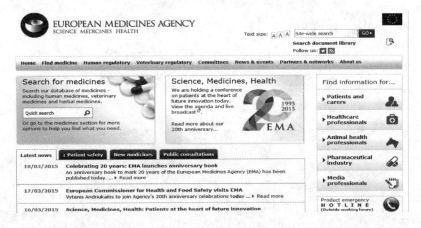

## 3. 支持性网站

（1）丁香园论坛网址：http：//xdrug.dxy.cn/bbs/board/114

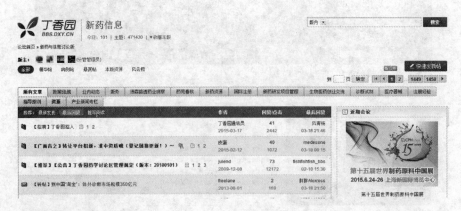

（2）药智网网址：http：//www.yaozh.com/

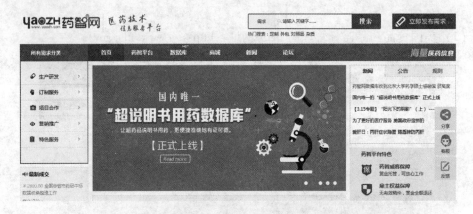

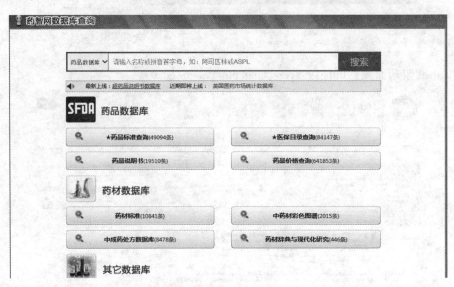

## 【实训任务】

任务一：熟悉药品注册网站

具体要求：

学习使用与注册相关的网站，熟悉查阅指导原则、数据查询、申报信息等索引途经。

任务二：利用网站完成实训任务

具体要求：

按照药品注册的流程将药品注册分为三个部分：产品立项；立项后研发；研发成功资料送国家局。经过上述网络的学习，模拟药品注册流程，将这三个部分分别需要用到哪些网站，查阅哪些资料信息，以及如何进行查阅，整理出实训报告。

# 实训 7-2　模拟某种药片（1 类化学药品）整理临床试验申报资料

## 【实训目的】

学会某一类药品的临床试验申报资料的整理。

## 【实训环境】

电脑、手机、网络、教室。

## 【实训内容】

申请新药注册必须按照《药品注册管理办法》所规定申请资料项目报送申请资料。新药申报资料侧重于综述资料（6 类）、药学研究资料（12 类）、药理毒理研究资料（10 类）、临床试验资料（5 类）四个方面。按照药物的类别、申报的阶段、注册分类的类别等分别作了不同的要求。参见教材中表 7-3、7-4。

## 【实训任务】

任务一：申报资料目录整理

具体要求：

1. 实验分组，根据课前所查资料，对照化学药品申报资料项目表，分组进行讨论。

2. 每组分别拟定某种药片（1 类化学药品）综述资料、药学研究资料、药理毒理研究资料、临床试验资料等材料申报资料目录的整理。

任务二：填写新药注册申请表

具体要求：

1. 通过上网搜集信息，列出本组申报资料的详细目录，写出每项资料的目的意义、写作思路和框架、获得来源、法规要求，最后填写新药注册申请表。

2. 以小组为单位，汇报成果。各组之间互相对申报资料目录及说明做出评价。

# 实训 7-3　辨别药品通用名、商品名和商标

## 【实训目的】

1. 分辨通用名和商品名，代表意义。
2. 分辨商品名和商标，代表意义。

## 【实训环境】

社会药店。

## 【实训内容】

在药品的包装上都应有药名。药名分通用名和商品名。通用名是国家规定的统一名称，同种药品的通用名一定是相同的。商品名是由不同生产药厂对自己制剂产品所起的名字，并经过注册具有专用权。

药品通用名定义：是由世界卫生组织编定的在全球范围通用和在药品标准中列入的名称，如阿司匹林、头孢曲松钠、复方伪麻片。任何药品包装、标签说明书上都应该标识通用名，一般来说，通用名应该最为醒目，选购药品时，消费者一定要弄清药品的通用名。

药品商品名定义：药品生产企业为了市场竞争和知识产权保护的需要，往往给自己生产的药品注册商品名，以示区别，如"巴米尔"为阿司匹林的商品名；"严迪"是罗红霉素分散片的商品名。一种药品由于生产企业、注册商标和剂型规格的不同，可能有很多种商品名。

所以同一种药物由不同药厂生产的制剂产品往往具有不同的商品名（不同品牌）。如：对乙酰氨基酚（通用名）是一种退热药，不同药厂用它生产制剂商品名有泰诺林、百服咛、必理通等。

## 【实训任务】

任务一：通用名、商品名、商标辨识

具体要求：

由学生自行收集、准备不同制剂剂型的药品包装盒，每组不低于 10 个。对收集到的药品名称进行辨识，列表写出收集药品的通用名、商品名和商标名。

任务二：熟悉药品信息

具体要求：

请同学们课下收集例子，每人列举出 10 种药品信息，包括：通用名、商品名、商标，并列出药品的功能主治，完成实训报告。

# 实训 7-4　药品专利侵权案件分析

## 【实训目的】

分辨是否构成药品专利侵权及类型。

## 【实训环境】

教室。

## 【实训内容】

分辨是否构成药品专利侵权，侵权类型，以及判决依据。

1. 三共制药诉北京万生药业专利侵权案

案情简介：万生药业等国内公司为了向 SFDA 申请奥美沙坦酯的新药证书和生产批件，在临床试验和注册申请过程中使用了三共株式会社的专利制备方法，该专利方法为三共株式会社于 2003 年 9 月在我国获得授权。2006 年 12 月，北京第二中级人民法院针对该专利侵权案作出一审判决，认定万生公司为了获得临床试验用药而使用三共株式会社的专利方法生产药品，以及使用这些药品进行临床试验和相关申报注册活动的行为，不构成专利侵权。

2. 邕江药业于 1996 年 7 月获得"L-赖氨酸盐酸用于制备治疗颅脑外伤药物的应用"发明专利权。2003 年夏季，邕江药业在市场上发现了三峡药业生产的药品舒朗 L-盐酸赖氨酸氯化钠注射液（以下简称舒朗注射液），该药品的宣传资料注明适应症为"颅脑外伤及其综合征"。邕江药业请求法院判令被告立即停止生产侵害产品，并销毁所有现存侵权药品，赔偿经济损失 60 万元。法院判决被告三峡药业生产的舒朗注射液不得使用于治疗颅脑外伤；生产的舒朗盐酸赖氨酸氯化钠注射液的外包装盒、使用说明书及药瓶标签上不得出现"本品能提高血-脑屏障通透性，有助于药物进入脑细胞内，可作为脑病的辅助治疗"字样。被告三峡药业赔偿原告邕江药业经济损失 40 万元。

3. 2006 年原告奥诺（中国）制药有限公司从专利人孔某购得一项"葡萄糖酸钙锌口服液"专利技术。该专利在审查过程中被审查员要求其修改，申请人对其专利要求进行了进一步限定，即将原权利要求书中的可溶性钙剂更改为活性钙。后来原告发现被告湖北午时药业公司生产并在河北等地广泛销售其产品新钙特牌"葡萄糖酸钙锌口服液"，遂原告提起诉讼。

## 【实训任务】

请同学们讨论，分辨以上案例是否构成药品专利侵权，侵权类型，以及判决依据。

（罗　迪）

# 项目八　药品生产管理

### 学习目标

**知识目标**　掌握药品生产准入、药品生产质量管理规范（GMP）的基本要求，熟悉药品生产监管的法规；了解 GMP 认证的过程。

**技能目标**　能通过查阅法规、收集资料，按程序完成药品生产准入申报、GMP 生产企业自检、认证申报等药品生产准入及质量管理工作。

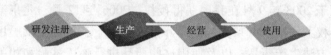

研发注册　　生产　　经营　　使用

## 任务一　药品生产准入、监督管理

### 任务导入

某学生制药工程专业毕业，现在一家药品生产企业从事技术工作，近期想与几个同学一起回家乡创办一家自己的企业，开办药品生产企业必须具备哪些条件？办理哪些手续？他能否通过查阅相关法律法规规定，独立或与别人合作整理药品生产许可的办理流程并加以实施？他能否尝试为他所在的企业进行一个药品委托生产的申报审批？

#### 江西福仁堂药业有限公司被依法吊销《药品生产许可证》

2012 年 2 月，江西福仁堂药业有限公司因持伪造的"委托加工批复"文件，生产销售假药，被江西省食品药品监督管理局依法吊销《药品生产许可证》。

江西省食品药品监督管理部门积极开展打击生产销售假药违法行为工作，对辖区内药品生产流通领域开展监督检查，根据线索认真查找案件证据。在监督检查中，发现江西福仁堂药业有限公司存在持伪造的"委托加工批复"文件，生产销售标识为其他厂家的"五子衍宗口服液、玉屏风口服液、感冒止咳糖浆、三蛇川贝糖浆"等假药的违法行为。根据国家局《关于严厉查处药品生产经营企业制售假药违法犯罪行为的通知》（国食药监电〔2011〕10 号）要求，江西省食品药品监督管理局于 2012 年 2 月 13 日作出行政处罚决定，对江西福仁堂药业有限公司没收违法所得 233 298 元，处以货值金额 5 倍罚款 1 166 490 元；吊销该公司《药品生产许可证》；该公司法定代表人李纬十年内不得从事药品生产、经营活动。

江西省食品药品监督管理局已将此案移送公安机关追究其刑事责任。

**问题**：什么是《药品生产许可证》？什么是药品委托生产？

药品生产是保证药品供应的主要环节，药品生产管理是药品监督管理的一个重要组成。

# 一、药品生产和药品生产企业

## （一）药品生产的概念与分类

**1. 药品生产的定义**　药品生产是指将药物原料加工制备成能供临床使用的各种剂型药品的整个过程。

**2. 药品生产的分类**　按照生产药品的产品不同，药品生产可分为原料药生产和制剂生产。

## （二）药品生产企业的概念和分类

**1. 药品生产企业的定义**　药品生产企业是指生产药品的专营企业或者兼营企业，是应用现代科学技术，获准从事药品生产活动，实行自主经营、独自核算、自负盈亏，具有法人资格的基本经济组织。

**2. 药品生产企业的分类**　药品生产企业按经济所有制类型的不同，可分为全民所有制、集体所有制、民营企业、股份公司、中外合资、中外合作、外资企业等；按企业规模可分为大型企业、中型企业和小型企业；按所生产的产品大致可分为化学药生产企业（包括原料和制剂）、中药制剂生产企业、生化制药企业、中药饮片生产企业和生物制品生产企业等。

# 二、药品生产企业开办　**考点提示**：药品生产许可的申请与审批

《药品管理法》第七条规定了我国对药品生产企业实行药品生产许可证制度，这也是药品生产企业的生产准入制度，"开办药品生产企业，须经企业所在地省、自治区、直辖市人民政府药品监督管理部门批准并发给《药品生产许可证》。无《药品生产许可证》的，不得生产药品。"因此要开办药品生产企业，必须获得药品生产许可证。

## （一）开办药品生产企业需要具备的条件

《药品生产监督管理办法》第四条规定：开办药品生产企业，除应当符合国家制定的药品行业发展规划和产业政策外，还应当符合以下条件：①具有依法经过资格认定的药学技术人员、工程技术人员及相应的技术工人，企业法定代表人或者企业负责人、质量负责人无《药品管理法》第七十六条规定的情形；②具有与其药品生产相适应的厂房、设施和卫生环境；③具有能对所生产药品进行质量管理和质量检验的机构、人员以及必要的仪器设备；④具有保证药品质量的规章制度。

国家有关法律、法规对生产麻醉药品、精神药品、医疗用毒性药品、放射性药品、药品类易制毒化学品等另有规定的，依照其规定。

## （二）申办许可需提交的材料

开办药品生产企业的申请人，应当向拟办企业所在地省级药品监督管理部门提出申请，并提交相应材料，见表8-1。

**表 8-1 开办企业提交申请资料**

| 序号 | 提交申请材料内容 |
|---|---|
| 1 | 申请人的基本情况及其相关证明文件 |
| 2 | 拟办企业的基本情况，包括拟办企业名称、生产品种、剂型、设备、工艺及生产能力；拟办企业的场地、周边环境、基础设施等条件说明以及投资规模等情况说明 |
| 3 | 工商行政管理部门出据的拟办企业名称预先核准通知书，生产地址及注册地址、企业类型、法定代表人或者企业负责人 |
| 4 | 拟办企业的组织机构图（注明各部门的职责及相互关系、部门负责人） |
| 5 | 拟办企业的法定代表人、企业负责人、部门负责人简历，学历和职称证书；依法经过资格认定的药学及相关专业技术人员、工程技术人员、技术工人登记表，并标明所在部门及岗位；高级、中级、初级技术人员的比例情况表 |
| 6 | 拟办企业的周边环境图、总平面布置图、仓储平面布置图、质量检验场所平面布置图 |
| 7 | 拟办企业生产工艺布局平面图（包括更衣室、盥洗间、人流和物流通道、气闸等，并标明人、物流向和空气洁净度等级），空气净化系统的送风、回风、排风平面布置图，工艺设备平面布置图 |
| 8 | 拟生产的范围、剂型、品种、质量标准及依据 |
| 9 | 拟生产剂型及品种的工艺流程图，并注明主要质量控制点与项目 |
| 10 | 空气净化系统、制水系统、主要设备验证概况；生产、检验仪器、仪表、衡器校验情况 |
| 11 | 主要生产设备及检验仪器目录 |
| 12 | 拟办企业生产管理、质量管理文件目录 |

## （三）药品生产许可的申请与审批程序

开办药品生产企业的申请人，应当向拟办企业所在地省级药品监管部门提出申请，省级药品监督管理部门收到申请后，应当根据不同情况分别作出处理，并应在自收到申请之日起 30 个工作日内，作出决定。具体流程见图 8-1。

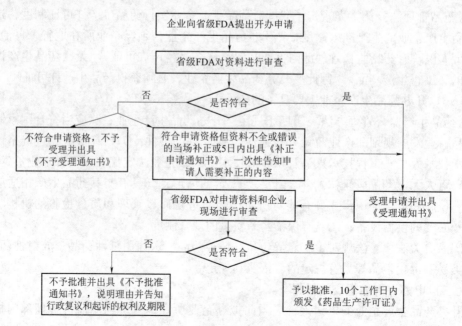

图 8-1 开办药品生产企业流程

新开办药品生产企业、药品生产企业新建药品生产车间或者新增生产剂型的，应当自取得药品生产证明文件或者经批准正式生产之日起30日内，按照国家食品药品监督管理局的规定向相应的（食品）药品监督管理部门申请《药品生产质量管理规范》认证。

### 三、药品生产许可证的管理 考点提示：药品生产许可证管理

由于药品特殊商品的性质，药品监督管理部门可以通过药品生产许可制度把好监督管理的第一关，从源头保证药品质量。

#### （一）药品生产许可证书内容

《药品生产许可证》载明的项目有：许可证编号、企业名称、法定代表人、企业负责人、企业类型、注册地址、生产地址、生产范围、发证机关、发证日期、有效期限等项目。如图8-2。

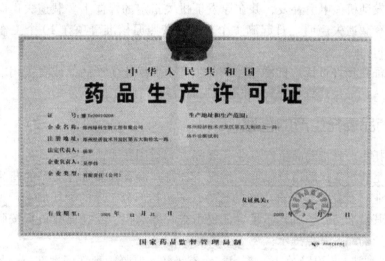

图8-2 某企业药品生产许可证

#### （二）药品生产许可证的变更管理

《药品生产许可证》的变更有两种，分为许可事项变更和登记事项变更。《药品生产许可证》变更后，原发证机关应当在《药品生产许可证》副本上记录变更的内容和时间，并按照变更后的内容重新核发《药品生产许可证》正本，收回原《药品生产许可证》正本，变更后的《药品生产许可证》有效期不变。**考点提示**：许可证变更事项

由（食品）药品监督管理部门核准的许可事项为：企业负责人、生产范围、生产地址。药品生产企业变更许可证许可事项的，应当在原许可事项发生变更30日前，向原发证机关提出《药品生产许可证》变更申请。未经批准，不得擅自变更许可事项。原发证机关应当自收到企业变更申请之日起15个工作日内作出是否准予变更的决定。

与工商行政管理部门核发的营业执照中载明的相关内容一致的登记事项为：企业名称、法定代表人、注册地址、企业类型等项目。药品生产企业变更许可证登记事项的，应当在工商行政管理部门核准变更后30日内，向原发证机关申请《药品生产许可

证》变更登记。原发证机关应当自收到企业变更申请之日起 15 个工作日内办理变更手续。

**（三）《药品生产许可证》的其他管理**

**1.《药品生产许可证》的换发**　《药品生产许可证》分正本和副本，正、副本具有同等法律效力，有效期为 5 年。《药品生产许可证》有效期届满，需要继续生产药品的，药品生产企业应当在有效期届满前 6 个月，向原发证机关申请换发《药品生产许可证》。

原发证机关结合企业遵守法律法规、GMP 和质量体系运行情况，按照《药品生产监督管理办法》关于药品生产企业开办的程序和要求进行审查，在《药品生产许可证》有效期届满前作出是否准予其换证的决定；符合规定准予换证的，收回原证，换发新证。

**2.《药品生产许可证》的补发**　若《药品生产许可证》有遗失，药品生产企业应当立即向原发证机关申请补发，并在原发证机关指定的媒体上登载遗失声明；原发证机关在企业登载遗失声明之日起满 1 个月后，按照原核准事项在 10 个工作日内补发《药品生产许可证》。

**3.《药品生产许可证》的缴销**　药品生产企业终止生产药品或者关闭的，由原发证机关缴销《药品生产许可证》，并通知工商行政管理部门。

## 四、药品委托生产的管理

药品委托生产是指药品生产企业（委托方）在因技术改造暂不具备生产条件和能力或产能不足暂不能保障市场供应的情况下，将其持有药品批准文号的药品委托其他药品生产企业（受托方）全部生产的行为，不包括部分工序的委托加工行为。委托生产的药品，其批准文号不变，质量责任仍由委托方承担，受托方只负责按照委托方要求的标准生产药品。**考点提示：** 委托生产的界定

《药品管理法》（2013 修正）规定，经省级药品监督管理部门批准，药品生产企业可以接受委托生产药品。为加强药品委托生产审批和监督管理工作，CFDA 组织制定了《药品委托生产监督管理规定》自 2014 年 10 月 1 日起实施，适用于境内药品生产企业之间委托生产药品的申请、审查、许可和监督管理。各省（区、市）食品药品监督管理局负责履行全部药品委托生产审批职责，总局不再受理药品委托生产申请。自 2014 年 10 月 1 日起受理的药品委托生产申请，其审批和监督管理工作应当严格遵照《规定》执行。之前受理的，按原有规定审批。

总局批准的药品委托生产，有效期届满需要继续委托生产的，由各省（区、市）食品药品监督管理局负责审批。对于《规定》新增加的不得委托生产的药品，已经批准的，在《药品委托生产批件》有效期内可继续生产，有效期届满应停止委托生产，并不得再审批。

一般药品的委托生产申请，由委托生产双方所在地省级药品监督管理部门负责受理和审批。麻醉药品、精神药品、药品类易制毒化学品及其复方制剂，医疗用毒性药品，生物制品，多组分生化药品，中药注射剂和原料药不得委托生产。**考点提示：** 委托生产品种限制

## （一）委托方和受委托方的相关要求

**1. 委托方要求**　委托方应当是取得该药品批准文号的药品生产企业，负责委托生产药品的质量。委托方应当对受托方的生产条件、技术水平和质量管理情况进行详细考查，向受托方提供委托生产药品的技术和质量文件，确认受托方具有受托生产的条件和能力。对委托生产的全过程进行指导和监督，负责委托生产药品的批准放行。在委托生产的药品包装、标签和说明书上，应当标明委托方企业名称和注册地址、受托方企业名称和生产地址。

**2. 受托方要求**　受托方应是持有与委托生产药品相适应的《药品生产质量管理规范》认证证书的药品生产企业。应按照《药品生产质量管理规范》进行生产，并按照规定保存所有受托生产文件和记录。委托生产药品的双方应当签订书面合同，内容应当包括质量协议，明确双方的权利与义务，并具体规定双方在药品委托生产管理、质量控制等方面的质量责任及相关的技术事项，且应当符合国家有关药品管理的法律法规。图 8-3。

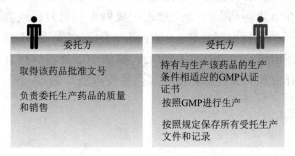

图 8-3　委托方和受托方的相关要求

## （二）药品委托生产审批程序

委托生产是对现有药品生产的补充，是解决市场供应不足，满足临床用药需求的暂时性措施。只有在因技术改造暂不具备生产条件和能力或产能不足暂不能保障市场供应的情况下，药品生产企业方可申请委托生产。这是药监部门批准委托生产的原则。药品委托生产的审批流程见图 8-4。

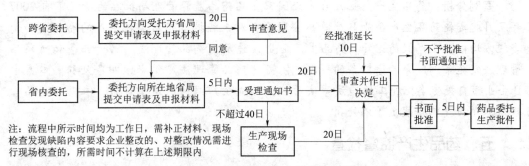

图 8-4　药品委托生产的审批流程

《药品委托生产批件》有效期不得超过 3 年。委托生产双方的《药品生产许可证》、《药品生产质量管理规范》认证证书或委托生产药品批准证明文件有效期届满未延续的,《药品委托生产批件》自行废止。《药品委托生产批件》有效期届满需要继续委托生产的,委托方应当在有效期届满3个月前,申报办理延续手续。

药品生产企业接受境外制药厂商的委托在中国境内加工药品的,应当在签署委托生产合同后30日内向所在地省级药品监督管理部门备案。所加工的药品不得以任何形式在中国境内销售、使用。省级药品监督管理部门应当将药品委托生产的批准、备案情况报国务院药品监督管理部门。**考点提示:** 跨国委托加工规定

**(三)药品委托生产监管**

各省、自治区、直辖市食品药品监督管理局应当组织对本行政区域内委托生产药品的企业(包括委托方和受托方)进行监督检查。

对于委托方和受托方不在同一省、自治区、直辖市的,委托方所在地省、自治区、直辖市食品药品监督管理局可以联合受托方所在地省、自治区、直辖市食品药品监督管理局组织对受托方受托生产情况进行延伸检查。

监督检查和延伸检查发现企业存在违法违规行为的,依法予以处理。

药品生产企业在申请药品委托生产过程中提供虚假材料,或者采取欺骗、贿赂等不正当手段取得《药品委托生产批件》的,应当予以撤销,三年内不受理该申请人提出的该药品委托生产申请;涉及违法行为的,依法予以处理。擅自委托或者接受委托生产药品的,对委托方和受委托方均依照《药品管理法》第74条的"无证生产"的规定予以处罚。

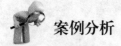 **案例分析**

### 擅自委托生产药品案

**案情简介:** 某药品生产企业A在未获得《药品委托生产批件》的情况下自2007年7月起委托药品生产企业B生产感冒胶囊,由A厂提供原料。药监执法人员根据举报对B厂进行检查并查获成品100箱、半成品10万粒,货值总计10万元。对A、B企业的行为应如何处罚?

**案例分析:** 药品生产企业A在未经国家食品药品监督管理局批准的情况下自2007年7月起委托药品生产企业B生产感冒胶囊,对未经批准擅自委托生产的委托方和受委托方均依照生产假药论处。药品生产企业A违反《药品管理法》第十三条和《药品管理法实施条例》第六十四条的规定,依据《药品管理法》第七十四条处罚。本案中B企业擅自接受委托加工的违法事实存在,构成生产假药的违法行为,依据《药品管理法》第七十四条规定予以处罚。

## 五、药品生产监督检查

药品生产监督管理是指药品监督管理部门依法对药品生产条件和生产过程进行审查、许可、认证、检查的监督管理活动。国家药品监督管理部门直接对药品生产企业进行监督检查,并对省(食品)药品监督管理部门的监督检查工作机构认证通过的生产企业《药品生产质量管理规范》的实施及认证情况进行监督和抽查。

省级药品监督管理部门负责本行政区域内药品生产企业的监督检查工作，应建立实施监督检查的运行机制和管理制度，明确市级和县级（食品）药品监督管理机构检查职责。

**（一）药品生产监督检查的主要内容**

药品生产企业执行有关法律、法规及实施《药品生产质量管理规范》的情况。包括《药品生产许可证》换发的现场检查、《药品生产质量管理规范》跟踪检查、日常监督检查等。

**（二）监督检查时药品生产企业应提供的情况和材料**

1. 企业生产情况和质量管理情况自查报告。

2.《药品生产许可证》副本和营业执照复印件，《药品生产许可证》事项变动及审批情况。

3. 企业组织机构、生产和质量主要管理人员以及生产、检验条件的变动及审批情况。

4. 药品生产企业接受监督检查及整改落实情况。

5. 不合格药品被质量公报通告后的整改情况。

6. 检查机关需要审查的其他必要材料。

**（三）监督检查时记载的主要内容**

监督检查完成后，（食品）药品监督管理部门在《药品生产许可证》副本上载明检查情况。主要记载以下内容：①检查结论；②生产的药品是否发生重大质量事故，是否有不合格药品受到药品质量公报通告；③药品生产企业是否有违法生产行为，及其查处情况。

# 任务二 《药品生产质量管理规范》认知

**任务导入**

要成为药品生产企业的员工，首先要了解 GMP。什么是 GMP？药品生产技术人员、质量管理人员应具备哪些 GMP 基本知识和技能？

## 不规范操作惹祸端

2003 年 8 月 5 日，某制药有限公司大输液生产车间因设备故障，致使大量印有当天批号、日期的标签浪费，该车间包装组组长图省事，未按规定程序将剩余的标签计数上报，而是自行撕毁部分标签后，将约 5000 张完整的标签随手扔进了垃圾篓，并电话通知了负责标签监销的质检员。8 月 25 日，接药监局通知，该公司 8 月 5 日生产的大输液产品在本市医院发生多起热原反应病例，责令公司立即停止生产和销售该产品，查明原因。经初步调查，医院使用的该大输液产品在玻璃瓶、标签等方面与该公司完全相符，如果确实是产品本身的原因，公司将损失惨重。为此，该公司大输液车间全面停产整顿，赔偿患者及医院损失计 200 万元人民币。一个月后，公司在调查中意外发现市场上使用的该批产品在数量上超出公司当天生产的总数，经深入调查，真相大白，发生问题的产品源于当地的一家生产大输液的医院，该医院使用了该公司废弃的当天未销毁的标签，冒充该公司的产品，致该公司蒙冤。

## 清场不彻底酿大祸

2007年6月2日，7岁的白血病患者严甄妮可能再也站不起来了，只因为她的颈椎被注射了受污染的鞘内注射用抗癌药甲氨蝶呤。当时因注射这一受污染药物出现不良反应的，在全国至少有193例。2007年9月14日，卫生部、国家食品药品监督管理局联合发布调查结果显示，是制药厂在生产过程中，现场操作人员将硫酸长春新碱尾液（另一种不能用于鞘内注射的抗肿瘤药物）混于注射用甲氨蝶呤及盐酸阿糖胞苷等批号药品中，导致了多个批次的药品被硫酸长春新碱污染，造成重大的药品生产质量责任事故。

问题：生产企业怎样生产出安全有效的药品？如何最大限度地降低药品生产过程的差错、污染和交叉污染？

## 一、药品生产的基本概念　考点提示：概念

药品生产包含了物料的采购、原辅料的加工、质量控制、审核放行、贮存、发运及相关控制等一系列活动。与药品生产相关的概念有：

**1. 物料**　指原料、辅料和包装材料。如：化学药品制剂的原料是指原料药；生物制品的原料是指原材料；中药制剂的原料是指中药材、中药饮片和外购中药提取物；原料药的原料是指用于原料药生产的除包装材料以外的其他物料。

**2. 原辅料**　除包装材料之外，药品生产中使用的任何物料。

**3. 包装材料**　药品包装所用的材料，包括与药品直接接触的包装材料和容器、印刷包装材料，但不包括发运用的外包装材料。

**4. 印刷包装材料**　指具有特定式样和印刷内容的包装材料，如印字铝箔、标签、说明书、纸盒等。

**5. 包装**　待包装产品变成成品所需的所有操作步骤，包括分装、贴签等。但无菌生产工艺中产品的无菌灌装，以及最终灭菌产品的灌装等不视为包装。

**6. 产品**　包括药品的中间产品、待包装产品和成品。

**7. 中间产品**　指完成部分加工步骤的产品，尚需进一步加工方可成为待包装产品。

**8. 待包装产品**　尚未进行包装但已完成所有其他加工工序的产品。

**9. 成品**　已完成所有生产操作步骤和最终包装的产品。

**10. 产品生命周期**　产品从最初的研发、上市直至退市的所有阶段。

**11. 工艺用水**　药品生产工艺中使用的水，包括：饮用水、纯化水、注射用水。

**12. 纯化水**　为饮用水经蒸馏法、离子交换法、反渗透法或其他适宜的方法制备的制药用水，不含任何附加剂。

**13. 供应商**　指物料、设备、仪器、试剂、服务等的提供方，如生产商、经销商等。

**14. 洁净区**　需要对环境中尘粒及微生物数量进行控制的房间（区域），其建筑结构、装备及其使用应当能够减少该区域内污染物的引入、产生和滞留。

**15. 气锁间** 设置于两个或数个房间之间（如不同洁净度级别的房间之间）的具有两扇或多扇门的隔离空间。设置气锁间的目的是在人员或物料出入时，对气流进行控制。气锁间有人员气锁间和物料气锁间。

**16. 污染** 在生产、取样、包装或重新包装、贮存或运输等操作过程中，原辅料、中间产品、待包装产品、成品受到具有化学或微生物特性的杂质或异物的不利影响。

**17. 交叉污染** 不同原料、辅料及产品之间发生的相互污染。

**18. 操作规程** 经批准用来指导设备操作、维护与清洁、验证、环境控制、取样和检验等药品生产活动的通用性文件，也称标准操作规程。

**19. 工艺规程** 为生产特定数量的成品而制定的一个或一套文件，包括生产处方、生产操作要求和包装操作要求，规定原辅料和包装材料的数量、工艺参数和条件、加工说明（包括中间控制）、注意事项等内容。

**20. 待验** 指原辅料、包装材料、中间产品、待包装产品或成品，采用物理手段或其他有效方式将其隔离或区分，在允许用于投料生产或上市销售之前贮存、等待作出放行决定的状态。

**21. 复验期** 原辅料、包装材料贮存一定时间后，为确保其仍适用于预定用途，由企业确定的需重新检验的日期。

**22. 发放** 指生产过程中物料、中间产品、待包装产品、文件、生产用模具等在企业内部流转的一系列操作。

**23. 放行** 对一批物料或产品进行质量评价，作出批准使用或投放市场或其他决定的操作。

**24. 发运** 指企业将产品发送到经销商或用户的一系列操作，包括配货、运输等。

**25. 批** 经一个或若干加工过程生产的、具有预期均一质量和特性的一定数量的原辅料、包装材料或成品。为完成某些生产操作步骤，可能有必要将一批产品分成若干亚批，最终合并成为一个均一的批。在连续生产情况下，批必须与生产中具有预期均一特性的确定数量的产品相对应，批量可以是固定数量或固定时间段内生产的产品量。例如：口服或外用的固体、半固体制剂在成型或分装前使用同一台混合设备一次混合所生产的均质产品为一批；口服或外用的液体制剂以灌装（封）前经最后混合的药液所生产的均质产品为一批。

**26. 批号** 用于识别一个特定批的具有唯一性的数字和（或）字母的组合。

**27. 批记录** 用于记述每批药品生产、质量检验和放行审核的所有文件和记录，可追溯所有与成品质量有关的历史信息。

**28. 文件** 本规范所指的文件包括质量标准、工艺规程、操作规程、记录、报告等。

**29. 重新加工** 将某一生产工序生产的不符合质量标准的一批中间产品或待包装产品的一部分或全部，采用不同的生产工艺进行再加工，以符合预定的质量标准。

**30. 返工** 将某一生产工序生产的不符合质量标准的一批中间产品或待包装产品、成品的一部分或全部返回到之前的工序，采用相同的生产工艺进行再加工，以符合预定的质量标准。

**31. 回收** 在某一特定的生产阶段，将以前生产的一批或数批符合相应质量要求的产品的一部分或全部，加入到另一批次中的操作。

**32. 阶段性生产方式** 指在共用生产区内，在一段时间内集中生产某一产品，再对相应的共用生产区、设施、设备、工器具等进行彻底清洁，更换生产另一种产品的方式。

**33. 物料平衡** 产品或物料实际产量或实际用量及收集到的损耗之和与理论产量或理论用量之间的比较，并考虑可允许的偏差范围。

**34. 警戒限度** 系统的关键参数超出正常范围，但未达到纠偏限度，需要引起警觉，可能需要采取纠正措施的限度标准。

**35. 纠偏限度** 系统的关键参数超出可接受标准，需要进行调查并采取纠正措施的限度标准。

**36. 检验结果超标** 检验结果超出法定标准及企业制定标准的所有情形。

**37. 确认** 证明厂房、设施、设备能正确运行并可达到预期结果的一系列活动。

**38. 验证** 证明任何操作规程（或方法）、生产工艺或系统能够达到预期结果的一系列活动。

**39. 质量标准** 详细阐述生产过程中所用物料或所得产品必须符合的技术要求；质量标准是质量评价的基础。

**40. 全面质量管理** 一种以质量为中心，以全员参与为基础的管理方法，目的在于通过让顾客满意和本组织所有成员及社会受益而达到长期成功。

**41. 质量控制** 为保持某一产品、过程或服务质量满足规定的质量要求所采取的作业技术和活动。

**42. 质量保证** 为使人们确信某一产品、过程或服务质量能满足规定的质量要求所必需的有计划、有系统的全部活动。

## 二、GMP 概述

GMP 是英文 Good Manufacturing Practice for Drugs 的缩写，直译为"优良的生产规范"之意。是在药品生产全过程中，用科学、合理、规范化的条件和方法来保证生产优良药品的一整套科学管理办法。是药品生产和质量管理的基本准则。也是一套适用于制药、食品等行业的强制性标准。

GMP 作为生产企业药品质量管理体系的一部分，是药品生产管理和质量控制的基本要求，旨在最大限度地降低药品生产过程中污染、交叉污染以及混淆、差错等风险，确保持续稳定地生产出符合预定用途和注册要求的药品。**考点提示：GMP 的含义**

药品生产过程存在污染、交叉污染、混淆和差错等风险，不能简单按照质量标准通过检验来发现问题，必须在生产过程中加以控制。我国新版 GMP 中引入风险管理的理念，并相应增加了一系列新制度，如：供应商的审计和批准、变更控制、偏差管理、超标（OOS）调查、纠正和预防措施（CAPA）、持续稳定性考察计划、产品质量回顾分析等，分别从原辅料采购、生产工艺变更、操作中的偏差处理、发现问题的调查和纠正、上市后药品质量的持续监控等方面，对各个环节可能出现的风险进行管理和控制，促使生产企业建立全链条的、相应的制度，及时发现影响药品质量的不安全因素，主动防范质量事故的发生，以最大限度保证产成品和上市药品的质量。同时，新版GMP引入了质量管理体系的新理念。明确要求制药企业应当建立全面、系统、严密的质量管理体系，并且必须配备足够的资源，包括人力资源和管理制度来保证质量体系的有效运行。另外，以往人们多认为，质量管理和实施GMP是质量管理部门和质量管理人员的事情。新版GMP体现了全员参与质量的理念，强调法人、企业负责人，包括质量负责人、质量受权人等高层管理人员的质量职责，使得药品生产企业的质量管理更为全面深入。这是对"企业是药品质量第一责任人"的进一步落实，体现了制度化管理的现代企业管理理念。

　　GMP的特点是：①是通用的原则性规定；②防患于未然；③强调有效性的验证；④管理系统要求生产部门和质量控制部门两权分离；⑤强调人员素质、卫生要求、无菌要求、核对制度及检查员制度。

## 三、GMP 实施简史

　　**1. 国际 GMP 发展历史**　　美国是世界上第一个将药品生产质量管理制度形成法定性规范的国家。在美国首版GMP批准以前，美国食品药品监督管理局（以下简称美国FDA）对药品生产和管理的监督尚处在"治标"的阶段，他们把注意力集中在药品的抽样检验上。当时，样品检验的结果是判别药品质量的唯一法定依据。样品按USP（美国药典）和美国国家处方集的要求检验合格，即判合格；反之，则判为不合格。但美国FDA的官员在他们的监督管理实践中发现，被抽检样品的结果并不都能真实地反映市场上药品实际的质量状况，被抽检样品的结果合格，其同批药品的质量在事实上可能不符合标准。美国FDA为此对一系列严重的药品投诉事件进行了详细的调查。调查结果表明，多数事故是由于药品生产中的交叉污染所致。1961年，又发生了震惊世界的"反应停"事件。这场灾难虽没有波及美国，但在美国社会激起了公众对药品监督和药品法规的普遍重视，促使美国国会于1962年对原《食品、药品和化妆品法案》（1906年）进行了一次重大修改。1962年美国《食品、药品和化妆品法》的修正案，对制药企业有如下三方面的要求：第一，要求制药企业对出厂的药品提供两种证明材料，不仅要证明药品是有效的，还要证明药品是安全的。第二，要求制药企业要向FDA报告药品的不良反应。第三，要求制药企业实施药品生产和质量管理规范（GMP）。

　　美国FDA于1963年颁布了世界上第一部《药品生产质量规范》（GMP），药品生产企业如果没有实施GMP，其产品不得出厂销售。1978年美国FDA再次颁布药品制剂生产质量管理规范（以下简称cGMP）。cGMP规定，按规范要求生产是法定的要求，如果制药企业不按cGMP要求组织生产，不管样品抽检是否合格，FDA都有权将这样生产出来的药品视为视作伪劣药品不予认可。（我国药典凡例中明确规定：任何违反GMP或未经批准添加物质所生产的药品，即使符合《中国药典》或按照《中国药典》没有检出其添加物质或相关杂质，亦不能认为其符合规定）。GMP的公布从这个意义上来说，是药品生产质量管理中"质量保证"概念的新的起点。**考点提示**：第一部GMP

知识链接

### 美国的 cGMP 的特点

美国的 GMP 又称为 cGMP（Current Good Manufacture Practices），是为了确保药品和医疗器械的生产过程中安全性与有效性，强调实施动态的 cGMP。其特点是：第一，强调动态性。药品生产与质量管理的现场管理，只有具体的工作现场达到了 GMP 的标准才是真正达到了 GMP 标准。因此，GMP 的实施侧重对操作员工的现场操作的管理。同时，cGMP 强调生产与质量管理过程的真实性、及时性与规范性，不仅仅通过最终产品的检验来证明达到质量要求，而是在药品生产的全过程中实施科学的全面管理和严密的监控来获得预期质量。第二，强调验证的重要性。美国 FDA 认为达到 cGMP 的途径有很多，只要药品生产企业经过了充分的验证，有数据证明自己的方法是正确的就可以采用。这一观点的灵活性，也包含了美国 FDA 在 cGMP 实施过程中，鼓励企业创新的观念。第三，强调批记录的重要性。有了真实、及时、规范的记录，才能对生产与质量管理活动的效果进行有效率的追溯，才能为今后持续改进提供基础性支持。如果记录失去真实、及时、规范这些要素，将使得整个生产与质量管理过程变的混乱不清。此外，要求所有与药品生产有关的记录必须完整保存，随时可接受检查。

　　GMP 的理论在此后多年的实践中经受了考验，获得了发展，它在药品生产和质量保证中的积极作用逐渐被各国政府所接受。自从美国 FDA 首先制定颁布了 GMP 作为美国制药企业指导药品生产和质量管理的法规后，WHO 于 1969 年向全世界推荐了 WHO 的 GMP。1969 年 WHO 的 GMP 的公布标志着 GMP 的理论和实践开始从一国走向世界。在此后的 30 多年内，世界很多国家、地区为了维护消费者的利益和提高本国药品在国际市场的竞争力，根据药品生产和质量管理的特殊要求，以及本国的国情，分别制订了自己的 GMP，一个推行 GMP 的热潮，在全世界兴起起来。

　　WHO 的《国际贸易中药品质量认证制度》中明确规定：出口药品的生产企业必须提供有关生产和监控条件，说明生产系统按 GMP 的规定进行。**考点提示：** 药品国际贸易与 GMP　因此，按照 GMP 要求生产，成为药品进入国际市场的前提，受到各国政府的高度重视。特别是西方发达国家，如英国、意大利、奥地利、瑞士、瑞典、丹麦、挪威、冰岛、西德、芬兰等，均在 70 年代便制定并推行了适合本国实际的 GMP，从原料投入到成品出厂，从硬件到软件等环节提出了相当严格的标准，美、日、德等国还将 GMP 的推行纳入法制轨道，使药品质量和质量管理的地位获得极大提高。亚洲推行 GMP 也较快，尤其是日本，早在 1973 年便制定了 GMP，1980 年又制定了实施细则，作为法定标准实行。政府对实施 GMP 一方面采用引导和鼓励政策，一方面不断加以研究、改进和提高。日本各大制药企业如武田、盐野义、山之内等相继制定了本企业更加严格的标准更高的企业 GMP。我国台湾，于 1982 年颁布了岛内的 GMP，并规定 5 年内如达不到标准，生产企业必须停产，已实施 GMP 的企业所增加的设施可享受投资扣税奖励，进口的重要设备和仪器，可以降低进口关税等，以鼓励企业实施 GMP。强制和引导手段合理使用，到目前为止岛内制药企业全部达到了 GMP 要求。为使制药企业能继续保持 GMP 标准，每两年至少检查一次，若发现不符合者，终止授予合格证。日本、韩国等国以及我国台湾地区在实施 GMP 过程中不仅对化学药品的生产企业，而且也对中药（汉方药）生产企业实施 GMP。

随着 GMP 的不断推广和日益完善，其基本原则要点也得到了确定，即保证生产药品符合法定质量标准，保证药品质量的均一性；防止生产中药品的混批、混杂、污染和交叉污染等。同时，确立了 GMP 的指导思想是"一切药品的质量形成都是生产出来的，而不是检验出来的"。**考点提示：** GMP 的指导思想

我国 GMP 产生于 20 世纪 70 年代末，其背景是对外开放政策和出口药品的需要，首先在一些有国际贸易的制药企业和某些出口产品生产中试行。1982 年由当时负责行业管理的中国医药工业公司制订了《药品生产管理规范（试行本）》，并于 1985 年修订为《药品生产管理规范》。1988 年由卫生部颁布了我国国家级的《药品生产质量管理规范（草案）》，以后在对部分药品生产企业调研后作了较大的修订，颁布了 1992 年修订版。1998 年国家药品监督管理局在总结了我国实施 GMP 经验的基础上，参照 WHO 和一些国家颁布的 GMP 规定，对 92 版《规范》的部分章节、条文作了修订和补充，颁布了《药品生产质量管理规范（1998 年修订）》和附录，并首次在我国药品生产企业中强制推行。该版 GMP 由此成为我国具有法规效力的第一部 GMP。2010 年卫生部对 GMP 进行再次修订完善，出台了《药品生产质量管理规范（2010 年修订）》，并陆续发布了 8 个附录，2010 版 GMP 于 2011 年 3 月起实施。这部 GMP 以欧盟 GMP 为蓝本，参考了 WHO、美国和日本的 GMP，根据我国药品生产企业实际情况制订。

应注意的是，GMP 是保证药品生产质量的最低标准，达到 GMP 标准是企业生产药品的最低要求。企业可以结合自身技术与市场竞争要求采取多样化的手段制订企业内部产品标准，但以不会影响和降低 GMP 本身要求为限。尽管各国 GMP 在规定的内容上基本相同，但由于各国的国情与制药工业的发展水平各不相同，因此在内容要求的精度和严格程度上各不相同。

## 四、实施 GMP 的目的

WHO 对制定和实行 GMP 制度的意义做过以下阐述："在药品生产中，为了保证使用者得到优质药品，实行全面质量管理极为重要。在生产为抢救生命或为恢复或保持健康所需的药品时，不按准则而随意行事的操作方式是不允许的。要想对药品生产制定必要的准则，使药品质量符合规定的要求，这无疑是不容易的。下面是我们推荐的为生产符合规定质量要求药品的规范。恪守这些规范的准则，加上从生产周期开始到终了的各种质量检验，将显著的有助于生产成批均匀一致的优质产品。"**考点提示：** 实施 GMP 的意义

**（一）GMP 是防止药品在生产中发生差错、混淆和污染，确保药品质量的有效手段**

有利于为制药企业提供一套药品生产和质量管理所遵循的基本原则和方法，促进企业强化质量管理，有助于企业管理现代化，采用新技术、新设备，提高产品质量和经济效益，是企业和产品增强竞争力的重要保证。

**（二）淘汰落后的管理办法，强化符合 GMP 要求的管理，是企业发展的必由之路**

随着国务院药品监督管理部门对《药品生产质量管理规范》、《药品 GMP 认证管理办法》、《药品 GMP 认证工作程序》等有关法规的颁布，以及国家在药品注册、药品生

产许可证的换发、药品定价等方面倾斜性政策的执行，制药企业的 GMP 认证工作已经由被动的行为变为企业自身发展的需求。与此同时，GMP 的实施对传统管理体系的各个方面均提出了挑战，一些不适应 GMP 的管理要求的做法必然会逐渐退出历史舞台。

**（三）实施 GMP 是企业形象的重要象征，是医药企业对社会公众用药安全高度负责精神的具体体现**

实施药品生产质量规范化管理有利于提高企业和监督管理人员素质，增强质量意识，提高我国民族制药工业的整体水平。

**（四）企业通过 GMP 认证是医药产品进入国际市场的先决条件**

大部分国家和地区都颁布了 GMP，内容的基本原则是一致的，WHO 的 GMP 已成为国际通用的药品生产及质量管理所必须遵循的原则。进行 GMP 认证是符合质量管理国际化、标准化、动态管理的发展趋势的。

## 五、我国 GMP 的基本要素

从质量管理的角度，GMP 可以分为质量控制系统和质量保证系统两大方面。对原辅料、中间品、产品的系统质量控制，称为质量控制系统。对生产过程中易产生的人为差错、混淆、污染等问题进行系统的严格管理，防止一切影响产品质量下降的因素发生以保证药品质量，被称为质量保证系统。实施 GMP 的目标是要建立和健全完善的质量保证体系，把影响药品质量的不利因素降到最低程度。**考点提示：GMP 的两大系统**

**（一）硬件要素　考点提示：GMP 的四个基本要素**

硬件是指药品生产与质量管理所涉及的环境、厂房设施、仪器设备、物料用品等。在 GMP 实施的过程中，硬件的建设、改造和完善是药品生产企业投入最刚性、最大的一个要素。第一，对于一定的药品品种来说，必须要购置和药品生产工艺匹配的生产与检验设备，如果没有这些设备就不可能进行正常的药品生产与质量控制，也不可能满足 GMP 标准。第二，购买硬件的价格，比如购买空调净化系统、纯化水制备系统、药品生产设备、高效液相分析仪，包括生产所用的原料、辅料和包装材料等的价格，在一定条件下是固定，也就是必须投入一定成本，才能达到规定的标准。硬件投入所占 GMP 实施总体投入的比例是非常高的，一般其所占 GMP 建设与改造总投入的比例在 70% 以上。第三，硬件建设一旦完成，在今后的生产与质量管理活动中如果发生问题，进行改动也是非常困难，改动的投入也是不会小。比如，对于粉针剂生产线来说，由于粉针剂产品对尘粒污染和微生物污染控制有很高要求，因而对生产环境所使用的空调净化系统包括这个系统的安装、运行要求都很高，即使这个空调净化系统本身达到标准，如果安装与运行没有达到标准，实际工作环境就达不到规定标准，就要进行重新安装，如果安装产生的问题比较大，那么改造成本也会很高。因此，硬件是 GMP 实施过程中基础性要素。

**（二）软件要素**

质量是设计和制造出来的，而产品的质量要通过遵循各种标准的操作和管理制度来保证，这就需要一套经过验证的，具有实用性、可行性的软件。同时，各种技术标准、管理标准、工作标准是在长期的生产过程及各类验收检查、质量回顾中逐步形成的，随着企业生产与质量管理的水平不断发展而发展。因此，对于软件这个要素，企业必须严格根据硬件包括工艺的要求，认真制订，在制订过程要进行必要的验证，确保所制订的软件能达到规定的使用标准。有案例表明，某些工艺规程在经过GMP验证后证明达不到预期质量目标，必须进行修订。由于软件进行升级、改进的成本比较低，企业对已经制订好的软件要不断进行改进。良好的文件是质量保证体系不可缺少的基本部分，是实施GMP的关键，其目的在于保证生产经营活动的全过程按书面文件进行运作、减少口头交接所产生的错误。药品生产企业都应建立一套由标准和记录组成的文件系统，必须建立和健全一切涉及药品生产、质量控制、营销活动所必须的书面标准、规程、办法、程序、职责、工作内容等，并建立和健全实际生产活动中执行标准的每一项行为的记录。

### (三) 人员要素

从产品设计、研制、生产、质控到销售的全过程中，人是最关键的要素，产品质量的好坏是全体员工工作质量的反映。就实际工作和药品生产与质量管理而言，人的素质由以下几个方面构成，第一，学历及其水平，也就是人必须具有和其工作相匹配的正规教育背景，比如从事药品生产管理的必须具有药学学历，从事药品质量检验的必须具有药物分析学历等等。第二，资历及其经验，所谓资历就是从事某项工作的年限，经验就是有没有处理问题的能力，比如从事生产管理，如果没有从事过具体生产操作，没有实际进行生产管理工作的经验，就不能做生产管理的工作。第三，培训及其考核，具体岗位的工作，比如片剂生产环节中的压片操作，从事这个工作就必须经过专业培训，并且经过考核合格后才能上岗操作。再如，对冻干粉针无菌分装岗位的操作人员定期进行培养无菌灌装考核，就是建立在科学培训基础上的工作质量"再验证"，以调动员工学习的积极性，使质量意识深入人心，确保产品的质量。

### (四) 工作现场要素

在生产与质量管理的实际工作中或在工作现场，硬件、软件和人员组成了工作现场。通过这三个要素的组合形成了工作现场这个要素。第一，工作现场要素的水平和硬件、软件与人员要素各自的水平没有成正比的线形关系。第二，工作现场有关要素的组合水平是企业实际生产与质量管理水平的体现，即企业实际管理水平不是体现在有多好的硬件、软件和人员，而是体现在即使在硬件、软件和人员同样的条件下效率很高。第三，工作现场要素提升空间很大，提升效果快而且高。企业在实施GMP的过程中，要紧紧把握，工作现场各要素组合有没有效率的关键就是，工作现场是不是在按规定好的工作软件，在真实、及时和规范的工作并形成真实、及时和规范标准的记录。这样就能为工作现场要素的持续改进打下基础。

## 六、我国 GMP 的管理内容

2010版GMP共有14章313条，于2010年10月19日经卫生部部务会议审议通过，自2011年3月1日起施行。

附录共五部分，明确了无菌药品、原料药、生物制品、血液制品及中药制剂等5个产品生产和质量管理的特殊要求。

| 01 | 总则 | 08 | 文件管理 |
|---|---|---|---|
| 02 | 质量管理 | 09 | 生产管理 |
| 03 | 机构与人员 | 10 | 质量控制与质量保证 |
| 04 | 厂房与设施 | 11 | 委托生产与委托检验 |
| 05 | 设备 | 12 | 产品发运与召回 |
| 06 | 确认与验证 | 13 | 自检 |
| 07 | 物料 | 14 | 附则 |

**（一）总则**

总则部分从法律角度明确了《药品生产质量管理规范》是国家在法律授权范围内颁布的规章。企业应建立质量管理体系。该体系应当针对影响药品质量的所有因素，确保药品质量符合预定用途的有组织、有计划的全部活动。

质量管理体系是为保证产品质量或服务质量满足规定的或潜在的要求和实施质量管理，由组织机构、职责、程序、活动、能力和资源等构成的有机整体。

质量管理体系概念的提出，强调产品质量首先是设计出来的，其次才是制造出来的，将质量管理从制造阶段进一步提前到设计阶段，并将质量扩展到产品周期的全过程。包括：产品开发、技术转移、商业生产、产品终止等四个阶段。

提出 GMP 只是药品质量管理体系的一部分，并明确 GMP 的基本控制目标是"四防"（防污染、交叉污染、防混淆、防差错），并作为各章节编写的基础和灵魂，贯穿药品生产的全过程，其他条文均围绕这一规定设定。**考点提示："四防"**

强调 GMP 是药品生产全过程监督管理普遍采用的法定技术规范。企业应当严格执行药品生产质量管理规范，坚持诚实守信，禁止任何虚假、欺骗行为。

**（二）质量管理**

**1. 质量目标及实现**　企业应当建立符合药品质量管理要求的质量目标，将药品注册的有关安全、有效和质量可控的所有要求，系统地贯彻到药品生产、控制及产品放行、贮存、发运的全过程中，确保所生产的药品符合预定用途和注册要求。

质量管理体系通过制定质量方针、质量目标和质量计划，使质量管理体系的各级组织、人员明确各自的质量义务和承诺，并通过质量计划的落实衡量质量目标的完成、通过质量管理体系内部职能部门制定并完成各自相应的质量目标实现企业质量方针。

**2. 高层管理者在质量体系建立、实施中的作用**　建立和实施一个能达到质量目标的有效的质量管理体系并保证其能够持续改进，是企业管理者的根本职责。管理者的领导作用、承诺和积极参与，对建立并保持有效地质量管理体系是必不可少的。最高管理者应确保在企业的相关职能和层次上建立相应的质量目标，质量目标和质量方针应保持一致、与相关部门和人员职责对应。质量管理职责不仅有企业内部人员承担，还应包括企业的供应商、承包商、经销商等相关方。

高层管理者是指指挥和控制企业或组织的最高权力的人或一组人。管理者通过相应的管理活动来建立和实施质量管理体系，这些管理活动是通过高层管理者的领导能力、各职能部门的分工协作和各级人员的贯彻执行来完成的。

**3. 企业应提供充足、合适的资源**　为了确保质量管理体系的实施，企业应当配备足够的、符合要求的人员、厂房、设施和设备，为实现质量目标提供必要的条件。

（1）人力资源 质量管理体系中承担任何任务的人员都有可能直接或间接地影响产品质量，企业应确保配备足够的、胜任的人员，从以下几方面考虑：①确定所需人员应具备的资质和能力，提供培训以获得所需的能力；②确保企业的相关人员具有质量意识，既认识到所从事活动的相关性和重要性，以及如何为实现质量目标作贡献。③基于教育背景、培训、技能和经验，评估人员的胜任程度，相关记录形成文件。

（2）基础设施 企业应确定、提供为达到质量要求所需的基础设施，并确认其功能符合要求、维护其正常运行。具体包括：建筑物、工作场所和相关的设施；过程设备（硬件和软件）；支持性服务（如运输、通讯或信息系统）；工作坏境：企业应确定和管理为达到质量要求所需的工作条件，例如洁净度、温度、湿度、照明、噪声等。

**4. 质量管理部门的工作内容** 药品生产企业质量管理部门具体工作内容包括：质量标准的管理、质量检验、质量控制及供应商质量体系评估工作。

（1）质量标准 质量标准可以由质量管理部门制定，也可由质量管理部门与技术部门共同制定，经总工程师审查，厂长批准、签章后下达，按规定日期执行，包括药品标准（企业内控标准）、原辅料质量标准、包装材料质量标准等。

（2）质量检验 包括原辅料、包装材料、半成品以及成品的检验。检验应该按照取样规程和检验操作规程的要求进行，并填写取样记录、检验操作记录，检验完成后形成检验报告单。检验操作记录、检验报告单需按成品批号整理成批检验记录，保存至超过药品有效期1年，不得少于3年。

（3）质量控制 质量控制的过程包括物料质量控制、生产过程质量控制、产品出厂后的质量监控，以及质量事故管理、产品质量档案、用户访问、稳定性试验等内容。

（4）供应商质量体系评估 质量管理部门应定期组织供应、生产等部门对供应商的质量体系进行评估，从而确认合格供应商目录，供应部门不得从不合格的供应商采购药品的原辅料及包装材料。

**5. 质量保证（QA，广义）** 质量保证指为使人们确信某一产品、过程或服务的质量所必须的全部有计划有组织的活动。质量保证分为内部质量保证和外部质量保证，内部质量保证是企业管理的一种手段，目的是为了取得企业领导的信任。外部质量保证是在合同环境中，供方取信于需方信任的一种手段。也可以说是为了提供信任表明实体能够满足质量要求，而在质量体系中实施并根据需要进行证实的全部有计划和有系统的活动。因次，质量保证的内容绝非是单纯的保证质量，而更重要的是要通过对那些影响质量的质量体系要素进行一系列有计划、有组织的评价活动，为取得企业领导和客户的信任而提出充分可靠的证据。它涵盖影响质量产品的所有因素，是为了确保药品符合其预定用途、并达到规定的质量要求，所采取的所有措施的总和。**考点提示**：定义

质量保证是质量管理体系的一部分。企业必须建立质量保证系统，同时建立完整的文件体系，以保证系统有效运行。应按照适用的药品法规和药品生产质量管理规范（GMP）及要求，涵盖验证、物料、生产、检验、放行和发放销售等所有环节，并定期审计评估质量保证系统的有效性和适用性。

药品生产企业的质量保证系统应当确保：药品的设计与研发体现GMP的要求；生产管理和质量控制活动符合GMP的要求；管理职责明确；采购和使用的原辅料和包装

材料正确无误;中间产品得到有效控制;确认、验证的实施;严格按照规程进行生产、检查、检验和复核;每批产品经质量受权人批准后方可放行;在贮存、发运和随后的各种操作过程中有保证药品质量的适当措施;按照自检操作规程,定期检查评估质量保证系统的有效性和适用性。

**2010版 GMP第10条** 药品生产质量管理的基本要求:

(一)制定生产工艺,系统地回顾并证明其可持续稳定地生产出符合要求的产品;

(二)生产工艺及其重大变更均经过验证;

(三)配备所需的资源,至少包括:1.具有适当的资质并经培训合格的人员;2.足够的厂房和空间;3.适用的设备和维修保障;4.正确的原辅料、包装材料和标签;5.经批准的工艺规程和操作规程;6.适当的贮运条件。

(四)应当使用准确、易懂的语言制定操作规程;

(五)操作人员经过培训,能够按照操作规程正确操作;

(六)生产全过程应当有记录,偏差均经过调查并记录;

(七)批记录和发运记录应当能够追溯批产品的完整历史,并妥善保存、便于查阅;

(八)降低药品发运过程中的质量风险;

(九)建立药品召回系统,确保能够召回任何一批已发运销售的产品;

(十)调查导致药品投诉和质量缺陷的原因,并采取措施,防止类似质量缺陷再次发生。

企业应按照"机构与人员"项下的要求配备足够并经培训合格的人员、"厂房与设施"、"设备"项下的要求配备适当的设施和设备、"物料与产品"项下的要求配备正确的物料、"生产管理"项下的要求配备清晰明确的操作规程和适当的贮存条件等GMP所必须的资源。企业所有关键设施、设备和生产工艺及其重大变更等都必须经过确认和验证。生产、检验和发放全过程有手工或仪器的记录,并妥善保存便于追溯。企业应建立偏差处理、投诉处理等系统,调查导致偏差或质量缺陷的根本原因并制定有效地纠正预防措施。建立有效的药品召回系统,可召回任何一批已发放销售的产品。

**6. 质量控制(QC)** 也是质量管理的一部分,强调的是质量要求,企业应建立有效的质量控制以保证药品的安全有效。具体是指按照规定的方法和规程对原辅料、包装材料、中间产品和成品进行取样、检验和复核,以保证这些物料和产品的成份、含量、纯度和其他性状符合已经确定的质量标准。**考点提示:** 质量控制的含义

质量控制系统应包括必要的人员、检测设备、方法、控制流程。企业应该制定适当的程序,以确保药品检验测试结果的精确性,如发生检验结果无效时,需进一步调查,提供必要的科学合理的证据。**考点提示:** 质量控制系统的组成

企业应配备适当的设施、必要的检验仪器和设备,还要有足够并经培训合格的人员来完成所有质量控制的相关活动。法规允许的委托检验应按照法规的要求进行备案。所有质量控制的相关活动都应按照经批准的操作规程进行并有手工或仪器的记录。检验方法应经过验证或确认。物料、中间产品、待包装产品和成品都必须按照质量标准进行检查和检验,只有经产品放行责任人审核、符合注册批准或规定的要求和质量标

准的成品方可放行。

**2010版　GMP第11条**　质量控制包括相应的组织机构、文件系统以及取样、检验等，确保物料或产品在放行前完成必要的检验，确认其质量符合要求。

**2010版　GMP第12条**　质量控制的基本要求：

（一）应当配备适当的设施、设备、仪器和经过培训的人员，有效、可靠地完成所有质量控制的相关活动；

（二）应当有批准的操作规程，用于原辅料、包装材料、中间产品、待包装产品和成品的取样、检查、检验以及产品的稳定性考察，必要时进行环境监测，以确保符合本规范的要求；

（三）由经授权的人员按照规定的方法对原辅料、包装材料、中间产品、待包装产品和成品取样；

（四）检验方法应当经过验证或确认；

（五）取样、检查、检验应当有记录，偏差应当经过调查并记录；

（六）物料、中间产品、待包装产品和成品必须按照质量标准进行检查和检验，并有记录；

（七）物料和最终包装的成品应当有足够的留样，以备必要的检查或检验；除最终包装容器过大的成品外，成品的留样包装应当与最终包装相同。

**7. 质量风险管理（QRM）**　风险是指危害发生的可能性及其严重程度的综合体。质量风险管理是通过掌握足够的知识、事实、数据后，前瞻性地推断未来可能会发生的事件，通过风险控制，避免危害发生；有效的质量风险管理可以对可能发生的失败有更好的计划和对策，便于对生产过程中有更多的了解，可以有效地识别关键生产过程参数，帮助管理者进行战略决策。GMP所控制的目标就是基于质量风险的控制，通过对过程风险分析这一工具来"设计质量"，避免质量问题出现。**考点提示：** 风险的含义

**2010版　GMP第13条**　质量风险管理是在整个产品生命周期中采用前瞻或回顾的方式，对质量风险进行评估、控制、沟通、审核的系统过程。

**2010版　GMP第14条**　应当根据科学知识及经验对质量风险进行评估，以保证产品质量。

风险管理的应用有三个层次的应用：第一层，理念；第二层，系统；第三层，工具与方法。质量风险管理的特点是很重要，识别、分析和评价很困难且不准确，相对于获得精确的答案，全面的考量，选用足够知识和判断力的人员进行有效的风险管理更为重要。

质量风险管理可以应用于，但不仅限于以下方面：①确定和评估产品或流程的偏差或产品投诉、药政法规对质量造成的潜在的影响，包括对不同市场的影响；②评估和确定内部的和外部的质量审计的范围；③厂房设施、建筑材料、通用工程及预防性维护项目或计算机系统的新建或改造的评估；④确定确认、验证活动的范围和深度；⑤评估质量体系，如材料、产品发放、标签或批审核的效果或变化；⑥其他方面的应用。

### (三) 机构与人员

机构是药品生产和质量管理的组织保证，人员则是药品生产和质量管理的执行主体。GMP 要求，药品生产企业在机构设置的过程中要遵循因事设岗、因岗配人的原则，使全部质量活动能落实到岗位、人员。各部门既要有明确的分工，又要相互协作、相互制约。

企业应当建立与药品生产相适应的管理机构，以文件的形式明确各级管理机构及相互关系，形成企业组织机构图、部门岗位设置图。企业应设置单独的质量管理部门，以保证质量管理工作的独立性。质量管理部门应当参与所有与质量有关的活动，负责审核所有有关的文件。关键人员应当为企业的全职人员，至少应当包括企业负责人、生产管理负责人、质量管理负责人和质量受权人。且质量管理负责人和生产管理负责人不得互相兼任。**考点提示**：机构与人员的重要规定

**1. 药品生产企业的内部机构设置一般为** 质量管理部门、生产管理部门、工程部门、物流部门、研究开发部门、销售部门、财务部门和人事部门。尤其应注意将生产和质量保证部门分开设置，以保证质量部门的权威性。

**2. 主要职能** 药品生产企业应明确各内部机构的职能。尤其是生产管理部门和质量管理部门的职能。**考点提示**：部门职责

(1) 质量管理部门 负责建立企业内质量管理体系，按 GMP 要求从原辅料进厂到成品出厂整个生产过程实行质量监控管理，建立三级质量监控管理网，并在质量监控管理网上开展工作。保证产品按规定标准出厂。对不符合标准的产品不得出厂，并行使质量否决权。负责处理药品的质量投诉和药品不良反应的收集和记录。另外负责按 GMP 要求进行生产过程中一系列技术管理工作，如技术文件（规程、岗位技术安全操作法等）的组织编写、审定，工艺控制点、原始记录的检查，开展技术分析等等，帮助和督促生产车间切实执行 GMP。

(2) 生产管理部门 生产车间负责按计划均衡组织生产，做好原辅材料、动力供应的限额领用和平衡调度工作。并按 GMP 要求坚持做到不合格原辅料未经技术部门批准不安排投料，不合格成品不予统计交仓。在生产过程中负责实施 GMP 中有关生产技术管理、设备管理、原辅料领用管理、质量管理、工艺卫生管理等规定，做到文明生产。

(3) 工程部门 工程部门为适应生产工艺的需要配备适用的、先进的各种类型设备。动力车间负责按生产工艺要求做好供电、供汽、供冷、供水和供气工作，并做好设备的运行、维修、保养等管理工作，确保各种设备正常运转。做好计量器具的保管、使用、维修和定期校验等管理工作，确保计量检测的准确性，为生产优质产品创造条件。

(4) 物流部门 物料部门在质量管理部门统一安排下，做好对上游企业或机构的质量体系的审计工作，组织对各种原辅料、包装材料的采购、验收、入库、出库及日常的在库保养等工作，并应配备与企业规模相适应的技术和管理人员。

**3. 人员** 人员是药品生产和推行 GMP 的首要条件，是 GMP 中最关键、最根本的因素之一。GMP 不仅要求各级机构和人员职责明确，并配备一定数量的与药品生产相适应的具有专业知识、生产经验及组织能力的管理人员和技术人员（包括一定数量的

注册执业药师），并对人员的资质要求、工作职责的制定和培训等进行了规定。

（1）人员资质要求　关键人员应当为企业的全职人员，至少应当包括企业负责人、生产管理负责人、质量管理负责人和质量受权人。质量管理负责人和生产管理负责人不得互相兼任。质量管理负责人和质量受权人可以兼任。应当制定操作规程确保质量受权人独立履行职责，不受企业负责人和其他人员的干扰。

生产管理负责人和质量管理负责人的资质要求类似，都应当至少具有药学或相关专业本科学历（或中级专业技术职称或执业药师资格），分别具有至少三年和五年从事药品生产和质量管理的实践经验，其中至少有一年的药品生产管理经验，接受过与所生产产品相关的专业知识培训。**考点提示：**资质要求

对于生物制品生产企业，生产管理负责人还应具有相应的专业知识（细菌学、病毒学、生物学、分子生物学、生物化学、免疫学、医学、药学等），并有丰富的实践经验，以确保其能够在生产、质量管理中履行职责。对于血液制品生产企业，生产管理负责人还应具有相应的专业知识（如细菌学、病毒学、生物学、分子生物学、免疫学、生物化学、化学、医学、药剂学、药理学等），至少具有五年从事血液制品生产或质量管理的实践经验。

对于血液制品生产企业，质量管理负责人还应具有相应的专业知识（如细菌学、病毒学、生物学、分子生物学、免疫学、医学、药学、化学等），至少具有五年血液制品质量管理的实践经验，从事过血液制品定性、定量分析以及与血液制品质量保证相关的检验和检查工作。

质量受权人应当至少具有药学或相关专业本科学历（或中级专业技术职称或执业药师资格），具有至少五年从事药品生产和质量管理的实践经验，从事过药品生产过程控制和质量检验工作。质量受权人应当具有必要的专业理论知识，并经过与产品放行有关的培训，方能独立履行其职责。**考点提示：**质量受权人资质要求

（2）人员职责要求　生产管理负责人主要职责规定了六个确保，即确保药品按照批准的工艺规程生产、贮存，以保证药品质量；确保严格执行与生产操作相关的各种操作规程；确保批生产记录和批包装记录经过指定人员审核并送交质量管理部门；确保厂房和设备的维护保养，以保持其良好的运行状态；确保完成各种必要的验证工作；确保生产相关人员经过必要的上岗前培训和继续培训，并根据实际需要调整培训内容。

质量管理负责人主要职责包括确保原辅料、包装材料、中间产品、待包装产品和成品符合经注册批准的要求和质量标准；确保在产品放行前完成对批记录的审核；确保完成所有必要的检验；批准质量标准、取样方法、检验方法和其他质量管理的操作规程；评估和批准物料供应商；确保完成自检；审核和批准所有与质量有关的变更；确保质量控制和质量保证人员都已经过必要的上岗前培训和继续培训，并根据实际需要调整培训内容等15项职责。

质量受权人主要职责：①参与企业质量体系建立、内部自检、外部质量审计、验证以及药品不良反应报告、产品召回等质量管理活动；②承担产品放行的职责，确保每批已放行产品的生产、检验均符合相关法规、药品注册要求和质量标准；③在产品放行前，质量受权人必须按照上述第②项的要求出具产品放行审核记录，并纳入批记录。**考点提示：**质量受权人职责

受权人全面负责企业所有质量管理文件的批准，关键物料供应商的批准、工艺验证和关键工艺参数的批准、关键生产设备和检测方法的批准、产品质量标准的批准和所有产品的批放行。受权人可独立进行批放行的审查，他的决定权不得受到企业法人或董事会的干扰。受权人制度可以有效地防止假、劣药品的产生，理顺企业内部的生产质量管理体系，是药品生产企业的一个有效管理模式。**考点提示**：质量受权人质量管理权限

（3）人员的培训　企业应当指定部门或专人负责培训管理工作，应当有经生产管理负责人或质量管理负责人审核或批准的培训方案或计划，培训记录应当予以保存。与药品生产、质量有关的所有人员都应当经过培训，培训的内容应当与岗位的要求相适应。除进行 GMP 理论和实践的培训外，还应当有相关法规、相应岗位的职责、技能的培训，并定期评估培训的实际效果。对于高污染风险区（如：高活性、高毒性、传染性、高致敏性物料的生产区）工作的人员应接受专门的培训。受培训教育的员工，经培训后应进行考核，同时建立员工的培训档案。**考点提示**：培训内容

（4）人员卫生　生产区和质量控制区的每个工作人员应接受卫生培训，企业应建立卫生操作规程，并通过管理手段确保人员卫生操作规程的执行，最大限度地降低人员对药品生产造成污染的风险。所有人员在招聘时均应接受体检。员工每年进行健康检查、建立健康档案。应限制参观人员和未经培训的人员进入生产区和质量控制区；不可避免时，应事先告知有关情况，尤其是有关个人卫生和穿着工作服的要求，并提供指导。

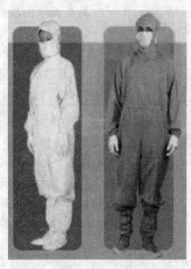

图 8-5　洁净车间的连体洁净服

规范员工在生产区的行为要求：进入洁净室或在工作时，手的洗涤与消毒；入洁净生产区的人员不得化妆和佩带饰物；生产区、仓储区应当禁止吸烟和饮食，禁止存放食品、饮料、香烟和个人用药品等非生产用物品；操作人员应当避免裸手直接接触药品、与药品直接接触的包装材料和设备表面。

任何进入生产区的人员均应穿着工作服。工作服的选材、式样及穿戴方式应与所从事的工作和空气洁净度等级要求相适应。**考点提示**：卫生要求　图 8-5。

**知识拓展**

**无菌药品附录中对洁净服的规定**

无菌药品附录第二十四条：工作服及其质量应当与生产操作的要求及操作区的洁净度级别相适应，其式样和穿着方式应当能够满足保护产品和人员的要求。各洁净区的着装要求规定如下：D 级洁净区：应当将头发、胡须等相关部位遮盖。应当穿合适的工作服和鞋子或鞋套。应当采取适当措施，以避免带入洁净区外的污染物。C 级洁净区：应当将头发、胡须等相关部位遮盖，应当戴口罩。应当穿手腕处可收紧的连体服或衣裤分开的工作服，并穿

适当的鞋子或鞋套。工作服应当不脱落纤维或微粒。A/B 级洁净区：应当用头罩将所有头发以及胡须等相关部位全部遮盖，头罩应当塞进衣领内，应当戴口罩以防散发飞沫，必要时戴防护目镜。应当戴经灭菌且无颗粒物（如滑石粉）散发的橡胶或塑料手套，穿经灭菌或消毒的脚套，裤腿应当塞进脚套内，袖口应当塞进手套内。工作服应为灭菌的连体工作服，不脱落纤维或微粒，并能滞留身体散发的微粒。

### （四）厂房与设施

厂房与设施是药品生产的重要资源之一，需要根据药品生产不同产品剂型的要求，设置相应的生产环境，最大限度避免污染、混淆和人为差错的发生，将各种外界污染和不良的影响减少到最低，为药品生产创造良好生产条件。

企业应按照规范、合理的设计流程进行设计，组织懂得产品知识、规范要求、生产流程的专业技术人员来进行设施的规划与设计，质量管理部门应负责审核和批准设施的设计并组织相关验证予以确认其性能能够满足预期要求。

**1. 厂房的要求**

（1）总体布局　厂房的选址、设计、布局、建造、改造和维护必须符合药品生产要求，应当能够最大限度地避免污染、交叉污染、混淆和差错，便于清洁、操作和维护。制药企业所处的周边环境应远离污染源。如：铁路、码头、机场、火电厂、垃圾处理场等。另外，厂房建筑布局应考虑风向的影响，需考虑其厂区地理位置的常年主导风向，是否处于污染源的上风向侧，避免受到污染的风险发生。动物房、锅炉房、产尘车间等潜在污染源应位于下风向。厂区的地面、路面及运输等不应当对药品的生产造成污染。生产、行政、生活和辅助区的总体布局应合理，不得互相妨碍。**考点提示：** 厂房总体布局要求

（2）工艺布局　厂区和厂房内的人、物流走向应当合理。人员和物料生产区域的出口应分别设置。不同空气洁净度级别的洁净室宜按空气洁净度等级的高低由里及外布置。

（3）厂房内部　设计和建设厂房时应考虑使用时便于清洁。厂房应当有适当的照明、温度、湿度和通风，确保生产和贮存的产品质量以及相关设备性能不会直接或间接地受到影响。厂房、设施的设计和安装应当能够有效防止昆虫或其他动物进入。应当采取必要的措施，避免所使用的灭鼠药、杀虫剂、烟熏剂等对设备、物料、产品造成污染。厂房必要时应有防尘设施。应当采取适当措施，防止未经批准人员的进入。生产、贮存和质量控制区不应当作为非本区工作人员的直接通道。应保存厂房、公用设施、固定管道建造或改造后的竣工图纸，以保证设施维护、设备验证、变更控制等工作有效实施。**考点提示：** 厂房内部要求

（4）特殊药品要求　为降低污染和交叉污染所致严重药害的风险，对于一些特殊药品应符合下列要求：①生产特殊性质的药品，如高致敏性药品（如青霉素类）或生物制品（如卡介苗或其他用活性微生物制备而成的药品），必须采用专用和独立的厂房、生产设施和设备。青霉素类药品产尘量大的操作区域应当保持相对负压，排至室外的废气应当经过净化处理并符合要求，排风口应当远离其他空气净化系统的进风口；②生产 $\beta$-内酰胺结构类药品、性激素类避孕药品必须使用专用设施（如独立的空气净

化系统）和设备，并与其他药品生产区严格分开；③生产某些激素类、细胞毒性类、高活性化学药品应当使用专用设施（如独立的空气净化系统）和设备；特殊情况下，如采取特别防护措施并经过必要的验证，上述药品制剂则可通过阶段性生产方式共用同一生产设施和设备；以上三项的空气净化系统，其排风应当经过净化处理；④对于无菌产品，当使用或生产某些致病性、剧毒、放射性或活病毒、活细菌的物料与产品时，空气净化系统的送风和压差应当适当调整，防止有害物质外溢。必要时，生产操作的设备及该区域的排风应当作去污染处理（如排风口安装过滤器）。

**2. 生产区** 生产区和贮存区应当有足够的空间，确保有序地存放设备、物料、中间产品、待包装产品和成品，避免不同产品或物料的混淆、交叉污染，避免生产或质量控制操作发生遗漏或差错。应当根据药品品种、生产操作要求及外部环境状况等配置空调净化系统，使生产区有效通风，并有温度、湿度控制和空气净化过滤，确保生产和贮存的产品质量以及相关设备性能不会直接或间接地受到影响。**考点提示：生产区要求**

洁净室，亦称无尘车间、无尘室或清净室。其主要功能为室内污染控制。所有药品的生产和内包装的完成都要在洁净室中完成。

（1）无菌药品与非无菌药品 无菌药品是指法定药品标准中列有无菌检查项目的制剂。主要为注射剂、粉针剂、角膜创伤和手术用滴眼剂等。按生产工艺可分为两类：采用最终灭菌工艺的为最终灭菌产品；部分或全部工序采用无菌生产工艺的为非最终灭菌产品。无菌药品的生产须满足其质量和预定用途的要求，应当最大限度降低微生物、各种微粒和热原的污染。生产人员的技能、所接受的培训及其工作态度是达到上述目标的关键因素，无菌药品的生产必须严格按照精心设计并经验证的方法及规程进行，产品的无菌或其他质量特性绝不能只依赖于任何形式的最终处理或成品检验（包括无菌检查）。**考点提示：无菌药品分类**

非无菌药品是指法定药品标准中未列无菌检查项目的制剂。包括口服固体、液体制剂、腔道给药制剂、表皮外用制剂等。

（2）我国生产洁净室的空气洁净度 按照《规范》附录的规定分为A、B、C、D四个等级，洁净室（区）在静态条件下检测尘埃粒子数、浮游菌数或沉降菌数必须符合规定，应定期监控动态条件下的洁净状况。表8-2、表8-3。**考点提示：洁净室监测指标**

表8-2 洁净室的空气洁净度分级要求

| 洁净度级别 | 悬浮粒子最大允许数/立方米 | | | |
| --- | --- | --- | --- | --- |
| | 静态 | | 动态 | |
| | ≥0.5μm | ≥5.0μm | ≥0.5μm | ≥5.0μm |
| A级 | 3520 | 20 | 3520 | 20 |
| B级 | 3520 | 29 | 352 000 | 2900 |
| C级 | 352 000 | 2900 | 3 520 000 | 29 000 |
| D级 | 3 520 000 | 29 000 | 不作规定 | 不作规定 |

表 8-3 洁净区微生物监测的动态标准

| 洁净度级别 | 浮游菌 cfu/m³ | 沉降菌（φ90mm） cfu/4 小时 | 表面微生物 | |
|---|---|---|---|---|
| | | | 接触（φ55mm）cfu/碟 | 5 指手套 cfu/手套 |
| A 级 | <1 | <1 | <1 | <1 |
| B 级 | 10 | 5 | 5 | 5 |
| C 级 | 100 | 50 | 25 | – |
| D 级 | 200 | 100 | 50 | – |

　　根据洁净度级别和空气净化系统确认的结果及风险评估，确定取样点的位置并进行日常动态监控。在关键操作的全过程中，包括设备组装操作，应当对 A 级洁净区进行悬浮粒子监测。生产过程中的污染（如活生物、放射危害）可能损坏尘埃粒子计数器时，应当在设备调试操作和模拟操作期间进行测试。A 级洁净区监测的频率及取样量，应能及时发现所有人为干预、偶发事件及任何系统的损坏。灌装或分装时，由于产品本身产生粒子或液滴，允许灌装点 ≥5.0μm 的悬浮粒子出现不符合标准的情况。在 A 级洁净区和 B 级洁净区，连续或有规律地出现少量 ≥5.0μm 的悬浮粒子时，应当进行调查。生产操作全部结束、操作人员撤出生产现场并经 15~20 分钟（指导值）自净后，洁净区的悬浮粒子应当达到表中的"静态"标准。应当按照质量风险管理的原则对 C 级洁净区和 D 级洁净区（必要时）进行动态监测。监控要求以及警戒限度和纠偏限度可根据操作的性质确定，但自净时间应当达到规定要求。

　　对表面和操作人员的监测，应当在关键操作完成后进行。在正常的生产操作监测外，可在系统验证、清洁或消毒等操作完成后增加微生物监测。应制定适当的悬浮粒子和微生物监测警戒限度和纠偏限度。操作规程中应当详细说明结果超标时需采取的纠偏措施。

　　（3）无菌产品生产的洁净级别　A 级：高风险操作区，如：灌装区、放置胶塞桶、敞口安瓿瓶、敞口西林瓶的区域及无菌装配或连接操作的区域。通常用层流操作台（罩）来维持该区的环境状态（均匀送风）。B 级：指无菌配制和灌装等高风险操作 A 级区域所处的背景区域。C 级和 D 级：指生产无菌药品过程中重要程度较次的洁净操作区。表 8-4、8-5。

表 8-4 最终灭菌产品各生产阶段洁净级别要求

| 洁净度级别 | 最终灭菌产品生产操作示例 |
|---|---|
| C 级背景下的局部 A 级 | 高污染风险[1]的产品灌装（或灌封） |
| C 级 | 1. 产品灌装（或灌封）<br>2. 高污染风险[2]产品的配制和过滤<br>3. 眼用制剂、无菌软膏剂、无菌混悬剂等的配制、灌装（或灌封）<br>4. 直接接触药品的包装材料和器具最终清洗后的处理 |
| D 级 | 1. 轧盖<br>2. 灌装前物料的准备<br>3. 产品配制（指浓配或采用密闭系统的配制）和过滤<br>4. 直接接触药品的包装材料和器具的最终清洗 |

　　注：（1）此处的高污染风险是指产品容易长菌、灌装速度慢、灌装用容器为广口瓶、容器须暴露数秒后方可密封等状况。（2）此处的高污染风险是指产品容易长菌、配制后需等待较长时间方可灭菌或不在密闭系统中配制等状况。

表 8-5 非最终灭菌产品各生产阶段洁净级别要求

| 洁净度级别 | 非最终灭菌产品的无菌生产操作示例 |
|---|---|
| B 级背景下的 A 级 | 1. 处于未完全密封[(1)]状态下产品的操作和转运，如产品灌装（或灌封）、分装、压塞、轧盖[(2)]等<br>2. 灌装前无法除菌过滤的药液或产品的配制<br>3. 直接接触药品的包装材料、器具灭菌后的装配以及处于未完全密封状态下的转运和存放<br>4. 无菌原料药的粉碎、过筛、混合、分装 |
| B 级 | 1. 处于未完全密封[(1)]状态下的产品置于完全密封容器内的转运<br>2. 直接接触药品的包装材料、器具灭菌后处于密闭容器内的转运和存放 |
| C 级 | 1. 灌装前可除菌过滤的药液或产品的配制<br>2. 产品的过滤 |
| D 级 | 直接接触药品的包装材料、器具的最终清洗、装配或包装、灭菌 |

注：（1）轧盖前产品视为处于未完全密封状态。（2）根据已压塞产品的密封性、轧盖设备的设计、铝盖的特性等因素，轧盖操作可选择在 C 级或 D 级背景下的 A 级送风环境中进行。A 级送风环境应当至少符合 A 级区的静态要求。

用于生产非最终灭菌产品的吹灌封设备自身应装有 A 级空气风淋装置，人员着装应当符合 A/B 级洁净区的式样，该设备至少应当安装在 C 级洁净区环境中。在静态条件下，此环境的悬浮粒子和微生物均应当达到标准，在动态条件下，此环境的微生物应当达到标准。用于生产最终灭菌产品的吹灌封设备至少应当安装在 D 级洁净区环境中。

（4）非无菌产品的生产环境　非无菌药品包括口服液体和固体制剂、腔道用药（含直肠用药）、表皮外用药品等非无菌制剂生产的暴露工序区域及其直接接触药品的包装材料最终处理的暴露工序区域，应参照"无菌药品"附录中 D 级洁净区的要求设置，企业可根据产品的标准和特性对该区域采取适当的微生物监控措施。非无菌原料药精制、干燥、粉碎、包装等生产操作的暴露环境应按照"无菌药品"附录中 D 级标准设置。考点提示：口服等非无菌制剂最终工序生产环境要求　表 8-6。

表 8-6 非无菌药品各生产阶段洁净级别要求

| 洁净度级别 | 生产操作 |
|---|---|
| C 级 | 1. 非最终灭菌口服液体药品的暴露工序<br>2. 深部组织创伤外用药品、眼用药品的暴露工序<br>3. 直肠用药外的腔道用药的暴露工序 |
| D 级 | 1. 口服液体和固体制剂的暴露工序<br>2. 腔道用药（含直肠用药）的暴露工序<br>3. 表皮外用药品生产的暴露工序区域<br>4. 直接接触药品的包装材料最终处理的暴露工序区域 |

（5）对洁净室的具体要求　洁净室（区）的内表面应平整光滑、无裂缝、接口严密、无颗粒物脱落，并能耐受清洗和消毒，墙壁与地面的交界处宜成弧形或采取其他措施，以减少灰尘积聚和便于清洁。应当按照详细的书面操作规程对厂房进行清洁或必要的消毒。各种进入室内的管道、灯具、风口和其他公用设施的设计和安装应当避

免出现不易清洁的部位，应当尽可能在生产区外部对其进行维护，与墙壁或天棚的连接部位均应密封。空气洁净级别不同的相邻房间之间的静压差应大于 10Pa，洁净室（区）与室外大气的静压差应大于 10Pa，并应有指示压差的装置。必要时，相同洁净度级别的不同功能区域（操作间）之间也应当保持适当的压差梯度。洁净室（区）的温度和相对湿度应与药品生产工艺要求相适应。无特殊要求时，温度应控制在 18℃ ~ 26℃，相对湿度应控制在 45% ~ 65%。洁净室（区）内安装的水池、地漏不得对药品产生污染。无菌生产的 A/B 级洁净区内禁止设置水池和地漏。排水设施应当大小适宜，并安装防止倒灌的装置。应尽可能避免明沟排水；不可避免时，明沟宜浅，以方便清洁和消毒。洁净室（区）内空气的微生物数和尘粒数应定期监测，监测结果应记录存档。不同空气洁净度级别的洁净室（区）之间的人员及物料出入，应有防止交叉污染的措施。洁净室（区）内空气的微生物数和尘粒数应定期监测，监测结果应记录存档。不同空气洁净度级别的洁净室（区）之间的人员及物料出入，应有防止交叉污染的措施。**考点提示：** 洁净室要求

制剂的原辅料称量通常应当在专门设计的称量室内进行。产尘操作间（如干燥物料或产品的取样、称量、混合、包装等操作间）应当保持相对负压或采取专门的措施，防止粉尘扩散、避免交叉污染并便于清洁。常见的专门措施一般采用单向气流保护、独立的除尘系统、专门的区域房间等手段。用于药品包装的厂房或区域应当合理设计和布局，以避免混淆或交叉污染。如同一区域内有数条包装线，应当有隔离措施。生产区应当有适度的照明，目视操作区域的照明应当满足操作要求。**考点提示：** 应采取防污染、防混淆措施的生产操作

**3. 其他区域要求** 《规范》除了对生产区有详细的要求外，对其他区域也有一些原则性规定。

（1）仓储区 仓储区要进行分区，确保有序存放待验、合格、不合格、退货或召回的原辅料、包装材料、中间产品、待包装产品和成品等各类物料和产品。仓储区的设计和建造应当确保良好的仓储条件，并有通风和照明设施。仓储区要保持清洁和干燥，能够满足物料或产品的贮存条件（如温湿度、避光）和安全贮存的要求，并进行检查和监控。照明、通风等设施及温度、湿度的控制应符合储存要求并定期监测。仓储区可设原料取样室，取样环境的空气洁净度级别应与生产要求一致。若不在取样室取样，取样时应有防止污染和交叉污染的设施。高活性的物料或产品以及印刷包装材料应当贮存于安全的区域。

（2）质量控制区 为避免混淆和交叉污染，质量控制实验室通常应当与生产区分开。实验室应当有足够的区域用于样品处置、留样和稳定性考察样品的存放以及记录的保存。一些特别的实验室，比如生物检定、微生物和放射性同位素的实验室，还应当彼此分开。且处理生物样品或放射性样品等特殊物品的实验室应当符合国家的有关要求。为使灵敏度高的仪器免受静电、震动、潮湿或其他外界因素的干扰，应当设置专门的仪器室。实验动物房应当与其他区域严格分开，其设计、建造应当符合国家有关规定，并设有独立的空气处理设施以及动物的专用通道。

（3）辅助区 休息室的设置不应当对生产区、仓储区和质量控制区造成不良影响。盥洗室不得与生产区和仓储区直接相通。维修间应当尽可能远离生产区。存放在洁净

区内的维修用备件和工具，应当放置在专门的房间或工具柜中。

**（五）设备**

设备是生产进行的必备条件，为了防止污染和交叉污染，GMP 对于设备的设计、选型、使用等都是从这个要求出发，从而使其与厂房设施等一同构建药品质量保证的硬件体系。GMP 对于设备不仅要求其满足工艺生产技术的要求、不污染环境和药物，而且要利于清洗、消毒或灭菌，并适应设备验证的需要。**考点提示**：设备的规定要求

**1. 设备的设计与安装**　在设计、选型、安装时应符合生产要求，易于清洗、消毒或灭菌，便于生产操作和维修、保养，并能防止差错和减少污染。生产设备不得对药品质量产生任何不利影响。与药品直接接触的设备表面应光洁、平整、易清洗或消毒、耐腐蚀，不与药品发生化学变化或吸附药品。设备所用的润滑剂、冷却剂等不得对药品或容器造成污染，应尽可能使用食用级或级别相当的润滑剂。应当选择适当的清洗、清洁设备，并防止这类设备成为污染源。储罐和输送管道所用材料应无毒、耐腐蚀。管道的设计和安装应避免死角、盲管。

**2. 设备的维护和维修**　设备的维护和维修不得影响产品质量。应当制定设备的预防性维护计划和操作规程，设备的维护和维修应当有相应的记录。

**3. 使用和清洁**　生产设备应当在确认的参数范围内使用，主要生产和检验设备要编写明确的操作规程。用于药品生产或检验的设备和仪器，应当有使用日志，记录内容包括使用、清洁、维护和维修情况以及日期、时间、所生产及检验的药品名称、规格和批号等。

企业应编写详细的生产设备清洁操作规程，按规程清洁生产设备。规程应当规定具体而完整的清洁方法、清洁用设备或工具、清洁剂的名称和配制方法、去除前一批次标识的方法、保护已清洁设备在使用前免受污染的方法、已清洁设备最长的保存时限、使用前检查设备清洁状况的方法，使操作者能以可重现的、有效的方式对各类设备进行清洁。

如需拆装设备，还应当规定设备拆装的顺序和方法；如需对设备消毒或灭菌，还应当规定消毒或灭菌的具体方法、消毒剂的名称和配制方法。必要时，还应当规定设备生产结束至清洁前所允许的最长间隔时限。如经过灭菌的设备应在 3 天内使用。同一设备连续加工同一无菌产品时，每批之间要清洗灭菌；同一设备加工同一非灭菌产品时，至少每周或每生产 3 批后进行全面清洗。

生产设备应当有明显的状态标识，标明设备编号和内容物（如名称、规格、批号）；没有内容物的应当标明清洁状态。不合格的设备如有可能应当搬出生产和质量控制区，未搬出前，应当有醒目的状态标识。主要固定管道应当标明内容物名称和流向。

**4. 校准**　设备的校准与企业的产品质量及经济效益有着直接的关系。药品质量的检验，需要通过各种检验设备进行测试，所有测试结果的正确性都建立在计量器具准确、可靠的基础上。因此需要对企业内的相关计量器具进行校准。

企业应当按照操作规程和校准计划定期对生产和检验用衡器、量具、仪表、记录和控制设备以及仪器进行校准和检查，并保存相关记录。

**5. 制药用水的管理**　制药用水技术是制药工艺的重要设施组成及必需的技术支撑。在制药用水的生产过程中，不仅要对生产过程进行监控，而且最终产品要符合国家标

准。制药用水至少应当采用饮用水，主要包括纯化水和注射用水。**考点提示**：制药用水的种类

水处理设备及其输送系统的设计、安装、运行和维护应当确保制药用水达到设定的质量标准。水处理设备的运行不得超出其设计能力。纯化水、注射用水储罐和输送管道所用材料应当无毒、耐腐蚀；储罐的通气口应当安装不脱落纤维的疏水性除菌滤器；管道的设计和安装应当避免死角、盲管。纯化水、注射用水的制备、贮存和分配应当能够防止微生物的滋生。纯化水可采用循环，注射用水可采用70℃以上保温循环。应当对制药用水及原水的水质进行定期监测，并有相应的记录。应当按照操作规程对纯化水、注射用水管道进行清洗消毒，并有相关记录。发现制药用水微生物污染达到警戒限度、纠偏限度时应当按照操作规程处理。**考点提示**：制药用水的管理规定

当制药用水用于制剂生产中容器清洗、配料等工序以及原料药生产中的精制、洗涤等，各工序应根据工艺要求制定各自的用水标准，按规定使用，定期对水质情况进行检查和监护。对制药用水的水质要求和用途见表8-7，制药用水的检查项目见表8-8。

**表8-7　制药用水要求和用途**

| 类别 | 用　途 | 水质要求 |
|------|--------|----------|
| 饮用水 | ①非无菌药品的设备、器具和包装材料的初洗<br>②制备纯化水的水源 | 应符合卫生部生活饮用水标准 GB5750-85 |
| 纯化水 | ①非无菌药品的配料、洗瓶<br>②注射剂、无菌冲洗剂瓶子的初洗<br>③非无菌原料药的精制<br>④制备注射用水的水源 | 应符合《中国药典》标准 |
| 注射用水 | ①注射剂、无菌冲洗剂配料<br>②注射剂、无菌冲洗剂最后洗瓶水<br>③无菌原料药的精制、直接接触无菌原料药包装材料的最后洗涤 | 应符合《中国药典》标准 |

**表8-8　制药用水检查项目**

| 类别 | 部分检查项目 |
|------|------------|
| 饮用水 | 电导率 |
| 纯化水 | pH、氯化物、铵盐、电导率 |
| 注射用水 | pH、氯化物、易氧化物、细菌内毒素、电导率 |

### （六）物料与产品

物料指药品生产用的原料、辅料和包装材料等。产品包括药品的中间产品、待包装产品和成品。GMP控制生产全过程所有影响药品质量因素的指导思想，决定了为保证药品质量，必须对从原料到成品乃至销售的全过程进行控制，原辅料作为药品生产的源头，直接影响药品的最终质量。因此，实施GMP必须从源头抓起，企业必须建立规范的物料管理系统，使物料流向清晰，并具有可追溯性。企业应制订物料管理的相关流程，物料管理应做到规范购入、合理储存、控制放行、有效追溯，现场状态应始

终保持整齐规范、区位明确、标识清楚、卡物相符，以保证物料的输入到输出的整个过程，严格防止差错、混淆、污染的发生。

**1. 原则**　药品生产所用的原辅料、与药品直接接触的包装材料应当符合相应的质量标准。药品上直接印字所用油墨应当符合食用标准要求。进口原辅料应当符合国家相关的进口管理规定。

（1）**企业应当建立物料和产品的操作规程**　对接收、贮存、发放、使用和发运做出详细规定，以防止污染、交叉污染、混淆和差错。物料和产品的处理应当按照操作规程或工艺规程执行，并有记录。在物料供应商的确定及变更时，企业应当对其进行质量评估，并经质量管理部门批准后采购。使用计算机化仓储管理的，应有相应的操作规程，防止因系统故障、停机等特殊情况而造成物料和产品的混淆和差错。使用完全计算机化仓储管理系统进行识别的，物料、产品等相关信息可不必以书面可读的方式标出。

（2）**物料的接收**　原辅料、与药品直接接触的包装材料和印刷包装材料的接收应当有操作规程。所有到货物料均应当检查，以确保与订单一致，并确认供应商已经质量管理部门批准。物料的外包装应当有标签，并注明规定的信息。必要时，还应当进行清洁，发现外包装损坏或其他可能影响物料质量的问题，应当向质量管理部门报告并进行调查和记录。物料接收和成品生产后应当及时按照待验管理，直至放行。**考点提示**：物料接收的规定

每次接收均应当有记录，内容包括：①交货单和包装容器上所注物料的名称；②企业内部所用物料名称和（或）代码；③接收日期；④供应商和生产商（如不同）的名称；⑤供应商和生产商（如不同）标识的批号；⑥接收总量和包装容器数量；⑦接收后企业指定的批号或流水号；⑧有关说明（如包装状况）。

物料接收是物料进入场内的第一个环节，因此是物料管理的主要工作环节，规定物料接收管理要求，有助于企业建立物料管理系统的基础工作，企业应按规定做好物料接收时需要进行的主要关键操作活动，并统一物料标识的相关信息。

对待验物料和产品在释放前的控制，有助于防止差错的发生。企业应对待验物料和产品的质量状态、标示、贮存位置按待验质量状态进行有效管理。

（3）**物料的贮存发放**　物料和产品应当根据其性质有序分批贮存和周转，发放及发运应当符合先进先出和近效期先出的原则。先进先出控制原则是 GMP 物料管理的基本原则之一，这一规定为企业实施先进先出提供了明确的依据，同时也基于物料管理的实际情况，明确了"近效期先出"优先的控制要求。企业应根据物料和产品的性质设置存储条件，以适应不同企业的实际仓库区域的设计和物料管理模式的需要。**考点提示**：物料发放原则

（4）**物料供应商的确定及变更**　物料供应商的确定及变更应当进行质量评估，并经质量管理部门批准后方可采购。**考点提示**：物料供应商的确定及变更应经批准

（5）**物料的运输**　物料和产品的运输应当能够满足其保证质量的要求，对运输有特殊要求的，其运输条件应当予以确认。

对储运条件有特殊要求的物料和产品是物料管理的重点和难点，储运条件的保持需要有效地控制提出到运输环节，GMP 延长了有特殊运输要求的管理范围，从厂内延

伸到厂外。对运输环节的实际储运条件也要求采用一定的方式进行确认，突出了对物料和产品保护要求。

**2. 原辅料**　应制定相应的操作规程，采取核对或检验等适当措施，确认每一包装内的原辅料正确无误。一次接收数个批次的物料，应当按批取样、检验、放行。只有经质量管理部门批准放行并在有效期或复验期内的原辅料方可使用。原辅料应当按照有效期或复验期贮存。贮存期内，如发现对质量有不良影响的特殊情况，应当进行复验。

原辅料入库接收时应进行标识。仓储区内的原辅料应当有适当的标识，并至少标明下述内容：指定的物料名称和企业内部的物料代码；企业接收时设定的批号；物料质量状态（如待验、合格、不合格、已取样）；有效期或复验期。确保物料原包装的内容与标识一致，是物料入库接收时的重要控制目标，基于生产实际控制需要，企业可基于风险控制的原则，采取一种或多种手段以保证物料的正确性。可采取的方式如通过对供应商的协调控制（供应商评价/供应商审计与审计报告/质量协议等）、近红外鉴别检测、红外检测（称量时）等方式。

称量操作是药品生产一个关键控制环节，其风险主要为交叉污染、污染和差错。应当由指定人员按照操作规程进行配料，核对物料后，精确称量或计量，并作好标识。标识应注明已称量物料的对应产品的名称、产品批号、物料代码、物料名称、物料批号、物料数量等信息。配制的每一物料及其重量或体积应当由他人独立进行复核，并有复核记录。用于同一批药品生产的所有配料应当集中存放，并作好标识。指定人员应为经过相应称量岗位操作的培训和考核的人员。**考点提示：** 原辅料的批准、标识、称量规定

物料贮存和发放环节是容易出现差错的环节，物料集中存放和集中发放有助于减少存放和发放的差错的发生。

 **案例分析**

### 使用无批号原料药进行生产

某药品监督管理局接到举报，药品生产企业甲生产的药品质量有问题。经调查，发现甲生产的药品a具有合法的药品批准文号，但其使用的原料药是从某化工厂乙采购的。那么：（1）化工厂乙是否能生产药品a的原料药？（2）药品生产企业甲的行为是否违法？如何定性？

**分析：**（1）乙是化工厂，没有《药品生产许可证》，不具备生产药品的资格。药品a的原料药，应当具有原料药批准文号，故本案例中乙的行为应被视为无证生产药品，应当依照《药品管理法》第七十三条的规定进行处罚。（2）甲的行为已经违法：从无药品生产资格的企业购进药品，依据《药品管理法》第七十四条规定，视为非法采购；以非法采购获得的原料药生产制剂，依旧《药品管理法》第四十八条规定，视为生产假药。

**警示：** 药品生产企业采购的原料药，一定要有药品批准文号（除一些规定可没有

批准文号的），否则即视为购进假药，且生产出来的制剂也因含有不符合规定的原料药而应按假药论处。在生产实际中，制剂生产企业一定要注意在购进原料药时，检查原料药厂的生产资格，是否具备生产原料药的合法条件。

**3. 中间产品和待包装产品**　中间产品和待包装产品应当在适当的条件下贮存。中间产品和待包装产品应当有明确的标识，并至少标明下述内容：①产品名称和企业内部的产品代码；②产品批号；③数量或重量（如毛重、净重等）；④生产工序（必要时）；⑤产品质量状态（必要时，如待验、合格、不合格、已取样）。**考点提示**：产品质量状态

**4. 包装材料**　与药品直接接触的包装材料和印刷包装材料的管理和控制要求与原辅料相同。为了避免混淆和差错，包装材料应当由专人按照操作规程发放，并采取措施避免混淆和差错，确保用于药品生产的包装材料正确无误。应当建立印刷包装材料设计、审核、批准的操作规程，确保印刷包装材料印制的内容与药品监督管理部门核准的一致，并建立专门的文档，保存经签名批准的印刷包装材料原版实样。印刷包装材料的版本变更时，应采取措施，确保产品所用印刷包装材料的版本正确无误。宜收回作废的旧版印刷模版并予以销毁。印刷包装材料应当设置专门区域妥善存放，未经批准人员不得进入。切割式标签或其他散装印刷包装材料应当分别置于密闭容器内储运，以防混淆。印刷包装材料应当由专人保管，并按照操作规程和需求量发放。每批或每次发放的与药品直接接触的包装材料或印刷包装材料，均应当有识别标志，标明所用产品的名称和批号。过期或废弃的印刷包装材料应当予以销毁并记录。**考点提示**：包装材料的管理规定

**5. 成品**　成品放行前应当待验贮存。成品的贮存条件应当符合药品注册批准的要求。麻醉药品、精神药品、医疗用毒性药品（包括药材）、放射性药品、药品类易制毒化学品及易燃、易爆和其他危险品的验收、贮存、管理应当执行国家有关的规定。

**6. 不合格和退回品的管理**　不合格的物料、中间产品、待包装产品和成品的每个包装容器上均应当有清晰醒目的标志，并在隔离区内妥善保存。不合格的物料、中间产品、待包装产品和成品的处理应当经质量管理负责人批准，并有记录。

产品回收需经预先批准，并对相关的质量风险进行充分评估，根据评估结论决定是否回收。回收应当按照预定的操作规程进行，并有相应记录。回收处理后的产品应当按照回收处理中最早批次产品的生产日期确定有效期。**考点提示**：产品回收

制剂产品不得进行重新加工。不合格的制剂中间产品、待包装产品和成品一般不得进行返工。只有不影响产品质量、符合相应质量标准，且根据预定、经批准的操作规程以及对相关风险充分评估后，才允许返工处理。返工应当有相应记录。对返工或重新加工或回收合并后生产的成品，质量管理部门应当考虑需要进行额外相关项目的检验和稳定性考察。**考点提示**：重新加工、返工

企业应当建立药品退货的操作规程，并有相应的记录，内容至少应当包括：产品名称、批号、规格、数量、退货单位及地址、退货原因及日期、最终处理意见。同一产品同一批号不同渠道的退货应当分别记录、存放和处理。

只有经检查、检验和调查，有证据证明退货质量未受影响，且经质量管理部门根据操作规程评价后，方可考虑将退货重新包装、重新发运销售。评价考虑的因素至少

应当包括药品的性质、所需的贮存条件、药品的现状、历史，以及发运与退货之间的间隔时间等因素。不符合贮存和运输要求的退货，应当在质量管理部门监督下予以销毁。对退货质量存有怀疑时，不得重新发运。退货处理的过程和结果应当有相应记录。

### （七）确认与验证

验证和确认本质上是相同的概念。确认通常用于厂房、设施、设备和检验仪器；验证则用于操作规程（或方法）、生产工艺或系统。在此意义上，确认是验证的一部分。**考点提示**：区别、联系 企业应当确定需要进行的确认或验证工作，以证明有关操作的关键要素能够得到有效控制。当影响产品质量的主要因素，如原辅料、与药品直接接触的包装材料、生产设备、生产环境（或厂房）、生产工艺、检验方法等发生变更时，应当进行确认或验证。必要时，还应当经药品监督管理部门批准。确认和验证不是一次性的行为。首次确认或验证后，应当根据产品质量回顾分析情况进行再确认或再验证。**考点提示**：需进行确认或验证的变更

**1. 确认** 确认是指证明厂房、设施、设备和检验仪器能正确运行并可达到预期结果的一系列活动。确认是设备生命周期的一部分，设备确认是药品安全的一个基本要素，是药品生产企业质量保证体系的一个重要组成部分。设备确认证明设施适用于它们的目标用途，也将确保药品或药物是符合相应的质量标准的。**考点提示**：定义、阶段

确认分四个阶段：设计确认（DQ）、安装确认（IQ）、运行确认（OQ）、性能确认（PQ）。

设计确认（DQ）是针对设施、系统的设计符合设计意图的文件性确认。应提供文件证据证明厂房、设施、设备的设计符合设计标准。符合预定用途和规范要求。安装确认（IQ）应提供文件证据证明厂房、设施、设备的建造和安装符合设计标准，安装已完成且结果符合要求。运行确认（OQ）应提供书面证据证明公用设施、系统或设备以及所有的部件的运行符合设计标准，能按运行标准操作。应设计测试以证明在整个正常运行范围内及其运行条件的上下限（包括最差条件）时都能正常运行。应测试运行控制、报警、开关、显示以及其他运行要素。应完整阐述根据统计学方法而进行的测量。性能确认（PQ）应提供文件证据证明公用设施、系统或设备以及所有的部件在正常操作方法和工艺条件等常规使用中能持续一致地符合性能标准。应收集覆盖适当时间段的测试结果以证明一致性。

确认应在生产工艺验证实施前完成。确认的过程应有逻辑性、系统性，应起始于厂房、设备、公用设施和设备的设计阶段。根据设备、公用设施或系统的功能和操作，可能仅要求安装确认（IQ）和运行确认（OQ），因为设备、公用设施或系统的正确运行足以证明其性能。设备、公用设施和系统随后应按照常规计划进行维护、监控和校准。主要设备以及关键公用设施和系统需要进行 IQ、OQ 和 PQ。确认期间，应准备操作、维护和校验的所有 SOP。应对操作人员进行培训并保存培训记录。

**2. 验证** 验证是证明任何操作规程（或方法）、检验方法、生产工艺或系统能达到预期结果的一系列活动。企业应采用经过验证的生产工艺、操作规程和检验方法进行生产、操作和检验，并保持持续的验证状态。采用新的生产处方或生产工艺前，应

当验证其常规生产的适用性。工艺验证应当证明一个生产工艺按照规定的工艺参数，使用规定的原辅料和设备条件下，能够持续生产出符合预定用途和注册要求的产品；清洁验证应当证实其清洁的效果，以有效防止污染和交叉污染。需综合考虑设备使用情况、所使用的清洁剂和消毒剂、取样方法和位置以及相应的取样回收率、残留物的性质和限度、残留物检验方法的灵敏度等因素。验证分为前验证、同步验证、回顾性验证、再验证。

（1）前验证　指投入使用前必须完成并达到设定要求的验证。适用于正常使用前的新设备、新工艺。如新购置安装的设备及设备清洁验证，新购置安装的空调净化系统验证，新购置安装的纯化水系统验证，新购置安装的压缩空气系统验证等。

（2）同步验证　正式生产中在某项工艺运行的同时进行的验证，即从工艺实际运行过程中获得的数据来确立文件的依据以证明某项工艺达到预计要求的活动。一般为前三批产品，为连续的三个全批量。因风险大，较少采用。

（3）回顾验证　回顾性验证是对过去的数据进行整理分析，判断是否出现了异常，一些变化是否在可接受的范围之内。常用于非无菌生产工艺。

（4）再验证　系指一项工艺、一个过程、一个系统、一台设备或一种材料经过验证并在使用一个阶段以后进行的，旨在证实已验证状态没有发生变化而进行的验证活动。关键的生产工艺和操作规程应当定期进行再验证，确保其能够达到预期结果。

验证文件是重要的 GMP 文件，所有的验证文件必须按照企业文件的管理规程进行管理。验证文件包括：验证总计划（VMP）、验证方案、验证记录、验证报告、标准操作规程等。

### （八）文件管理

文件是质量保证系统的基本要素。企业必须有内容正确的书面质量标准、生产处方和工艺规程、操作规程以及记录等文件。企业应建立文件管理的操作规程，系统地设计、制定、审核、批准和发放文件，经质量管理部门的审核，形成文件体系，并保证企业有关员工对文件有正确一致的理解。文件的起草、修订、审核、批准、替换或撤销、复制、保管和销毁等应当按照操作规程管理，并有相应的文件分发、撤销、复制、销毁记录。与此同时，在实施中要及时、正确地记录执行情况且保存完整的执行记录，从而保证药品生产经营活动的全过程规范化运作。**考点提示：**文件体系要求、文件应保证产品质量可追溯要求

每批药品应当有批记录，包括批生产记录、批包装记录、批检验记录和药品放行审核记录等与本批产品有关的记录。批记录应当由质量管理部门负责管理，至少保存至药品有效期后一年。质量标准、工艺规程、操作规程、稳定性考察、确认、验证、变更等其他重要文件应当长期保存。**考点提示：**批记录的范围、质量部门对批记录文件的管理责任、需长期保存的文件

如使用电子数据处理系统、照相技术或其他可靠方式记录数据资料，应当有所用系统的操作规程；记录的准确性应当经过核对。电子数据处理系统，只有经授权的人员方可输入或更改数据，更改和删除情况应当有记录；应当使用密码或其他方式来控制系统的登录；关键数据输入后，应当由他人独立进行复核。

每种药品的每个生产批量均应当有经企业批准的工艺规程，不同药品规格的每种包装形式均应当有各自的包装操作要求。工艺规程的制定应当以注册批准的工艺为依据。工艺规程不得任意更改。如需更改，应当按照相关的操作规程修订、审核、批准。

**GMP 第170条**  制剂的工艺规程的内容至少应当包括：

（一）生产处方：1. 产品名称和产品代码；2. 产品剂型、规格和批量；3. 所用原辅料清单（包括生产过程中使用，但不在成品中出现的物料），阐明每一物料的指定名称、代码和用量；如原辅料的用量需要折算时，还应当说明计算方法。

（二）生产操作要求：1. 对生产场所和所用设备的说明（如操作间的位置和编号、洁净度级别、必要的温湿度要求、设备型号和编号等）；2. 关键设备的准备（如清洗、组装、校准、灭菌等）所采用的方法或相应操作规程编号；3. 详细的生产步骤和工艺参数说明（如物料的核对、预处理、加入物料的顺序、混合时间、温度等）；4. 所有中间控制方法及标准；5. 预期的最终产量限度，必要时，还应当说明中间产品的产量限度，以及物料平衡的计算方法和限度；6. 待包装产品的贮存要求，包括容器、标签及特殊贮存条件；7. 需要说明的注意事项。

（三）包装操作要求：1. 以最终包装容器中产品的数量、重量或体积表示的包装形式；2. 所需全部包装材料的完整清单，包括包装材料的名称、数量、规格、类型以及与质量标准有关的每一包装材料的代码；3. 印刷包装材料的实样或复制品，并标明产品批号、有效期打印位置；4. 需要说明的注意事项，包括对生产区和设备进行的检查，在包装操作开始前，确认包装生产线的清场已经完成等；5. 包装操作步骤的说明，包括重要的辅助性操作和所用设备的注意事项、包装材料使用前的核对；6. 中间控制的详细操作，包括取样方法及标准；7. 待包装产品、印刷包装材料的物料平衡计算方法和限度。

### （九）生产管理

GMP 对生产管理主要是通过制定和实施与生产有关的各种管理制度来实现的，对生产全过程以及影响生产质量的各种因素进行严格控制，从而确保产品质量。生产管理的要点是：①有清晰、准确、有效的生产管理文件；②对工艺过程、批号、包装、生产记录、不合格品、物料平衡检查和清场检查等实施全面管理；③杜绝一切可能产生药品污染和交叉污染的因素。**考点提示：** 生产管理的主要管理要求

**1. 按规程操作并建立记录**  所有药品的生产和包装均应当按照批准的工艺规程和操作规程进行操作并有相关记录，以确保药品达到规定的质量标准，并符合药品生产许可和注册批准的要求。应当建立划分产品生产批次的操作规程，生产批次的划分应当能够确保同一批次产品质量和特性的均一性。

**2. 编制批号及确定生产日期**  应建立编制药品批号和确定生产日期的操作规程，每批药品均应当编制唯一的批号。除另有法定要求外，生产日期不得迟于产品成型或灌装（封）前经最后混合的操作开始日期，不得以产品包装日期作为生产日期。批号划分原则见表8-9。**考点提示：** 药品批次划分原则

表 8-9 批的划分原则

| 分类 | | 批次划分 | 附 注 |
|---|---|---|---|
| 无菌药品 | 大、小容量注射剂 | 以同一配液罐一次所配制的药液所生产的均质产品为一批 | 同一配制批用多台灭菌器灭菌时，每灭菌器次可作为一个小批 |
| | 粉针剂 | 以同一批原料在同一连续生产周期内生产的均质产品为一批 | 使用多台灌装机，经验证确有同一性能者 |
| | 冻干粉针剂 | 以同一批药液使用同一台冻干设备，在同一生产周期内生产的均质产品为一批 | 使用多台冻干机，经验证确有同一性能者 |
| 非无菌药品 | 固体、半固体制剂 | 在成型或分装前使用同一台混合设备，一次混合量所生产的均质产品为一批 | 使用多台压片机、填充机、包衣机等设备，经验证确有同一性能者 |
| | 液体制剂 | 以灌装前经最后混合的药液所生产的均质产品为一批 | 使用多台灌装机，经验证确有同一性能者 |
| 原料药 | 连续生产的原料药 | 在一定时间间隔内生产的、在规定限度内的均质产品为一批 | |
| | 间歇生产的原料药 | 由一定数量的产品经最后混合所得的，在规定限度内的均质产品为一批 | 混合前的产品必须按统一工艺生产并符合质量标准，且有可追踪的记录 |

**3. 不同品种不同规格药品应分开生产** 不得在同一生产操作间同时进行不同品种和规格药品的生产操作，除非没有发生混淆或交叉污染的可能。在生产的每一阶段，应当保护产品和物料免受微生物和其他污染。

**4. 物料、产品、设备等应贴签标识** 生产期间使用的所有物料、中间产品或待包装产品的容器及主要设备、必要的操作室应当贴签标识或以其他方式标明生产中的产品或物料名称、规格和批号，如有必要，还应当标明生产工序。

容器、设备或设施所用标识应当清晰明了，标识的格式应当经企业相关部门批准。除在标识上使用文字说明外，还可采用不同的颜色区分被标识物的状态（如待验、合格、不合格或已清洁等）。

**5. 清场** 每批药品的每一生产阶段完成后必须由生产操作人员清场，以确保设备和工作场所没有遗留与本次生产有关的物料、产品和文件。清场记录内容包括：操作间编号、产品名称、批号、生产工序、清场日期、检查项目及结果、清场负责人及复核人签名。清场记录应当纳入批生产记录。下次生产开始前，应当进行检查，对前次清场情况进行确认。确保设备和工作场所没有上批遗留的产品、文件或与本批产品生产无关的物料，设备处于已清洁及待用状态。检查结果应当有记录。生产操作前，还应当核对物料或中间产品的名称、代码、批号和标识，确保生产所用物料或中间产品正确且符合要求。**考点提示：生产前、生产完成后的管理要求** 对物料或中间产品检查的目的是为了保证物料或中间产品的正确性，防止不正确的物料用于生产或流入下道工序。

**GMP 第 197 条** 生产过程中应当尽可能采取措施，防止污染和交叉污染如：

（一）在分隔的区域内生产不同品种的药品；

（二）采用阶段性生产方式；

（三）设置必要的气锁间和排风；空气洁净度级别不同的区域应当有压差控制；

（四）应当降低未经处理或未经充分处理的空气再次进入生产区导致污染的风险；

（五）在易产生交叉污染的生产区内，操作人员应当穿戴该区域专用的防护服；

（六）采用经过验证或已知有效的清洁和去污染操作规程进行设备清洁；必要时，应当对与物料直接接触的设备表面的残留物进行检测；

（七）采用密闭系统生产；

（八）干燥设备的进风应当有空气过滤器，排风应当有防止空气倒流装置；

（九）生产和清洁过程中应当避免使用易碎、易脱屑、易发霉器具；使用筛网时，应当有防止因筛网断裂而造成污染的措施；

（十）液体制剂的配制、过滤、灌封、灭菌等工序应当在规定时间内完成；

（十一）软膏剂、乳膏剂、凝胶剂等半固体制剂以及栓剂的中间产品应当规定贮存期和贮存条件。

**6. 包装操作**　企业应重视包装操作中发生污染、交叉污染、混淆和差错的风险，包装开始前应当进行检查，确保工作场所、包装生产线、印刷机及其他设备已处于清洁或待用状态，无上批遗留的产品、文件或与本批产品包装无关的物料。检查结果应当有记录。包装操作前，还应当检查所领用的包装材料正确无误，核对待包装产品和所用包装材料的名称、规格、数量、质量状态，且与工艺规程相符。每一包装操作场所或包装生产线，应当有标识标明包装中的产品名称、规格、批号和批量的生产状态。有数条包装线同时进行包装时，应当采取隔离或其他有效防止污染、交叉污染或混淆的措施。因包装过程产生异常情况而需要重新包装产品的，必须经专门检查、调查并由指定人员批准。重新包装应当有详细记录。在物料平衡检查中，发现待包装产品、印刷包装材料以及成品数量有显著差异时，应当进行调查，未得出结论前，成品不得放行。**考点提示：**包装操作要求

同时，对内包装容器在分装前的保护控制要求规定，待用分装容器在分装前应当保持清洁，避免容器中有玻璃碎屑、金属颗粒等污染物。应防范未贴签产品的风险，规定产品分装、封口后应当及时贴签。未能及时贴签时，应有防止混淆或贴错标签的措施，并有操作规程可依。为防止发生混淆，对废弃包装材料要求包装结束时，已打印批号的剩余包装材料应当由专人负责全部计数销毁，并有记录。如将未打印批号的印刷包装材料退库，应当按照操作规程执行。

**（十）质量控制与质量保证**

本章详细规定了质量控制实验室、物料与产品放行、持续稳定性考察、变更控制、偏差管理、纠正措施和预防措施、供应商的评估和批准、产品质量回顾分析、投诉与不良反应报告的具体要求和管理方法。

**1. 质量控制实验室管理**　质量控制实验室的人员设备设施应当与产品性质和生产规模相适应，取样方法应科学，取样应有代表性，取样操作应避免污染和交叉污染。企业通常不得进行委托检验，确需委托检验的，应按规定进行，但应当在检验报告中予以说明。质量控制实验室的检验人员至少应当具有相关专业中专或高中以上学历，并经过与所从事的检验操作相关的实践培训且通过考核。应当配备药典、标准图谱等必要的工具书，以及标准品或对照品等相关的标准物质。

（1）取样 质量管理部门的人员有权进入生产区和仓储区进行取样及调查；应当按照经批准的操作规程取样；取样方法应当科学、合理，以保证样品的代表性；留样应当能够代表被取样批次的产品或物料，也可抽取其他样品来监控生产过程中最重要的环节（如生产的开始或结束）；样品的容器应当贴有标签，注明样品名称、批号、取样日期、取自哪一包装容器、取样人等信息；样品应当按照规定的贮存要求保存。**考点提示：** 取样原则

（2）检验 物料和不同生产阶段产品的检验应当符合以下要求：①企业应当确保药品按照注册批准的方法进行全项检验；②采用新的检验方法、检验方法需变更的、采用《中国药典》及其他法定标准未收载的检验方法的、法规规定的其他需要验证的检验方法的，以上情形之一的，应当对检验方法进行验证。若不需要进行验证的检验方法，企业应当对检验方法进行确认，以确保检验数据准确、可靠；③检验应当有书面操作规程，规定所用方法、仪器和设备，检验操作规程的内容应当与经确认或验证的检验方法一致。**考点提示：** 检验要求

检验应当有可追溯的记录并应当复核，确保结果与记录一致，且所有计算均应当严格核对。所有中间控制（包括生产人员所进行的中间控制），均应当按照经质量管理部门批准的方法进行，检验应当有记录；应当对实验室容量分析用玻璃仪器、试剂、试液、对照品以及培养基进行质量检查；必要时应当将检验用实验动物在使用前进行检验或隔离检疫。饲养和管理应当符合相关的实验动物管理规定。动物应当有标识，并应当保存使用的历史记录。应当建立检验结果超标调查的操作规程。任何检验结果超标都必须按照操作规程进行完整的调查，并有相应的记录。

（3）留样 药品生产企业按规定保存的、用于药品质量追溯或调查的物料、产品样品为留样。用于产品稳定性考察的样品不属于留样。留样应当至少符合以下要求：应当按照操作规程对留样进行管理；留样应当能够代表被取样批次的物料或产品。**考点提示：** 定义

每批药品均应当有留样；如果一批药品分成数次进行包装，则每次包装至少应当保留一件最小市售包装的成品；留样的包装形式应当与药品市售包装形式相同，原料药的留样如无法采用市售包装形式的，可采用模拟包装；每批药品的留样数量一般至少应当能够确保按照注册批准的质量标准完成两次全检（无菌检查和热原检查等除外）；如果不影响留样的包装完整性，保存期间内至少应当每年对留样进行一次目检观察，如有异常，应当进行彻底调查并采取相应的处理措施；留样观察应当有记录；留样应当按照注册批准的贮存条件至少保存至药品有效期后一年；如企业终止药品生产或关闭的，应当将留样转交受权单位保存，并告知当地药品监督管理部门，以便在必要时可随时取得留样。**考点提示：** 成品留样

制剂生产用每批原辅料和与药品直接接触的包装材料均应当有留样。与药品直接接触的包装材料（如输液瓶），如成品已有留样，可不必单独留样；物料的留样量应当至少满足鉴别的需要；除稳定性较差的原辅料外，用于制剂生产的原辅料（不包括生产过程中使用的溶剂、气体或制药用水）和与药品直接接触的包装材料的留样应当至少保存至产品放行后二年。如果物料的有效期较短，则留样时间可相应缩短；物料的留样应当按照规定的条件贮存，必要时还应当适当包装密封。**考点提示：** 物料留样

此外，质量控制实验室还应当至少有质量标准、取样操作规程和记录、检验操作规程和记录、检验报告或证书、必要的环境监测操作规程、记录和报告、必要的检验方法验证报告和记录、仪器校准和设备使用、清洁、维护的操作规程及记录等详细文件。将超标管理的概念引入质量控制实验室，规定质量控制实验室应当建立检验结果超标调查的操作规程。任何检验结果超标都必须按照操作规程进行完整的调查，并有相应的记录。进一步完善质量控制实验室管理，若不能最终确定实验结果无效，则不能丢弃该实验结果。还对试剂、试液、培养基、检定菌和试剂、标准品或对照品规定了相应的要求。

**2. 物料和产品放行**　放行是指对一批物料或产品进行质量评价，做出批准使用或投放市场或其他决定的操作。由于物料与产品性质不同，应当分别建立物料和产品批准放行的操作规程，明确批准放行的标准、职责，并有相应的记录。

物料的验收结果和检验结果是放行的主要依据。负责物料放行的人员应是质量管理部门的人员。**考点提示：** 物料放行依据及负责部门物料的放行应当至少符合以下要求：物料的质量评价内容应当至少包括生产商的检验报告、物料包装完整性和密封性的检查情况和检验结果；物料的质量评价应当有明确的结论，如批准放行、不合格或其他决定；物料应当由指定人员签名批准放行。

**GMP 第 230 条**　产品的放行应当至少符合以下要求：**考点提示：** 产品放行要求

（一）在批准放行前，应当对每批药品进行质量评价，保证药品及其生产应当符合注册和本规范要求，并确认以下各项内容：**考点提示：** 产品放行基本条件

1. 主要生产工艺和检验方法经过验证；

2. 已完成所有必需的检查、检验，并综合考虑实际生产条件和生产记录；

3. 所有必需的生产和质量控制均已完成并经相关主管人员签名；

4. 变更已按照相关规程处理完毕，需要经药品监督管理部门批准的变更已得到批准；

5. 对变更或偏差已完成所有必要的取样、检查、检验和审核；

6. 所有与该批产品有关的偏差均已有明确的解释或说明，或者已经过彻底调查和适当处理；如偏差还涉及其他批次产品，应当一并处理。

（二）药品的质量评价应当有明确的结论，如批准放行、不合格或其他决定；

（三）每批药品均应当由质量受权人签名批准放行；

（四）疫苗类制品、血液制品、用于血源筛查的体外诊断试剂以及国家食品药品监督管理部门规定的其他生物制品放行前还应当取得批签发合格证明。

**3. 持续稳定性考察**　持续稳定性考察就是在有效期内监控已上市药品的质量，以发现药品与生产相关的稳定性问题（如杂质含量或溶出度特性的变化），并确定药品能够在标示的贮存条件下，符合质量标准的各项要求。**考点提示：** 持续稳定性考察的目的　由于产品研发阶段获取的药品稳定性数据有其局限性，商业化生产后需要继续证明产品有效期内的质量；通过持续稳定性考察以及时了解产品的质量，降低使用者的风险。

持续稳定性考察主要针对市售包装药品，但也需兼顾待包装产品。例如，当待包

装产品在完成包装前，或从生产厂运输到包装厂，还需要长期贮存时，应当在相应的环境条件下，评估其对包装后产品稳定性的影响。此外，还应当考虑对贮存时间较长的中间产品进行考察。

持续稳定性考察的时间应当涵盖药品有效期。考察批次数和检验频次应当能够获得足够的数据，以供趋势分析。通常情况下，每种规格、每种内包装形式的药品，至少每年应当考察一个批次，除非当年没有生产。某些情况下，持续稳定性考察中应当额外增加批次数，如重大变更或生产和包装有重大偏差的药品应当列入稳定性考察。此外，重新加工、返工或回收的批次，也应当考虑列入考察，除非已经过验证和稳定性考察。**考点提示**：需持续稳定性考察的产品范围、考察时间及批次

对不符合质量标准的结果或重要的异常趋势应进行调查。对任何已确认的不符合质量标准的结果或重大不良趋势，企业都应当考虑是否可能对已上市药品造成影响，必要时应当实施召回，调查结果以及采取的措施应当报告当地药品监督管理部门。企业应根据所获得的全部数据资料，包括考察的阶段性结论，撰写总结报告并保存。应定期审核总结报告。

**4. 变更控制**　变更控制，又称为变更管理，指当药品生产、质量控制、使用条件等诸多方面发生变化时，对这些变化在药品质量可控性、有效性和安全性等方面可能产生的影响进行评估，并采取相应措施，从而确保药品的质量和法规的符合性。企业应当建立变更控制系统，对所有影响产品质量的变更进行评估和管理。需要经药品监督管理部门批准的变更应当在得到批准后方可实施。

变更控制的目的是为了防止变更对产品质量产生不利影响，保持产品质量的持续稳定。要求企业建立变更控制系统，其目的是防止质量管理体系实际运行过程中的随意变更，确保持续改进得到及时有效的执行，保证变更不会引发不期望的后果，也强调 QA 的质量参与力度。建立有效的变更控制系统也便于质量追溯。部分变更还应符合法规要求。**考点提示**：变更控制的目的

根据变更的对象不同，变更可以分为：①厂房、设施的变更。包括用于生产的公共系统、设备以及一些影响到生产环境条件的系统如空调净化系统、过滤器、洁净房间区分等等。②生产设备的变更。包括设备的选型、设备与药品接触的材料，清洗设备所使用的清洁消毒剂等等。③原辅料和包装材料的变更。如物料的规格、生产单位、供应商、物料的包装条件等等。④文件的变更。如质量标准、工艺规程、分析方法、标准操作规程的变更等等。**考点提示**：变更的分类

企业应当建立操作规程，规定原辅料、包装材料、质量标准、检验方法、操作规程、厂房、设施、设备、仪器、生产工艺和计算机软件变更的申请、评估、审核、批准和实施。质量管理部门应当指定专人负责变更控制。**考点提示**：变更涉及范围、变更控制流程、变更控制管理部门和人员

企业在进行变更时，应评估其对产品质量的潜在影响。企业可以根据变更的性质、范围、对产品质量潜在影响的程度将变更分类（如主要、次要变更）。判断变更所需的验证、额外的检验以及稳定性考察应当有科学依据。与产品质量有关的变更应由申请部门提出，经评估、制定实施计划，并明确实施职责后，由质量管理部门审核批准，才可生效，并且变更实施应当有相应的记录。**考点提示**：变更的实施

改变原辅料、与药品直接接触的包装材料、生产工艺、主要生产设备以及其他影响药品质量的主要因素时，还应当对变更实施后最初至少三个批次的药品质量进行评估。如果变更可能影响药品的有效期，则质量评估还应当包括对变更实施后生产的药品进行稳定性考察。以上评估的目的在于确保产品质量持续稳定、确保产品在有效期内的质量不因变更而发生不利影响。**考点提示：**主要因素变更实施后的质量评估要求

变更实施后，与其有关的变更文件要及时修订，且质量管理部门应当对变更的文件和记录进行保存，并将变更前的文件进行回收。

**5. 偏差处理**　偏差是指对批准指令或规定标准的偏离。偏差有多种分类方法，按照偏差的来源将偏差分为生产过程偏差和实验室检验结果偏差。**考点提示：**偏差来源

企业应当建立偏差处理的操作规程，规定偏差的报告、记录、调查、处理以及所采取的纠正措施，并有相应的记录。**考点提示：**建立偏差处理系统的要求

任何偏差都应当评估其对产品质量的潜在影响，偏差的评估、分类应依其对产品质量的潜在影响程度进行。**考点提示：**偏差评估、分类依据　企业可以根据偏差的性质、范围、对产品质量潜在影响的程度将偏差分类（如重大、次要偏差）。对重大偏差的评估还应当考虑是否需要对产品进行额外的检验以及对产品有效期的影响，必要时，应当对涉及重大偏差的产品进行稳定性考察。**考点提示：**重大偏差处理的原则、偏差处理涉及产品控制要求

任何偏离生产工艺、物料平衡限度、质量标准、检验方法、操作规程等的情况均应当有记录，并立即报告主管人员及质量管理部门，应当有清楚的说明，重大偏差应当由质量管理部门会同其他部门进行彻底调查，并有调查报告。偏差调查报告应当由质量管理部门的指定人员审核并签字。企业还应当采取预防措施有效防止类似偏差的再次发生。质量管理部门应当负责偏差的分类，保存偏差调查、处理的文件和记录。**考点提示：**偏差处理的流程

**6. 纠正措施和预防措施（CAPA）**　纠正措施是指为了防止已出现的不合格、缺陷或其他不希望的情况的再次发生，旨在消除其产生原因而采取的根本性措施。预防措施是指为了防止潜在的不合格、缺陷或其他不希望情况的发生，消除其原因所采取的措施。可见，纠正措施是在问题发生后，为防止其再次发生而采取的行动。预防措施是在可能发生问题之前，预先采取的根除手段。纠正、预防措施作为一种管理手段运用得当，将会对持续改进组织的整体业绩、增强顾客满意起到积极的作用。

企业应当建立纠正措施和预防措施系统，对偏差、投诉、召回、自检或外部检查结果、工艺性能和质量监测趋势等进行调查并采取纠正和预防措施。调查的深度和形式应当与风险的级别相适应。纠正措施和预防措施系统应当能够增进对产品和工艺的理解，改进产品和工艺。CAPA操作规程应至少包括以下具体内容。

（1）对投诉、召回、偏差、自检或外部检查结果、工艺性能和质量监测趋势以及其他来源的质量数据进行分析，确定已有和潜在的质量问题。必要时，应当采用适当的统计学方法。

（2）调查与产品、工艺和质量保证系统有关的原因。

（3）确定所需采取的纠正和预防措施，防止问题的再次发生。

（4）评估纠正和预防措施的合理性、有效性和充分性。

（5）对实施纠正和预防措施过程中所有发生的变更应当予以记录。

（6）确保相关信息已传递到质量受权人和预防问题再次发生的直接负责人。

（7）确保相关信息及其纠正和预防措施已通过高层管理人员的评审。

**7. 供应商的评估和批准**

（1）评估独立原则　企业法定代表人、企业负责人及其他部门的人员不得干扰或妨碍质量管理部门对物料供应商独立做出质量评估。**考点提示**：质量管理部门评估工作独立性

（2）建立操作规程　企业应建立物料供应商评估和批准的操作规程，明确供应商的资质、选择的原则、质量评估方式、评估标准、物料供应商批准的程序。

（3）质量评估与现场审计　质量管理部门应当对所有生产用物料的供应商进行质量评估，会同有关部门对主要物料供应商（尤其是生产商）的质量体系进行现场质量审计，并对质量评估不符合要求的供应商行使否决权。**考点提示**：质量管理部门责权——评估、审计、否决

质量管理部门应指定专人负责物料供应商质量评估和现场质量审计。被指定的人员应当具有相关的法规和专业知识，具有足够的质量评估和现场质量审计的实践经验。现场质量审计应当核实供应商资质证明文件和检验报告的真实性，核实是否具备检验条件。应当对其人员机构、厂房设施和设备、物料管理、生产工艺流程和生产管理、质量控制实验室的设备、仪器、文件管理等进行检查，以全面评估其质量保证系统。现场质量审计应当有报告。

（4）评估内容　质量管理部门对物料供应商的评估至少应当包括：供应商的资质证明文件、质量标准、检验报告、企业对物料样品的检验数据和报告等。**考点提示**：供应商评估的基本要求　如进行现场质量审计和样品小批量试生产的，还应当包括现场质量审计报告，以及小试产品的质量检验报告和稳定性考察报告。改变物料供应商，应当对新的供应商进行质量评估；改变主要物料供应商的，还需要对产品进行相关的验证及稳定性考察。**考点提示**：供应商变更的管理要求

主要物料的确定应当综合考虑企业所生产的药品质量风险、物料用量以及物料对药品质量的影响程度等因素。**考点提示**：主要物料的确定

（5）合格供应商名单与质量协议　质量管理部门应当向物料管理部门分发经批准的合格供应商名单，该名单内容至少包括物料名称、规格、质量标准、生产商名称和地址、经销商（如有）名称等，并及时更新。质量管理部门应当与主要物料供应商签订质量协议，在协议中应当明确双方所承担的质量责任。

（6）定期评估与审计　质量管理部门应当定期对物料供应商进行评估或现场质量审计，回顾分析物料质量检验结果、质量投诉和不合格处理记录。如物料出现质量问题或生产条件、工艺、质量标准和检验方法等可能影响质量的关键因素发生重大改变时，还应当尽快进行相关的现场质量审计。

（7）供应商质量档案　企业应当对每家物料供应商建立质量档案，档案内容应当包括供应商的资质证明文件、质量协议、质量标准、样品检验数据和报告、供应商的检验报告、现场质量审计报告、产品稳定性考察报告、定期的质量回顾分析报告等。

**8. 产品质量回顾分析**　是指运用统计技术，对生产的每种产品相关内容与数据进

行回顾分析，如原辅料、生产中控结果、产品检验结果、稳定性实验以及产品生产过程中偏差处理、质量体系绩效、控制手段等信息数据进行定期回顾，形成书面报告，以此评价现行的生产工艺和控制方法是否有效、可控，并发现产品生产系统的改进机会，制定防控措施，不断改进产品质量。以确保产品的工艺持续稳定，符合法规要求。

药品生产企业应当按照操作规程，每年对所有生产的药品按品种进行产品质量回顾分析，以确认工艺稳定可靠，以及原辅料、成品现行质量标准的适用性，及时发现不良趋势，确定产品及工艺改进的方向。应当考虑以往回顾分析的历史数据，还应当对产品质量回顾分析的有效性进行自检。当有合理的科学依据时，可按照产品的剂型分类进行质量回顾，如固体制剂、液体制剂和无菌制剂等。回顾分析应当有报告。**考点提示：**要求、目的、作用

药品生产企业至少应当对下列情形进行回顾分析：产品所用原辅料的所有变更，尤其是来自新供应商的原辅料；关键中间控制点及成品的检验结果；所有不符合质量标准的批次及其调查；所有重大偏差及相关的调查、所采取的整改措施和预防措施的有效性；生产工艺或检验方法等的所有变更；已批准或备案的药品注册所有变更；稳定性考察的结果及任何不良趋势；所有因质量原因造成的退货、投诉、召回及调查；与产品工艺或设备相关的纠正措施的执行情况和效果；新获批准和有变更的药品，按照注册要求上市后应当完成的工作情况；相关设备和设施，如空调净化系统、水系统、压缩空气等的确认状态；委托生产或检验的技术合同履行情况。**考点提示：**产品质量回顾分析的基本范围

药品生产企业应当对回顾分析的结果进行评估，提出是否需要采取纠正和预防措施或进行再确认或再验证的评估意见及理由，并及时、有效地完成整改。

若药品委托生产，委托方和受托方之间应当有书面的技术协议，规定产品质量回顾分析中各方的责任，确保产品质量回顾分析按时进行并符合要求。

**9. 投诉与不良反应报告**　药品由于其质量要求的严格性，药品生产企业必须对有关本企业药品质量投诉与进行不良反应报告与监测工作予以高度的重视，体现药品生产企业应尽的社会义务。实际上有关企业药品的投诉与药品不良反应的报告，也是企业进行产品质量改进的重要源泉。

药品生产企业应当建立药品不良反应报告和监测管理制度，设立专门机构并配备专职人员负责管理。应当主动收集药品不良反应，对不良反应应当详细记录、评价、调查和处理，及时采取措施控制可能存在的风险，并按照要求向药品监督管理部门报告。应当建立操作规程，规定投诉登记、评价、调查和处理的程序，并规定因可能的产品缺陷发生投诉时所采取的措施，包括考虑是否有必要从市场召回药品。应当有专人及足够的辅助人员负责进行质量投诉的调查和处理，所有投诉、调查的信息应当向质量受权人通报。**考点提示：**要求

所有投诉都应当登记与审核，与产品质量缺陷有关的投诉，应当详细记录投诉的各个细节，并进行调查。发现或怀疑某批药品存在缺陷，应当考虑检查其他批次的药品，查明其是否受到影响。投诉调查和处理应当有记录，并注明所查相关批次产品的信息。应当定期回顾分析投诉记录，以便发现需要警觉、重复出现以及可能需要从市

场召回药品的问题，并采取相应措施。企业出现生产失误、药品变质或其他重大质量问题，应当及时采取相应措施，必要时还应当向当地药品监督管理部门报告。

### （十一）委托生产与委托检验

为确保委托生产产品的质量和委托检验的准确性和可靠性，委托方和受托方必须签订书面合同，明确规定各方责任、委托生产或委托检验的内容及相关的技术事项。委托生产和委托检验的各项活动，应在书面合同的基础上进行。

委托生产或委托检验的前提是委托生产和委托检验的所有活动，包括在技术或其他方面拟采取的任何变更，均应当符合药品生产许可和注册的有关要求。

委托方应当对受托方进行质量评估，对受托方的条件、技术水平、质量管理情况进行现场考核，以确保受托方具有相应的资质和资源条件。受托方对委托生产中使用的物料、产品不得挪作它用并进行保护，受托方必须具备足够的厂房、设备、知识和经验以及人员，满足委托方所委托的生产或检验工作的要求。

### （十二）产品发运与召回

每批产品均应当有发运记录。根据发运记录，应当能够追查每批产品的销售情况，必要时应当能够及时全部追回，发运记录内容应当包括：产品名称、规格、批号、数量、收货单位和地址、联系方式、发货日期、运输方式等。

企业应当建立产品召回系统，必要时可迅速、有效地从市场召回任何一批存在安全隐患的产品。对因质量原因退货和召回的产品，均应当按规定监督销毁，有证据证明退货产品质量未受影响的除外。召回应当有操作规程，指定专人负责，召回应按照程序并保存记录。因安全隐患决定从市场召回的，应当立即向当地药品监督管理部门报告。产品召回负责人应当独立于销售和市场部门；如产品召回负责人不是质量受权人，则应当向质量受权人通报召回处理情况。

### （十三）自检

药品生产企业应定期组织自检，即对企业实施 GMP 及建立健全质量管理体系方面进行自我检查。自检应当有计划的检查企业 GMP 的符合性，由企业指定人员进行独立系统的全面自检。监控规范的实施情况，评估企业是否符合规范要求，并提出必要的纠正和预防措施。自检结果应当如实记录，并形成自检报告。

### （十四）附则

强调 GMP 是药品生产管理的基本要求，对无菌药品、生物药品、血液制品等药品或者生产质量管理活动的特殊要求由国家食品药品监督管理部门以附录的形式另行制定。

附则对 GMP 使用的术语进行了详细的阐述。

# 任务三　GMP 认证

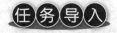

小李面临实习，有一家药厂正在申请 GMP 认证，想要小李跟几位同学一起到企业去整理申请资料，小李想了解 GMP 文件管理员具体做什么工作？对今后参加工作有什

么帮助?

# 药品 GMP 认证初检现场检查缺陷项示例

## 一、中药制剂生产企业检查示例

某药品生产企业于 2013 年 1 月接受 GMP 认证现场检查。检查综合评定结果严重缺陷项为 0 项,主要缺陷项为 2 项,一般缺陷项 15 项。示例如下。

主要缺陷项 1.1.2 "未按药典标准对批号为 121201 批的冰片、107-120201 批薄荷脑进行含量测定,甘油、羟苯乙酯无委托检验即放行投入使用。(223 条)"

一般缺陷项 1.2.1 "企业未按质量分析会管理规程组织三级质量信息汇报会,未结合产品的工艺风险进行分析,如未对灭菌前后姜黄(80℃)挥发油进行含量检测对比。未对水系统和空调系统进行趋势分析。(13 条 14 条)"

一般缺陷项 1.2.4 "按照洁净区管理的直接入药粉的粉碎工序采取单独区域加工,但未建单独的人员、物流通道。(附录 5~8 条)"

一般缺陷项 1.2.5 "无检测压缩空气含油量的设备。(75 条)"

一般缺陷项 1.2.6 "中药材大黄供应商提供的标识上无该药材的采收时间。(附录 5~18 条)"

一般缺陷项 1.2.9 "黄芩润药操作未记录在批记录中。(附录 5~25 条件 2)"

一般缺陷项 1.2.10 "未对动态生产已灌装的产品进行计数,不利于物料平衡计算。(187 条)"

一般缺陷项 1.2.11 "质量控制负责人管理实验室的经验较为欠缺,如对照品无领用记录;天平、液相、气相无使用记录;搬运后的液相、气相检测仪器未进行确认;购入的培养基未进行促生长试验即使用;中药粉末储存期稳定性考察只考察外观与含量,未对水分及微生物限度等影响质量的指标进行考核等。(218 条)"

一般缺陷项 1.2.13 "从事显微检验操作的人员缺乏相关的实践培训,现场检查发现显微鉴别无配置好的水合氯醛,询问检验操作人员无法回答甘草的显微特征。(219 条)"

一般缺陷项 1.2.14 "建立物料供应商评估和批准的操作规程,但没有按物料进行分类管理,审核的内容为中药饮片企业的质量管理体系,未对中药材经营企业(或中药产地)进行审计,未对质量评估方式、评估标准、审计内容、周期、审计人员的组成及资质进行规定。(256 条)"

## 二、小容量注射剂现场检查示例

1. 主要缺陷　公司未启动 A 级区悬浮粒子在线监测系统的报警功能,对报警装置 2~4 小时巡检的 SOP 缺少验证数据支持。注:检查组在该公司期间,经现场确认,该设备的在线监测系统的报警功能已启动。(对应 GMP 的无菌附录 10 条)

2. 一般缺陷

(1)公司个别偏差分析内容不完整,如:2010 年年度回顾中对进入 B 级洁净区的洁净服整衣间的悬浮粒子超标,风险评估分析内容不全面,未对所涉及批次产品质量进行评估。(对应 GMP 的第 13 条)

(2)按照新版 GMP 要求对员工质量管理、偏差调查、风险管理、无菌保障培训不够深入系统，对个别从事生产的操作岗位 SOP 培训不到位，如：空压站岗位操作工岗位 SOP 培训不到位。（对应 GMP 的第 27 条）

（3）C 级区无菌内衣的无菌鞋套没有编号，无法确认清洗的唯一性。（对应 GMP 的第 30 条）

（4）内包材进入 C 级区时，传递窗内的叠加式码放方式不利于自净。（对应 GMP 的第 47 条）

（5）C 级洗衣洁净区物料入口缓冲间地架设计不合理，不能充分自净。（对应 GMP 的第 47 条）

（6）部分验证原始数据归档不全，如：纯化水系统验证缺少储罐取样点；运输模拟验证方案中，仅有德国、美国、法国，未对实际发运地如国内做气候温度数据采集；氮气系统验证缺少对储气钢瓶清洁状态的描述。（对应 GMP 的第 172 条）

（7）批号为 4011C42 的某某注射液的配液批生产记录，没有规定夹层的正常压力范围。（对应 GMP 的第 174 条）

（8）批生产记录配制过程中注射用水的除菌过滤器过程记录不全，未记录制备量和操作过程。（对应 GMP 的第 48 条）

（9）药液除菌过滤操作中，清洗确认记录内容不全，如快装接头、三通等。（对应 GMP 的第 199 条）

（10）代码为 R-56-0004-04《菌株/菌液灭活处理记录》中未体现菌种编号。（对应 GMP 的第 226 条）

（11）未按文件规定对胶塞、针头等内包材的境外供应商进行现场审计。（对应 GMP 的第 255 条）

（12）物料供应商审计资料不完整，如药用盐酸和药用氢氧化钠未加盖物料供应商印章。（对应 GMP 的第 256 条）

### 三、生物制剂企业现场检查示例

1. 主要缺陷

（1）企业对流感疫苗与甲注射液共用清洗间与器具湿热灭菌柜的风险评估报告中，缺少对预防用生物制品与治疗用化学药品、不同给药途径产品相互影响进行有效评估；生产车间非洁净控制区的储存间中，同时存放甲注射液与流感疫苗的生产用器具，未分区存放且无标识。（对应 GMP 的第 15 条）

（2）外购的免洗安瓿瓶采用纸盒加气泡缓冲垫的包装形式，供应商审计中未对包装形式进行确认；直接通过 D 级脱去纸盒包装后传入干热灭菌柜；生产过程中也未对免洗安瓿瓶对该生产环境的潜在影响进行评估。（对应 GMP 的第 198 条）

（3）批号为 ESE20100606 的甲注射液的含量测定项目缺少具体操作过程、实验条件及仪器参数相关信息，无法进行有效审核。（对应 GMP 的第 223 条）

问题：什么是 GMP 认证？GMP 认证的作用是什么？认证由谁实施？对照 GMP 规定要求，查找材料中的缺陷问题分别违反了 GMP 中的哪方面规定？

# 一、GMP 认证的概念和意义

GMP 认证是药品监督管理部门依法对药品生产企业药品生产质量管理进行监督检

查的一种手段，是对药品生产企业实施药品 GMP 情况的检查、评价并决定是否发给认证证书的监督管理过程。《药品管理法》中对 GMP 认证有明确规定，第九条："药品监督管理部门按照规定对药品生产企业是否符合《药品生产质量管理规范》的要求进行认证；对认证合格的，发给认证证书。"第六十八条："药品监督管理部门应当按照规定，依据《药品生产质量管理规范》、《药品经营质量管理规范》，对经其认证合格的药品生产企业、药品经营企业进行认证后的跟踪检查。" **考点提示**：定义

---

**知识拓展**

### GMP 认证的性质

作为对产品质量、企业质量保证能力实施第三方评价的一种活动，质量认证可以分为产品质量认证和质量体系认证两类。质量体系认证是由国家认可的第三方认证机构依据规定的程序和国际通用标准（如 ISO 9000 标准）对一个组织（企业）的质量体系的符合性和有效性进行评定的活动。如符合规定要求，颁发合格证书，向社会给予书面保证。GMP 认证属于质量体系认证的范畴。

---

GMP 认证制度是国家对药品生产企业进行监督检验的一种手段，也是保证药品质量的一种科学、先进的管理方法。世界卫生组织曾指出，GMP 认证是国际贸易中药品质量签证体制的要素之一。实施此制度是国家药品监督管理的组成部分，也是一个国家药品参与国际市场竞争的先决条件。

## 二、我国药品 GMP 认证监管部门及职责

**1. 国家食品药品监督管理总局** 主管全国药品 GMP 认证管理工作。主要职责包括：①负责 GMP 认证检查评定标准的制定、修订工作；②负责设立国家 GMP 认证检查员库及其管理工作；③负责进口药品 GMP 境外检查和国家或地区间药品 GMP 检查的协调工作。

**2. 省级药品监督管理部门** 负责本辖区 GMP 认证和跟踪检查工作以及国家食品药品监督管理总局委托开展的药品 GMP 检查工作。省级以上药品监督管理部门设立的药品认证检查机构承担药品 GMP 认证申请的技术审查、现场检查、结果评定等工作。

《药品管理法实施条例》（国务院令第 360 号）第五条："省级以上人民政府药品监督管理部门应当按照《药品生产质量管理规范》和国务院药品监督管理部门规定的实施办法和实施步骤，组织对药品生产企业的认证工作；符合《药品生产质量管理规范》的，发给认证证书。其中，生产注射剂、放射性药品和国务院药品监督管理部门规定的生物制品的药品生产企业的认证工作，由国务院药品监督管理部门负责。《药品生产质量管理规范》认证证书的格式由国务院药品监督管理部门统一规定。" **考点提示**：认证职责分工

国务院《关于取消和下放 50 项行政审批项目等事项的决定》（国发〔2013〕27号）文明确"逐步下放省级食品药品监管部门"。

**国务院决定取消和下放管理层级的**
**行政审批项目目录**

（共计 29 项，其中取消 21 项，下放 8 项）

| 序号 | 项目名称 | 实施机关 | 设定依据 | 处理决定 |
|---|---|---|---|---|
| 14 | 药品生产质量管理规范认证 | 食品药品监管总局 | 《中华人民共和国药品管理法实施条例》（国务院令第 360 号） | 逐步下放省级食品药品监管 |

# 三、我国 GMP 认证程序

药品 GMP 认证是一个复杂而系统的过程。其基本程序分为：申请、受理与审查、现场检查、审批与发证。具体流程见图 8-6。

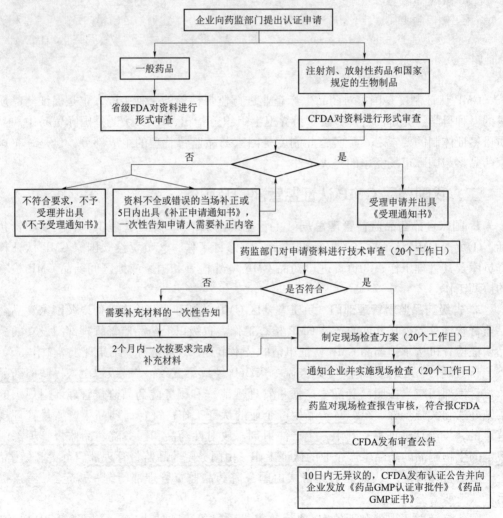

图 8-6　GMP 证书审批流程

## （一）申请提交资料

在认证的申请阶段，要申请药品 GMP 认证的生产企业，应按规定填报《药品 GMP

认证申请书》并报送资料。材料清单见表8-10。

表 8-10 GMP 认证申请资料

| 序号 | 报 送 资 料 |
| --- | --- |
| 1 | 《药品 GMP 认证申请书》（见附件1），同时附申请书电子文档 |
| 2 | 《药品生产许可证》和营业执照复印件 |
| 3 | 药品生产管理和质量管理自查情况（包括企业概况及历史沿革情况、生产和质量管理情况，证书期满重新认证企业软、硬件条件的变化情况，前次认证不合格项目的改正情况） |
| 4 | 企业组织机构图（注明各部门名称、相互关系、部门负责人） |
| 5 | 企业负责人、部门负责人简历；依法经过资格认定的药学及相关专业技术人员、工程技术人员、技术工人登记表，并标明所在部门及岗位；高、中、初级技术人员占全体员工的比例情况表 |
| 6 | 企业生产范围全部剂型和品种表；申请认证范围剂型和品种表（注明常年生产品种），包括依据标准、药品批准文号；新药证书及生产批件等有关文件材料的复印件；常年生产品种的质量标准 |
| 7 | 企业总平面布置图，以及企业周围环境图；仓储平面布置图、质量检验场所平面布置图（含动物室） |
| 8 | 生产车间概况（包括所在建筑物每层用途和车间的平面布局、建筑面积、洁净区、空气净化系统等情况。其中对 $\beta$-内酰胺类、避孕药、激素类、抗肿瘤类、放射性药品等的生产区域、空气净化系统及设备情况进行重点描述），设备安装平面布置图（包括更衣室、盥洗间、人流和物流通道、气闸等，并标明人、物流向和空气洁净度等级）；空气净化系统的送风、回风、排风平面布置图 |
| 9 | 认证剂型或品种的工艺流程图，并注明主要过程控制点及控制项目 |
| 10 | 关键工序、主要设备、制水系统及空气净化系统的验证情况 |
| 11 | 检验仪器、仪表、量具、衡器校验情况 |
| 12 | 企业生产管理、质量管理文件目录 |
| 13 | 企业符合消防和环保要求的证明文件 |

新开办药品生产企业、药品生产企业新增生产范围申请药品 GMP 认证，除报送上述材料外，还须报送认证范围涉及品种的批生产记录复印件。向国务院药品监督管理部门提出认证申请的，应同时报送一份申报资料给所在地省级药品监督管理部门。省级药品监督管理部门可以就该申报资料和对申请企业的日常监管情况，向国务院药品监督管理部门提出意见。申请企业应当对其申报材料全部内容的真实性负责。

**（二）现场检查**

**1. 认证检查员**

（1）检查员库的建设 药品 GMP 认证检查员必须满足下列条件：①遵纪守法、廉洁正派、坚持原则、实事求是；②熟悉、掌握并正确执行国家相关法律、法规，熟悉实施药品 GMP 的有关规定；③是从事药品监督管理工作的人员；④具有药学或相关专业大学以上学历或中级以上职称，具有5年以上药品监督管理实践经验或药品生产质量管理实践经验；⑤身体健康，能胜任现场检查工作，无传染性疾病。

另外，药品 GMP 认证检查员必须加强自身修养和知识更新，不断提高药品 GMP 认证检查的业务知识水平。药品 GMP 认证检查员必须遵守药品 GMP 认证检查员守则和现场检查纪律，不得进行有偿咨询服务活动。对违反有关规定的，予以批评教育，情节严重的取消药品 GMP 认证检查员资格。

国务院药品监督管理部门对药品 GMP 认证的检查人员实行聘任制，经所在单位推荐，填写《国家药品 GMP 认证检查员推荐表》，由所在地省级药品监督管理部门审查后，报国务院药品监督管理部门进行资格认定。经国务院药品监督管理部门培训、考核合格的人员，颁发《国家药品 GMP 认证检查员证》，有效期为 5 年。国务院药品监督管理部门对药品 GMP 认证检查员进行年审，不合格者，予以解聘。

（2）检查组人员的选派　药品 GMP 认证检查员受国务院药品监督管理部门和省级药品监督管理部门的委派，承担对药品生产企业的药品 GMP 认证现场检查、跟踪检查等项工作。

检查组一般由 3 名药品 GMP 认证检查员组成，按照药品监督管理部门制定的现场检查方案执行，在检查过程中如果检查方案确实需要变更的，应报经原检查方案制定部门批准后方可执行。①国务院药品监督管理部门委派的检查员，应从国家药品 GMP 认证检查员库中随机选派，但被检查企业所在省、自治区、直辖市的检查员须回避。对放射性药品、生物制品等生产企业认证检查时，应至少选派一名熟悉相应专业的检查员。②省级药品监督管理部门委派的检查员，应从国家药品 GMP 认证检查员库中随机选派本辖区内的检查员，但被检查企业所在地设区的市级药品监督管理部门的检查员须回避。如需要选派外省、自治区、直辖市检查员，应报国务院药品监督管理部门统一选派。③观察员。现场检查时，企业所在地省级或地市级药品监督管理部门可选派一名药品监督管理人员作为观察员。检查生物制品生产企业（车间），观察员应是省级药品监督管理人员。观察员负责与药品 GMP 检查有关的协调和联络工作。现场检查中如发现企业有其他违反《药品管理法》及相关规定等问题，检查组应将问题通过观察员及时移交所在地省、自治区、直辖市药品监督管理部门查处，并在检查报告中说明有关情况。观察员完成观察工作后，应向派出单位作出汇报。

**2. 现场检查过程**　药品 GMP 认证现场检查时间一般为 3 天，根据企业具体情况可适当缩短或延长。现场检查过程大致分为四个步骤：首次会议、现场取证、综合评议、末次会议。

（1）首次会议　现场检查首次会议应由检查组长主持，确认检查范围，落实检查日程，宣布检查纪律和注意事项，确定企业的检查陪同人员。检查组成员应在首次会议上向被检查企业出示《国家药品 GMP 认证检查员证》。

（2）现场取证　现场检查过程中，检查组必须严格按照现场检查方案对企业实施药品 GMP 的情况进行检查，必要时应予取证。检查员须按照药品 GMP 认证检查方案和检查评定标准对检查发现的不合格项目如实记录。

（3）综合评议　此过程是检查组长组织检查员，针对检查过程中发现的不合格项目进行评定汇总，做出综合评定意见，并撰写现场检查报告。现场检查报告须检查组全体人员签字，并附不合格项目、检查员记录、有异议问题的意见及相关证据材料。评定汇总期间，被检查企业人员应回避。

（4）末次会议　检查组在末次会议上向企业通报现场检查情况，被检查企业可安排有关人员参加。对检查中发现的缺陷内容，经检查组成员和申请企业负责人签字，双方各执一份。申请企业对检查中发现的缺陷无异议的，应对缺陷进行整改，并将整改情况及时报告派出检查的药品认证检查机构。如有异议，可做适当说明。如不能形成共识，检查组应做好记录并经检查组成员和申请企业负责人签字后，双方各执一份。现场检查工作完成后，检查组应根据现场检查情况，结合风险评估原则提出评定建议。现场检查报告应附检查员记录及相关资料，并由检查组成员签字。

检查组应在检查工作结束后 10 个工作日内，将现场检查报告、检查员记录及相关资料报送药品认证检查机构。**考点提示：**现场检查步骤

### （三）审批与发证

**1. 综合评定** 药品认证检查机构可结合企业整改情况对现场检查报告进行综合评定。必要时，可对企业整改情况进行现场核查。综合评定应在收到整改报告后 40 个工作日内完成，如进行现场核查，评定时限顺延。

综合评定应采用风险评估的原则，综合考虑缺陷的性质、严重程度以及所评估产品的类别对检查结果进行评定。现场检查综合评定时，低一级缺陷累计可以上升一级或二级缺陷，已经整改完成的缺陷可以降级，严重缺陷整改的完成情况应进行现场核查。①只有一般缺陷，或者所有主要和一般缺陷的整改情况证明企业能够采取有效措施进行改正的，评定结果为"符合"；②有严重缺陷或有多项主要缺陷，表明企业未能对产品生产全过程进行有效控制的，或者主要和一般缺陷的整改情况或计划不能证明企业能够采取有效措施进行改正的，评定结果为"不符合"。**考点提示：**现场检查综合评定

**2. 评定结果公示** 药品认证检查机构完成综合评定后，应将评定结果予以公示，公示期为 10 个工作日。对公示内容有异议的，药品认证检查机构或报同级药品监督管理部门及时组织调查核实。调查期间，认证工作暂停。

**3. 报药品监督管理部门审批** 对公示内容无异议或对异议已有调查结果的，药品认证检查机构应将检查结果报同级药品监督管理部门，由药品监督管理部门进行审批。

**4. 发证** 经药品监督管理部门审批，符合药品 GMP 要求的，向申请企业发放《药品 GMP 证书》；不符合药品 GMP 要求的，认证检查不予通过，药品监督管理部门以《药品 GMP 认证审批意见》方式通知申请企业。行政审批工作时限为 20 个工作日。

**5. 结果公告** 药品监督管理部门应将审批结果予以公告。省级药品监督管理部门应将公告上传国家食品药品监督管理总局网站。

### （四）跟踪检查

省级药品监督管理部门负责对本辖区内取得《药品 GMP 证书》的药品生产企业进行跟踪检查，被检查企业不符合药品 GMP 认证检查评定标准的，按《药品生产监督管理办法》的规定，收回其相应剂型的《药品 GMP 证书》，并予以公告。《药品

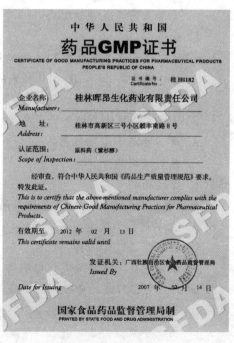

图 8-7 药品 GMP 证书

GMP 证书》有效期内至少进行一次跟踪检查。

国务院药品监督管理部门和省级药品监督管理部门颁发的《药品 GMP 证书》具有同等法律效力。《药品 GMP 证书》认证范围应按照《药品生产许可证》核定的生产范围填写。省级药品监督管理部门颁发的证书编号为：省、自治区、直辖市简称+字母+顺序号。国务院药品监督管理部门颁发的证书编号为：字母+顺序号，由负责认证的国务院药品监督管理部门按以下编号方法分别填写，"字母"项为英文大写字母，按顺序分别代表不同年份，"A"代表 1999 年，"B"代表 2000 年，"C"代表 2001 年，"D"代表 2002 年，依次类推；"顺序号"项为四位阿拉伯数字自然顺序，中间不得有空号，跨年度继续上年度的顺序编号。《药品 GMP 证书》有效期为 5 年。药品生产企业应在《药品 GMP 证书》有效期届满前 6 个月，按《药品 GMP 认证管理办法》的规定重新申请药品 GMP 认证，药品监督管理部门应在《药品 GMP 证书》届满前作出审批决定。

# 目标检测

## 一、名词解释

1. GMP 认证

2. 批号

3. 物料平衡

## 二、A 型题（最佳选择题）

1. 不符合贮存和运输要求的退货，应当在（ ）监督下予以销毁

    A. 国家食品药品监督管理总局    B. 省食品药品监督管理局

    C. 市食品药品监督管理局    D. 质量管理部门

    E. 仓储部门

2. GMP 中规定洁净区（室）主要工作室的照明宜为

    A. 600 勒克斯    B. 500 勒克斯    C. 400 勒克斯

    D. 300 勒克斯    E. 200 勒克斯

3. GMP 规定必须使用独立的厂房设施，分装应保持相对负压的药品是

    A. 青霉素类等高致敏药品    B. 毒性药品

    C. 放射性药品    D. 一般生化类药品

    E. 普通药品

4. 生产时，应避免与其他药品使用同一设备和空气净化系统的药品是

    A. 生化制品、普通制品    B. 放射性药品、一般药品

    C. 毒性药品、外用药    D. 激素类药品

    E. 激素类药、抗肿瘤类化学药品

5. GMP 规定，厂房的合理布局主要是按照

    A. 生产厂长的工作经验    B. 采光和照明

    C. 周边环境    D. 领导意图和专家意见

    E. 生产工艺及所要求的空气洁净级别

6. GMP 的适用范围是

    A. 药品制剂生产的全过程，原料药生产中影响成品质量的关键工序

    B. 原料药生产的全过程

    C. 中药材的选种栽培

    D. 中药生产的关键工序

    E. 注射剂品种生产过程

7. GMP 附录中将生产洁净区（室）的空气洁净度划分为

    A. 二个级别        B. 三个级别        C. 四个级别

    D. 五个级别        E. 六个级别

## 三、B 型题（配伍选择题）

[8~9]

    A. 10 帕          B. 5 帕          C. 18℃~25℃，45%~65%

    D. 20℃~26℃ 40%~70%        E. 18℃~26℃，45%~65%

8. 洁净厂房的压差应控制在

9. 温度和湿度要求是

[10~13]

    A. 质量保证        B. 质量控制        C. 质量管理

    D. 质量体系        E. 质量检验

10. 全部管理职能的一个方面，该管理职能负责质量方针的制订和实施称为

11. 为达到质量要求所采取的作业技术和活动称为

12. 为实施质量管理，由组织结构、职责、程序、过程和资源构成的有机整体，称为

13. 为使人们确信某一产品或服务能满足规定的质量要求所必需的有计划、有系统的全部活动。是生物制品生产和质量控制必须贯彻的总原则，称为

## 四、X 型题（多项选择题）

14. 厂房应当有适当的（　　），确保生产和贮存的产品质量以及相关设备性能不会直接或间接地受到影响

    A. 照明        B. 温度        C. 湿度

    D. 通风        E. 防尘

15. 关于洁净区人员的卫生要求正确的是

    A. 进入洁净生产区的人员不得化妆和佩带饰物

    B. 操作人员应当避免裸手直接接触药品、与药品直接接触的包装材料和设备表面

    C. 员工按规定更衣

    D. 生产区、仓储区、办公区应当禁止吸烟和饮食，禁止存放食品、饮料、香烟和个人用药品等杂物和非生产用物品

    E. 员工按要求洗手、消毒

## 五、思考题

实施 GMP 的目的是什么？

# 实训 8-1　药品生产企业参观及 GMP 操作体验

## 【实训目的】

1. 了解药品生产厂房的布局，增加感性认识。
2. 了解进入生产控制区的基本要求。
3. 了解药品生产企业各岗位的 GMP 基本操作要求。
4. 能快速掌握本岗位操作要领。

## 【实训环境】

1. 口服液生产车间。
2. 一般厂房、洁净厂房、提取设备、灌装设备、包装设备。
3. 可根据学生岗位需求设计多个操作实训练习。

## 【实训内容】

一、实训准备

1. 教师提前联系所参观、体验的药品生产企业，并提前对参观药品生产企业注意事项进行讲解。

2. 由学生通过上网查询了解所参观药品生产企业的生产规模、生产剂型等信息；自学《药品生产质量管理规定》相关内容，如药品生产过程对人员、厂房、设施设备的要求等，了解药品生产工艺。

3. 参观前，邀请药品生产企业相关人员进行相关培训。

4. 各自拟出体验计划。

5. 准备好身份证明、笔记本等，在药品生产企业允许的情况下，必要时可准备录音、照相设备。

二、体验生产线生产操作规范

1. 全班学生分组，每组 4~6 人。小组可进行内部分工、合作。

2. 小组任选一个实践方向

（1）提取生产线操作规范。

（2）灌装生产线操作规范。

（3）包装生产线操作规范。

3. 分组体验

## 【实训任务】

体验完成后完成以下实训任务：熟悉药品生产过程 GMP 的要求，结合对 GMP 的认识和体会，尽可能列出影响药品质量的问题及原因分析、解决措施，形成 1500 字的体验报告。

（罗　迪　张琳琳　尤金花）

# 项目九　药品经营管理

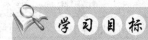

### 知识目标

1. 掌握药品经营企业开办的法律规定、现行 GSP 等法规对有关药品采购、验收、储存、养护、陈列、零售的法律基本知识和基本要求。
2. 熟悉 GSP 认证流程、基本要求及互联网药品交易管理要求。
3. 了解医疗保险药品定点药房审查和确定的原则、申办基本条件及申办程序、基本要求。

**技能目标**　具备"学法"、"用法"的思维能力以及实际操作能力，能依法申办《药品经营许可证》、《互联网药品交易服务机构资格证书》、医疗保险药品定点药房资格等行政许可证照，能依法准备 GSP 认证申请及相关认证资料。

具备依法从事药品经营企业质量管理以及药品采购、验收、储存、养护、陈列、零售等岗位工作的能力。

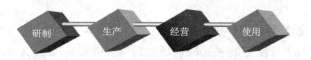

## 任务一　药品经营企业申办与药品流通监督管理

### 任务导入

王某、李某均想开办一家药品经营企业。其中，王某想开办一家药品批发企业，李某想开办一家药店。场地、资金虽已到位，但如何申办却一头雾水。向何部门申办？有哪些程序和要求？申办过程中应注意哪些问题？如果申办任务交给你，如何完成？

### 《药品经营许可证》过期经营药品行政处罚案

2015 年 3 月，某药品监督管理部门在日常执法检查时发现，该辖区王某开设的零售药店虽有《药品经营许可证》，但已于 2015 年 1 月过期失效，并仍在进行药品经营。执法人员对其《药品经营许可证》注销，并通知辖区工商行政管理部门，同时对其进行行政处罚。王某不服，称店里忙，未来得及续办《药品经营许可证》，事出有因，补办即可。

问题：王某理由是否成立？执法人员对其进行行政处罚依据何在？

# 一、药品经营管理的法律规定概述

## （一）药品经营许可证的法律规定

为确保用药的安全性，我国对药品经营实行严格的行政许可准入控制。《药品经营许可证》是企业合法经营药品的唯一凭证。《药品管理法》规定，开办药品批发企业，须经企业所在地省、自治区、直辖市人民政府药品监督管理部门批准并发给《药品经营许可证》；开办药品零售企业，须经企业所在地县级以上地方药品监督管理部门批准并发给《药品经营许可证》。无《药品经营许可证》的，不得经营药品。**考点提示：**药品经营许可

在我国，根据《药品管理法》的规定，药品经营企业的经营方式分为批发和零售，故根据经营方式的不同药品经营企业分为药品批发企业和药品零售企业。**考点提示：**药品经营方式　药品批发企业是指将购进的药品销售给药品生产企业、药品经营企业、医疗机构的药品经营企业。药品零售企业是指将购进的药品直接销售给消费者的药品经营企业。即主要面向以转售为目的的药品零售企业和医疗机构销售药品的为药品批发企业。直接面向顾客销售药品的为药品零售企业，包括药品零售商店、药品零售连锁企业和仅能销售非处方药品的超市、宾馆的药品专柜等。

同时，国家明确药品零售连锁经营是药品零售经营方式的一种表述，应按药品零售经营和药品零售企业的有关规定依法予以监管。药品零售连锁企业，是指经营同类药品、使用统一商号的若干个门店，在同一总部的管理下，采取统一采购配送、统一质量标准、采购同销售分离、实行规模化管理经营的组织形式。**考点提示：**药品零售连锁企业特点

## （二）药品流通监督的法律规定

自 2007 年 5 月 1 日实施的《药品流通监督管理办法》是国家药品监督管理部门针对从事药品购销的单位及个人加强监管，从而规范药品流通秩序的一部行政规章。《办法》明确规定，"药品生产、经营企业、医疗机构应当对其生产、经营、使用的药品质量负责"。

**1. 药品生产、经营企业对其药品购销行为及其销售人员应负管理责任**　药品生产、经营企业对其药品购销行为负责，对其销售人员或设立的办事机构以本企业名义从事的药品购销行为承担法律责任。

药品生产、经营企业应当对其购销人员进行药品相关的法律、法规和专业知识培训，建立培训档案，培训档案中应当记录培训时间、地点、内容及接受培训的人员。

药品生产、经营企业应当加强对药品销售人员的管理，并对其销售行为作出具体规定。

**2. 药品生产、经营企业销售药品的规定**　**考点提示：**购销药品的规定

（1）销售药品时应提供的资料　药品生产企业、药品批发企业销售药品时，应当提供下列资料：①加盖本企业原印章的《药品生产许可证》或《药品经营许可证》和

营业执照的复印件；②加盖本企业原印章的所销售药品的批准证明文件复印件；③销售进口药品的，按照国家有关规定提供相关证明文件。

药品生产企业、药品批发企业派出销售人员销售药品的，除本条前款规定的资料外，还应当提供加盖本企业原印章的授权书复印件。授权书原件应当载明授权销售的品种、地域、期限，注明销售人员的身份证号码，并加盖本企业原印章和企业法定代表人印章（或者签名）。销售人员应当出示授权书原件及本人身份证原件，供药品采购方核实。

（2）**销售药品时应开具销售凭证**  药品生产企业、药品批发企业销售药品时，应当开具标明供货单位名称、药品名称、生产厂商、批号、数量、价格等内容的销售凭证。

药品零售企业销售药品时，应当开具标明药品名称、生产厂商、数量、价格、批号等内容的销售凭证。

（3）**采购药品时应索取、查验、留存有关证件和资料**  药品生产、经营企业采购药品时，应按上述规定索取、查验、留存供货企业有关证件、资料，索取、留存销售凭证。

药品生产、经营企业按规定留存的资料和销售凭证，应当保存至超过药品有效期1年，但不得少于3年。

**3. 药品流通过程中禁止的行为  考点提示：药品购销的禁止性规定**

（1）药品生产、经营企业不得在经药品监督管理部门核准的地址以外的场所储存或者现货销售药品。

（2）药品生产企业只能销售本企业生产的药品，不得销售本企业受委托生产的或者他人生产的药品。

（3）药品生产、经营企业知道或者应当知道他人从事无证生产、经营药品行为的，不得为其提供药品。

（4）药品生产、经营企业不得为他人以本企业的名义经营药品提供场所，或者资质证明文件，或者票据等便利条件。

（5）药品生产、经营企业不得以展示会、博览会、交易会、订货会、产品宣传会等方式现货销售药品。

（6）药品经营企业不得购进和销售医疗机构配制的制剂。

（7）未经药品监督管理部门审核同意，药品经营企业不得改变经营方式。药品经营企业应当按照《药品经营许可证》许可的经营范围经营药品。

（8）药品零售企业应当按照国家食品药品监督管理部门药品分类管理规定的要求，凭处方销售处方药。经营处方药和甲类非处方药的药品零售企业，执业药师或者其他依法经资格认定的药学技术人员不在岗时，应当挂牌告知，并停止销售处方药和甲类非处方药。

（9）药品说明书要求低温、冷藏储存的药品，药品生产、经营企业应当按照有关规定，使用低温、冷藏设施设备运输和储存。违反规定的，药品监督管理部门应当立即查封、扣押所涉药品，并依法进行处理。

（10）药品生产、经营企业不得以搭售、买药品赠药品、买商品赠药品等方式向公众赠送处方药或者甲类非处方药。

（11）药品生产、经营企业不得采用邮售、互联网交易等方式直接向公众销售处方药。

（12）禁止非法收购药品。

## 二、药品经营企业开办基本条件

《药品经营许可证管理办法》于 2004 年 1 月 2 日经原国家食品药品监督管理局局务会审议通过，自 2004 年 4 月 1 日起正式施行。《办法》规定了药品经营企业开办的基本条件。

### （一）药品批发企业开办基本条件

开办药品批发企业，应符合省、自治区、直辖市药品批发企业合理布局的要求，并符合以下设置标准。

1. 具有保证所经营药品质量的规章制度。

2. 企业、企业法定代表人或企业负责人、质量管理负责人无《药品管理法》第 76 条、第 83 条规定的情形。

3. 具有与经营规模相适应的一定数量的执业药师。质量管理负责人具有大学以上学历，且必须是执业药师。

4. 具有能够保证药品储存质量要求的、与其经营品种和规模相适应的常温库、阴凉库、冷库。仓库中具有适合药品储存的专用货架和实现药品入库、传送、分检、上架、出库现代物流系统的装置和设备。

5. 具有独立的计算机管理信息系统，能覆盖企业内药品的购进、储存、销售以及经营和质量控制的全过程；能全面记录企业经营管理及实施《药品经营质量管理规范》方面的信息；符合《药品经营质量管理规范》对药品经营各环节的要求，并具有可以实现接受当地（食品）药品监管部门（机构）监管的条件。

6. 具有符合《药品经营质量管理规范》对药品营业场所及辅助、办公用房以及仓库管理、仓库内药品质量安全保障和进出库、在库储存与养护方面的条件。

此外，国家对经营麻醉药品、精神药品、医疗用毒性药品、预防性生物制品另有规定的，还应从其规定。

---

**知识链接**

### 《药品管理法》第 76 条、第 83 条规定

**第七十六条** 从事生产、销售假药及生产、销售劣药情节严重的企业或者其他单位，其直接负责的主管人员和其他直接责任人员十年内不得从事药品生产、经营活动。

对生产者专门用于生产假药、劣药的原辅材料、包装材料、生产设备，予以没收。

**第八十三条** 违反本法规定，提供虚假的证明、文件资料样品或者采取其他欺骗手段取得《药品生产许可证》、《药品经营许可证》、《医疗机构制剂许可证》或者药品批准证明文件的，吊销《药品生产许可证》、《药品经营许可证》、《医疗机构制剂许可证》或者撤销药品批准证明文件，五年内不受理其申请，并处一万元以上三万元以下的罚款。

**（二）药品零售企业开办基本条件**

按照《药品管理法》关于"合理布局"的规定，开办药品零售企业应符合当地常住人口数量、地域、交通状况和实际需要的要求，符合方便群众购药的原则，并符合以下设置规定。

1. 具有保证所经营药品质量的规章制度。

2. 具有依法经过资格认定的药学技术人员。其中，经营处方药、甲类非处方药的药品零售企业，必须配有执业药师或者其他依法经过资格认定的药学技术人员。质量负责人应有一年以上（含一年）药品经营质量管理工作经验；经营乙类非处方药的药品零售企业，以及农村乡镇以下地区设立药品零售企业的，应当按照规定配备业务人员，有条件的应当配备执业药师。**考点提示：**各类零售药店药学技术人员的配备要求

3. 企业、企业法定代表人、企业负责人、质量负责人无《药品管理法》第76条、第83条规定情形的。

4. 具有与所经营药品相适应的营业场所、设备、仓储设施以及卫生环境。在超市等其他商业企业内设立零售药店的，必须具有独立的区域。

5. 具有能够配备满足当地消费者所需药品的能力，并能保证24小时供应。药品零售企业应备有的国家基本药物品种数量由各省、自治区、直辖市（食品）药品监督管理部门结合当地具体情况确定。

此外，国家对经营麻醉药品、精神药品、医疗用毒性药品、预防性生物制品另有规定的，应从其规定。

> **知识链接**
>
> 需要注意的是，药品批发企业、药品零售企业许可证的具体申办条件、申办程序由各省、自治区、直辖市药品监督管理部门结合当地具体情况进行规定。申请人在许可证申办时应依照企业所在地省级药监部门的具体规定进行申办。如《上海市开办药品零售企业验收实施标准》规定"新开办零售药店（含迁址）应当与现有周边零售药店保持300米左右的距离；每7000人以上（含7000人）常住人口（含户籍人口和暂住人口）配置1个零售药店"；《山东省开办药品零售（连锁）企业验收实施标准》及《山东省开办零售药店验收实施标准》规定"药店应有与经营范围、经营规模相适应的营业场所。县及县以上城市所在地药店营业场所面积不低于40平方米，县以下乡（镇）村药店营业场所面积不低于20平方米"等。

## 三、《药品经营许可证》的申办

《药品经营许可证》申办程序包括筹建申请、审查、筹建、验收申请、组织验收、许可公示等过程。作为申办人，要求能够正确填写筹建申请表和验收申请表、提供真实、完整的申报材料，按照开办条件组织筹建，明确自身的权利和义务。药品经营许可证申办流程见图9-1。**考点提示：**药品经营许可的审批流程

**（一）申请**

申办药品批发企业，申办人向拟办企业所在地的省、自治区、直辖市食品药品监督管理部门提出筹建申请，并提交筹建申请材料。申办药品零售企业，申办人向拟办

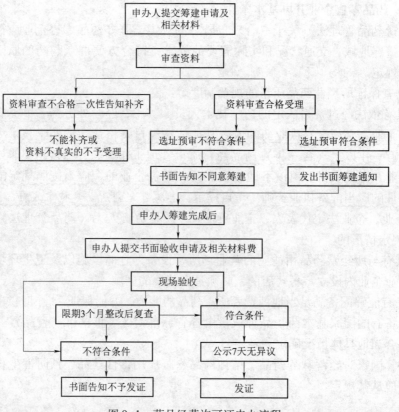

图 9-1　药品经营许可证申办流程

企业所在地设区的市级食品药品监督管理机构或省、自治区、直辖市食品药品监督管理部门直接设置的县级食品药品监督管理机构提出筹建申请，并提交筹建申请材料。

**1. 申请筹建药品批发企业需提交的材料**　①拟办企业法定代表人、企业负责人、质量负责人学历证明原件、复印件及个人简历。②执业药师执业证书原件、复印件。③拟经营药品的范围。④拟经营场所、设备、仓储设施及周边卫生环境等情况。

**2. 申请筹建药品零售企业需提交的材料**　①拟办企业法定代表人、企业负责人、质量负责人的学历、执业资格或职称证明原件、复印件及个人简历及专业技术人员资格证书、聘书。②拟经营药品的范围。③拟设营业场所、仓储设施、设备情况。

（二）审查

食品药品监督管理机构自受理申请之日起 30 个工作日内，依据规定对申报的材料进行审查，做出是否同意筹建的决定，并书面通知申办人。不同意筹建的，应当说明理由，并告知申办人依法享有申请行政复议或提起行政诉讼的权利。

（三）筹建

按照开办的条件和各地的验收标准进行筹建。药品监督管理部门批准开办药品经营企业，应当遵循合理布局和方便群众购药的原则。同时，开办药品经营企业必须具备以下条件：①具有依法经过资格认定的药学技术人员；②具有与所经营药品相适应的营业场所、设备、仓储设施、卫生环境；③具有与所经营药品相适应的质量管理机构或者人员；④具有保证所经营药品质量的规章制度。

**（四）验收申请**

申办人完成筹建后，向受理申请的食品药品监督管理机构提出验收申请，并提交验收申请材料。申请验收药品批发、零售企业均需提交以下材料：①药品经营许可证申请表；②工商行政管理部门出具的拟办企业核准证明文件；③营业场所、仓库平面布置图及房屋产权或使用权证明；④依法经过资格认定的药学专业技术人员资格证书及聘书；⑤拟办企业质量管理文件及仓储设施、设备目录。

**（五）组织验收**

受理申请的食品药品监督管理机构在收到验收申请之日起批发企业 30 个工作日，零售企业 15 个工作日内，依据开办药品经营企业验收实施标准组织验收，作出是否发给《药品经营许可证》的决定。不符合条件的，应当书面通知申办人并说明理由。同时，告知申办人享有依法申请行政复议或提起行政诉讼的权利。

**（六）许可公示**

许可证申办结果一般可在受理申请的食品药品监督管理机构网站进行查询。

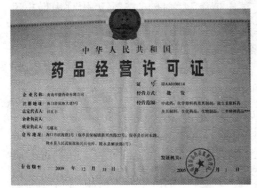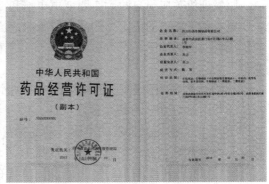

图 9-2　药品经营许可证

# 四、《药品经营许可证》管理

《药品经营许可证》是企业从事药品经营活动的法定凭证，正本、副本具有同等法律效力。《药品经营许可证》的正本应置于企业经营场所的醒目位置。《药品经营许可证》应当载明企业名称、法定代表人或企业负责人姓名、经营方式、经营范围、注册地址、仓库地址、《药品经营许可证》证号、流水号、发证机关、发证日期、有效期限等项目。任何单位和个人不得伪造、变造、买卖、出租和出借。

许可证副本的存在是为了使用方便而设立的，副本以折页的开合方式设计以方便携带。在日常工作中如果需要许可证的原件就可以用副本，所以副本多用于外部办理业务，比如：办理营业执照、提供资质证明、签订合同等等。

《药品经营许可证管理办法》第七条"药品经营企业经营范围的核定。药品经营企业经营范围：麻醉药品、精神药品、医疗用毒性药品；生物制品；中药材、中药饮片、中成药、化学原料药及其制剂、抗生素原料药及其制剂、生化药品。"

医疗用毒性药品、麻醉药品、精神药品、放射性药品和预防性生物制品的核定按照国家特殊药品管理和预防性生物制品管理的有关规定执行。

**（一）《药品经营许可证》换发**

《药品经营许可证》有效期为 5 年。有效期届满，需要继续经营药品的，持证企业应在有效期届满前 6 个月内向原发证机关申请换发《药品经营许可证》。符合条件的，收回原证，换发新证。不符合条件的，可限 3 个月进行整改，整改后仍不符合条件的，注销原《药品经营许可证》。

**（二）《药品经营许可证》变更**

《药品经营许可证》变更分为许可事项变更和登记事项变更。企业分立、合并、改变经营方式、跨原管辖地迁移，应按照《药品经营许可证管理办法》的规定重新办理《药品经营许可证》。

**1. 许可事项变更**　许可事项变更是指经营方式、经营范围、注册地址、仓库地址（包括增减仓库）、企业法定代表人或负责人以及质量负责人的变更。

药品经营企业变更《药品经营许可证》许可事项的，应当在原许可事项发生变更 30 日前，向原发证机关申请《药品经营许可证》变更登记。未经批准不得变更许可事项。原发证机关应当自收到企业变更申请和变更申请资料之日起 15 个工作日内做出准予变更或不予变更的决定。药品经营企业依法变更《药品经营许可证》的许可事项后，应依法凭变更后的《药品经营许可证》向工商行政管理部门办理企业注册登记的有关变更手续。

**2. 登记事项的变更**　登记事项变更是指许可事项变更事项以外的其他事项的变更。药品经营企业变更《药品经营许可证》的登记事项的，应在工商行政管理部门核准变更后 30 日内，向原发证机关申请《药品经营许可证》变更登记。原发证机关应当自收到企业变更申请和变更申请资料之日起 15 个工作日内为其办理变更手续。《药品经营许可证》登记事项变更后，应由原发证机关在《药品经营许可证》副本上记录变更的内容和时间，并按变更后的内容重新核发《药品经营许可证》正本，收回原《药品经营许可证》正本。变更后的《药品经营许可证》有效期不变。

**【课堂互动】**

小王开办药店已有多年，但是该店属拆迁地段。后经多方考察，拟将该店迁至该市某繁华地段。小王认为，自己原有药店的《药品经营许可证》尚未过期，届时直接悬挂在新店明显位置即可。小王这一做法妥否？为什么？

**（三）《药品经营许可证》遗失**

企业遗失《药品经营许可证》，应立即向发证机关报告，并在发证机关指定的媒体上登载遗失声明。发证机关在企业登载遗失声明之日起满一个月之后，按原核准事项补发《药品经营许可证》。

**（四）《药品经营许可证》注销**

药品经营企业有下列情形之一的，《药品经营许可证》由原发证机关注销：①《药品经营许可证》有效期届满未换证的；②药品经营企业终止经营药品或者关闭的；③《药品经营许可证》被依法撤销、撤回、吊销、收回、缴销或者宣布无效的；④不可抗力导致《药品经营许可证》的许可事项无法实施的；⑤法律、法规规定的应当注销行政许可的其他情形。

药品监督管理部门（机构）注销《药品经营许可证》的，应当自注销之日起 5 个工作日内通知有关工商行政管理部门。

**【课堂互动】**

1. 别人用我的名字办理了药店经营的所有手续，所有的文件手续都在对方手里，现在我想注销，该怎么办？能否按丢失办理？

2. 我朋友的药品经营许可证，她邀我一起合作，各占50%股份。但是她提出以后散伙的话，这个药品经营许可证我不能享有，并且要在我们两个的协议中写明。这个我没有权力享有吗？

3. 一家医药公司的药品经营范围是看他的营业执照还是看《药品经营许可证》？

4. 有《药品经营许可证》是不是就可以从全国的医药公司进货拿药？

# 任务二 《药品经营质量管理规范》认知

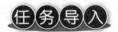

## GSP 认证对药店的生死考验

2015年1月，中国医药物资协会发布了《2014中国单体药店发展状况蓝皮书》。《蓝皮书》显示，10年来，随着我国政府对药店发展的大力支持，单体药店数量急剧增长。到2013年止，单体药店数量达27.4415万家，占全国药店总数的63.4%。随着新医改的出台与推进、互联网的冲击、医疗机构的基础药物抢摊药店的市场、大连锁药店的资本支持与工业支持抢占单体药店的市场份额，单体药店遇到了空前的挑战。特别是2013年6月新版GSP的实施，导致很多单体药店加入了连锁企业或注销关门。截至2014年年底，单体药店数量从2013年的27.4415万家急速下降至19万家左右，下降了40%。其中5.5万多家弱小的单体药店加入到连锁当中去，2.5万家左右选择注销。预计2015年单体药店数量还会有很大的下降，可能缩减到15万家左右，只占药店总数的35%左右。

互联网一篇题为"GSP认证大限来袭、5万药店面临生死劫"的文章称：随着GSP认证大限的到来，将有5万家药店面临生死劫。文章同时称，国家在流通环节推行新版GSP标准，在信息化仓储、自动测温、冷链管理、设备验证等方面都有很多硬性要求。这些因素使得大部分药店在软硬件投入方面无法达标。

**问题**：什么是GSP？什么是GSP认证？某新开办药品批发企业已取得《药品经营许可证》，按照要求应在30日内申请GSP认证。老板将该项任务交给你负责，你将如何完成该项任务？

## 一、GSP 概述

药品经营的实质是实现药品从制药企业到医疗机构或是消费者的转移。作为药品质量链条中不可缺少的中转环节，药品经营同样受到国家法律法规的硬性约束。

《药品管理法》明确规定，药品经营企业必须按照国务院药品监督管理部门依据本法制定的《药品经营质量管理规范》（GSP）经营药品。**考点提示：** GSP 中文名称

### （一）GSP 的含义

《药品经营质量管理规范》（Good Supplying Practice，GSP）——药品经营过程的质量管理，是药品生产质量管理的延伸。作为一种国际通用的概念，其目的是保持药品的安全、有效和质量稳定性，防止假劣药及其他不合格药品进入流通领域，是对药品流通环节所有可能的风险因素加以控制的一整套管理程序。我国《药品经营质量管理规范》是为了保证药品在流通过程中始终符合质量标准而制定的针对药品采购、收货验收、储存、销售及运输等环节的管理制度，其核心是通过严格的质量管理来约束企业的行为，对药品经营全过程进行质量控制。

### （二）我国 GSP 的实施情况

为了维护药品市场的正常秩序，规范企业经营行为，保障人民用药安全，推进我国药品流通监督管理工作稳步向前发展，原国家食品药品监督管理局以第 20 号局令发布了《药品经营质量管理规范》（2000 版）。标志着我国药品监督实施 GSP 工作开始步入正轨。

我国现行《药品经营质量管理规范》（2013 版）于 2013 年 1 月由卫生部颁布，自 2013 年 6 月 1 日起施行。新修订 GSP 克服了原有规范的管理范围仅局限于药品流通环节的问题，将 GSP 适用范围合理地覆盖到药品生产、流通环节中所有涉及到药品的销售、储存以及运输的活动。强化了药品监管的两个重点环节，即药品购销渠道和仓储温湿度控制；三个难点，即票据管理、冷链管理和药品运输。考点提示：新版 GSP 的重大变化　2013 版 GSP 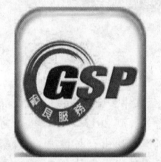 借鉴了国外药品流通管理的先进经验，引入了供应链管理理念，增加了计算机信息化管理、仓储温湿度自动监测、药品冷链管理等新的管理要求，反应了当今医药流通行业发展的最新管理水准，体现了国际药品流通规范的最新理念。

## 知识拓展

### 日本 JGSP 的产生

由于世界各国药品管理体制和管理模式的差异，流通领域中的 GSP 在国际上尚未形成如 GMP 那样较为系统和通行的方法，还没有得以在世界范围内广泛推广。但鉴于 GSP 在药品经营活动中的特殊意义，有关国际组织对此一直保持积极的看法。日本是推广 GSP 最积极，也是实施 GSP 最早的国家之一。在日本，医药商品销售部门包括零售药局和批发企业两个部分。医药商品批发企业也是以自由竞争为基本特征的经济社会中的企业，如果制药企业进行大规模生产，那么就必然进行大规模销售，直接损害批发商的利益。批发商则要竭尽全力投入占领市场的竞争。然而，医药商品是一种特殊的商品，不能像普通商业那样只顾赢利和赚钱，医药商品必须绝对保证安全有效。医药商品批发企业的使命和义务是随时随地为消费者提供任何数量的任何产品，包括一些非赢利的产品。只要是生产或经营药品，就必须把社会效益放在第一位，即把医药品的安全性、有效性摆在首位。这就需要有一种法律来规范批发商的行为，所以日本的 JGSP 应运而生。

## 二、GSP 认证

GSP 认证是药品监督管理部门依法对药品经营企业药品经营质量管理进行监督检查的一种手段，是对药品经营企业实施《药品经营质量管理规范》情况的检查、评价并决定是否发给认证证书的监督管理过程。其实质意义是药品监督管理部门通过行政的手段，强制药品经营企业实施 GSP，并对实施的过程和结果进行全方位的监督和管理。首先，药品经营企业要按照 GSP 的标准改造企业的经营条件，完善各项制度和管理，规范各项经营活动。其次，国家实行 GSP 认证制度。药品经营企业向药品监督管理部门提出 GSP 认证申请，审查受理后由国家 GSP 认证中心组织认证检查，符合要求的经批准即成为 GSP 认证企业。第三，各级药品监督管理部门按照 GSP 标准对认证企业进行严格、有效的监督管理，对不符合标准要求的，限期改正。不予改正或情节严重的撤销证书或到期后不予换发证书。**考点提示：** GSP 认证的过程

《药品管理法》规定：药品监督管理部门按照规定对药品经营企业是否符合《药品经营质量管理规范》的要求进行认证；对认证合格的，发给认证证书。**考点提示：** 药品管理法规定

《药品管理法实施条例》第十三条明确规定，药品经营企业应当按照国务院药品监督管理部门规定的实施办法和实施步骤，通过省、自治区、直辖市人民政府药品监督管理部门组织的《药品经营质量管理规范》的认证，取得认证证书。药品经营企业在国务院药品监督管理部门规定的时间内未通过《药品经营质量管理规范》认证仍进行药品经营的，由药品监督管理部门依照《药品管理法》第七十九条的规定给予处罚（给予警告，并责令限期改正。当事人仍未按照"责令限期改正"的要求进行改正时，由药品监督管理部门给予责令停产停业并处 5000 元以上 2 万元以下的罚款。情节严重者，由原发证部门吊销《药品经营许可证》）。

新修订 GSP 总则部分规定，本规范是药品经营管理和质量控制的基本准则，企业应当在药品采购、储存、销售、运输等环节采取有效的质量控制措施，确保药品质量。药品经营企业应当严格执行本规范，逐条落实，并取得认证证书；药品生产企业销售药品过程中涉及销售、储存、运输药品的行为应当符合本规范相关要求；药品流通过程中其他涉及储存与运输药品的，如第三方物流配送企业涉药储存与运输行为，也应当符合本规范相关要求。**考点提示：** 新版 GSP 适用范围

"诚实守信，依法经营"是企业经营药品的基本守则，也是企业申请 GSP 检查的前提条件。为此，企业应做到，①证照应在有效期内。②依照批准的经营地址、仓库地址、经营范围、经营方式依法开展经营活动。③不得有挂靠、过票、人员不在职在岗等行为。④不得有其他严重违反法律法规、规章等规定的行为。⑤提交的申请资料与企业实际情况相符。

新版 GSP 实施以来，国家药品监督管理部门明确规定了企业通过新版 GSP 认证的时间表。即到 2015 年 12 月 31 日前，所有药品经营企业无论其《药品经营许可证》和《药品经营质量管理规范认证证书》是否到期，必须达到新修订药品 GSP 的要求。自 2016 年 1 月 1 日起，未达到新修订药品 GSP 要求的，不得继续从事药品经营活动。

## （一）申请 GSP 认证的基本条件

申请 GSP 认证的药品经营企业，应符合以下基本条件。

1. 属于以下情形之一的药品经营单位 ①具有企业法人资格的药品经营企业；②非专营药品的企业法人下属的药品经营企业；③不具有企业法人资格且无上级主管单位承担质量管理责任的药品经营实体。

2. 具有依法领取的《药品经营许可证》和《企业法人营业执照》或《营业执照》。

3. 企业经过内部评审，基本符合《药品经营质量管理规范》及其实施细则规定的条件和要求。

4. 在申请认证前 12 个月内，企业没有因违规经营造成的经销假劣药品问题（以药品监督管理部门给予行政处罚的日期为准）。

## （二）申请 GSP 认证的流程

申请 GSP 认证程序包括认证申请、初审、审查、现场检查、审批、公示发证等过程。作为认证申请人，应正确填报《药品经营质量管理规范认证申请书》，提供真实、完整的申报材料，按照 GSP 认证检查评定标准进行准备，明确自身的权利和义务。具体流程见图 9-3。

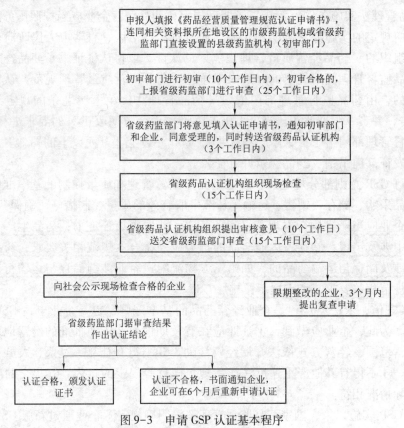

图 9-3　申请 GSP 认证基本程序

## （三）GSP 认证具体实施要求

**1. 认证申请应报送的资料**　新开办药品批发企业和药品零售企业，应当自取得《药品经营许可证》之日起 30 日内，向发给其《药品经营许可证》的药品监督管理部门或者药品监督管理机构申请《药品经营质量管理规范》认证。申请 GSP 认证的药品经营企业，应正确填报《药品经营质量管理规范认证申请书》，同时报送以下资料。

（1）《药品经营许可证》和营业执照复印件。

（2）企业实施《药品经营质量管理规范》情况的自查报告。

（3）企业非违规经销假劣药品问题的说明及有效的证明文件。

（4）企业负责人员和质量管理人员情况表；企业药品验收、养护人员情况表。填报这两个表时，需将执业药师注册证书或专业技术职称证书（学历证书）的复印件附后，并在企业负责人员和质量管理人员情况表中注明企业质量负责人。

（5）企业经营场所、仓储、验收养护等设施、设备情况表。

（6）企业所属非法人分支机构情况表。

（7）企业药品经营质量管理制度目录。

（8）企业质量管理组织、机构的设置与职能框架图。

（9）企业经营场所和仓库的平面布局图。

上述资料应按规定做到详实和准确。企业不得隐瞒、谎报、漏报，否则将驳回认证申请，终止认证现场检查或判定其认证不合格。

**2. 发生过经销假劣药品问题的应如实说明**　申请前 12 个月内发生过经销假劣药品问题，但在认证申请中没有说明或没有如实说明的，一经查实，无论是否属于违规经营，一律终止对其认证申请的审查或认证现场检查，通过认证的应予以纠正（包括收回证书和公布撤销），并在发出处理通知的 12 个月内不受理该企业的认证申请。**考点提示：** 对发生过经营假劣药品问题的企业的审查规定

3. 在技术审查过程中，对发现并确认存在资料虚假或者欺骗行为的，直接做出不予通过的结论，无需组织现场检查。

**4. 现场检查的一般程序**

（1）首次会议　首次会议主要内容包括：介绍检查组成员、说明有关事项、宣布检查纪律、被检查企业汇报情况、确认检查范围、落实检查日程等。

（2）确定陪同人员　现场检查陪同人员应是被检查企业负责人或是经营、质量管理部门的负责人，应熟悉药品经营和质量管理的有关环节和要求，能准确回答检查组提出的有关问题。

（3）检查和取证　检查组应严格按照现场检查方案进行检查。检查时，如发现实际情况与企业申报资料不符，检查组应向局认证中心提出调整检查方案的意见。检查时，应按照《GSP 认证现场检查项目》规定的内容，准确、全面地查验企业相关情况。检查中对检查的项目应逐条记录。发现问题应认真核对，必要时可进行现场取证。

（4）综合评定

（5）末次会议　检查组召开由检查组成员、参加现场检查工作的相关人员和被检查企业有关人员参加的末次会议，通报检查情况。对提出的不合格项目和需完善的项目，由检查组全体成员和被检查企业负责人签字，双方各执一份。

（6）异议的处理　被检查企业对所通报情况如有异议，可提出意见或针对问题进行说明和解释。检查组应依据检查结果对照《GSP 认证现场检查评定标准》做出检查结论并提交检查报告。如企业对检查结论产生异议，可向检查组做出说明或解释，直

至提出复议。

通过现场检查的企业，应针对检查结论中提出的缺陷项目提交整改报告，并于现场检查结束后7个工作日内报送认证机构。**考点提示：** 通过检查后的整改时限

在现场检查过程中，对发现并确认的经营行为违法违规、资质证明造假、票据、凭证、数据记录造假等虚假和欺骗行为的，终止现场检查，直接作出不予通过的结论。

**（四）GSP 证书及认证检查员管理**

**1.《药品经营质量规范认证证书》管理**　《药品经营质量管理规范认证证书》的格式由国务院药品监督管理部门统一规定（图9-4）。证书有效期5年，有效期满前3个月内，由企业提出重新认证的申请。省、自治区、直辖市药品监督管理部门依照认证程序，对申请企业进行检查和复审，合格的换发证书。

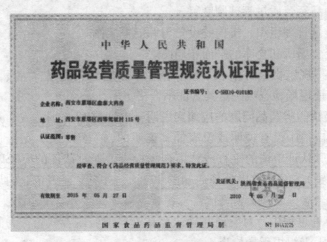

图9-4　药品经营质量管理规范认证书

**2. 认证检查员管理**　GSP 认证检查员是在 GSP 认证工作中专职或兼职从事认证现场检查的人员。应具有大专以上学历或中级以上专业技术职称，并具有从事5年以上药品监督管理工作或者药品经营质量管理工作经历。**考点提示：** 认证检查员条件

各省、自治区、直辖市药品监督管理部门负责选派本地区符合条件的人员，参加由国家食品药品监督管理总局组织的培训和考试。考试合格的可列入本地区认证检查员库。GSP 认证检查员在认证检查中应严格遵守国家法律和 GSP 认证工作的规章制度，公正、廉洁地从事认证检查的各项活动。GSP 认证检查员如违反以上规定，省、自治区、直辖市药品监督管理部门应将其撤出认证检查员库，违规情节严重的，不得再次列入认证检查员库。

# 任务三　药品批发的质量管理

## 任务导入

若你应聘为某新开办药品批发企业的质量管理部门负责人，如何建立本企业药品经营质量管理体系？

| 01 | 质量管理体系 | 08 | 采购 |
|---|---|---|---|
| 02 | 组织机构与质量管理职责 | 09 | 收货与验收 |
| 03 | 人员与培训 | 10 | 储存与养护 |
| 04 | 质量管理体系文件 | 11 | 销售 |
| 05 | 设施与设备 | 12 | 出库 |
| 06 | 校准与验证 | 13 | 运输与配送 |
| 07 | 计算机管理系统 | 14 | 售后管理 |

药品零售连锁企业总部的管理应当符合药品批发企业的相关规定。

# 一、质量管理体系

## （一）企业建立质量管理体系的基本要求和开展质量活动的内容

药品批发企业应当建立质量管理体系，确定质量方针，制定质量管理体系文件，开展质量策划、质量控制、质量保证、质量改进和质量风险管理等活动。

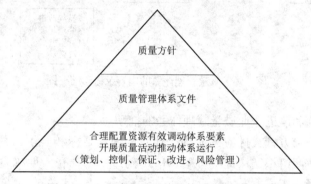

图9-5　企业建立质量管理体系的基本要求

质量，是指固有特性满足要求的程度。一般包含两个层面的含义：一是符合规范，可量化；二是满足客户的需求，服务满足客户的使用预期或消费预期。质量管理，是指"在质量方面指挥和控制组织的协调活动"，在质量方面的指挥和控制活动，通常包括制定质量方针和质量目标以及质量策划、质量控制、质量保证和质量改进。**考点提示**：质量管理的内容

质量管理体系是指"在质量方面指挥和控制组织的管理体系"，是建立质量方针和质量目标，并为实现这些目标的一组相互关联或相互作用的要素的集合。

## （二）质量管理体系的构建

一般包括：①确定质量方针；②配置质量管理体系要素（组织机构、人员、设施设备、质量管理体系文件、相应的计算机系统等）；③开展质量管理活动（质量策划、质量控制、质量保证、质量改进、质量风险管理等）。图9-6。**考点提示**：质量管理体系的构建

**1. 确定质量方针**　质量方针是由企业质量领导组织根据企业内外部条件、经营目标、企业各部门职责等信息提出，经过讨论与修改，由企业最高管理者（董事长、总经理等）制定并发布的。质量方针，体现了企业最高管理者的意愿，是企业的质量宗

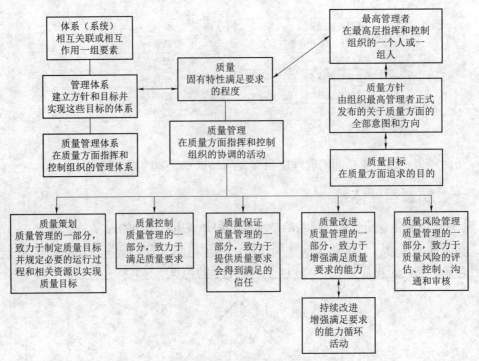

图 9-6 质量管理体系的内容及概念缩略图

旨和方向，是实施和改进企业质量管理体系的推动力。

企业制定的质量方针文件应当明确企业总的质量目标和要求，并贯彻到药品经营活动的全过程，按照组织结构逐级分解、落实到每一个岗位，明确责任。企业的质量方针应通过文件形式正式颁布。

质量目标是组织在质量方面所追求的目的，是质量方针的展开和落实。质量目标依据质量方针制定；企业各级组织和岗位均应制定相应质量目标；各岗位均应了解并努力实现自己的质量目标；质量目标应具体、量化、可行；质量目标应当由上而下逐级展开，从而达到由下至上的逐级保证。质量目标包括药品质量保证目标、工作质量目标、销售质量服务目标、经营环境质量目标等具体内容，必须是定性或者定量的，具有可考核性和可检查性。

GSP 认证检查要求质量方针文件应当有企业总的质量目标和要求，并有相关记录和文件。所有企业人员均应知晓和理解质量方针，相关部门和岗位人员应当熟知本部门和岗位的质量管理目标和要求。质量目标具备可操作性和可检查性。应建立质量方针培训记录，质量目标的检查、评价记录。对质量方针进行持续有效性评审。

---

**知识链接**

### 质量方针目标示例

示例 1：

质量方针：以质量为生命，以信誉促发展

　　质量目标：通过贯彻"以质量为生命，以信誉促发展"的质量方针：①确保公司所经营药品质量的安全有效，坚决杜绝假劣药品由本公司流入市场，在库药品市场抽检合格率在96%以上；②确保企业经营行为的规范性、合法性；③培养和树立全员质量意识，不断提升公司的质量信誉；④最大限度地满足客户的需求；⑤确保质量管理体系的有效运行及持续改进。

　　示例2：

　　质量方针：完善质量管理体系，向客户提供优良的服务

　　质量目标：内审符合率≥95%；不符合项整改达标100%；客户投诉处理100%。

运输部月度质量目标

| 目标 | E级（检讨） | D级（整改） | C级（努力） | B级（良好） | A级（嘉奖） |
|---|---|---|---|---|---|
| 运输包装完好率 | <90% | ≥90% | ≥95% | ≥99% | ≥99.5% |
| 冷链运输符合率 | <90% | ≥95% | ≥98% | ≥99% | ≥100% |
| 配送及时性 | <90% | ≥90% | ≥95% | ≥99% | ≥100% |
| 客户有效投诉 | ≥6次 | 5次 | 3次 | 1次 | 0次 |

　　药品储运部门：药品储存正确率100%；药品出库复核率100%、准确率100%。

　　药品销售部门：首购货单位合法性100%；销售记录准确完整。

　　**2. 配置质量管理体系要素**　　质量管理体系的关键要素一般包括组织机构、人员、设施设备、质量管理体系文件和相应的计算机管理系统等五个方面。也可以认为质量管理体系包括硬件、软件两大部分或者分解为人员、设施设备、文件体系三部分。**考点提示**：质量管理体系关键要素

　　企业质量管理体系关键要素的配备应当与其经营范围和规模相适应，总的要求是：①符合相关法律法规及文件的规定，符合企业实际。②应依据经营范围，对特殊药品、疫苗、中药材、中药饮片、蛋白同化制剂及肽类激素、部分含特殊药品复方制剂、终止妊娠药品等专门管理类药品的管理，建立相应的专门质量管理制度和质量监控、追溯措施。

　　具体要求是：①设置组织机构：至少应包括采购部门、质量管理部门、储存部门、销售部门、运输部门、财务部门和信息管理部门等。②人员：配备相关人员，明确职责、权限及其协调关系。③设施设备：经营场所、仓库、仓储设备、运输设备等。④质量管理体系文件：质量管理制度、部门及岗位职责、操作规程、档案、报告、记录和凭证等。⑤相应的计算机系统等：配备服务器、终端机、ERP、网络等，并按要求进行设置。

　　**3. 开展质量管理活动**　　主要包括质量策划、质量控制、质量保证、质量改进、质量风险管理等。**考点提示**：质量活动的内容

　　（1）质量策划　　质量策划是设定质量目标的前提，是开展质量控制质量保证质量改进的基础。企业建立质量管理体系或体系重大改进时，应有质量策划。

　　宏观的质量策划由企业负责人进行，包括根据质量方针设定质量目标，确定质量管理体系要素，分配职能等。质量策划还包括：质量目标的策划、有关过程的策划、

质量改进的策划。

（2）质量控制　质量控制就是管理和维持，防止意外的发生。是药品经营企业质量管理基本作业活动。质量控制方法着重技术性活动。药品经营过程的质量控制，主要是对药品的采购、入库验收、保管养护、出库复核、运输等过程进行管理和控制。

**考点提示：** 经营过程质量控制

质量控制要求及顺序：明确质量要求；编制作业规范或控制计划以及判断标准；实施规范或控制计划；按判断标准进行监督和评价。

（3）质量保证　质量保证就是评价和维持。是确保所经营药品、经营过程或药学服务等有能力达到质量要求的有计划的系统活动。质量保证的内容包括：质量保证计划、质量管理体系认证（内审、外审）、产品合格的证据（产品的质量审核）、验证。

（4）质量改进　质量改进贯穿于全部与质量有关的活动。与质量控制、质量保证不同之处，质量改进在于致力于增强满足要求的能力。满足质量要求的能力来自产品能力、组织能力、过程能力、体系能力，以及建立质量管理体系和过程后所产生的综合能力。质量改进内容主要有：通过改进提高质量管理；通过人员素质的提高，以减少差错，提高效益；寻求体系所有相互关联或相互作用的要素更佳组合，以提高体系的有效性；寻求最佳方法，充分利用资源，以优化过程。

（5）质量风险管理　企业应当采用前瞻或者回顾的方式，对药品流通过程中的质量风险进行评估、控制、沟通和审核。

风险是指在一定条件下和一定时期内，由于各种结果发生的不确定性而导致行为主体遭受危害的大小以及这种危害发生可能性的大小。是危害发生的可能性和严重性的集合，有效地管理风险就是对风险的这两个因素的控制。质量风险管理是在对企业自身质量风险进行评估、控制、沟通和审核的系统工作。**考点提示：** 风险的两个因素

表 9-1　质量风险管理

| 方式 | 含　义 | 内　容 |
|---|---|---|
| 前瞻方式 | 通过对预先设定的质量风险因素进行分析评估，从而确定该因素在影响流通过程中药品质量的风险评价 | ①对质量风险的性质、等级进行评估<br>②对确定的质量风险要采取措施进行控制<br>③对存在的质量风险，要在企业内部或外部进行协调和处理 |
| 回顾方式 | 以已经或可能出现的质量风险为结果，通过回溯过去的研究方式，对风险进行评估、控制 | ④对质量风险的控制效果要进行评价和改进 |

在风险防范中，应当首先采取纠正措施，防止风险产生，随后应当采取预防措施，切实消除潜在的隐患或缺陷。质量风险随质量管理体系、经营范围、经营方式等的变化而变化，对质量风险的识别应该持续进行。

流通环节主要的风险来自于采购渠道、运输条件、贮存条件、销售过程、信息化管理等。如收货、验收环节、药品储存、药品运输等。

**（三）内审**

企业应当定期以及在质量管理体系关键要素发生重大变化时，组织开展内审。企业应当对内审的情况进行分析，依据分析结论制定相应的质量管理体系改进措施，不

断提高质量控制水平，保证质量管理体系持续有效运行。

**1. 内审的概念** GSP 内审是指药品经营企业按规定的时间、程序和标准，依照《药品经营质量管理规范》组织对企业质量管理体系进行的内部审核。通过内审对企业质量管理状况进行全面的检查与评价，以核实企业质量管理工作开展的充分性、适宜性和有效性，从而不断改进质量管理工作，有效防范质量风险，确保药品经营质量。

**2. 内审的目的** 不断提高质量控制水平，保证质量管理体系持续有效运行。①GSP认证是质量管理的外部推力，GSP 内审是企业质量控制的内部动力。②建立完善的 GSP 内审机制，是企业提升质量管理水平的有效途径。③实施 GSP 的根本目标，是推动企业建立有效的内部质量控制机制。④实施 GSP 的最终目标，是企业主动质量控制。⑤企业质量管理水平的提升推动 GSP 的进步。

**3. 内审方式** ①定期内审：企业定期组织 GSP 内审，一般每年至少进行一次；②专项内审：当质量管理体系关键要素发生重大变化时，企业应及时进行专项 GSP 内审。所谓质量管理体系关键要素重大变化，包括企业的经营方式、经营范围发生变更；法定代表人、企业负责人、质量负责人、质量机构负责人变更；经营场所变更；仓库新建、改（扩）建、地址变更；温湿度调控系统、计算机系统变更；质量管理体系文件重大修订；其他应进行内审的情形，如因药品质量原因而发生重大质量事故，并造成严重后果的；服务质量出现重大问题或顾客投诉、新闻曝光，造成不良影响时，都应进行专项内部质量审核。**考点提示：** 内审方式

**4. 内审的内容** ①质量管理组织机构及人员情况；②各部门和岗位职责及企业的质量管理制度与工作程序的执行情况；③药品购销存过程管理，包括药品的购进、收货和验收、储存与养护、出库、销售、运输与配送等情况；④设施设备管理，包括营业场所、仓储设施及储运设备、计算机系统等情况。

**5. 内审的组织** 在企业质量管理组织的领导下开展，由质量管理部门组织实施，其他与药品质量相关的管理部门及业务单位（部门）共同参加。企业应制定内审项目和标准，开展内审要强化组织，认真实施。

**6. 内审的程序** ①制定计划或方案；②按照计划实施；③形成报告；④落实纠正措施；⑤整理相关记录并归档。

表 9-2 企业内审

| 目的 | 依据内审的结果制定相应的纠正措施和（或）预防措施以持续改进提高质量控制水平，增强企业实现质量方针、目标的能力 |
| --- | --- |
| 内容和方法 | 汇总内审结论、分析缺陷原因、提出改进措施，采取预防或追踪管理等方法，防止类似缺陷在其他方面、其他环节重复出现 |

**（四）外审**

企业应当对药品供货单位、购货单位的质量管理体系进行评价，确认其质量保证能力和质量信誉，必要时进行实地考察。**考点提示：** 外审的对象

**1. 外审目标** 审核评价供应链全过程质量控制效果。

**2. 外审对象** 供货单位（生产、批发）、购货单位（生产、批发、零售、医疗机构）、物流或运输服务供应商。

**3. 外审内容**　质量管理体系，重点是企业资质、软性管理、设施条件、实施效果等，确认质量保证能力，确认企业质量信誉。应结合经营往来业务以及其他情况加以考察。如：所供产品质量、运输质量、售后服务、购货计划、仓储环境、退货频次和质量、发生质量事故情况等。

**4. 外审方式**　资料审核、现场评审两种。

**5. 外审作用**　优化供应链渠道，保证质量控制的稳定性和一致性，体现了全供应链质量管理理念。

表 9-3　企业外部质量审核

| | |
|---|---|
| 对象 | ①药品供货单位（生产、批发）<br>②购货单位（生产、批发、零售、医疗机构）<br>③物流或运输服务供应商 |
| 内容 | ①确认质量保证能力<br>②确认企业质量信誉 |
| 方式 | ①资质材料审核和考核<br>②现场质量审计与核实 |

### （五）全面质量管理

企业应当全员参与质量管理。各部门、岗位人员应当正确理解并履行职责，承担相应质量责任。这一规定确立了全员参与质量管理的理念和原则。即质量管理贯穿经营工作的每一个环节，每一个岗位和全体人员之中。企业每一个员工都应当按照质量管理体系文件确定的内容，准确理解文件内涵，充分履行岗位职责，承担相应质量责任，正确开展各项工作，严格实施质量控制，确保药品经营质量。

在质量管理中，人是确保质量管理体系得到全面、正确、充分、有效实施，实现全面质量管理目标的关键因素。

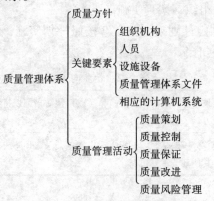

图 9-7　质量管理体系示意图

综上所述，建立、实施并保持有效的企业质量管理体系应做好以下五个方面工作：①企业通过制定质量方针和质量目标使企业各级组织、人员明确各自的质量义务、责任。②企业应当合理配置与经营范围和规模相适应的组织机构、人员、设施设备、质量管理体系文件、计算机管理系统。③树立全员参与意识，企业各级职能部门和每个人应当主动参与企业质量管理，按照规定职责、制度、规程做好本职工作，并做好相关记录。④通过制定和完成各自的质量目标来实现企业的质量方针，采取质量策划和考核措施来落实和衡量质量目标的完成情况。⑤根据考核、审核以及风险管理来不断完善企业质量管理体系并提升运行水平。由此，发挥质量管理体系"人人有职责、事事有程序、作业有标准、工作有记录、体系有监督、不良有纠正"的应有作用。

---

**知识拓展**

### 八项质量管理原则

（1）实施体系的目的是达到顾客满意，以获得效益。（2）质量管理是一把手工程，宗旨和方向从上往下传达和贯彻。（3）质量是全员的事情，人人都是质量管理的主角。（4）有效配置资源，得到高效产出的活动。（5）系统是管理相互关联并不断改善，以提高效率。（6）保持 PDCA 循环，持续改进。（7）决策基于对数据和信息的分析，靠事实说话、靠数据说话。（8）合作共赢。

---

## 二、组织机构与质量管理职责

企业应当设立与其经营活动和质量管理相适应的组织机构或者岗位，明确规定其职责、权限及相互关系。企业组织机构的设置应当充分考虑企业的行业特征、企业性质、经营范围、经营模式、规模大小、管理特点等因素。组织机构、岗位、人员的设置应合理，与经营方式、经营范围和经营规模相适应，并及时更新。

### （一）设立组织机构或岗位

企业应有组织机构框架图和质量管理组织机构框架图，设置相应的机构人员与岗位。如质量管理、采购、销售、财务、储运、信息等部门。有质量管理、验收、收货、养护、运输、采购、财务、销售、信息管理等岗位。

GSP 明确规定，企业应当设立质量管理部门，有效开展质量管理工作。**考点提示：**质量部门设置要求

除质量管理机构外，企业一般还根据经营规模、经营范围，设置有商流管理机构（即业务管理机构，包括采购、销售等）、物流管理机构（仓储、运输等）、信息流管理机构（或网络管理员）、资金流管理机构（包括财务部门）及其他机构。

### （二）明确职责、权限及相互关系

GSP 规定，质量管理部门的职责不得由其他部门及人员履行。

质量管理部门应当履行以下职责：①督促相关部门和岗位人员执行药品管理的法律法规及本规范；②组织制订质量管理体系文件，并指导、监督文件的执行；③负责对供货单位和购货单位的合法性、购进药品的合法性以及供货单位销售人员、购货单位采购人员的合法资格进行审核，并根据审核内容的变化进行动态管理；④负责质量信息的收集和管理，并建立药品质量档案；⑤负责药品的验收，指导并监督药品采购、储存、养护、销售、退货、运输等环节的质量管理工作；⑥负责不合格药品的确认，对不合格药品的处理过程实施监督；⑦负责药品质量投诉和质量事故的调查、处理及报告；⑧负责假劣药品的报告；⑨负责药品质量查询；⑩负责指导设定计算机系统质

量控制功能；⑪负责计算机系统操作权限的审核和质量管理基础数据的建立及更新；⑫组织验证、校准相关设施设备；⑬负责药品召回的管理；⑭负责药品不良反应的报告；⑮组织质量管理体系的内审和风险评估；⑯组织对药品供货单位及购货单位质量管理体系和服务质量的考察和评价；⑰组织对被委托运输的承运方运输条件和质量保障能力的审查；⑱协助开展质量管理教育和培训；⑲其他应当由质量管理部门履行的职责。

上述对职责的表述大致分为"负责"和"组织"，其中"负责"的职责应当由质量管理部门独立完成；"组织"的职责应当由质量管理部门牵头，组织相关部门共同实施。

设立质量管理部门是有效开展质量管理工作的前提。只有质量部门有效地开展质量管理工作，才会控制质量风险，保证安全经营。质量部门工作是对经营环节各项工作的稽查和确认，所以质量管理部门的职责不得由其他部门及人员履行。这一规定还包含以下含义：①质量管理部门对本企业经营药品的质量负有直接责任。②质量管理部门应严格履行本规范中明确规定的各项职责。③质量管理部门的职责应包括但不限于本规范规定出的十九项内容。④企业应提供必要的保证和条件以确保质量管理部门有效履行职责。⑤通过工作记录体现。

### （三）建立相应的各级管理文件

企业应建立健全组织机构、岗位职责的文件。具体可参照第（五）项质量管理体系文件相关内容。

## 三、人员与培训

企业从事药品经营和质量管理工作的人员，应当符合有关法律法规及本规范规定的资格要求，不得有相关法律法规禁止从业的情形。

"相关法律法规禁止从业的情形"主要见于《药品经营许可证管理办法》规定：企业法定代表人、企业负责人、质量负责人无《中华人民共和国药品管理法》第76条、第83条规定情形的。

GSP 认证要求：①相关人员任命文件；②档案资料内容齐全；③相关培训记录或档案；④人员花名册与企业实际一致；⑤在职在岗（重点核实）；⑥重点考核各岗位人员熟悉法律法规、规范、质量管理体系、本岗位职责制度规程和工作能力情况。

**（一）人员的规定要求** **考点提示：** 企业质量管理人员及资质要求

**1. 企业负责人** 企业负责人是药品质量的主要责任人，全面负责企业日常管理，负责提供必要的条件，保证质量管理部门和质量管理人员有效履行职责，确保企业实现质量目标并按照本规范要求经营药品。

企业负责人应当具有大学专科以上学历或者中级以上专业技术职称，经过基本的药学专业知识培训，熟悉有关药品管理的法律法规及 GSP。

**2. 企业质量负责人** 企业质量负责人应当由高层管理人员担任，全面负责药品质量管理工作，独立履行职责，在企业内部对药品质量管理具有裁决权。

企业质量负责人应当具有大学本科以上学历、执业药师资格和 3 年以上药品经营质量管理工作经历，在质量管理工作中具备正确判断和保障实施的能力。

质量管理裁决权是指对企业内部发生的涉及质量管理的事权的最终决定权，这一权力是本规范授予的法定权力。质量负责人岗位应当独立设置，保证独立履行职责，不受其他因素的影响，以起到监督制约业务经营活动、保证药品质量的作用。

**3. 企业质量管理部门负责人**　企业质量管理部门负责人应当具有执业药师资格和3年以上药品经营质量管理工作经历，能独立解决经营过程中的质量问题。

**4. 质量管理、验收及养护等岗位人员**　企业从事质量管理、验收工作的人员应当在职在岗，不得兼职其他业务工作。企业应当配备符合以下资格要求的质量管理、验收及养护等岗位人员。

（1）从事质量管理工作的　应当具有药学中专或者医学、生物、化学等相关专业大学专科以上学历或者具有药学初级以上专业技术职称。

（2）从事验收、养护工作的　应当具有药学或者医学、生物、化学等相关专业中专以上学历或者具有药学初级以上专业技术职称。

（3）从事中药材、中药饮片验收工作的　应当具有中药学专业中专以上学历或者具有中药学中级以上专业技术职称；从事中药材、中药饮片养护工作的，应当具有中药学专业中专以上学历或者具有中药学初级以上专业技术职称；直接收购地产中药材的，验收人员应当具有中药学中级以上专业技术职称。

（4）经营疫苗的企业　还应当配备2名以上专业技术人员专门负责疫苗质量管理和验收工作，专业技术人员应当具有预防医学、药学、微生物学或者医学等专业本科以上学历及中级以上专业技术职称，并有3年以上从事疫苗管理或者技术工作经历。

（5）其他从业人员　从事药品采购工作的人员应当具有药学或者医学、生物、化学等相关专业中专以上学历，从事销售、储存等工作的人员应当具有高中以上文化程度。从事特殊管理的药品和冷藏冷冻药品的储存、运输等工作的人员，应当接受相关法律法规和专业知识培训并经考核合格后方可上岗。

企业在岗位设置及人员配备时，应注意以下几点：①质量管理和验收应当分别设立岗位、配备人员，不得相互兼职。②质量管理人员包括企业质量负责人、质量管理部门负责人以及质量管理员等岗位。③企业负责人不得兼职质量负责人，保证相互监督和制约。④质量负责人不得兼职质量管理部门负责人，保证质量管理领导岗位层级的分布和职责的落实。⑤岗位人员数量与企业实际、范围和规模相适应。

**（二）培训及健康要求**

**1. 培训方式和要求**　企业应当对各岗位人员进行与其职责和工作内容相关的岗前培训和继续培训，以符合GSP要求。培训内容应当包括相关法律法规、药品专业知识及技能、质量管理制度、职责及岗位操作规程等。企业应当按照培训管理制度制定年度培训计划并开展培训，使相关人员能正确理解并履行职责。培训工作应当做好记录并建立档案。

从事特殊管理的药品和冷藏冷冻药品的储存、运输等两个高风险类别相关岗位工作的人员，应当接受相关法律法规和专业知识的专门培训并经考核合格后方可上岗。

**2. 卫生要求**　企业应当制定员工个人卫生管理制度，储存、运输等岗位人员的着装应当符合劳动保护和产品防护的要求。着装要求强调环境卫生、防污染、防脱落、防辐射等方面的作用。

**3. 健康要求** 从事质量管理、验收、养护、储存等直接接触药品岗位的人员应当进行岗前及年度健康检查，并建立健康档案。**考点提示**：需进行岗前及年度健康检查的岗位 患有传染病或者其他可能污染药品的疾病的，不得从事直接接触药品的工作。身体条件不符合相应岗位特定要求的，不得从事相关工作。

参照国家卫计委相关规定，疾病的种类主要包括痢疾、伤寒、甲型病毒肝炎、戊型病毒性肝炎等消化道传染病以及活动性肺结核、化脓性皮肤病等。身体条件不符合相应岗位特定要求的，也包括不能有效控制和约束自身行为的人员。

健康检查档案应包括检查时间、地点、应检人员、检查结果、不合格人员的处理情况、原始体检表等内容。体检医疗机构应具有相应资质。

## 四、质量管理体系文件

药品经营企业应制定质量管理体系文件。制定质量管理体系文件应当符合企业实际。文件包括质量管理制度、部门及岗位职责、操作规程、档案、报告、记录和凭证等。**考点提示**：文件的种类 文件的起草、修订、审核、批准、分发、保管以及修改、销、替换、销毁等应当按照文件管理操作规程进行，并保存相关记录。文件应当标明题目、种类、目的以及文件编号和版本号。文字应当准确、清晰、易懂。文件应当分类存放，便于查阅。企业应当定期审核、修订文件，使用的文件应当为现行有效的文本，已废止或者失效的文件除留档备查外，不得在工作现场出现。企业应当保证各岗位获得与其工作内容相对应的必要文件，并严格按照规定开展工作。

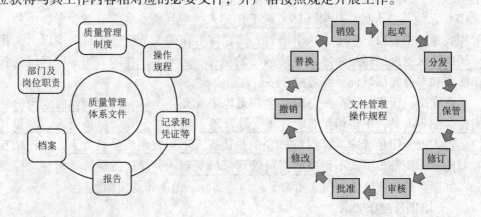

### （一）质量管理制度

质量管理制度在企业管理中具有权威性和约束力，是 GSP 规范的首要支持性文件。由企业根据 GSP 要求和企业质量管理工作的实际需要而制定。

质量管理制度应当包括以下内容：①质量管理体系内审的规定；②质量否决权的规定；③质量管理文件的管理；④质量信息的管理；⑤供货单位、购货单位、供货单位销售人员及购货单位采购人员等资格审核的规定；⑥药品采购、收货、验收、储存、养护、销售、出库、运输的管理；⑦特殊管理的药品的规定；⑧药品有效期的管理；⑨不合格药品、药品销毁的管理；⑩药品退货的管理；⑪药品召回的管理；⑫质量查询的管理；⑬质量事故、质量投诉的管理；⑭药品不良反应报告的规定；⑮环境卫生、人员健康的规定；⑯质量方面的教育、培训及考核的规定；⑰设施设备保管和维护的管理；⑱设施设备验证和校准的管理；⑲记录和凭证的管理；⑳计算机系统的管理；㉑执行药品电子监管的规定；㉒其他应当规定的内容。

在实际工作中，质量管理制度内容应当包括但不仅限于上述规定内容。应包括上述内容但不一定要求每一项单独作为一个制度。由企业根据企业经营模式和规模自行决定。

**（二）部门及岗位职责**

部门及岗位职责应当包括：①质量管理、采购、储存、销售、运输、财务和信息管理等部门职责；②企业负责人、质量负责人及质量管理、采购、储存、销售、运输、财务和信息管理等部门负责人的岗位职责；③质量管理、采购、收货、验收、储存、养护、销售、出库复核、运输、财务、信息管理等岗位职责；④与药品经营相关的其他岗位职责。

**（三）操作规程**

操作规程是为进行某项质量活动或过程所规定的途径（或方法），是对各项质量活动采取方法的具体描述，操作规程也是 GSP 规范的支持性文件。

企业应当制定药品采购、收货、验收、储存、养护、销售、出库复核、运输等环节及计算机系统的操作规程。

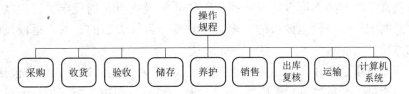

**（四）相关记录**

**1. 记录种类及内容要求**　企业应当建立药品采购、验收、养护、销售、出库复核、销后退回和购进退出、运输、储运温湿度监测、不合格药品处理等相关记录，做到真实、完整、准确、有效和可追溯。严禁伪造记录、擅自删除经营数据。**考点提示：**记录要求

**2. 电子数据管理及应用**　通过计算机系统记录数据时，应对各环节或岗位操作人员设定密码及权限，确保电子信息录入的真实、准确；有关人员应当按照操作规程，通过授权及密码登录后方可进行数据的录入或者复核；在电子信息出现错误或需要改动时，数据的更改必须由质量管理部门审核，并在其监督下进行，更改过程应当留有记录，确保相关电子信息对于企业质量活动的体现。电子信息应当按企业要求留档备份，确保质量体系活动的查阅和追溯性。**考点提示：**电子数据管理要求

对实际业务操作中发生的录入错误或其他需要更改数据的，只能采用"冲红"的方式进行调整，不得采用删除、覆盖的方式更改数据。对盘点结果的"盘盈"、"盘亏"账目进行数据调整前，必须由质量管理部门查明原因，采取有效措施控制质量风险，并对拟调整内容进行审核确认后，方可监督执行。

应使用书面操作的环节有：收货时供货方的"随货同行单"；发货配送时携带的"随货同行单"；收、发货生成的条码标签等。可实现电子数据管理的环节有：采购记录、验收记录、销售记录、出库复核记录等；入库通知单、发货通知单、质量问题报

告单等。

**3. 记录和凭证** 记录和凭证是企业开展质量工作的真实反映，是连接各环节工作的纽带，也是文件管理系统的重要组成部分。

书面记录及凭证应填写及时，并做到字迹清晰，不得随意涂改，不得撕毁。更改记录的，应当注明理由、日期并签名，保持原有信息清晰可辨，有效体现质量管理过程的真实性。

记录及凭证应当至少保存5年。疫苗的记录及凭证应当保存至超过有效期5年备查。销售特殊管理的药品应当专门建立登记台账，及时记录并按规定将处方留存不少于5年，特殊药品专用账册的保存期限应当自药品有效期期满之日起不少于5年。自本《规范》正式实施日之前涉及到药品流通过程中各类记录及凭证保存时限与本《规范》不一致的，按本《规范》执行。**考点提示**：记录和凭证的填写、更改要求及保存要求

## 五、设施与设备

药品经营企业应当具有与其药品经营范围、经营规模相适应的经营场所和库房。用于药品储存与养护的仓库，是药品经营企业必不可少的基础性设施，是保证药品在流通环节正常流转的必不可少的基本条件。GSP对设施设备的规定主要包括：库房规模及条件的要求、库房设施设备的要求、冷藏冷冻设施设备的要求、运输设施设备的要求等四方面。

经营规模是指企业在认证及监督检查时前12个月的实际物流规模，包括入库量、在库量、出库量。衡量物流规模应当以12个月内经营范围中各类别药品的最大量分别判断。

GSP认证要求：应有仓库平面图，各个库房的位置、面积、布局应该合理；经营场所平面图，面积、布局应该合理；经营场所及库房必须提供产权证明或租赁协议。各独立库区按平面图设置，各功能区的划分、标示应该清楚；库房面积应该与经营规模、经营范围相适应。

### （一）库房常规要求

药品在库期间的质量状况取决于仓库条件、保养技术和管理水平。库房的规模及条件应当满足药品的合理、安全储存，并达到相关要求，便于开展储存作业。

**1. 库房要求** 库房应符合以下要求。

（1）**库房的总体要求** 库房的选址、设计、布局、建造、改造和维护应当符合药品储存的要求，防止药品的污染、交叉污染、混淆和差错。①库房所在的外环境无污染源，库区应与外界建立有效的隔离措施。②库区区域划分清楚，能判断药品的状态。③特殊区域的药品出入与其他药品出入能有效区分。④各类库房建造、改造和维护应符合药品储存温湿度控制、安全管理的要求，便于堆垛、搬运、装卸等操作。⑤库区和库房的人流、物流走向应合理、通道顺畅，能有效防止污染、交叉污染、混淆和差错。**考点提示**：防污染防混淆要求

（2）**库区分区管理要求** 药品储存作业区、辅助作业区应当与办公区和生活区分开一定距离或者有隔离措施。办公区、生活区与储存作业区、辅助作业区的人员活动

不得交叉，不应有共用出入通道、共用装卸场地的现象，防止办公及生活活动的人流、物流对药品储存安全管理和有序作业造成不利影响。①储存作业区：包括库房、装卸作业场所、运输车辆停放场所、保管员工作室等；②辅助作业区：包括验收室、养护室、票据管理室等；③办公生活区：包括非物流办公室、宿舍、车库、食堂等。**考点提示：**库区分区管理

（3）库房的基本要求 库房的规模及条件应当满足药品的合理、安全储存，并达到以下要求，便于开展储存作业：①库房内外环境整洁，无污染源，库区地面硬化或者绿化；②库房内墙、顶光洁，地面平整，门窗结构严密；③库房有可靠的安全防护措施，应采用门禁系统或人员登记等方式对库房进出人员实行可控管理，能够对无关人员进入实行可控管理，防止药品被盗、替换或者混入假药；④有防止室外装卸、搬运、接收、发运等作业受异常天气影响的措施。室外装卸、搬运、接收、发运等作业场所应通过设置顶棚、雨篷等防护措施，防止药品被雨雪等污染。**考点提示：**安全、合理储存要求

**2. 库房设施设备配备** 库房应当配备以下设施设备：①药品与地面之间有效隔离的设备。②避光、通风、防潮、防虫、防鼠等设备。③有效调控温湿度及室内外空气交换的设备。④自动监测、记录库房温湿度的设备。⑤符合储存作业要求的照明设备。⑥用于零货拣选、拼箱发货操作及复核的作业区域和设备。⑦包装物料的存放场所。⑧验收、发货、退货的专用场所。⑨不合格药品专用存放场所。⑩经营特殊管理的药品有符合国家规定的储存设施。表9-4。

**表9-4 库房常规设施设备**

| 设备功能和作用 | 设备名称 |
|---|---|
| 药品与地面之间有效隔离的设备 | 地垫、货架 |
| 避光、通风、防潮、防虫、防鼠等设备 | 窗帘、遮光膜、空调、换气扇、地垫、货架、门帘、风帘、电子猫、挡鼠板、灭蝇灯、捕鼠笼、粘鼠胶等 |
| 有效调控温湿度及室内外空气交换的设备 | 空调系统、加湿器、除湿机等 |
| 自动监测、记录库房温湿度的设备 | 温湿度自动监测系统：探头、显示屏、电脑、自动报警等 |
| 符合储存作业要求的照明设备 | 一要符合安全用电要求；二要符合作业要求 |
| 用于零货拣选、拼箱发货操作及复核的作业区域和设备 | 零货箱、周转箱、运输箱、封口胶、标签、条码采集器等设备 |
| 包装物料的存放场所；验收、发货、退货的专用场所；不合格药品专用存放场所 | 地垫、货架 |
| 特殊管理药品的储存设施 | 库中库、钢混结构、双人双锁、监控设备、自动报警设备，报警装置应当与公安机关报警系统联网等 |
| 其他设施 | 消防安全设备，如灭火器、消防栓、消防管。用于货物的库内搬运设备，如手推车等。根据经营范围，备用的电冰箱或小冷藏库等。仓库类型及药品分类存放等用的标志牌等 |

**3. 库房或储存区域设置** ①有专用的零货储存区。②有专用的拼箱发货操作和药

品复核区域。③有存放包装物料的专用库房或专用区域。④验收、发货、退货应有专用的库房或区域。⑤冷藏药品、特殊管理药品等应在相应的专用库房设置验收区、发货区、退货区。⑥不合格药品专用的库房或区域，有效隔离保证不合格药品存放安全。特殊管理药品应在专用库房内。**考点提示：**专用库房或专用区域的规定

药品仓库一般应划分待验库（区）、合格品库（区）、发货库（区）、不合格品库（区）、退货库（区）等专用场所，经营中药饮片还应划分零货称取专库（区）。根据所经营药品的储存要求，还应设置不同温、湿度条件的仓库。其中冷库温度为2℃~10℃；阴凉库温度不高于20℃；常温库温度为10℃~30℃；各库房相对湿度应保持在35%~75%之间。**考点提示：**库房的一般分类、温湿度分类

**（二）经营中药材、中药饮片库房的规定**

经营中药材、中药饮片应当分别设置专用库房，应有专用的养护工作场所，养护场所可以共用。直接收购地产中药材的应当设置中药样品室（柜）。中药样品室（柜）收集的样品应当用于直接收购地产中药材时对照验收。中药样品应标明品名、产地、来源、鉴定人、收集时间，并与所收购中药材相匹配。库房及样品室（柜）也应配置调温调湿设施设备及防尘、防虫、防鼠的设施设备。**考点提示：**中药材、中药饮片专库储存要求

药品批发和零售连锁企业应在仓库设置验收养护室，其面积大型企业不小于50平方米；中型企业不小于40平方米；小型企业不小于20平方米。验收养护室应有必要的防潮、防尘设备。还应配置水分测定仪、紫外荧光灯、解剖镜或显微镜。如所在仓库未设置药品检验室或不能与检验室共用仪器设备的，应配置千分之一天平、澄明度检测仪、标准比色液等。

**（三）冷链管理要求**

**1. 硬件要求**　经营冷藏、冷冻药品的，应当配备以下设施设备。

（1）冷库　有与其经营规模和品种相适应的冷库，经营疫苗的应当配备两个以上独立冷库。

（2）冷库温度自动监测系统　用于冷库温度自动监测、显示、记录、调控、报警的设备。

（3）双电源系统　有冷库制冷设备的备用发电机组或者双回路供电系统。

（4）冷藏车、冷藏箱、保温箱等　应有冷藏车及车载冷藏箱或者保温箱等设备。

对有特殊低温要求的药品，应当配备符合其储存要求的设施设备。

**2. 冷链运输过程中的温度控制、监测要求及相关设备的功能要求**　运输冷藏、冷冻药品的冷藏车及车载冷藏箱、保温箱应当符合药品运输过程中对温度控制的要求，对冷链药品采取冷藏、冷冻或保温措施，保证运输温度符合要求。

冷藏车、冷藏箱、保温箱应配置温度自动监测系统，实时采集记录温度或湿度数据，远程及就地报警，计算机读取和存储数据。能够对运输温度进行监控、记录，且可追溯、查询在途温度。冷藏车具有自动调控温度、显示温度、存储和读取温度监测数据的功能；冷藏箱及保温箱具有外部显示和采集箱体内温度数据的功能。

**（四）运输工具及储运设备管理的规定**

运输药品应当使用封闭式货物运输工具。

封闭式货物运输工具是指全封闭的货车，一般指符合国家运输管理有关规定（《中华人民共和国道路运输管理条例》）的厢式货车、集装箱货车、普通封闭式货车（面包车）等。

储存、运输设施设备检查、清洁和维护管理制度应明确管理周期，定期检查，由专人负责，并建立记录和档案。

## 六、校准与验证

### （一）计量器具校准检定

企业应当按照国家有关规定，对计量器具、温湿度监测设备等定期进行校准或者检定。

**1. 校准**  校准是在规定条件下，为确定计量器具示值误差的一组操作。对属于国家非强制检定的计量器具应当定期进行校准。温湿度自动监测相关设备属于非强制检定范围，企业应当按年度进行校准。

**2. 检定**  检定是为评定计量器具计量特性，确定其是否符合法定要求所进行的全部工作。按照国家计量法相关规定，对属于国家强制检定的计量器具应当依法强制检定。药品经营企业需要强制检定的计量器具主要包括称量器具、液态温度计等。

### （二）冷链系统验证的规定

企业应当对冷库、储运温湿度监测系统以及冷藏运输等设施设备进行使用前验证、定期验证及停用时间超过规定时限的验证。

**1. 验证的范围**  冷库、储运温湿度监测系统以及冷藏运输等设施设备。

**2. 验证类型**  使用前验证、定期验证、停用时间超过规定时限的验证。定期每年至少一次，停用时限为超过3个月。**考点提示：** 验证类型

### （三）验证

验证是指对质量控制的关键设施设备或系统的性能及使用方法进行系列试验、测试，证明能够达到预期结果的一系列活动，以确定其适宜的操作标准、条件和方法。

**1. 验证管理的基本要求**  企业应当根据相关验证管理制度，形成验证控制文件，包括管理制度、验证方案、报告、评价、偏差处理和预防措施、SOP 等操作性文件。

**2. 验证的实施及文件管理**  验证应当按照预先确定和批准的方案实施，验证报告应当经过审核和批准，验证文件应当存档。验证的实施见图 9-8。

**3. 验证结果的应用**  企业应当根据验证确定的参数及条件，正确、合理使用相关设施设备。根据验证结果运用：①设定监控条件，制定相关操作使用规程；②确定药品摆放位置，确保设施、设备在经验证合格的条件下发挥效能，使药品质量在储存、转移和运输过程中得到保证；③冷库和冷藏车验证后获得的温度分布状况参数，应用于确认的冷、热波动点，用于指导日常温度监控和储存位置设置；④对出现的严重温度偏差应分析查找原因采取纠正与预防措施，确保药品质量的安全；⑤企业经验证合格的设施设备改变用途的应有相关验证支持。

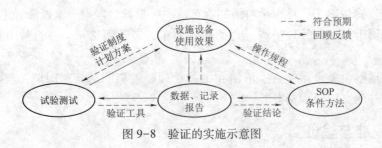

图 9-8 验证的实施示意图

## 七、计算机管理系统

**1. 建立计算机管理系统** 企业应当建立能够符合经营全过程管理及质量控制要求的计算机系统，实现药品质量可追溯，并满足药品电子监管的实施条件。

**2. 计算机系统硬、软件及功能的规定** 企业计算机系统应当符合以下要求：①硬件：有支持系统正常运行的服务器和终端机；②网络、信息平台：有安全、稳定的网络环境，有固定接入互联网的方式和安全可靠的信息平台；有实现部门之间、岗位之间信息传输和数据共享的局域网；③应用软件、数据库及相关功能：有符合本规范要求及企业管理实际需要的应用软件和相关数据库。有药品经营业务票据生成、打印和管理功能。

其中，应用软件及数据库应具有以下功能：①数据安全性能。数据库系统的数据必须加密或设置强口令。②帐户管理功能。账号应按照实际的岗位进行分组管理，按账户组进行权限设置。③操作查询功能。软件的任何有效数据更新操作都必须有自动的操作记录生成。④帐号使用日志功能。软件应对每个帐号的建立和登录、退出时间进行自动记录。⑤时间保护功能。软件的所有记录应当默认按照自然操作顺序排序。⑥备份功能。软件应当提供整体数据备份和恢复功能。

---

**知识拓展**

### 质量管理基础数据库

质量管理基础数据包括供货单位、购货单位、经营品种、供货单位销售人员资质、购货单位采购人员和提货人员资质等相关内容。

企业应当将审核合格的供货单位、购货单位及采购品种等信息录入系统，建立质量管理基础数据库并有效运用。数据库由专职质量管理人员负责，其他岗位人员只能按权限查询和使用，不能更改。

质量管理基础数据应当与对应的单位或产品的合法性、有效性相关联，与供货单位或购货单位的经营范围相对应，由系统进行自动跟踪、识别与控制。

---

**3. 计算机系统数据录入的规定** 各类数据的录入、修改、保存等操作应当符合授权范围、操作规程和管理制度的要求，保证数据原始、真实、准确、安全和可追溯。

**4. 计算机系统数据储存的规定** 计算机系统运行中涉及企业经营和管理的数据应当采用安全、可靠的方式储存并按日备份，备份数据应当存放在安全场所，记录类数据的保存时限应当至少保存 5 年。疫苗、特殊管理的药品的记录及凭证按相关规定保存。

这一规定的目的在于：①保证企业经营的电子数据保持持续安全状态；②确保企业机载数据在发生遗失、损坏等极端情况时，有能力快速进行数据恢复；③保证企业信息资源的不间断管理和历史信息可追溯；④保证系统发生故障时可以不影响正常经营活动，并能够满足药品监督管理部门的检查需要。

## 八、采购

药品采购是药品经营企业质量管理过程控制的首要环节，也是确保企业经营行为合法性、规范性以及药品质量的关键步骤。加强药品采购管理是 GSP 的基本要求。药品经营企业采购药品时应把质量放在选择药品和供货单位的首位，制定能够确保购进的药品符合质量要求的进货程序，严格审核企业、销售人员合法资质，审核药品的合法性和质量的可靠性，尤其加强对首营企业和首营品种的审核，建立和保存真实、完整的供货方档案和购进记录。药品采购流程见图 9-9。

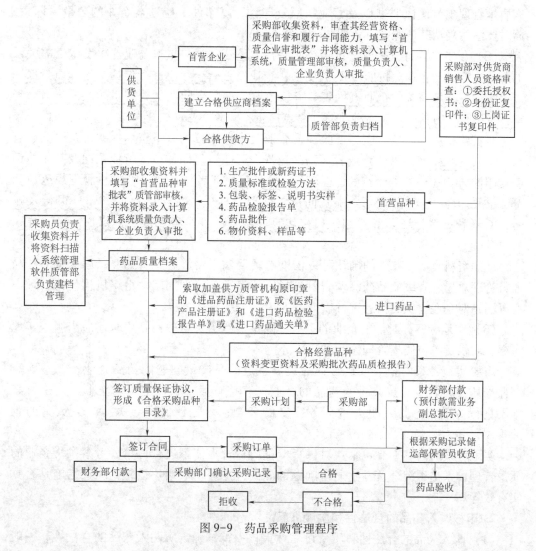

图 9-9 药品采购管理程序

**（一）采购基本要求**  考点提示：采购要求

企业的采购活动应当符合以下要求：①确定供货单位的合法资格；②确定所购入药品的合法性；③核实供货单位销售人员的合法资格；④与供货单位签订质量保证协议。

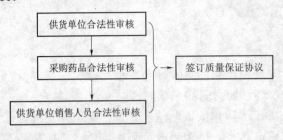

采购中涉及的首营企业、首营品种，采购部门应当填写相关申请表格，经过质量管理部门和企业质量负责人的审核批准。必要时应当组织实地考察，对供货单位质量管理体系进行评价。考点提示：首营企业、首营品种的审核批准

**1. 确定企业法定资格和质量信誉**

（1）供货方为药品生产企业  应索取供货企业的最新的药品生产许可证，药品生产质量管理规范认证证书以及营业执照复印件，复印件上应加盖企业的公章原印章，同时要注意确认其证照的有效期和生产范围。

（2）供货方为首营企业  首营企业是指购进药品时，与本企业首次发生供需关系的药品生产经营企业。按照 GSP 的要求，企业对首营企业应进行包括资格和质量保证能力的审核，填写首营企业审批表。审核由业务部门会同质量管理机构共同进行。经审核批准后，方可从首营企业进货。考点提示：首营企业审核批准

对首营企业的审核，应当查验加盖企业公章原印章的以下资料，并确认真实、有效：①《药品生产许可证》或者《药品经营许可证》复印件；②营业执照及其年检证明复印件；③《药品生产质量管理规范》认证证书或者《药品经营质量管理规范》认证证书复印件；④相关印章、随货同行单（票）样式；⑤开户户名、开户银行及账号；⑥《税务登记证》和《组织机构代码证》复印件。考点提示：四证一照两样式一户行

证照资料真实、有效的确认可以借助有关网站平台等方式。如登录国家食品药品监督管理总局、省级食品药品监督管理局、工商行政管理部门、组织机构代码管理中心等网站对企业提供的信息进行核查。

（3）实地考察  对供货企业的审核，除审核有关资料外，必要时还应当组织实地考察，对供货单位质量管理体系进行评价。

需要实地考察的企业或情形：一是发生过药品质量问题的药品企业；二是国家药监局质量公告上有被公告的药品的企业；三是有信誉不良记录的企业；四是有其他不良行为的；五是发生大量业务往来的公司；六是注册资金太少，人员少的企业等。

实地考察的内容主要包括：对供货单位质量管理体系进行评价，考察供货企业的质量管理体系是否健全，发生质量问题的原因，是否采取纠正措施，纠正措施是否真实有效等。

**2. 审核购入药品的合法性和质量可靠性**

（1）购入药品的合法性和质量可靠性审核  审核确定所购入药品的合法性，一般

从两个方面进行审核。一是看资料，重点看批准文号、外包装样盒、适应症、联系方式；二是核实相关资料，通过国家药监局网站、各地药监局网站、电话联系以及经验判断。合法药品应符合以下要求：①合法企业所生产或经营的。②有法定的质量标准。③除国家未规定的以外，应有法定的批准文号和生产批号。④进口药应有符合规定的、加盖了供货单位质量管理机构原印章的《进口药品注册证》和《进口药品检验报告书》复印件。⑤包装和标识符合有关规定和储运要求。⑥中药材应标明产地。

（2）审核首营品种　首营品种是指本企业首次采购的药品。将从批发企业、生产企业首次采购的药品都列为首营药品。

采购首营品种应当审核药品的合法性，索取加盖供货单位公章原印章的药品生产或者进口批准证明文件复印件并予以审核，审核无误的方可采购。以上资料应当归入药品质量档案。

需向供货单位索取的生产或者进口批准证明文件包括：①《药品注册批件》或者是《再注册批件》；②《药品补充申请批件》；③药品注册批件的附件（质量标准、说明书、药品包装）；④《进口药品注册证》、《医药产品注册证》或者《进口药品批件》；⑤进口麻醉药品、精神药品除取得《进口药品注册证》或者《医药产品注册证》，或者《进口药品批件》外，还应取得《进口准许证》；⑥"进口药品通关单"或"进口药品检验报告书"；⑦《生物制品批签发合格证》、《进口生物制品检验报告书》；⑧进口中药材应索取《进口药材批件》复印件。**考点提示：**应向供货方索取的药品证明文件

**3. 审核供货单位销售人员的合法资质**　企业应当核实、留存供货单位销售人员以下资料：①加盖供货单位公章原印章的销售人员身份证复印件；②加盖供货单位公章原印章和法定代表人印章或者签名的授权书，授权书应当载明被授权人姓名、身份证号码，以及授权销售的品种、地域、期限；③供货单位及供货品种相关资料。**考点提示：**销售人员资质审核

对供货单位销售人员身份的真实性进行确认、核实，可防止假冒身份、挂靠经营、超委托权限从事违法销售活动的行为。法人委托授权书有效期不得超过一年。

**4. 供货质量保证协议的内容**　企业与供货单位签订的质量保证协议至少包括以下内容：①明确双方质量责任；②供货单位应当提供符合规定的资料且对其真实性、有效性负责；③供货单位应当按照国家规定开具发票；④药品质量符合药品标准等有关要求；⑤药品包装、标签、说明书符合有关规定；⑥药品运输的质量保证及责任；⑦质量保证协议的有效期限。

签订质量保证协议的目的是为了明确交易双方的质量责任，协议本身就是合同约定的形式之一，具有与合同相同的法律效力。协议的形式可以是单独签订，也可以将协议内容列入购销商务合同中。协议应当至少按年度来签订。

**（二）采购药品发票管理的相关规定**

**1. 发票索取及内容的规定**　采购药品时，企业应当向供货单位索取发票。发票应当列明药品的通用名称、规格、单位、数量、单价、金额等；不能全部列明的，应当附《销售货物或者提供应税劳务清单》，并加盖供货单位发票专用章原印章、注明税票号码。**考点提示：**发票的开具

按照《中华人民共和国发票管理办法》，发票是指在购销商品、提供或者接受服务以及从事其他经营活动中，开具、收取的收付款凭证。

国家食品药品监督管理总局《关于规范药品购销活动中票据管理有关问题的通知》规定，对税票不符合国家有关规定及本通知要求，或者票、货之间内容不相符的，不得验收入库。

**2. 发票的一致性及保存的规定**　发票上的购、销单位名称及金额、品名应当与付款流向及金额、品名一致，并与财务账目内容相对应。发票按有关规定保存。

发票的开具时间必须符合国家税法有关规定，发票内容应当结合药品电子监管码记录予以核实。应做到商流（采购）、物流（收货、验收、库存）、资金流（财务付款流向）内容相符（一致和对应）。账簿、记账凭证、报表、完税凭证、发票以及其他有关涉税资料应按规定保存。

**（三）建立采购记录及其内容的规定**　考点提示：采购记录

采购药品应当建立采购记录。采购记录应当有药品的通用名称、剂型、规格、生产厂商、供货单位、数量、价格、购货日期等内容，采购中药材、中药饮片的还应当标明产地。

**（四）药品直调的管理**

发生灾情、疫情、突发事件或者临床紧急救治等特殊情况，以及其他符合国家有关规定的情形，企业可采用直调方式购销药品，将已采购的药品不入本企业仓库，直接从供货单位发送到购货单位，并建立专门的采购记录，保证有效的质量跟踪和追溯。

直调药品是指已采购的药品不入本企业仓库，直接从供货单位发送到购货单位的药品。

**1. 直调药品必须具备的条件**　发生灾情、疫情、突发事件或临床紧急救治等特殊情况，以及其他符合国家有关规定的情形。

**2. 直调药品采购要求**　建立专门的采购记录，能够对直调药品进行追踪。

**3. 原则**　严格控制直调行为。非特殊情况的日常经营中，一律不得采用直调的方式经营药品。"其他符合国家有关规定的情形"指由国家另行制定的有关直调的管理政策。

**（五）特殊管理药品的采购要求**

采购特殊管理的药品，应严格按照国家有关规定进行。采购时应注意的主要事项有：①供货方和企业自身的经营范围中要有特殊药品经营项目；②禁止现金交易；③采购特殊管理的药品时，要求对方在运输、邮寄等，应按照国家相关规定，并应在购销合同、质量保证协议中明确。

**（六）药品采购质量评审的管理要求**

企业应当定期对药品采购的整体情况进行综合质量评审，建立药品质量评审和供货单位质量档案，并进行动态跟踪管理。保证供货渠道的质量可靠和供应保障。

企业应建立药品质量评审机制，建立评审组织，定期开展综合质量评审，做到质量评审有工作计划、评审记录、评审报告、建议和改进办法，并根据评审情况，对供货单位、品种等实行动态管理，及时调整。

## 九、收货与验收

### （一）收货的规定和要求

**1. 对收货验收的原则性要求** 企业应当按照规定的程序和要求对到货药品逐批进行收货、验收，防止不合格药品入库。

收货是指对货源和到货药品实物的查验过程，是药品经营企业对到货药品，通过票据的查验，对货源和实物进行检查和核对，并将符合要求的药品按照其特性放入相应待验区的过程。验收是对到货药品实物质量状况检查的过程，是验收人员依据国家药典标准、相关法律法规和有关规定以及企业验收标准对采购药品的质量状况进行检查的过程。

逐批检查指按到货药品的批号逐一进行收货与验收，每个批号均应有完整的收货、验收记录。

**2. 对收货环节的具体要求和随货同行单（票）的内容要求** 药品到货时，收货人员应当核实运输方式是否符合要求，并对照随货同行单（票）和采购记录核对药品，做到票、账、货相符。**考点提示：**票、账、货

随货同行单（票）应当包括供货单位、生产厂商、药品的通用名称、剂型、规格、批号、数量、收货单位、收货地址、发货日期等内容，并加盖供货单位药品出库专用章原印章。

（1）收货查验四项内容 ①查验运输方式及状况：运输工具是否是封闭式货车、是否密闭，在途运输时间、委托运输情况，冷藏冷冻药品运输工具及温度控制情况等是否符合规定。②查验随货同行单和采购记录：是否有随货同行单（票）、随货同行单（票）内容与采购记录及企业情况是否相符。③依据随货同行单（票）核实实物：随货同行单（票）内容与实物是否相符。④查验药品外包装状况：药品外包装是否完好（拆除运输包装后）。**考点提示：**收货查验内容

随货同行单（票）必须随货物同行，在途过程中必须保证票货相符。随货同行单（票）必须加盖供货单位药品出库专用章原印章。

（2）随货同行单（票）常见问题 内容不全；无原印章；手写；品名不符、规格不符、数量不符、批号不符等。

**3. 冷链药品收货的管理** 冷藏、冷冻药品到货时，应当对其运输方式及运输过程的温度记录、运输时间等质量控制状况进行重点检查并记录。不符合温度要求的应当拒收。

（1）重点查验运输方式、运输过程的温度记录、运输时间等质量控制状况，并留存运输过程和到货时温度记录。

（2）建立冷链药品收货专门记录，对其冷链运输有关内容有详细记录。

（3）当发生到货药品温度控制不符合规定要求时，收货人员应当予以记录，将药品放置于符合温度要求的场所，并明显标识，报质量管理部门进一步核查处理。

（4）"拒收"是指不得将不符合温度要求的药品收货验收入库，不得擅自退回供货方或由承运方自行处理。

**4. 对符合收货要求药品的处理** 收货人员对符合收货要求的药品，应当按品种特

性要求放于相应待验区域，或者设置状态标志，通知验收。冷藏、冷冻药品应当在冷库内待验。

"品种特性要求"是指药品温度特性、储存分区管理、特殊管理药品等要求。待验是指对到货、销后退回的药品采用有效的方式进行隔离或区分，在入库前等待质量验收的状态。**考点提示：** 定义

**5. 收货的处理** ①符合收货要求的，应当按品种特性要求放于相应待验区域，或设置状态标志，通知验收人员验收。②收货查验不符合要求的，应根据《附录》4的有关规定处理，该拒收的拒收，该报相关部门处理和确认的报相关部门处理。

**6. 收货的注意事项** ①有明确的待验场所，可以是专用的库区或相对稳定的库区，或规定动态待验区域。待验场所应符合药品贮藏条件，阴凉贮藏药品待验应在具有阴凉储存条件的区域，冷藏药品待验应在具有冷藏储存条件的区域；②应明确在待验期间药品质量管理由收货员负责；③明确待验标志，动态待验的也需要设置明显标志，其目的是防止未经验收的药品被当作合格品库存管理或销售；④收货人员应通知验收员查验药品。**考点提示：** 质量责任

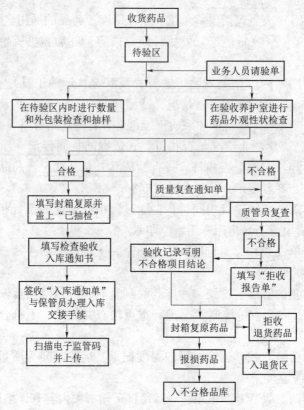

图 9-10　药品验收流程

## （二）药品验收程序及相关规定

药品经营企业购进药品，必须建立并执行进货检查验收制度，验明药品合格证明和其他标识。不符合规定要求的，不得购进。

药品验收程序包括收货、待验、审查书面凭证、验收抽样、验收检查、填写验收记录、上传电子监管码、入库等过程。药品验收人员应按照药品验收程序，严格对药品外观性状、内外包装、标识以及相关证明文件等进行检查，确保药品的质量，建立并保存真实、完整的验收记录。

**1. 待验**  收货员按照药品区的色标管理规定以及品种特性要求，将购进药品放入相应的区域中，放置待验标志，通知药品验收员到相应地点进行验收。

**2. 审查书面凭证**  验收人员对随货到达的书面凭证如合同、订单、发票、产品合格证、检验报告书等进行审查，确定单据的真实性，规范性，和所到货物的一致性。

验收药品应当按照药品批号查验同批号的检验报告书。①从生产企业购进的，应当有加盖质量检验用章原印章的检验报告书原件或复印件；②供货单位为批发企业的，应当有加盖供货单位质量管理专用章原印章的检验报告书原件或复印件，也可以是电子数据形式的检验报告书。③电子数据形式的检验报告书，是指采用计算机 PDF 等图片格式保存的文件格式。应当保证其合法性和有效性。**考点提示：** 检验报告书要求

**3. 验收抽样**  企业应当按照验收规定，对每次到货药品进行逐批抽样验收，抽取的样品应当具有代表性。①同一批号的药品应当至少检查一个最小包装，但生产企业有特殊质量控制要求或者打开最小包装可能影响药品质量的，可不打开最小包装；②破损、污染、渗液、封条损坏等包装异常以及零货、拼箱的，应当开箱检查至最小包装；③外包装及封签完整的原料药、实施批签发管理的生物制品，可不开箱检查。**考点提示：** 抽样要求

**4. 验收抽查**  验收人员应对抽样药品的外观、包装、标签、说明书以及相关证明文件等逐一进行检查、核对。①运输储存包装：检查封条是否损坏，所标示的文字是否清晰，是否按照规定标示齐全；②最小包装的外观：封口是否严密、牢固，有无破损、污染或渗液，包装及标签印字是否清晰，标签粘贴是否牢固；③标签和说明书：是否按照规定标示；④中药材：直接收购地产中药材的，对照标本柜里的样品进行验收。**考点提示：** 验收内容

验收结束后，应当将抽取的完好样品放回原包装箱，对抽验整件包装加封并标示。

特殊管理的药品必须在专库或者专区内验收，不得在专库或者专区以外进行验收。

**5. 填写验收记录**  验收药品应当做好验收记录。验收记录是验收员验收药品的一项基础性工作，必须内容真实、项目齐全、结论明确，有利于药品核查和追溯。企业应按照有关规定建立详尽的验收记录，并按规定保存备查。**考点提示：** 验收记录

验收记录应包括药品的通用名称、剂型、规格、批准文号、批号、生产日期、有效期、生产厂商、供货单位、到货数量、到货日期、验收合格数量、验收结果等内容。

中药材验收记录应当包括品名、产地、供货单位、到货数量、验收合格数量等内容。中药饮片验收记录应当包括品名、规格、批号、产地、生产日期、生产厂商、供货单位、到货数量、验收合格数量等内容，实施批准文号管理的中药饮片还应当记录批准文号。

验收不合格的还应当注明不合格事项及处置措施。

验收人员应当在验收记录上签署姓名和验收日期。具体要求如下：①可按药品剂型分别填入表内。②品名、规格、单位、生产企业按实货填写，生产批号应逐批填写。

③批准文号按实际情况填写。进口药品及直接从本地药厂进货需索取检验报告书填备注栏内。④有效期限和使用期限应填写：××××年××月××日。⑤外观质量可按实际情况填写，除性状（色泽）外，均应以百分比表示。⑥包装质量情况，内外包装符合要求填写"合格"，不符合要求填写实际情况。⑦验收结论，根据验收综合情况做出合格与不合格结论。

**6. 上传电子监管码**　药品验收合格后，对实施电子监管的药品，企业应当按规定进行药品电子监管码扫码，并及时将数据上传至中国药品电子监管网系统平台。

（1）扫码及数据上传应遵循的原则　①实施电子监管的必须赋码，否则应当拒收。②已赋码的必须扫码和上传，否则不得入库。③扫码必须在入库之前完成并及时上传数据。

（2）对不符电子监管要求的处理规定　①对于未按规定加印或者加贴中国药品电子监管码，或者监管码的印刷不符合规定要求的应当拒收。②监管码信息与药品包装信息不符的，应及时向供货单位查询，未得到确认之前不得入库，必要时向当地药品监督管理部门报告。**考点提示：**电子监管药品的验收、入库

**7. 验收后入库的管理规定**　企业应当建立库存记录，验收合格的药品应当及时入库登记；药品验收合格，立即对已拆封的药品包装复原，加封并标示，填写"药品入库通知单"，与保管员办理交接手续。验收不合格的，不得入库，填写"药品拒收单"，并报质量管理部门处理。**考点提示：**库存记录

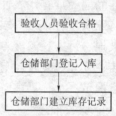

**8. 直调药品的验收规定**　企业按本规范规定进行药品直调的，可委托购货单位进行药品验收。购货单位应当严格按照要求验收药品和进行药品电子监管码的扫码与数据上传，并建立专门的直调药品验收记录。验收当日应当将验收记录相关信息传递给直调企业。

## 十、储存与养护

### （一）储存的规定和要求

储存与养护药品是药品经营企业在药品验收和入库之后的下一个环节，从停留时间这个角度看，这是药品在经营企业内部时间最长的一个环节。药品经营企业储存药品品种繁多、批量不一、性能各异，在储存过程中，保管人员只有对药品进行合理储存，才能保证药品质量，同时为药品养护的开展打好基础。

**1. 温湿度要求**　未标示温度要求的，一般是指常温；包装上标示温度要求的，按照《中国药典》规定的贮藏要求进行储存；包装标示具体温度的，按标示温度要求储存。相对湿度为35%～75%。

**2. 色标管理要求**　合格药品为绿色，不合格药品为红色，待确定药品为黄色。按照库房管理的实际需要，库房管理区域色标划分的统一标准是：待验药品库（或区）、退货药品库（或区）为黄色；合格药品库（或区）、中药饮片零货称取库（或区）、待发药品库（或区）为绿色；不合格药品库（或区）为红色。三色标牌以底色为准，文

字可以白色或黑色表示，防止出现色标混乱。**考点提示：**色标要求

**3. 搬运堆码要求** 应当严格按照外包装标示要求规范操作，堆码高度符合包装图示要求，避免损坏药品包装。怕压药品应控制堆放高度，防止造成包装箱挤压变形。

**4. 分类储存要求** 药品与非药品、外用药与其他药品分开存放，中药材和中药饮片分库存放；零货药品应当集中存放。**考点提示：**应分开、分库、集中存放的药品

**5. 堆垛要求** 药品按批号堆码，不同品种或同品种不同批号药品不得混垛，防止发生错发混发事故。堆垛时，要做到"三不倒置"，即轻重不倒置，软硬不倒置，标志不倒置；要留足"五距"，垛间距不小于5cm，与库房内墙、顶、温度调控设备及管道等设施间距不小于30cm，与地面间距不小于10cm。**考点提示：**堆垛距离要求 使储存药品做到"五不靠"，即四周不靠墙、柱，顶不靠顶棚和灯；要保持"三条线"，即上下垂直，左右、前后成线，使货垛稳固、整齐、美观；尽量做到三个用足，即面积用足、高度用足、荷重定额用足，充分发挥仓库使用效能，尽量节约仓库容量。另外仓间主通道宽度应不少于200cm，辅通道宽度应不少于100cm。

**6. 防护措施** 储存药品应当按照要求采取避光、遮光、通风、防潮、防虫、防鼠等措施；未经批准的人员不得进入储存作业区；储存作业区内的人员不得有影响药品质量和安全的行为；药品储存作业区内不得存放与储存管理无关的物品。

**7. 特殊管理药品** 按照国家有关规定储存。

新修订GSP取消了易串味药品的规定，药品气味散发应改进包装质量。

**（二）养护的规定和要求**

养护人员应当根据库房条件、外部环境、药品质量特性等对药品进行养护，主要内容是：①对药品储存条件的监测和调控：温湿度、防护措施、仓储设施、设备、储存环境等；②针对药品性状进行质量检查、维护工作：药品包装、外观、性状、有效期等；③指导、督促合理储存药品；④定期汇总分析养护信息。常见养护问题及解决措施见表9-5。

表9-5 养护问题及解决措施

| 问 题 | 措 施 |
| --- | --- |
| 设备设施问题 | 出现损坏、故障等，要及时更换及报修，有报修记录 |
| 药品有质量疑问 | 立即以醒目的方式进行标记，同时报质量管理部门核实、处理 |
| 中药材、中药饮片养护 | 按照其特性，采用晾晒、通风、干燥、吸湿、熏蒸等方法，方法要合适有效 |
| 养护记录定期分析和报告 | 报告的内容可包括：该库房内储存品种的结构、数量、批次等项目，养护过程中所发现的质量问题及产生原因、比率、改进措施及目标等 |

**（三）药品有效期管理**

企业应当采用计算机系统对库存药品的有效期进行自动跟踪和控制，采取近效期预警及超过有效期自动锁定等措施，防止过期药品销售。①将"近效期催销"改为"近效期预警及超效期停销"，要求企业从质量风险防范的角度，按照确保所销售出去的药品安全合理使用完毕的要求，建立风险评估及控制机制，目的是保证药品安全有

效。②近效期预警的期限应当根据企业在供应链所处的位置、销售对象、药品正常使用完毕的合理期限来综合评估并确定。③要判断近效期销售的合理性和可预期的危害，防止近效期药品的不安全销售和使用。④企业要逐步建立"近效期停销制"。**考点提示**：药品有效期管理措施

### （四）储存药品破损时应采取的具体措施

药品因破损而导致液体、气体、粉末泄漏时，应当迅速采取安全处理措施，防止对储存环境和其他药品造成污染。

相关人员应当通过日常养护、检查等措施及时发现破损药品泄漏现象。当药品发生泄漏时，要及时将药品隔离，对破损泄漏药品及时采取处理措施，以防止破损泄漏药品对储存环境造成污染。被污染的药品不得再行销售。药品破损采取的措施包括稀释、清洗、通风、覆盖、吸附、除尘、灭活等。

### （五）质量可疑及存在质量问题药品的处理

对质量可疑的药品应当立即采取停售措施，并在计算机系统中锁定，同时报告质量管理部门确认。对存在质量问题的药品应当采取以下措施：①存放于标志明显的专用场所，并有效隔离，不得销售；②怀疑为假药的，及时报告药品监督管理部门；③属于特殊管理的药品，按照国家有关规定处理；④不合格药品的处理过程应当有完整的手续和记录；⑤对不合格药品应当查明并分析原因，及时采取预防措施。**考点提示**：可疑及问题药品的处理

质量可疑的药品是指在管理过程中发现可能存在质量问题但尚未经质量管理部门确认的药品。存在质量问题的药品是指不合格药品，包括假劣药及药品包装质量不合格（包括包装、标签和说明书破损、污染、模糊、脱落、渗液、封条损坏等）的药品。药品常见储存问题及控制方法见表9-6。

表9-6　常见储存问题及控制方法

| 问　题 | 控制方法 |
| --- | --- |
| 计算机控制有效期 | 超过有效期的药品系统能自动停止销售 |
| 破损药品控制 | ①破损药品及时移除现场，并清理。②微机程序中调整破损药品在库状态 |
| 可疑药品控制 | ①有疑问的药品立刻用黄色待处理色标标示，立即通知质量管理部门处理<br>②质量管理部门立刻在微机程序中锁定有疑问药品，待查清问题之后，再做处理 |
| 不合格药品的处理 | 不合格药品由质量管理部门监督销毁或退货并做好记录，包括报损审批手续、销毁记录。采购退货应有厂退手续及出库记录。对假药和存在质量问题的特殊管理药品，应当及时报告药品监督管理部门并在其监督下进行处理。对不合格药品查明原因，总结分析，采取预防措施，防止再次发生 |
| 可疑药品的最终确认 | 均由质量管理部门负责，并有查询、确认手续 |

### （六）库存盘点

企业应当对库存药品定期盘点，做到账、货相符。

**1. 盘点内容**　全部库存药品的数量、品名、规格、生产厂商、药品批号、有效期等信息，核对帐货是否相符。应包括待验区、合格品区及不合格品区。

**2. 盘点方法**　一般有动碰货盘点、对账式盘点、地毯式盘点。

## 十一、销售

### （一）销售对象合法性审核

企业应当将药品销售给合法的购货单位，并对购货单位的证明文件、采购人员及提货人员的身份证明进行核实，保证药品销售流向真实、合法。

**1. 证明文件**　对企业合法资质进行审核。

**2. 采购人员**　购货单位的采购人员是指经购货单位法定代表人授权，负责向本单位采购药品及办理相关事宜的人员。

**3. 提货人员**　购货单位提货人员是指经购货单位法定代表人授权，代表购货单位提取所采购的药品并履行签收手续的人员。

通过以上审核，以保证销售对象资质的合法性、药品销售渠道的合法性、药品实际销售的真实性。

### （二）按购货单位法定经营范围销售药品品种

企业应当严格按购货单位依法核准的经营范围销售药品。严格审核购货单位的生产范围、经营范围或者诊疗范围，并按照相应的范围销售药品。不得超范围销售。计算机系统应当能实现自动关联和控制。避免发生超范围销售。

### （三）开具发票

发票是指企业增值税专用发票和增值税普通发票。企业销售药品，应当如实开具发票，做到票、账、货、款一致。

### （四）销售记录

企业应当做好药品销售记录。确保企业所销售药品的真实性、安全性和可追溯性，必要时能保证快速、准确地查找药品的销售流向。销售记录应当包括的内容见表9-7。

**考点提示：** 销售记录

表9-7　销售记录的内容

| 记录分类 | 内　容 |
| --- | --- |
| 销售记录 | 通用名称、规格、剂型、批号、有效期、生产厂商、购货单位、销售数量、单价、金额、销售日期等 |
| 中药材销售记录 | 品名、规格、产地、购货单位、销售数量、单价、金额、销售日期等 |
| 中药饮片销售记录 | 品名、规格、批号、产地、生产厂商、购货单位、销售数量、单价、金额、销售日期等 |
| 直调药品建立专门记录 | |

### （五）特殊药品和有专门管理要求的药品销售

销售有特殊管理要求或专门管理要求的药品时，在满足本规范的同时，还必须符合其特殊管理的相关规定，以规范特殊管理药品的销售行为，保证特殊管理药品的合法、安全、合理使用，有效防止其流入非常渠道。

专门管理要求的药品指药品类易制毒化药品、蛋白同化制剂、肽类激素、终止妊

娠药品、部分含特殊药品复方制剂等。具体要求见表9-8。**考点提示**：专门管理要求的药品

表9-8 专门管理要求的药品销售规定

| 品 种 | 基本要求 |
|---|---|
| 蛋白同化制剂<br><br>肽类激素 | （1）需要药监局批准增加经营范围<br>（2）销售客户必须具有合法资质，应有《药品经营许可证》、《营业执照》或《医疗机构执业许可证》，同时在其经营范围中应有蛋白同化制剂、肽类激素内容<br>（3）销售蛋白同化制剂、肽类激素时，应当核实购买方资质证明材料、采购人员身份证明等情况，无误后方可销售，并跟踪核实药品送货交接情况，核实记录应当保存至超过蛋白同化制剂、肽类激素有效期后2年，但不得少于5年<br>（4）除胰岛素外，不得将蛋白同化制剂或者其他肽类激素类品种销售给药品零售企业 |
| 含特殊药品复方制剂 | （1）确保药品送达购买方《药品经营许可证》所载明的仓库地址、药品零售企业注册地址，或者医疗机构的药库<br>（2）禁止使用现金进行含特殊药品复方制剂交易 |

# 十二、出库

## （一）出库复核

药品出库时应当对照销售记录进行复核。发现以下情况不得出库，并报告质量管理部门处理：①药品包装出现破损、污染、封口不牢、衬垫不实、封条损坏等问题；②包装内有异常响动或者液体渗漏；③标签脱落、字迹模糊不清或者标识内容与实物不符；④药品已超过有效期；⑤其他异常情况的药品。**考点提示**：出库复核、不得出库的情形

出库复核的目的是通过对出库药品的药品信息（药品通用名、规格、生产厂家、批号、有效期等）和药品质量状况的再核对、再确认，以确保出库药品信息准确、质量合格，杜绝货单不符的药品、不合格的药品出库。

## （二）建立复核记录

药品出库复核应当建立记录，包括购货单位、药品的通用名称、剂型、规格、数量、批号、有效期、生产厂商、出库日期、质量状况和复核人员等内容。

采购、验收、销售和出库复核记录根据计算机管理系统的要求，应能够由计算机系统自动生成电子记录，也可以在系统中完成后打印出来存档。**考点提示**：记录

## （三）出库应附随货同行单（票） **考点提示**：随货同行单

药品出库时，应当附加盖企业药品出库专用章原印章的随货同行单（票）。

随货同行单必须加盖药品出库专用章，此印章必须是原始印记，不能是印刷、影印、复印等复制后的印记。随货同行单（票）不一定要求专用票据，但必须要有随货同行字样。直调药品出库时，由供货单位开具两份随货同行单（票），分别发往直调企业和购货单位。

## （四）冷链装箱、装车的作业要求

冷藏、冷冻药品的装箱、装车等项作业，应当由专人负责并符合以下要求：①车

载冷藏箱或者保温箱在使用前应当达到相应的温度要求；②应当在冷藏环境下完成冷藏、冷冻药品的装箱、封箱工作；③装车前应当检查冷藏车辆的启动、运行状态，达到规定温度后方可装车；④启运时应当做好运输记录，内容包括运输工具和启运时间等。**考点提示**：冷链装车

冷藏箱、保温箱预冷是指在使用前，应当在冷藏库中对拟使用的冷藏箱或保温箱进行开盖预冷处理，使箱体内壁材料充分预冷，达到规定的控制温度范围后，再进行装箱作业的过程。

### （五）出库电子监管的要求

对实施电子监管的药品，应当在出库时进行扫码和数据上传。通过对出库药品进行电子监管码数据采集、上传，实现药品流向的可追溯性。

### （六）对特殊管理药品出库复核的专门管理要求

特殊管理药品应严格执行出库复核制度，认真核对实物与销售出库单是否相符。应确保药品送达购买方《药品经营许可证》所载明的仓库地址、药品零售企业注册地址，或者医疗机构的药库。药品送达后，购买方应查验货物，无误后由入库员在随货同行单上签字。随货同行单原件留存，复印件加盖公章后及时返回销售方。

### （七）拼箱发货的代用包装箱的规定

拼箱发货是指将零货药品集中拼装至同一包装箱内发货的方式。代用包装是指专用的包装纸箱、标准周转箱、重复使用的其他包装纸箱。应当对药品拼箱发货使用的代用包装进行规范管理，确保拼箱有醒目的拼箱标志，易于辨认。当使用重复使用的其他包装纸箱的代用包装箱时，应当加贴可明显识别的药品拼箱标志，以防止代用包装原标识内容造成误导和错判。**考点提示**：代用包装箱管理规定

## 十三、运输与配送

### （一）运输工具要求及选择

**1. 运输管理**  企业应当按照质量管理制度的要求，严格执行运输操作规程，并采取有效措施保证运输过程中的药品质量与安全。

保证安全是指防止在途的药品发生盗抢、遗失、调换等事故。

**2. 运输工具选择及防护措施**  运输药品，应当根据药品的包装、质量特性并针对车况、道路、天气等因素，选用适宜的运输工具，采取相应措施防止出现破损、污染等问题。

包装、质量特性是指药品的包装、性状、储存温度等特性要求。相应措施包括温度控制、装车方式、货物固定、防雨、防潮、防颠簸等措施。

**3. 检查运输工具**  发运药品时，应当检查运输工具，发现运输条件不符合规定的，不得发运。运输药品过程中，运载工具应当保持密闭。

运输工具密闭是指车箱体应当整体封闭、结构牢固、货箱门严密可锁闭，可有效防尘、防雨、防遗失。

**4. 搬运和装卸**  企业应当严格按照外包装标示的要求搬运、装卸药品，规范作业。图9-11。

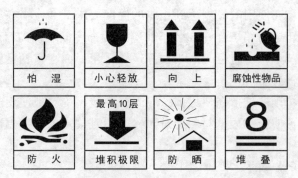

图 9-11 药品常见外包装搬运、装卸标识图案

**(二)冷藏、冷冻药品运输管理**

**1. 运输过程中温度控制的具体要求** 企业应当根据药品的温度控制要求，在运输过程中采取必要的保温或者冷藏、冷冻措施。

保温是指根据气候条件及药品质量特性采取的必要防冻措施。运输过程中，药品不得直接接触冰袋、冰排等蓄冷剂，防止药品因接触低温物质而发生冻结的现象，影响药品质量。

**2. 运输过程温度监测及记录的要求** 在冷藏、冷冻药品运输途中，应当实时监测并记录冷藏车、冷藏箱或者保温箱内的温度数据。**考点提示：** 实时监测温度要求

实时监测指在运输冷藏、冷冻药品的过程中，运输工具应当能够实现实时采集、储存并通过卫星通讯技术实时上传所监测的数据，一旦发生温度超标的异常状况时，能够实时向相关人员发出短信报警信息，通知相关人员启动应急机制，采取有效措施，防止所运输药品发生质量问题。

**3. 运输过程风险防范及应对的要求** 企业应当制定冷藏、冷冻药品运输应急预案，对运输途中可能发生的车辆设备故障、异常天气影响、交通拥堵等突发事件，能够采取相应的应对措施。①应制订低温药品运输应急预案，以便采取相应的应对措施。②应急预案要求对可能发生的突发事件尽量预测周全。③及时修订、定期演练。④发生突发事件时及时采取相应措施，并有相关记录。

**(三)委托运输**

**1. 委托运输审计** 企业委托其他单位运输药品的，应当对承运方运输药品的质量保障能力进行审计，索取运输车辆的相关资料，符合运输设施设备条件和要求的方可委托。

委托其他第三方运输药品时，应当按照本规范事先对承运方的运输设备、质量保障能力、人员资质及条件进行审核，索取车辆相关资料，符合要求的方可委托。

审核的相关资料应当予以留存和建档。

对承运方运输能力应从以下方面考查：①企业各种证照和相关资质（包括营业执照、组织机构代码证、税务登记证（国税、地税）、道路运输经营许可证、法人代表身份证明）、信誉良好、车辆资源、运输能力、安全搬运装卸能力、质量管理体系；②具有健全的管理制度、管理台账和专门的运输安全管理人员；③承运商自有和租赁车辆具有行驶证、保险卡、营运资格证、车主身份证明及驾驶员驾驶证、从业资格证等。

按规定的额度办理了车辆保险（交强险、车损险、第三者责任险）；④承运商订单跟踪、车辆定位、温度监控的能力和管理信息系统；⑤承运商运输应急管理机制和体系功能。

**2. 签订运输协议**　企业委托运输药品应当与承运方签订运输协议，明确药品质量责任、遵守运输操作规程和在途时限等内容。

《药品运输服务协议》的关键内容包括：①运输工具；②运输时限；③提货送达地点；④操作人员等运输质量要求；⑤明确赔偿责任和赔偿金额。

协议中必须规定合理的运输时限，防止长时间的运输对药品质量造成影响。

**3. 委托运输记录**　企业委托运输药品应当有记录，实现运输过程的质量追溯。记录至少包括发货时间、发货地址、收货单位、收货地址、货单号、药品件数、运输方式、委托经办人、承运单位，采用车辆运输的还应当载明车牌号，并留存驾驶人员的驾驶证复印件。记录应当至少保存5年。**考点提示：**委托运输记录和内容要求

**（四）运输安全要求**

企业应当采取运输安全管理措施，防止在运输过程中发生药品盗抢、遗失、调换等事故。

运输安全管理措施包括：保持车厢结构严密、运输过程中关门上锁、车辆在运输途中必须停放时，应当明确对运输人员的安全管理要求，选择适宜的停放区域，并落实安全防范措施，防止发生安全事故。**考点提示：**运输安全管理的规定

已装车的药品应当及时发运并尽快送达。委托运输的，企业应要求并监督承运方严格履行委托运输协议，保证在合理的运输时限内安全送达。防止出现不合理的停留，因在途时间过长影响药品质量。**考点提示：**装车药品及时发运和按时到达的要求

**（五）特殊管理药品运输的规定**

企业在运输国家实行特殊管理的药品时，必须严格遵守国家有关规定，以确保特殊药品的运输安全。

## 十四、售后管理

**（一）退货管理**

企业应当加强对退货的管理，保证退货环节药品的质量和安全，防止混入假冒药品。

**1. 销后退回管理**　①首先要确认所退回药品是本企业销售的产品；②退回药品必须与销售记录内容相符，批号一致、数量不得大于该批号的总销售数量，不符合退回条件的拒绝退货；③在验收前应放置于符合药品储存条件的对应的待验区域，有特殊储存要求的药品应放置于对应的待验区，并悬挂明显标识；④验收时应逐批检查验收并开箱抽样，整件包装完好的要按照附录4的抽样原则加倍抽样，无完好外包装的每件应抽样至最小包装，必要时送检。⑤冷藏冷冻药品，应当提供售出期间储存、运输质量控制情况说明，确认符合条件方可收货，否则拒收。**考点提示：**退货管理要求图9-12。

**2. 购进退出的管理**　首先应联系供货方并经对方同意方能办理退货手续，其次要按照药品的储存属性对药品进行打包，并选择合适的运输工具，对方确认收到货之后，

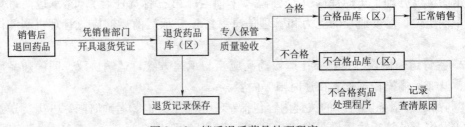

图 9-12 销后退后药品处理程序

方能进行财务上的处理，并要专门建立退货记录。

【课堂互动】

某药品批发企业销货退回感冒通片，经企业质检人员检查发现，该批药品全部出现裂片。企业应如何处理该批药品？

（二）投诉管理

**1. 投诉管理的目的** 通过处理客户投诉，发现并分析售出药品的质量问题，查找企业质量管理漏洞，完善质量管理体系。

**2. 售后投诉管理规程** 企业应当按照质量管理制度的要求，制定投诉管理操作规程，内容包括投诉渠道及方式、档案记录、调查与评估、处理措施、反馈和事后跟踪等。

**3. 售后投诉管理的具体要求** 企业应配备专职或者兼职人员负责售后投诉管理，对投诉的质量问题查明原因，采取有效措施及时处理和反馈，并做好记录，必要时应当通知供货单位及药品生产企业。**考点提示**：售后投诉管理的具体要求

企业应明确专职或兼职负责人员，应建立并公布多种方便可及的投诉渠道，如：投诉电话、传真、信箱、电邮、联系人等。对投诉、质量查询、抽查和销售过程中发现的质量问题，均应及时进行调查、分析、评估、处理、反馈和事后跟踪，并做好记录，以便企业持续改进质量管理。应依据调查结果和原因分析，明确质量责任方和责任人，必要时应通知供货单位及药品生产企业。

**4. 投诉档案的建立和使用** 企业应当及时将投诉及处理结果等信息记入档案，建立药品质量投诉档案，以便查询和跟踪。档案内容应齐全，包括投诉资料和记录、调查资料和记录、处理措施和过程记录、处理结果反馈记录、事后跟踪记录等，能有效追溯药品质量投诉处理全过程。

（三）**药品追回与召回**

**1. 发现已售出药品有严重质量问题的处理** 药品严重质量问题是指通过内部或外部信息发现的可能对公众用药安全造成严重后果的情形。企业应建立药品追回管理规程，发现已售出药品有严重质量问题，应当立即通知购货单位停售、追回并做好记录，同时向药品监督管理部门报告。应查明造成药品严重质量问题的原因，分清责任，杜绝问题的再发生。源于供货商的应当告知供货商问题药品的信息。企业应建立药品追回处理记录和档案，包括：严重质量问题的具体内容记录、处理方式和处理结果记录、质量管理部门向销售客户发出的质量追回通知书、向药监部门报告的文件、追回药品的销售流向记录、追回药品的入库清单、追回药品入库后的处理记录等。**考点提示**：严重质量问题药品的售后处理

药品质量问题的发现渠道：一是内部信息来源，是指企业通过养护、在库管理、出库复核、退货等环节获取质量信息。二是外部信息来源，主要指药品质量公告、监管部门公布的信息、客户投诉举报、客户通报信息。

**2. 药品召回管理**　药品召回是指药品生产企业（包括进口药品的境外制药厂商）按照规定的程序收回已上市销售的存在安全隐患的药品。企业应建立药品召回管理制度和规程，协助药品生产企业履行召回义务，按照召回计划的要求及时传达、反馈药品召回信息，控制和收回存在安全隐患的药品，并建立药品召回记录。

### （四）药品不良反应监测

企业质量管理部门应当配备专职或者兼职人员，按照国家有关规定承担药品不良反应监测和报告工作。企业应建立药品不良反应监测和报告管理制度和工作规程，由质量管理部门的专职或者兼职人员负责药品不良反应监测和报告工作，应经过相关培训并能按规定要求做好工作。应实现网络在线填报《药品不良反应/事件报告表》，报告内容应当真实、完整、准确。**考点提示：**药品不良反应监测的要求

通过药品不良反应监测管理，加强药品的上市后监管，规范药品不良反应报告和监测，及时、有效控制药品风险，保障公众用药安全。

# 任务四　药品零售的质量管理

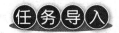

2014 年 5 月 10 日，山东省临沂市食品药品监督管理局 GSP 认证检查组对辖区内某药品零售企业进行了现场检查，检查中检查组发现该药店存在主要缺陷项目 4 项，一般缺陷项目 8 项。一是企业未制定操作规程；二是采购药品没有确定供货单位合法资质，未核实销售人员合法资格；三是企业未对首营企业进行审核及对首营品种进行审核；四是温湿度仪没有进行校准；五是未制定年度培训计划和建立人员的培训记录，未对管理文件定期审查；六是不同批次饮片装斗前不进行清斗，且记录不完善。七是未悬挂执业药师注册证；八是未按要求建立销售记录。

如果你是企业质量管理部门负责人员，应采取哪些措施对检查出的问题进行整改并写出整改报告？

| 01 | 质量管理与职责 | 05 | 采购与验收 |
|---|---|---|---|
| 02 | 人员管理 | 06 | 陈列与储存 |
| 03 | 文件 | 07 | 销售管理 |
| 04 | 设施与设备 | 08 | 售后管理 |

药品零售连锁企业门店的管理应当符合药品零售企业的相关规定。

## 一、质量管理与职责

### （一）质量管理基本要求

**1. 制定质量管理文件，开展质量管理活动**　企业应当按照有关法律法规及本规范

的要求制定质量管理文件，开展质量管理活动，确保药品质量。要求企业各项活动均应有制度化文件支持，均应有具体责任者、实施过程有记录。

**2. 明确经营条件** 企业应当具有与其经营范围和规模相适应的经营条件，包括组织机构、人员、设施设备、质量管理文件，并按照规定设置计算机系统。**考点提示：**质量管理体系要素

**3. 企业负责人的质量责任** 企业负责人是药品质量的主要责任人，负责企业日常管理，负责提供必要的条件，保证质量管理部门和质量管理人员有效履行职责，确保企业按照本规范要求经营药品。

**4. 企业应当设置质量管理部门或者配备质量管理人** 企业设置的质量管理机构应与企业经营规模相适应，可以是质量管理部门也可以是质量管理人员。

**（二）质量负责人的职责**

企业质量负责人应履行以下职责：①督促相关部门和岗位人员执行药品管理的法律法规及本规范；②组织制订质量管理文件，并指导、监督文件的执行；③负责对供货单位及其销售人员资格证明的审核；④负责对所采购药品合法性的审核；⑤负责药品的验收，指导并监督药品采购、储存、陈列、销售等环节的质量管理工作；⑥负责药品质量查询及质量信息管理；⑦负责药品质量投诉和质量事故的调查、处理及报告；⑧负责对不合格药品的确认及处理；⑨负责假劣药品的报告；⑩负责药品不良反应的报告；⑪开展药品质量管理教育和培训；⑫负责计算机系统操作权限的审核、控制及质量管理基础数据的维护；⑬负责组织计量器具的校准及检定工作；⑭指导并监督药学服务工作；⑮其他应当由质量管理部门或者质量管理人员履行的职责。

# 二、人员管理

企业从事药品经营和质量管理工作的人员，应当符合有关法律法规及本规范规定的资格要求，不得有相关法律法规禁止从业的情形。质量负责人、处方审核员、驻店药师、验收员、养护员是企业的质量管理人员，质量管理人员应当在职在岗，不得兼职其他业务工作。**考点提示：**质量管理人员范围

在营业场所内，企业工作人员应当穿着整洁、卫生的工作服。

**（一）资质要求**

**1. 执业药师要求** 企业法定代表人或者企业负责人应当具备执业药师资格。企业应当按照国家有关规定配备执业药师，负责处方审核，指导合理用药。**考点提示：**执业药师配备要求

**2. 其他人员资质要求**

（1）质量管理、验收、采购人员 应当具有药学或者医学、生物、化学等相关专业学历或者具有药学专业技术职称。相关专业是指依据教育部本（专）科有关医学、生物、化学等的专业目录。

（2）从事中药饮片质量管理、验收、采购人员 应当具有中药学中专以上学历或者具有中药学专业初级以上专业技术职称。

（3）营业员 应当具有高中以上文化程度或者符合省级药品监督管理部门规定的条件。中药饮片调剂人员应当具有中药学中专以上学历或者具备中药调剂员资格。

知识链接

**GSP 对零售药店人员的具体配备要求**

单体药店：①企业法定代表人或者企业负责人必须具备执业药师资格。②经营处方药的，应当至少配备一名执业药师、一名药师。③经营中药饮片配方的，所配备的执业药师、药师中至少有一名是中药专业。

连锁门店：①连锁总部企业法人或负责人是执业药师的，门店负责人可以不是执业药师。②门店经营处方药的，应当至少配备一名执业药师、一名药师。③经营中药饮片配方的，所配备的执业药师、药师中至少有一名是中药专业。④远程审方试点另行规定。

**（二）培训与健康检查要求**

**1. 培训要求**　企业各岗位人员应当接受相关法律法规及药品专业知识与技能的岗前培训和继续培训。企业应当按照培训管理制度制定年度培训计划并开展培训，使相关人员能正确理解并履行职责。培训工作应当做好记录并建立档案。

企业应当为销售特殊管理的药品、国家有专门管理要求的药品、冷藏药品的人员接受相应培训提供条件，使其掌握相关法律法规和专业知识。销售特殊管理药品是指第二类精神药品、毒性中药品种和罂粟壳。**考点提示**：药店可销售的特殊药品范围

**2. 健康检查要求**　企业应当对直接接触药品岗位的人员进行岗前及年度健康检查，并建立健康档案。患有传染病或者其他可能污染药品的疾病的，应及时调离其工作岗位，不得从事直接接触药品的工作。污染药品的疾病检查应包括乙肝表面抗原、谷丙转氨酶、胸透、皮肤科检查等。**考点提示**：健康检查要求

## 三、文件

企业应当按照有关法律法规及本规范规定，制定符合企业实际的质量管理文件。文件包括质量管理制度、岗位职责、操作规程、档案、记录和凭证等，并对质量管理文件定期审核、及时修订。质量管理文件审核、修订的基本原则是合法性、有效性、关联性、可行性、执行性。**考点提示**：质量管理文件的种类

企业应采取措施确保各岗位人员正确理解质量管理文件的内容，保证质量管理文件有效执行。

**（一）药品零售质量管理制度**

药品零售质量管理制度应当包括以下内容：①药品采购、验收、陈列、销售等环节的管理，设置库房的还应当包括储存、养护的管理；②供货单位和采购品种的审核；③处方药销售的管理；④药品拆零的管理；⑤特殊管理的药品和国家有专门管理要求的药品的管理；⑥记录和凭证的管理；⑦收集和查询质量信息的管理；⑧质量事故、质量投诉的管理；⑨中药饮片处方审核、调配、核对的管理；⑩药品有效期的管理；⑪不合格药品、药品销毁的管理；⑫环境卫生、人员健康的规定；⑬提供用药咨询、指导合理用药等药学服务的管理；⑭人员培训及考核的规定；⑮药品不良反应报告的规定；⑯计算机系统的管理；⑰执行药品电子监管的规定；⑱其他应当规定的内容。**考点提示**：管理制度18个

企业质量管理制度应做到一事一文、一文一责。制度制定应注意系统性，避免生搬硬套，以及引起执行者的错误理解。

**（二）有关岗位的岗位职责**

企业应当明确企业负责人、质量管理、采购、验收、营业员以及处方审核、调配等岗位的职责，设置库房的还应当包括储存、养护等岗位职责。**考点提示：**岗位职责9个质量管理岗位、处方审核岗位的职责不得由其他岗位人员代为履行。

**（三）药品零售操作规程**

操作规程是企业实施过程管理的文件，应当符合企业的实际质量管理和业务经营活动，并与计算机系统管理相一致。药品零售操作规程的内容应包括：①药品采购、验收、销售；②处方审核、调配、核对；③中药饮片处方审核、调配、核对；④药品拆零销售；⑤特殊管理的药品和国家有专门管理要求的药品的销售；⑥营业场所药品陈列及检查；⑦营业场所冷藏药品的存放；⑧计算机系统的操作和管理；⑨设置库房的还应当包括储存和养护的操作规程。**考点提示：**药品零售操作规程9项

**（四）记录和凭证**

企业应当建立药品采购、验收、销售、陈列检查、温湿度监测、不合格药品处理等相关记录，做到真实、完整、准确、有效和可追溯。可"无纸化"管理的环节，如采购记录、验收记录、销售记录等。**考点提示：**相关记录

记录及相关凭证应当至少保存5年。特殊管理的药品的记录及凭证按相关规定保存。保存时限应以2013年6月1日为节点，之前的从《药品流通监督管理办法》规定。

**（五）电子记录数据**

通过计算机系统记录数据时，相关岗位人员应当按照操作规程，通过授权及密码登录计算机系统，进行数据的录入，保证数据原始、真实、准确、安全和可追溯。电子记录数据应当以安全、可靠方式定期备份。需注意的是，应当用计算机记录的数据，不能用纸质记录；可以用计算机记录的数据，不使用纸质记录。**考点提示：**数据录入、备份要求

---

**知识拓展**

**药品零售企业质量管理文件的分类**

药品零售企业质量管理文件应根据 GSP 要求及各地的许可验收标准以及企业的实际建立和制定。一般包括质量管理制度（18个）、岗位职责（9个）、操作规程（9项）、档案、记录、凭证等。档案主要包括：培训档案、健康档案、设备设施档案、首营企业档案、药品质量档案、首营品种验收档案、不合格药品档案等；记录主要包括：培训记录、采购记录、验收记录、储存记录、陈列药品检查记录、库存药品质量养护检查记录、库房温湿度监测记录、计量器具检定记录、处方留存和处方药销售记录、销售凭证、拆零药品销售记录、不合格药品处理记录、退货记录、缺货记录，质量管理制度执行情况检查和考核记录、质量事故报告记录、药品质量查询、投诉、处理和答复情况记录等；凭证主要包括：企业2证、人员5证（身份证、学历证、职称证、健康证、上岗证）、产品7证（采购清单、销售清单、发票、注册证、批准文号、合格报告单、批签发）、设备设施2证（合格证、计量检验合格证）等。

## 四、设施与设备

### （一）营业场所

企业的营业场所应当与其药品经营范围、经营规模相适应，并与药品储存、办公、生活辅助及其他区域分开。零售药店营业场所面积应符合各地行政许可验收标准。

营业场所应当具有相应设施或者采取其他有效措施，避免药品受室外环境的影响，并做到宽敞、明亮、整洁、卫生。宽敞是满足消防疏散通道的要求，明亮是满足消费者购买药品和企业提供药学服务的需要。

营业场所应当有以下营业设备：①货架和柜台，并配置药品防尘、防潮、防污染和防虫、防鼠、防霉变等设备（柜组、橱窗、灭蝇灯、灭鼠夹、簸箕）；②监测、调控温度的设备（空调、温湿度表）；③经营中药饮片的，有存放饮片和处方调配、临方炮制设备；④经营冷藏药品的，有专用冷藏设备；冷藏设备应当使用专用冷藏柜，不得使用家用冰箱。⑤经营第二类精神药品、毒性中药品种和罂粟壳的，有符合安全规定的专用存放设备；⑥药品拆零销售所需的调配工具、包装用品（带盖方盘、剪刀、拆零袋、酒精、棉签、手套、药匙、包装袋应清洁和卫生，出售时应在药袋上写明药品名称、规格、服法、用量、有效期等内容）。

企业应当按照国家有关规定，对计量器具、温湿度监测设备等定期进行校准或者检定。计量器具主要是砝码、天平、秤（杆秤、戥秤、台秤、电子秤）；温湿度监测设备主要是温湿度计、温度指示调节仪、温度自动控制仪。**考点提示**：主要营业设备

### （二）计算机系统

企业应建立能够符合经营和质量管理要求的计算机系统，并满足药品电子监管的实施条件。计算机系统应符合本规范附录《药品经营企业计算机系统》规定。

系统能确保记录的原始、真实、准确、安全和可追溯。**考点提示**：计算机系统性能

### （三）库房

企业设置库房的，应当做到库房内墙、顶光洁，地面平整，门窗结构严密；有可靠的安全防护、防盗等措施。仓库应当有以下设施设备：①药品与地面之间有效隔离的设备（地架）；②避光、通风、防潮、防虫、防鼠等设备（除湿机、纱窗、灭蝇灯、挡鼠板、电子猫等）；③有效监测和调控温湿度的设备（温湿度计、空调）；④符合储存作业要求的照明设备（日光灯）；⑤验收专用场所（待验区）；⑥不合格药品专用存放场所（红色区域）；⑦经营冷藏药品的，有与其经营品种及经营规模相适应的专用设备（冷库、冰箱、冰柜、冷链运输车等）。应符合本规范附录《药品储存运输环境温湿度自动监测》规定。⑧经营特殊管理的药品应当有符合国家规定的储存设施。⑨储存中药饮片应当设立专用库房。单体药店需要储存中药饮片的，应当设立专用库房，面积应与经营规模相适应。**考点提示**：主要储存设备

## 五、采购与验收

### （一）采购

企业采购药品，应当符合本规范第二章第八节的相关规定。要符合本规范附录

《药品收货与验收》规定。应符合国家食品药品监督管理局《关于规范药品购销活动中票据管理有关问题的通知》（国食药监安〔2009〕283号）。

### （二）收货

药品到货时，收货人员应当按采购记录，对照供货单位的随货同行单（票）核实药品实物，做到票、账、货相符。

### （三）验收

企业应当按规定的程序和要求对到货药品逐批进行验收，并按照本规范第八十条规定做好验收记录。验收抽取的样品应当具有代表性。验收记录可以是电子记录，其电子数据由计算机系统自动生成，且具有不可更改性；验收人员的电子签名应具有唯一性。

冷藏药品到货时，应当按照本规范第七十四条规定进行检查。

### （四）入库及扫码

验收合格的药品应当及时入库或者上架。对实施电子监管的药品，企业应当按规定进行药品电子监管码扫码，并及时将数据上传至中国药品电子监管网系统平台。验收不合格的，不得入库或者上架，并报告质量管理人员处理。

企业对未按规定加印或者加贴中国药品电子监管码，或者监管码的印刷不符合规定要求的，应当拒收。监管码信息与药品包装信息不符的，应当及时向供货单位查询，未得到确认之前不得入库，必要时向当地药品监督管理部门报告。**考点提示：**电子监管码不符合规定的处理

## 六、陈列与储存

### （一）营业场所温度监测和调控

企业应当对营业场所温度进行监测和调控，以使营业场所的温度符合常温要求。温度调控标准应与药品包装标示贮藏温度要求一致。《中国药典》（2015版）规定：常温（10℃~30℃）；阴凉处（不超过20℃）、凉暗处（避光不超过20℃）；冷处（2℃~10℃）。

### （二）营业场所的禁止性规定及环境要求

在药品储存、陈列等区域不得存放与经营活动无关的物品及私人用品，在工作区域内不得有影响药品质量和安全的行为。

企业应当定期进行卫生检查，保持环境整洁。存放、陈列药品的设备应当保持清洁卫生，不得放置与销售活动无关的物品，并采取防虫、防鼠等措施，防止污染药品。

### （三）陈列的要求

药品的陈列应当符合以下要求：①按剂型、用途以及储存要求分类陈列，并设置醒目标志，类别标签字迹清晰、放置准确；②药品放置于货架（柜），摆放整齐有序，避免阳光直射；③处方药、非处方药分区陈列，并有处方药、非处方药专用标识；④处方药不得采用开架自选的方式陈列和销售；⑤外用药与其他药品分开摆放；⑥拆零销售的药品集中存放于拆零专柜或者专区；⑦第二类精神药品、毒性中药品种和罂粟壳不得陈列；⑧冷藏药品放置在冷藏设备中，按规定对温度进行监测和记录，并保证存放温度符合要求；⑨中药饮片柜斗谱的书写应当正名正字；装斗前应当复核，防止错斗、串斗；应当定期清斗，防止饮片生虫、发霉、变质；不同批号的饮片装斗前

应当清斗并记录；⑩经营非药品应当设置专区，与药品区域明显隔离，并有醒目标志。
**考点提示：**陈列要求

### （四）定期检查

企业应定期对陈列、存放的药品进行检查，<u>重点检查拆零药品和易变质、近效期、摆放时间较长的药品以及中药饮片</u>。发现有质量疑问的药品应当及时撤柜，停止销售，由质量管理人员确认和处理，并保留相关记录。定期检查可根据季节、品种等确定检查频次；检查计划应由计算机自动生成。**考点提示：**重点检查药品范围

### （五）有效期管理

企业应当对药品的有效期进行跟踪管理，防止近效期药品售出后可能发生的过期使用。计算机系统应有对近效期药品预警和到期药品锁定销售的功能。

企业设置库房的，库房的药品储存与养护管理应当符合批发企业库房的管理规定。

## 七、销售管理

药品销售是将药品和服务直接销售给最终消费者，从而实现药品价值和服务价值的过程。药品经营企业销售药品必须准确无误，并正确说明用法、用量和注意事项等。

### （一）企业及人员资质公示的要求

企业应当在营业场所的显著位置悬挂《药品经营许可证》、营业执照、执业药师注册证等。营业人员应当佩戴有照片、姓名、岗位等内容的工作牌，是执业药师和药学技术人员的，工作牌还应当标明执业资格或者药学专业技术职称。在岗执业的执业药师应当挂牌明示。

### （二）销售药品的要求

<u>销售药品应符合以下要求：①处方经执业药师审核后方可调配</u>；对处方所列药品不得擅自更改或者代用，对有配伍禁忌或者超剂量的处方，应当拒绝调配，但经处方医师更正或者重新签字确认的，可以调配；调配处方后经过核对方可销售；②处方审核、调配、核对人员应当在处方上签字或者盖章，并按照有关规定保存处方或者其复印件；③销售近效期药品应当向顾客告知有效期；④销售中药饮片做到计量准确，并告知煎服方法及注意事项；提供中药饮片代煎服务，应当符合国家有关规定。⑤企业销售药品应当开具销售凭证，内容包括药品名称、生产厂商、数量、价格、批号、规格等，并做好销售记录。销售记录应由计算机系统自动生成。**考点提示：**销售药品要求

### （三）拆零销售的要求

药品拆零销售是指销售药品在销售中，将最小销售单元拆开以便于销售，而且拆开的包装已不能完整反映药品的名称、规格、用量、用法、有效期等全部内容。其基本要求如下：①拆零药品销售原则：药品拆零销售应以方便人们群众用药为原则，在保证药品质量的前提下予以拆零销售。②负责拆零销售的人员经过专门培训；③拆零药品的储存环境：拆零的工作台及工具保持清洁、卫生，防止交叉污染；<u>必须设立拆零药品销售专柜，破坏最小包装单元的拆零药品集中存放于拆零药品专柜，并由专人管理</u>，并做好拆零记录。备好销售必备工具，如药匙、包装袋等，并保持清洁卫生。<u>④拆零销售应当使用洁净、卫生的包装，包装上注明药品名称、规格、数量、用法、用量、批号、有效期以及药店名称等内容</u>，并向顾客交代清楚注意事项。⑤提供药品

说明书原件或者复印件；⑥拆零销售期间，保留原包装和说明书。**考点提示**：拆零销售要求

### （四）销售特殊管理的药品和国家有专门管理要求的药品

销售特殊管理的药品和国家有专门管理要求的药品，应当严格执行国家有关规定。如含麻黄碱类复方制剂销售应查验并登记身份证号，每次不得超过 2 个最小包装；麻黄碱销售记录应注明销售日期、药品名称、规格、数量、生产企业、批号、姓名、身份证号、联系电话、销售人员签字、备注等事项。**考点提示**：麻黄碱销售规定

### （五）广告宣传、限制非本企业人员销售药品、扫码等规定要求

药品广告宣传应严格执行国家有关广告管理的规定。应取得药品监督部门批准证明文件；广告宣传内容与批准内容要一致；药品广告宣传批准证明文件应在有效时限范围之内（一年）。非本企业在职人员不得在营业场所内从事药品销售相关活动。

对实施电子监管的药品，在售出时，应当进行扫码和数据上传。

## 八、售后管理

除药品质量原因外，药品一经售出，不得退换。质量问题主要包括政府部门明令禁售、质量公告不合格的；生产企业主动召回的、企业发现有质量问题主动追回的，以及顾客有证据证明有质量问题的等。企业应当在营业场所公布药品监督管理部门的监督电话，设置顾客意见簿，及时处理顾客对药品质量的投诉。企业应当按照国家有关药品不良反应报告制度的规定，收集、报告药品不良反应信息。**考点提示**：不得退换规定、质量问题的情形

企业发现已售出药品有严重质量问题，应当及时采取措施追回药品并做好记录，同时向药品监督管理部门报告。①发现问题药品应及时采取相应措施（追回药品、停止销售、防止扩散、报告药监部门、追溯原因、查清责任、预防改进等）；②计算机系统应立即预警问题药品停止销售，并锁定问题药品进、销、存记录数据。③药品追回记录（名称、厂家、批号、规格、单位、数量、顾客姓名、联系方式、追回原因、经手人等）。

企业应当协助药品生产企业履行召回义务，控制和收回存在安全隐患的药品，并建立药品召回记录。

 **案例分析**

**【案情简介】** 一位女青年因为个人问题一时想不开，欲服安眠药自杀。在药店她提出要购买 5 瓶地西泮（安定），药店营业员不但未向她索要处方，竟然还建议，由于零钱找不开，买 6 瓶算了。女青年回家服药自杀，幸亏被家人及时发现，送医院抢救捡回一条命。

**【案例分析】** 案例中提到的地西泮（安定）系第二类精神药品，属于特殊管理药品范围，同时属于处方药。药店营业员违反了《药品经营质量管理规范》销售特殊管理药品的规定，应凭盖有医疗单位公章的医生处方限量供应，销售及复核人员均应在处方上签字或盖章，且处方保存两年等规定。

# 任务五 药品电子商务管理

## 任务导入

某药品批发企业拟申办互联网药品交易服务机构，你作为具体任务执行者如何申办？

药品电子商务是以医疗机构、药品批发企业、银行、药品生产企业、药品信息服务提供商，以及保险公司为网络成员，通过 Internet 网络应用平台为用户提供安全、可靠、开放并易于维护的医药贸易服务的商务活动。药品作为一种高度标准化和条码指示性的商品，是最适合电子商务的行业之一。通过 web 技术、电子商务技术，可建立一个覆盖整个医药购销过程的虚拟市场，使得药品流通中的买方和卖方平等地面对一个公平透明的市场渠道。随着互联网的普及和电子商务的迅猛发展，药品电子商务将是信息时代医药流通的未来之路，药品交易行为从单一的柜台式销售向柜台与电子商务网络平台相结合的形式发展是必然的主流趋势。

为规范互联网药品交易，加强对药品电子商务的监管，保障消费者用药安全，国家食品药品监督管理局 2005 年发布了《互联网药品交易服务审批暂行规定》。明确要求：为药品生产企业、药品经营企业和医疗机构之间的互联网药品交易提供服务的企业不得参与药品生产、经营，不得与行政机关、医疗机构和药品生产经营企业存在隶属关系、产权关系和其他经济利益关系。

## 一、互联网药品交易服务资格申办

根据《互联网药品交易服务审批暂行规定》，从事互联网药品交易服务的企业必须经过审查验收并取得互联网药品交易服务机构资格证书。

互联网药品交易服务资格证书分为 A、B、C 三种。见表 9-9。**考点提示：**互联网药品交易服务的类型

**表 9-9 互联网药品交易服务资格证书种类**

| 证书 | 服务方式 | 交易服务类型 | 特 点 |
|------|----------|--------------|-------|
| A 证 | 第三方交易服务平台 | 为药品生产企业、药品经营企业和医疗机构之间的互联网药品交易提供的服务 | 交易服务平台，只能作为药品生产企业、药品经营企业和医疗机构之间的互联网药品交易平台服务商，不得向个人提供药品销售服务 |
| B 证 | 与其他企业进行药品交易 | 药品生产企业、药品批发企业通过自身网站与本企业成员之外的其他企业进行的互联网药品交易 | 属于自有生产或经营企业向其他企业的批发交易证书 |
| C 证 | 向个人消费者提供药品 | 向个人消费者提供互联网药品交易服务 | 只能销售自营非处方药品 |

**（一）申办基本条件**

申办 A 证的企业应具备以下基本条件：①依法设立的企业法人。②提供互联网药品交易服务的网站已获得从事互联网药品信息服务的资格。③拥有与开展业务相适应的场所、设施、设备，并具备自我管理和维护的能力。④具有健全的网络与交易安全保障措施以及完整的管理制度。⑤具有完整保存交易记录的能力、设施和设备。⑥具备网上查询、生成订单、电子合同、网上支付等交易服务功能。具有保证上网交易资料和信息的合法性、真实性的完善的管理制度、设备与技术措施。⑦具有保证网络正常运营和日常维护的计算机专业技术人员，具有健全的企业内部管理机构和技术保障机构。⑧具有药学或者相关专业本科学历，熟悉药品、医疗器械相关法规的专职专业人员组成的审核部门负责网上交易的审查工作。

申办 B 证的企业应具备上述②③④⑤⑥项所规定的基本条件。

申办 C 证的企业应具备以下基本条件：①依法设立的药品连锁零售企业。②提供互联网药品交易服务的网站已获得从事互联网药品信息服务的资格。③具有健全的网络与交易安全保障措施以及完整的管理制度。④具有完整保存交易记录的能力、设施和设备。⑤具备网上咨询、网上查询、生成定单、电子合同等基本交易服务功能。⑥对上网交易的品种有完整的管理制度与措施。⑦具有与上网交易的品种相适应的药品配送系统。⑧具有执业药师负责网上实时咨询，并有保存完整咨询内容的设施、设备及相关管理制度。⑨从事医疗器械交易服务，应当配备拥有医疗器械相关专业学历、熟悉医疗器械相关法规的专职专业人员。

> **知识链接**
>
> **互联网药品信息服务规定**
>
> 互联网药品信息服务，是指通过互联网向上网用户提供药品（含医疗器械）信息的服务活动。互联网药品信息服务分为经营性和非经营性 2 类。
>
> 提供互联网药品信息服务的网站，应当在向国务院信息产业主管部门或者省级电信管理机构申请办理经营许可证或者办理备案手续之前，按照属地监督管理的原则，向该网站主办单位所在地省级药品监督管理部门提出申请，经审核同意后取得提供互联网药品信息服务的资格。各省级药品监督管理局对本辖区内申请提供互联网药品信息服务的互联网站进行审核，符合条件的核发《互联网药品信息服务资格证书》。提供互联网药品信息服务的网站，应当在其网站主页显著位置标注《互联网药品信息服务资格证书》的证书编号。

**（二）申办程序**

国家食品药品监督管理局对为药品生产企业、药品经营企业和医疗机构之间的互联网药品交易提供服务的企业进行审批。省、自治区、直辖市（食品）药品监督管理部门对本行政区域内通过自身网站与本企业成员之外的其他企业进行互联网药品交易的药品生产企业、药品批发企业和向个人消费者提供互联网药品交易服务的企业进行审批。

申办互联网药品交易服务机构资格证书的程序包括申请人申请、形式审查、材料审核、现场验收、审批并核发资格证书等过程。图 9-14。

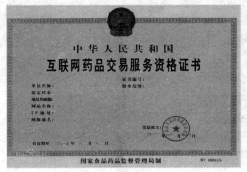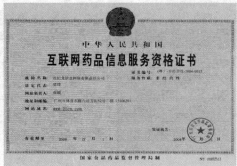

图9-13 互联网药品交易服务、信息服务资格证书

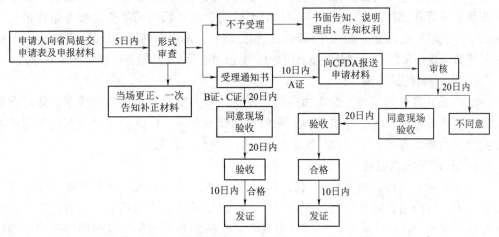

图9-14 互联网药品交易服务资格证书申办程序

　　申请互联网药品交易服务机构所申报的事项和所提供的材料应当真实、准确、完整。应提交的材料包括以下九个方面：①拟提供互联网药品交易服务的网站获准从事互联网药品信息服务的许可证复印件；②业务发展计划及相关技术方案；③保证交易用户与交易药品合法、真实、安全的管理措施；④营业执照复印件；⑤保障网络和交易安全的管理制度及措施；⑥规定的专业技术人员的身份证明、学历证明复印件及简历；⑦仪器设备汇总表；⑧拟开展的基本业务流程说明及相关材料；⑨企业法定代表人证明文件和企业各部门组织机构职能表。

## 知识拓展

### 互联网药品交易服务新规

　　国务院2014年10月公布的《国务院关于取消和调整一批行政审批项目等事项的决定》将互联网药品交易服务企业审批、药品互联网信息服务审批调整明确为工商登记后置审批。前置审批改为后置审批后，经营者可先进行工商登记，同时去申领相关许可证，即"先照后证"，缩短了办证时间，节省了成本。

　　国家食品药品监督管理总局2014年5月28日公布《互联网食品药品经营监督管理办法

（征求意见稿）》》（以下称《办法》），向社会公开征求意见。《办法》所称互联网食品药品经营，是指通过互联网向个人消费者销售食品（含食用农产品、食品添加剂）、保健食品、药品、化妆品和医疗器械的行为。《办法》指出，除法律法规规定不需要办理相关证照的经营主体外，互联网药品经营者应当取得药品经营许可或者备案凭证；药品生产企业、药品批发企业不得通过互联网向个人消费者销售药品。互联网食品药品经营者不得委托他人从事互联网食品药品经营。从事互联网药品经营的，销售处方药、甲类非处方药的，建立执业药师在线药事服务制度，由执业药师负责处方的审核及监督调配，指导合理用药。

## 二、互联网药品交易管理

在互联网上进行药品交易的药品生产企业、药品经营企业和医疗机构必须通过食品药品监督管理部门和电信业务主管部门审核同意的互联网药品交易服务企业进行交易。参与互联网药品交易的医疗机构只能购买药品，不得上网销售药品。互联网药品交易服务的企业必须在其网站首页显著位置标明互联网药品交易服务机构资格证书号码。

**（一）交易药品范围**

取得了 B 证的药品生产企业和药品批发企业只能交易本企业生产或本企业经营的药品，不得利用自身网站提供其他互联网药品交易服务。C 证企业只能在网上销售本企业经营的非处方药，不得向其他企业或者医疗机构销售药品。

**（二）产品配送记录**

在互联网上进行药品交易达成后，产品的配送应符合有关法律法规的规定。零售药店网上销售药品，应有完整的配送记录。配送记录至少应包括如下内容：发货时对产品状态和时间的确认记录、交货时消费者对产品外观和包装以及时间等内容的确认记录。配送记录应保存至产品有效期满后 1 年，但不得少于 3 年。

部分互联网网站违法提供互联网药品信息服务和互联网药品交易服务，发布虚假药品信息欺骗误导消费者，为假劣药品提供了信息发布和流通的渠道。为了进一步加强对互联网药品信息服务和互联网药品交易服务的监督管理，确保公众用药安全有效，2006 年 SFDA 专门下发了《关于加强互联网药品信息服务和互联网药品交易服务监督管理工作的通知》。通知要求：各省级药监局要建立健全互联网药品信息服务和互联网药品交易服务审批流程，规范审批程序，严格审查标准。在审查工作中，应把企业提交的关于保证互联网药品信息来源合法、真实的制度和措施等作为审查工作的重点。各级药品监督管理部门认真履行对互联网药品信息服务和互联网药品交易服务的监督管理职责。加大对互联网药品信息服务和交易服务的监督管理力度，把这项工作同打击制售假劣药品、打击违法发布药品广告的工作紧密结合起来。

## 三、主要相关法规

1. 《中华人民共和国药品管理法》
2. 《中华人民共和国药品管理法实施条例》
3. 《药品经营质量管理规范》
4. 《互联网信息服务管理办法》

5.《互联网药品交易服务审批暂行规定》

# 任务六　医疗保险药品定点药房申办

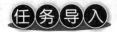

某药品经营企业拟申办医疗保险药品定点药房，你作为具体任务执行者如何申办？

医疗保险药品定点药房，又称"定点零售药店"，是指经统筹地区劳动保障行政部门审查，并经社会保险经办机构确定的，为城镇职工基本医疗保险参保人员提供处方外配服务的零售药店。处方外配是指参保人员持定点医疗机构处方，在定点零售药店购药的行为。**考点提示：**定义　省、自治区、设区的市、县（市）人力资源社会保障行政部门按照管理权限分别审批统筹范围内的医疗保险定点药房资格。已实行市级统筹的，由市人力资源社会保障部门委托所辖县（市）人力资源社会保障部门负责本区域内定点工作。申办医疗保险药品定点药房资格证书的程序包括提交书面申请、材料审核、现场核查、审批并核发资格证书等过程。

## 一、医疗保险药品定点药房审查和确定的原则

医疗保险药品定点药房审查和确定的原则如下：①保证基本医疗保险用药的品种和质量。②引入竞争机制，合理控制药品服务成本。③方便参保人员就医后购药和便于管理。

## 二、医疗保险药品定点药房申办基本条件

医疗保险药品定点药房申办单位必须具备以下基本条件：①持有《药品经营许可证》和《营业执照》，经药品监督管理部门年检合格。②遵守《中华人民共和国药品管理法》及有关法规，有健全和完善的药品质量保证制度，能确保供药安全、有效和服务质量。③严格执行国家、省（自治区、直辖市）规定的药品价格政策，经物价部门监督检查合格。④具备及时供应基本医疗保险用药、24 小时提供服务的能力。⑤能保证营业时间内至少有 1 名药师在岗，营业人员需经地级以上药品监督管理部门培训合格。⑥严格执行城镇职工基本医疗保险制度有关政策规定，有规范的内部管理制度，配备必要的管理人员和设备。

## 三、医疗保险药品定点药房申办

### （一）申请

拟承担城镇职工基本医疗保险定点服务的零售药店，应当向所在地县市人力资源社会保障行政部门提出书面申请，并提交以下材料：①《药品经营许可证》和《企业法人营业执照》的副本及复印件。②同级食品药品监督管理、物价部门监督检查合格的证明材料。③药品经营品种价格清单及上一年度业务收支情况（有资质的审计单位出具的审计书）。④《药品经营质量管理规范》（GSP）认证证书复印件。⑤执业或从业药师以上人员的职业资格证书及注册原件及复印件。⑥本单位职工名册、签订劳动

合同、参加各项社会保险证明和职业资格证书。⑦药店内部各项管理规章制度。⑧药店所处地理方位图及房契或租房协议书。

**（二）材料审查**

人力资源社会保障行政部门根据定点零售药店的申请及提供的各项材料，对零售药店的定点资格进行审查。材料不符合要求的，应当场书面通知其在 5 个工作日内做出补正，逾期不补正的视为撤回申请。

**（三）现场核查**

材料符合要求，人力资源社会保障部门派员赴现场进行核查并在 30 个工作日内做出审核决定。

**（四）书面通知**

审查合格的，由人力资源社会保障行政部门以书面形式通知申请定点的药店。

**（五）备案发证**

对审查合格、符合定点条件的零售药店，经省级人力资源社会保障行政部门备案签章后，由所在地县市人力资源社会保障行政部门发放《城镇基本医疗保险定点药房资格》标牌，并向社会公布，供参保人员选择购药。

## 四、主要相关法规

《城镇职工基本医疗保险定点零售药店管理暂行办法》

# 项目小结

本项目以药学生在药品流通领域就业后所面临的工作任务为主线，对我国药品经营企业的类型、药品经营行政许可的申办、药品经营企业的 GSP 认证及 GSP 的基本内容等规章性文件的主要规定及实践实训进行了教学设计，构建了教学内容。通过该项目的学习，学生应做到熟悉药品经营许可证管理办法、药品流通监督管理办法、药品经营质量管理规范三个规章性文件，并应通过实训，初步具备在药品经营企业从事质量管理或采购、验收、养护等质量工作以及许可证申办、GSP 认证申请、资料准备的能力。

# 目标检测

**一、A 型题（最佳选择题）**

1. 根据《中华人民共和国药品管理法》，开办药品经营企业必须具备的条件不包括

    A. 具有依法经过资格认定的药学技术人员

    B. 具有与所经营药品相适应的营业场所、设备、仓储设施、卫生环境

    C. 具有与所经营药品相适应的质量管理机构或者人员

    D. 具有保证所经营药品质量的规章制度

    E. 具有能对所经营药品进行质量检验的人员以及必要的仪器

2. 根据《中华人民共和国药品管理法》，关于药品采购的说法，错误的是

    A. 药品生产企业可以从另一家具有药品生产资质的企业购进原料药

    B. 药品批发企业可以从农村集贸市场购进没有实施批准文号管理的地产中药材

    C. 药品批发企业可以从农村集贸市场购进没有实施批准文号管理的中药饮片

    D. 零售药店可以从具有药品生产资质的企业购进药品

    E. 医疗机构可以从具有药品生产资质的企业购进药品

3. 新开办药品批发和零售企业，应当自取得《药品经营许可证》之日起（　　）内，向药品监督管理部门申请 GSP 认证

    A. 10 日　　　　　　B. 20 日　　　　　　C. 30 日

    D. 60 日　　　　　　E. 90 日

4. 为药品生产企业、药品经营企业和医疗机构之间提供互联网药品交易服务的企业最终的审批部门是

    A. 国家食品药品监督管理总局　　　　B. 省级药品监督管理部门

    C. 设区的市药品监督管理部门　　　　D. 县级药监部门

    E. 信息服务部门

5. 根据现行版的《药品经营质量管理规范》，药品批发企业购进记录保存的时限应当是

    A. 至少 1 年　　　　B. 至少 2 年　　　　C. 至少 3 年

    D. 至少 4 年　　　　E. 至少 5 年

6. 根据《药品经营许可证管理办法》，药品经营企业依法变更许可事项，应重新办理《药品经营许可证》的情形是

    A. 药品批发企业增设大型仓库　　　　B. 药品批发企业变更法定代表人

    C. 药品批发企业增加"疫苗"经营范围　　D. 药品零售企业变更经营方式

    E. 专营非处方药的药品零售企业增加处方药经营范围

**二、B 型题（配伍选择题）**

[7~10]

    A. 红色　　　　B. 黄色　　　　C. 绿色　　　　D. 黑色

7. 合格药品库（区）为

8. 不合格药品库（区）为

9. 退货药品库（区）为

10. 待发药品库（区）为

**三、X 型题（多项选择题）**

11. 药品批发企业购进药品时

    A. 质量为首

    B. 对首营企业应进行包括资格和质量保证能力的审核

    C. 企业对首营品种应进行合法性和质量基本情况的审核

    D. 购进药品合法企业所生产或经营的药品，具有法定的质量标准

E. 中药材应标明性状

12. 根据《城镇职工基本医疗保险定点零售药店管理暂行办法》规定，有关定点零售药店应具备的资格条件说法正确的是

    A. 持有《药品经营许可证》和《营业执照》，经药品监督管理部门年检合格

    B. 有规范的内部管理制度，配备必要的管理人员和设备

    C. 有健全和完善的药品质量保证制度，能确保供药安全、有效和服务质量

    D. 具备及时供应基本医疗保险用药、24 小时提供服务的能力

    E. 能保证营业时间内至少有 1 名执业药师在岗

# 实训 9-1　调研当地药品批发企业药品储存实施情况

## 【实训目的】

1. 实地体验 GSP 对药品批发企业的药品储存方面的基本要求，加深对 GSP 的理解，提升对 GSP 认识。

2. 能对照 GSP 相关要求，发现药品储存中存在的问题，并提出整改意见。

## 【实训环境】

1. 药品批发企业的药品库房。

2. 电脑、手机、网络。

## 【实训内容】

一、调研当地药品批发企业的药品储存实施情况

1. 全班学生分组，每组 4~6 人。小组可进行内部分工、合作。

2. 提前收集新版 GSP 对药品批发企业的药品储存要求，并上网查阅相关文章。

3. 拟定调研提纲、设计好调查问卷。

4. 通过老师或自行联系当地药品批发企业，调研数量在 3~4 家。尽量涵盖中药、西药两类批发企业。

5. 准备好身份证明、介绍信、笔记本、调查问卷等。在企业允许的情况下，必要时可准备录音、照相设备。

二、调研后完成以下实训任务

任务一：药品分库储存与分类储存实施情况

具体要求：

1. 对照新版 GSP 要求，列出在调研中药品分库储存与分类储存值得肯定的地方。

2. 对照新版 GSP 要求，列出在调研中发现的药品分库储存与分类储存方面存在的问题及改进意见。

任务二：药品搬运和堆垛要求实施情况

具体要求：

1. 对照新版 GSP 要求，列出在调研中药品搬运和堆垛方面值得肯定的地方。

2. 对照新版 GSP 要求，列出在调研中发现的药品搬运和堆垛方面存在的问题及改进意见。

任务三：药品色标管理与效期管理实施情况

具体要求：

1. 对照新版 GSP 要求，列出在调研中药品色标管理与效期管理方面值得肯定的地方。

2. 对照新版 GSP 要求，列出在调研中发现的药品色标管理与效期管理方面存在的问题及改进意见。

任务四：销后退回药品及不合格药品的管理

具体要求：

1. 对照新版 GSP 要求，列出在调研中销后退回药品及不合格药品的管理方面值得肯定的地方。

2. 对照新版 GSP 要求，列出在调研中发现的销后退回药品及不合格药品的管理方面存在的问题及改进意见。

完成实训报告，教师根据学生调研工作态度和实训报告实施评价。

# 实训 9-2　零售药店药品陈列操作体验

## 【实训目的】

1. 体验 GSP 对零售药店药品陈列方面的基本要求，加深对 GSP 的理解和 GSP 认识。

2. 能按照 GSP 有关要求正确进行零售药店药品陈列。

## 【实训环境】

学校模拟零售药店，也可在征得同意的当地零售药店进行。

## 【实训内容】

一、零售药店药品陈列操作体验

1. 全班学生分组，每组 4~6 人。小组可进行内部分工、合作。

2. 提前收集新版 GSP 对零售药店药品陈列要求，并上网查阅相关文章。

3. 将各种剂型、不同大小的药品包装盒多个（包括处方药和非处方药）和非药品空包装多个，按照 GSP 要求进行陈列，力求美观、实用。具体步骤如下。

（1）清洁货架、柜台；

（2）领取实训材料（药品和非药品空包装）；

（3）各小组按照领取的材料探讨陈列方案进行实操陈列；

（4）陈列情况拍照与清场，归还实训材料。

二、操作完成后完成以下实训任务

任务一：药品陈列情况互评

具体要求：

各组同学对各自药品陈列情况进行互评，指出存在的问题及改进意见。

任务二：药品陈列心得交流

具体要求：

1. 小组同学间交流陈列心得与体会。

2. 讨论：①冷藏药品及拆零销售的药品如何陈列？②精神药品、毒性中药品种能否陈列？③经营非药品如何陈列？

# 实训 9-3  药品零售企业筹建申请表及药品购进与验收记录填写

## 【实训目的】

1. 利用所学知识，正确填写药品零售企业筹建申请表。

2. 能按照 GSP 有关要求，正确进行药品购进与验收记录填写。

## 【实训环境】

1. 药品经营实训场所。

2. 电脑、手机、网络。

## 【实训内容】

一、药品零售企业筹建申请表及药品采购与验收记录填写

1. 每人领取药品经营许可证申报表、药品采购记录表、药品验收记录表各 1 份。

2. 扮演药品零售企业申办人员，查找当地药品零售企业申办规定，填写药品零售企业筹建申请表。

3. 实训场所的药品为拟从健康药品有限公司购进药品，每个品种拟购进 50 件，进价为同类产品网上报价。请扮演药品采购人员填写药品采购记录表。

4. 实训场所的药品为刚从健康药品有限公司购进，每个品种 50 件。请扮演药品验收人员对该批药品进行验收，并填写购进药品验收记录表。

二、根据上述设计内容完成以下实训任务

任务一：药品零售企业筹建申请表填写

具体要求：

能正确填写药品零售企业筹建申请表。

任务二：药品采购记录填写

具体要求：

能正确填写药品采购记录。

任务三：药品验收记录填写

具体要求：

1. 能利用所学知识与技能，对药品进行验收。

2. 能根据验收结果，正确填写药品验收记录。

附表1-4。

# 附表1　药品经营企业筹建申请表

| 申请人（单位）名　称 | | | |
|---|---|---|---|
| 拟开办企业名称 | | | |
| 拟注册地址 | | | |
| 拟仓储地址 | | | |
| 拟经营方式 | □批发　□零售　□零售连锁 | 经济性质 | |
| 拟经营范围 | □处方药　□非处方药　□乙类非处方药<br>□中药材　□中药饮片　□中成药　□化学原料药及其制剂<br>□抗生素原料药及其制剂　□生化药品　□生物制品 | | |
| 拟投资金额 | 批发　　千万元，零售　　万元，零售连锁　　万元 | | |
| 法定代表人 | | 企业负责人 | |
| 联系人 | | 联系电话 | |
| 申请开办企业的主要理由 | | | |
| 药学技术人员数量及学历情况 | | | |
| 备注 | | | |

# 附表2　药品经营企业验收申请表

| 企业名称 | | | | | | | | | |
|---|---|---|---|---|---|---|---|---|---|
| 注册地址 | | | | | | | | | |
| 经营方式 | □批发　□零售　□零售连锁 | | | 经济性质 | | | | | |
| 仓库地址 | | | | | | | | | |
| 经营范围 | □处方药　□非处方药　□乙类非处方药<br>□生物制品　□中药材　□中药饮片　□中成药<br>□化学原料药及其制剂　□抗生素原料药及其制剂　□生化药品 | | | | | | | | |
| 法定代表人 | | 职务 | | | 学历 | | | | |
| 负责人 | | 职务 | | | 学历 | | | | |
| 质量负责人 | | 职务 | | | 职称 | | | | |
| | | | | | 学历 | | | | |
| 质量管理部门负责人 | | 职　　称 | | | | | | | |
| | | 从事药品经营管理工作年限 | | | | | | | |
| 联系人 | | 电话 | | | 手机 | | | | |

| 人员情况 | 职工总数 | 从事质量管理、验收、养护人员总数 | 药学技术人员数 | | | | | | | |
|---|---|---|---|---|---|---|---|---|---|
| | | | 执业药师 | 从业药师 | 主任药师 | 副主任药师 | 主管药师 | 药师 | 药士 | 其他 |
| | | | | | | | | | | |

| 经营、办公、辅助用房面积（平方米） | 经营场所面积 | 办公用房面积 | 辅助用房面积 | 备注 |
|---|---|---|---|---|
| | | | | |

| 仓库面积（平方米） | 总建筑面积 | 常温库面积 | 阴凉库面积 | 冷库面积 | 验收养护室面积 |
|---|---|---|---|---|---|
| | | | | | |

| 设施设备 | 仓储设施设备 | 验收养护仪器设备 | 计算机（台）及服务器中央数据处理系统 | |
|---|---|---|---|---|
| | | □千分之一天平<br>□澄明度检测仪<br>□标准比色液<br>□水分测定仪<br>□紫外荧光灯<br>□解剖镜<br>□显微镜<br>□其他 | 配备总量 | |
| | | | 购进记录用 | |
| | | | 入库验收用 | |
| | | | 销售记录用 | |
| | | | 出库复核用 | |
| | | | 其他用途 | |
| | | | 服务器中央数据处理系统情况 | |

| 备　注 | |
|---|---|
| | |

## 附表3 ××医药有限责任公司采购记录

| 日期 | 通用名 | 生产厂家 | 规格 | 批号 | 有效期 | 数量 | 单位 | 入库单价 | 入库金额 | 出库单价 | 出库金额 | 供货单位 | 开票日期 |
|---|---|---|---|---|---|---|---|---|---|---|---|---|---|
| 2009.7.6 | 莲必治注射液 | 神威药业 | 5ml：0.25g | 070508041 | 2010-04 | 555 | 支 | 4.5 | 2497.5 | 18.12 | 10 056.6 | 三O三借 | |
| 2009.7.10 | 细辛脑注射液 | 山西普德药业 | 8mg | 20090403 | 2011-03 | 500 | 支 | 6.8 | 3400 | 28.16 | 14 080 | 市医药 | |
| 2009.7.10 | 舒血宁注射液 | 黑龙江珍宝岛 | 5ml | 20090514 | 2011-4 | 810 | 支 | 4.4 | | 27.67 | 22 412.70 | 民生 | 2009.10.19 |
| 2009.7.15 | 祖卡木颗粒 | 新疆维尔药业 | 12g：6s | 0904293 | 2011-03 | 105 | 盒 | 7.8 | | 18.2 | 1911 | 民生省药材 | 2009.12.16 |
| 2009.7.16 | 注射用盐酸甲氯酚酯 | 湖南五州通 | 0.1g | 090110 | 2009.10.19 | 1000 | 支 | 3.5 | | 16.72 | 16 720 | 厂家 | |
| 2009.7.21 | 注射用克林霉素磷酸酯 | 山东北大高科华泰 | 0.6g | 0903258 | 2011-02 | 380 | 支 | 3.7 | | 22.62 | 8595.6 | 民生 | 2009.10.19 |
| 2009.7.29 | 舒血宁注射液 | 黑龙江珍宝岛 | 5ml | 20090510 | 2011-04-30 | 30 | 支 | 4.4 | | 27.67 | 830.1 | 现金 | 2009.10.19 |
| 7月份采购合计： | | | | | | | | | | | | | |
| | | | | | | | | | | | | | |
| | | | | | | | | | | | | | |
| | | | | | | | | | | | | | |
| 8月份采购合计： | | | | | | | | | | | | | |
| | | | | | | | | | | | | | |
| | | | | | | | | | | | | | |
| | | | | | | | | | | | | | |

# 附表4　购进药品验收记录

编号：

| 序号 | 验收日期 | 通用名称 | 商品名称 | 剂型 | 规格 | 数量 | 供货企业 | 批准文号 | 产品批号 | 有效期至 | 生产企业 | 质量状况 | 验收结论 | 验收人 | 备注 |
|------|----------|----------|----------|------|------|------|----------|----------|----------|----------|----------|----------|----------|--------|------|
|      |          |          |          |      |      |      |          |          |          |          |          |          |          |        |      |
|      |          |          |          |      |      |      |          |          |          |          |          |          |          |        |      |
|      |          |          |          |      |      |      |          |          |          |          |          |          |          |        |      |
|      |          |          |          |      |      |      |          |          |          |          |          |          |          |        |      |
|      |          |          |          |      |      |      |          |          |          |          |          |          |          |        |      |
|      |          |          |          |      |      |      |          |          |          |          |          |          |          |        |      |
|      |          |          |          |      |      |      |          |          |          |          |          |          |          |        |      |
|      |          |          |          |      |      |      |          |          |          |          |          |          |          |        |      |

（沈　力　张琳琳）

# 项目十　医疗机构药事管理

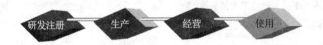

研发注册　　生产　　经营　　使用

## 任务一　医疗机构分类及其药事管理规定

**任务导入**

　　佳明正准备参加求职招考应聘，到底是进医院还是进药企，始终下不了决心。医院的类别很多，怎样才能快速全面了解医院的类别、性质、地位、药学工作内容，给自己的职业定位提供依据，是很多药学生面对的问题。

### 民资"入医"将掀医院并购潮

　　国家卫计委、国家中医药管理局 2014 年 1 月 9 日正式对外发布《关于加快发展社会办医的若干意见》（以下简称《意见》），要求优先支持社会资本举办非营利性医疗机构，加快形成以非营利性医疗机构为主体、营利性医疗机构为补充的社会办医体系。鼓励社会资本办医，将有利于促进民营资本参与中国公立医院体制改革，并将在未来一段时间内带来公立医院的并购浪潮。

　　2013 年 10 月，国务院公布的《关于促进健康服务业发展的若干意见》提出，到2020 年，基本建立覆盖全生命周期的健康服务业体系，健康服务业总规模达到 8 万亿元以上。上述意见要求简化对康复医院、老年病医院、儿童医院、护理院等紧缺型医疗机构的立项、开办、执业资格、医保定点等审批手续。

　　自国务院首次提出健康服务业的概念、鼓励社会开办医院后，以民营医院为代表的健康服务概念闻风而动，成为各路资本争抢对象，目前沪深两市已有近 20 家涉及医药工业、医药商业和医疗器械等上市公司开始进军民营医院领域，先后投资或控股多家医院。伴随着政策红利的出台，A 股医药公司开始加速涌入医疗服务业市场掘金。

问题：你了解医疗机构的分类管理吗？你怎样看待社会医疗机构？

## 一、医疗机构的概念

### （一）医疗机构的定义

医疗机构是指依据《医疗机构管理条例》、《医疗机构管理条例实施细则》的规定，经登记取得《医疗机构执业许可证》的从事疾病诊断、治疗活动的机构。**考点提示：**定义 它是由政府、企业及其他组织或个人开办的，以救死扶伤、防病治病，保护人们的健康为宗旨，从事疾病诊断、治疗活动的社会组织。

### （二）医疗机构的类别

表 10-1 我国医疗机构的类别

| 类别 | 名　称 |
| --- | --- |
| 1 | 综合医院、中医医院、中西医结合医院、民族医医院、专科医院、康复医院 |
| 2 | 妇幼保健院 |
| 3 | 社区卫生服务中心、社区卫生服务站 |
| 4 | 中心卫生院、乡（镇）卫生院、街道卫生院 |
| 5 | 疗养院 |
| 6 | 综合门诊部、专科门诊部、中医门诊部、中西医结合门诊部、民族医门诊部 |
| 7 | 诊所、中医诊所、民族医诊所、卫生所、医务室、卫生保健所、卫生站 |
| 8 | 村卫生室（所） |
| 9 | 急救中心、急救站 |
| 10 | 临床检验中心 |
| 11 | 专科疾病防治院、专科疾病防治所、专科疾病防治站 |
| 12 | 护理院、护理站 |
| 13 | 其他诊疗机构 |

### （三）医疗机构的开办

医疗机构的开办必须依照法定程序申请、登记和审批，领取《医疗机构执业许可证》。**考点提示：**医疗机构的开办条件 床位不满 100 张的医疗机构，其《医疗机构执业许可证》每年校验 1 次；床位在 100 张以上的医疗机构，其《医疗机构执业许可证》每 3 年校验 1 次。

医疗机构改变名称、场所、主要负责人、诊疗科目、床位或歇业的，必须向原登记机关办理变更或注销登记。任何组织或个人，未取得《医疗机构执业许可证》不得擅自执业，否则承担相应的法律责任。

## 二、医疗机构的分类管理

### （一）依据医院的功能、任务、设施条件和技术水平等的不同，划分为一级、二级和三级三个等级

一级医院是直接为社区提供医疗、预防、康复、保健综合服务的初级卫生保健机

构，其病床数在 100 张以内，包括 100 张。其主要功能是直接对人群提供一级预防，在社区管理多发病、常见病、现症病人并对疑难重症做好正确转诊，协助高层次医院搞好中间或院后服务，合理分流病人。

二级医院是向多个社区提供医疗卫生服务的地区性医院，是地区性医疗预防的技术中心，其病床数在 101~500 张之间。其主要功能是参与指导对高危人群的监测，接受一级转诊，对一级医院进行业务技术指导，并能进行一定程度的教学和科研。

三级医院是具有全面医疗、教学、科研能力的医疗预防技术中心，其病床数在 501 张以上。其主要功能是提供专科（包括特殊专科）的医疗服务，解决危重疑难病症，接受二级转诊，对下级医院进行业务技术指导和培训人才；完成培养各种高级医疗专业人才的教学和承担省以上科研项目的任务；参与和指导一、二级预防工作。

其中，各级医院经过评审，按照医院分级管理标准确定为甲、乙、丙三等，其中三级医院增设特等，因此医院共分三级十等。**考点提示：**医疗机构的分类

**（二）依据医疗机构的经营目的、服务任务，以及执行的财税、价格和财务会计制度的不同，划分为非营利性医疗机构和营利性医疗机构**

非营利性医疗机构是指为社会公众利益服务而设立和运营的医疗机构，不以营利为目的，其收入用于弥补医疗服务成本，实际运营中的收支结余只能用于自身的发展，如改善医疗条件、引进技术、开展新的医疗服务项目等。政府举办的非营利性医疗机构享受同级政府给予的财政补助，其他非营利性医疗机构不享受政府财政补助。非营利性医疗机构执行政府规定的医疗服务指导价格，享受相应的税收优惠政策。

营利性医疗机构是指医疗服务所得收益可用于投资者经济回报的医疗机构。政府不举办营利性医疗机构。营利性医疗机构依法自主经营，根据市场需求自主确定医疗服务项目，自主制定服务项目价格，参照执行企业的财务、会计制度和有关政策进行核算，照章纳税。

【课堂互动】

思考并回答医疗机构跟医院的联系与区别？

## 三、医疗机构药事管理规定

目前，我国生产、经营的药品大部分都在医疗机构消费使用。因此，医疗机构药事管理是整个药事管理中的重要环节。医院药事又称医院药学，是医院中为临床医学、病人服务的药学实践之总称，包括医院药学技术工作和管理工作两部分组成。卫生部、国家中医药管理局、总后勤部卫生部于 2011 年联合颁发的《医疗机构药事管理规定》明确指出："医疗机构药事管理，是指医疗机构以病人为中心，以临床药学为基础，对临床用药全过程进行有效的组织实施与管理，促进临床科学、合理用药的药学技术服务和相关的药品管理工作"。"医疗机构药事管理和药学工作是医疗工作的重要组成部分。医疗机构应当根据本规定设置药事管理组织和药学部门"。**考点提示：**法规依据

传统的医院药事管理主要为药品的采购、储存、分发管理，自配制剂的管理，药品的质量管理和经济管理等，即主要对物——药品的管理。随着现代医药卫生事业的发展，医院药学工作模式由单纯供应型逐渐向技术服务型转变，医院药事管理的重心，也由面向物，转而面向病人，即对以病人安全、有效、合理用药为中心的系统药事

管理。

**（一）药事管理与药物治疗学委员会**

**1. 设置** 二级以上医院应设立药事管理与药物治疗学委员会；其他医疗机构应当成立药事管理与药物治疗学组。药事管理与药物治疗学委员会（组）应当建立健全相应工作制度，日常工作由药学部门负责。**考点提示：**名称

**2. 药事管理与药物治疗学委员会（组）的职责** ①贯彻执行医疗卫生及药事管理等有关法律、法规、规章。审核制定本机构药事管理和药学工作规章制度，并监督实施；②制定本机构药品处方集和基本用药供应目录；③推动药物治疗相关临床诊疗指南和药物临床应用指导原则的制定与实施、监测、评估本机构药物使用情况，提出干预和改进措施，指导临床合理用药；④分析、评估用药风险和药品不良反应、药品损害事件，并提供咨询与指导；⑤建立药品遴选制度，审核本机构临床科室申请的新购入药品、调整药品品种或者供应企业和申报医院制剂等事宜；⑥监督、指导麻醉药品、精神药品、医疗用毒性药品及放射性药品的临床使用与规范化管理；⑦对医务人员进行有关药事管理法律法规、规章制度和合理用药知识教育培训；向公众宣传安全用药知识。

**3. 组成人员** 二级以上医院药事管理与药物治疗学委员会委员由具有高级技术职务任职资格的药学、临床医学、护理和医院感染管理、医疗行政管理等人员组成。**考点提示：**组成人员 成立医疗机构药事管理与药物治疗学组的医疗机构由药学、医务、护理、医院感染、临床科室等部门负责人和具有药师、医师以上专业技术职务任职资格人员组成。

医疗机构负责人任药事管理与药物治疗学委员会（组）主任委员，药学和医务部门负责人任药事管理与药物治疗学委员会（组）副主任委员。医疗机构医务部门应当指定专人，负责与医疗机构药物治疗相关的行政事务管理工作。

**（二）药学部门**

**1. 药学部门设置** 医疗机构根据本机构功能、任务、规模设置相应的药学部门，配备和提供与药学部门工作任务相适应的专业技术人员、设备和设施。

三级医院设置药学部，并可根据实际情况设置二级科室；二级医院设置药剂科；其他医疗机构设置药房。**考点提示：**药学部门设置

**2. 药学部门的职责及内设机构** 药学部门具体负责药品管理、药学专业技术服务和药事管理工作，开展以病人为中心，以合理用药为核心的临床药学工作，组织药师参与临床药物治疗，提供药学专业技术服务。药学部门应当建立健全相应的工作制度、操作规程和工作记录，并组织实施。我国综合性医院药学部门内设组织机构的情况见图 10-1。

**3. 药学部门负责人任职条件** 二级以上医院药学部门负责人应当具有高等学校药学专业或者临床药学专业本科以上学历，及本专业高级技术职务任职资格；除诊所、卫生所、医务室、卫生保健所、卫生站以外的其他医疗机构药学部门负责人应当具有高等学校药学专业专科以上或者中等学校药学专业毕业学历，及药师以上专业技术职务任职资格。**考点提示：**负责人任职资格

**4. 药学专业技术人员** 医疗机构药学专业技术人员按照有关规定取得相应的药学

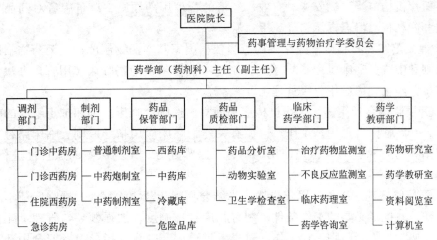

图 10-1　我国综合性医院的药学部门组织结构示意图

专业技术职务任职资格。医疗机构药学专业技术人员不得少于本机构卫生专业技术人员的 8%。建立静脉用药调配中心（室）的，医疗机构应当根据实际需要另行增加药学专业技术人员数量。**考点提示：** 药学技术人员比例

医疗机构应当根据本机构性质、任务、规模配备适当数量临床药师，三级医院临床药师不少于 5 名，二级医院临床药师不少于 3 名。临床药师应当具有高等学校临床药学专业或者药学专业本科毕业以上学历，并应当经过规范化培训。**考点提示：** 临床药师配备数量

医疗机构直接接触药品的药学人员，应当每年进行健康检查。患有传染病或者其他可能污染药品的疾病的，不得从事直接接触药品的工作。

医疗机构应加强对药学专业技术人员的培养、考核和管理，制订培训计划，组织药学专业技术人员参加毕业后规范化培训和继续医学教育，将完成培训及取得继续医学教育学分情况，作为药学专业技术人员考核、晋升专业技术职务任职资格和专业岗位聘任的条件之一。

**5. 医疗机构药师工作职责**　①负责药品采购供应、处方或者用药医嘱审核、药品调剂、静脉用药集中调配和医院制剂配制，指导病房（区）护士请领、使用与管理药品；②参与临床药物治疗，进行个体化药物治疗方案的设计与实施，开展药学查房，为患者提供药学专业技术服务；③参加查房、会诊、病例讨论和疑难、危重患者的医疗救治，协同医师做好药物使用遴选，对临床药物治疗提出意见或调整建议，与医师共同对药物治疗负责；④开展抗菌药物临床应用监测，实施处方点评与超常预警，促进药物合理使用；⑤开展药品质量监测，药品严重不良反应和药品损害的收集、整理、报告等工作；⑥掌握与临床用药相关的药物信息，提供用药信息与药学咨询服务，向公众宣传合理用药知识；⑦结合临床药物治疗实践，进行药学临床应用研究；开展药物利用评价和药物临床应用研究；参与新药临床试验和新药上市后安全性与有效性监测；⑧其他与医院药学相关的专业技术工作。**考点提示：** 药师职责

**（三）医疗机构药物临床应用管理**

药物临床应用管理是对医疗机构临床诊断、预防和治疗疾病用药全过程实施监督

管理。医疗机构应当遵循安全、有效、经济的合理用药原则，尊重患者对药品使用的知情权和隐私权。**考点提示**：合理用药原则

**1. 建立落实药物制度** 医疗机构应当依据国家基本药物制度，抗菌药物临床应用指导原则和中成药临床应用指导原则，制定本机构基本药物临床应用管理办法，建立并落实抗菌药物临床应用分级管理制度。

**2. 开展临床合理用药** 医疗机构应当建立由医师、临床药师和护士组成的临床治疗团队，开展临床合理用药工作。遵循有关药物临床应用指导原则、临床路径、临床诊疗指南和药品说明书等合理使用药物；对医师处方、用药医嘱的适宜性进行审核。**考点提示**：临床用药依据

**3. 开展临床药学工作** 医疗机构应当结合临床和药物治疗，开展临床药学和药学研究工作，并提供必要的工作条件，制订相应管理制度，加强领导与管理。配备临床药师，全职参与临床药物治疗工作，对患者进行用药教育，指导患者安全用药。建立临床用药监测、评价和超常预警制度，对药物临床使用安全性、有效性和经济性进行监测、分析、评估，实施处方和用药医嘱点评与干预。

**4. 开展药品不良反应报告和监测** 医疗机构应当建立药品不良反应、用药错误和药品损害事件监测报告制度。临床科室发现药品不良反应、用药错误和药品损害事件后，应当积极救治患者，立即向药学部门报告，并做好观察与记录。按照国家有关规定向相关部门报告药品不良反应，用药错误和药品损害事件应当立即向所在地县级卫生行政部门报告。

### （四）药剂管理

**1. 药品采购计划编制与采购供应** 医疗机构应根据《国家基本药物目录》、《处方管理办法》、《国家处方集》、《药品采购供应质量管理规范》等制订本机构《药品处方集》和《基本用药供应目录》，编制药品采购计划，按规定购入药品。制订本机构药品采购工作流程；建立健全药品成本核算和账务管理制度；严格执行药品购入检查、验收制度；不得购入和使用不符合规定的药品。

医疗机构临床使用的药品应当由药学部门统一采购供应。经药事管理与药物治疗学委员会（组）审核同意，核医学科可以购用、调剂本专业所需的放射性药品。其他科室或者部门不得从事药品的采购、调剂活动，不得在临床使用非药学部门采购供应的药品。**考点提示**：药学部门是唯一的药品采购供应部门

**2. 药品保管** 医疗机构应制订和执行药品保管制度，定期对库存药品进行养护与质量检查。药品库的仓储条件和管理应当符合药品采购供应质量管理规范的有关规定。化学药品、生物制品、中成药和中药饮片应当分别储存，分类定位存放。易燃、易爆、强腐蚀性等危险性药品应当另设仓库单独储存，并设置必要的安全设施，制订相关的工作制度和应急预案。

**3. 特殊药品管理** 麻醉药品、精神药品、医疗用毒性药品、放射性药品等特殊管理的药品，应当按照有关法律、法规、规章的相关规定进行管理和监督使用。

**4. 处方调剂** 药学专业技术人员应当严格按照《药品管理法》、《处方管理办法》、药品调剂质量管理规范等法律、法规、规章制度和技术操作规程，认真审核处方或者用药医嘱，经适宜性审核后调剂配发药品。发出药品时应当告知患者用法用量和注意

事项，指导患者合理用药。为保障患者用药安全，除药品质量原因外，药品一经发出，不得退换。

医疗机构门急诊药品调剂室应当实行大窗口或者柜台式发药。住院（病房）药品调剂室对注射剂按日剂量配发，对口服制剂药品实行单剂量调剂配发。肠外营养液、危害药品静脉用药应当实行集中调配供应。**考点提示**：调剂发药规定

医疗机构根据临床需要建立静脉用药调配中心（室），实行集中调配供应。静脉用药调配中心（室）应当符合静脉用药集中调配质量管理规范，由所在地设区的市级以上卫生行政部门组织技术审核、验收，合格后方可集中调配静脉用药。在静脉用药调配中心（室）以外调配静脉用药，参照静脉用药集中调配质量管理规范执行。医疗机构建立的静脉用药调配中心（室）应当报省级卫生行政部门备案。

# 任务二　医疗机构调剂管理

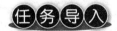

### 一例药名相似处方调配差错引发的思考

中国医药报 2012-04-11 报道：某医院药房药师王某在为一名先兆早产患者调剂处方（盐酸利托君 10 毫克×10 片/盒×1 盒，用法：10 毫克/次，每 4 小时 1 次；孕康颗粒 8 克×6 袋/盒×3 盒，用法：8 克/次，3 次/日）时，将盐酸利托君误发为盐酸利可君，当班核对药师也未发现。直至患者回家准备服药时，因核对发现药品与处方不符，随即返回药房反映，才得以避免药害事件发生。经了解，该调配药师是因为给患者发药时正好有熟人打扰，导致发药错误。

盐酸利托君为妇产科给予妊娠 20 周以后妇女防早产的药物；盐酸利可君为促白细胞增生药，多用于甲亢患者等。如果当事药师能够做到认真审核临床诊断与处方用药的相符性，会很有可能避免此类差错。

**问题**：医疗机构调配应当遵循怎样的流程？如何避免调配错误的问题？

## 一、处方管理

### （一）处方概述

**1. 处方的定义**　处方（Prescription）是由注册的执业医师和执业助理医师（以下简称"医师"）在诊疗活动中为患者开具的、由药学专业技术人员审核、调配、核对，并作为发药凭证的医疗用药的医疗文书。**考点提示**：定义

**2. 处方的意义**　处方作为医师给患者进行药物治疗的原始记录，直接关系到患者的治疗效果，它具有法律上、技术上和经济上的意义。**考点提示**：处方的意义　法律上的意义反映了医、药、护各方在药物治疗活动中的法律权利与义务，并且可以作为追查医疗事故责任的证据；技术上的意义在于它把医师对患者用药物治疗的信息通过处方的方式传递给药师，药师按医师的意图为患者调配药品和指导用药；经济上的意义在于它是药品消耗、药品经济收入的结账凭据和原始依据，同时可以作为调剂部门

统计特殊管理和贵重药品的消耗单据。

**3. 处方的格式**

（1）前记　包括医疗、预防、保健机构名称，处方编号，患者姓名、性别、年龄、门诊或住院病历号，科别或病室和床位号、临床诊断、开具日期等，并可添列专科要求的项目。

（2）正文　以 Rp 或 R（拉丁文 Recipe "请取" 的缩写）标示，分列药品名称、规格、数量、用法用量。

（3）后记　医师签名和（或）加盖专用签章，药品金额以及审核、调配、核对、发药的药学专业技术人员签名。

**4. 处方的种类**

（1）按处方的性质划分　中药处方、西药处方。

（2）按部门或药物划分　普通处方（医保处方、自费处方），急诊处方，儿科处方，麻醉药品处方，一类精神药品处方，二类精神药品处方，按规定用不同颜色的纸张印刷，并在处方右上角以文字注明。

**（二）处方管理规定**

**1. 处方权限的规定　考点提示：** 处方权限规定

（1）经注册的执业医师在执业地点取得相应的处方权。

（2）经注册的执业助理医师开具的处方须经所在执业地点执业医师签字或加盖专用签章后方有效。经注册的执业助理医师在乡、民族乡、镇的医疗、预防、保健机构执业，在注册的执业地点取得相应的处方权。

（3）试用期的医师开具处方，须经所在医疗、预防、保健机构有处方权的执业医师审核、并签名或加盖专用签章后方有效。

（4）医师须在注册的医疗、预防、保健机构签名留样及专用签章备案后方可开具处方。

（5）医师被责令暂停执业、被责令离岗培训期间或被注销、吊销执业证书后，其处方权即被取消。

**【课堂互动】**

执业医师和执业助理医师是否都可以开具处方？

**2. 处方书写的规则**

（1）处方记载的患者一般项目应清晰、完整，并与病历记载相一致。

（2）每张处方只限于一名患者的用药。

（3）处方字迹应当清楚，不得涂改。如有修改，必须在修改处签名及注明修改日期。

（4）处方一律用规范的中文或英文名称书写。医疗、预防、保健机构或医师、药师不得自行编制药品缩写名或用代号。书写药品名称、剂量、规格、用法、用量要准确规范，不得使用 "遵医嘱"、"自用" 等含糊不清的字句。

（5）年龄必须写实足年龄，婴幼儿写日、月龄。必要时，婴幼儿要注明体重。西药、中成药、中药饮片要分别开具处方。

（6）西药、中成药处方，每一种药品须另起一行。每张处方不得超过五种药品。

（7）中药饮片处方的书写，可按君、臣、佐、使的顺序排列；药物调剂、煎煮的特殊要求注明在药品之后上方，并加括号，如布包、先煎、后下等；对药物的产地、炮制有特殊要求，应在药名之前写出。

（8）用量。一般应按照药品说明书中的常用剂量使用，特殊情况需超剂量使用时，应注明原因并再次签名。

（9）为便于药学专业技术人员审核处方，医师开具处方时，除特殊情况外必须注明临床诊断。

（10）开具处方后的空白处应划一斜线，以示处方完毕。

（11）处方医师的签名式样和专用签章必须与在药学部门留样备查的式样相一致，不得任意改动，否则应重新登记留样备案。

（12）药品名称以《中华人民共和国药典》收载或药典委员会公布的《中国药品通用名称》或经国家批准的专利药品名为准。如无收载，可采用通用名或商品名。药名简写或缩写必须为国内通用写法。中成药和医院制剂品名的书写应当与正式批准的名称一致。

（13）药品剂量与数量一律用阿拉伯数字书写。剂量应当使用公制单位：重量以克（g）、毫克（mg）、微克（μg）、纳克（ng）为单位；容量以升（L）、毫升（ml）为单位；国际单位（IU）、单位（U）计算。片剂、丸剂、胶囊剂、冲剂分别以片、丸、粒、袋为单位；溶液剂以支、瓶为单位；软膏及霜剂以支、盒为单位；注射剂以支、瓶为单位，应注明含量；饮片以剂或付为单位。

此外，医师利用计算机开具普通处方时，需同时打印纸质处方，其格式与手写处方一致，打印的处方经签名后有效。药学专业技术人员核发药品时，必须核对打印处方无误后发给药品，并将打印处方收存备查。

**3. 处方限量** 处方一般不得超过 7 日用量；急诊处方一般不得超过 3 日用量；对于某些慢性病、老年病或特殊情况，处方用量可适当延长，但医师必须注明理由。麻醉药品、精神药品、医疗用毒性药品、放射性药品的处方用量应当严格执行国家有关规定。开具麻醉药品处方时，应有病历记录。

**4. 处方的有效时限** 处方为开具当日有效。特殊情况下需延长有效期的，由开具处方的医师注明有效期限，但有效期最长不得超过 3 天。

**5. 处方的保管** 处方由调剂、出售处方药品的医疗、预防、保健机构或药品零售企业妥善保存。普通处方、急诊处方、儿科处方保存 1 年，医疗用毒性药品、精神药品及戒毒药品处方保留 2 年，麻醉药品处方保留 3 年。处方保存期满后，经医疗、预防、保健机构或药品零售企业主管领导批准、登记备案，方可销毁。

## 二、处方点评

### （一）处方点评的概念

处方点评是根据相关法规、技术规范，对处方书写的规范性及药物临床使用的适宜性（用药适应症、药物选择、给药途径、用法用量、药物相互作用、配伍禁忌等）进行评价，发现存在或潜在的问题，制定并实施干预和改进措施，促进临床药物合理应用的过程。**考点提示：**定义

## （二）处方点评的组织

医院处方点评工作在医院药事管理与药物治疗学委员会和医疗质量管理委员会领导下，由医院医疗管理部门和药学部门共同组织实施。其中，医院药学部门应当成立处方点评工作小组，负责处方点评的具体工作。

处方点评工作小组成员应当具备以下条件：一是具有较丰富的临床用药经验和合理用药知识；二是具备相应的专业技术任职资格：二级及以上医院处方点评工作小组成员应当具有中级以上药学专业技术职务任职资格，其他医院处方点评工作小组成员应当具有药师以上药学专业技术职务任职资格。

## （三）处方点评的实施

**1. 建立健全专项处方点评制度** 二级以上医院应当逐步建立健全专项处方点评制度。专项处方点评是医院根据药事管理和药物临床应用管理的现状和存在的问题，确定点评的范围和内容，对特定的药物或特定疾病的药物（如国家基本药物、血液制品、中药注射剂、肠外营养制剂、抗菌药物、辅助治疗药物、激素等临床使用及超说明书用药、肿瘤患者和围手术期用药等）使用情况进行的处方点评。**考点提示**：专项处方点评的范围

**2. 确定抽样方法和抽样率** 医院药学部门应当会同医疗管理部门，根据医院诊疗科目、科室设置、技术水平、诊疗量等实际情况，确定具体抽样方法和抽样率，其中门急诊处方的抽样率不应少于总处方量的 1‰，且每月点评处方绝对数不应少于 100 张；病房（区）医嘱单的抽样率（按出院病历数计）不应少于 1%，且每月点评出院病历绝对数不应少于 30 份。**考点提示**：处方点评的抽样量

**3. 抽取处方和点评** 医院处方点评小组应当按照确定的处方抽样方法和抽样率随机抽取处方，并按照《处方点评工作表》对门急诊处方进行点评；病房（区）用药医嘱的点评应当以患者住院病历为依据，实施综合点评，点评表格由医院根据其实际情况自行制定。

**4. 处方点评反馈** 处方点评工作应坚持科学、公正、务实的原则，有完整、准确的书面记录，并通报临床科室和当事人。其中，处方点评小组在处方点评工作过程中发现不合理处方，应当及时通知医疗管理部门和药学部门。

## （四）处方点评的结果

处方点评结果分为合理处方和不合理处方。其中，不合理处方包括不规范处方、用药不适宜处方及超常处方。

**1. 有下列情况之一的，应当判定为不规范处方** **考点提示**：不规范处方的情形

（1）处方的前记、正文、后记内容缺项，书写不规范或者字迹难以辨认的。

（2）医师签名、签章不规范或者与签名、签章的留样不一致的。

（3）药师未对处方进行适宜性审核的（处方后记的审核、调配、核对、发药栏目无审核调配药师及核对发药药师签名，或者单人值班调剂未执行双签名规定）。

（4）新生儿、婴幼儿处方未写明日、月龄的。

（5）西药、中成药与中药饮片未分别开具处方的。

（6）未使用药品规范名称开具处方的。

（7）药品的剂量、规格、数量、单位等书写不规范或不清楚的。

（8）用法、用量使用"遵医嘱"、"自用"等含糊不清字句的。

（9）处方修改未签名并注明修改日期，或药品超剂量使用未注明原因和再次签名的。

（10）开具处方未写临床诊断或临床诊断书写不全的。

（11）单张门急诊处方超过五种药品的。

（12）无特殊情况下，门诊处方超过 7 日用量，急诊处方超过 3 日用量，慢性病、老年病或特殊情况下需要适当延长处方用量未注明理由的。

（13）开具麻醉药品、精神药品、医疗用毒性药品、放射性药品等特殊管理药品处方未执行国家有关规定的。

（14）医师未按照抗菌药物临床应用管理规定开具抗菌药物处方的。

（15）中药饮片处方药物未按照"君、臣、佐、使"的顺序排列，或未按要求标注药物调剂、煎煮等特殊要求的。

**2. 有下列情况之一的，应当判定为用药不适宜处方**　考点提示：不适宜处方的情形

（1）适应症不适宜的。

（2）遴选的药品不适宜的。

（3）药品剂型或给药途径不适宜的。

（4）无正当理由不首选国家基本药物的。

（5）用法、用量不适宜的。

（6）联合用药不适宜的。

（7）重复给药的。

（8）有配伍禁忌或者不良相互作用的。

（9）其他用药不适宜情况的。

**3. 有下列情况之一的，应当判定为超常处方**

（1）无适应症用药。

（2）无正当理由开具高价药的。

（3）无正当理由超说明书用药的。

（4）无正当理由为同一患者同时开具 2 种以上药理作用相同药物的。

**（五）处方点评结果的应用与持续改进**

医院药学部门应当会同医疗管理部门对处方点评小组提交的点评结果进行审核，定期公布处方点评结果，通报不合理处方；并且根据处方点评结果，对医院在药事管理、处方管理和临床用药方面存在的问题，进行汇总和综合分析评价，提出质量改进建议，并向医院药事管理与药物治疗学委员会和医疗质量管理委员会报告；发现可能造成患者损害的，应当及时采取措施，防止损害发生。

医院药事管理与药物治疗学委员会和医疗质量管理委员会应当根据药学部门会同医疗管理部门提交的质量改进建议，研究制定有针对性的临床用药质量管理和药事管理改进措施，并责成相关部门和科室落实质量改进措施，提高合理用药水平，保证患者用药安全。

## 三、调剂业务管理

### （一）调剂的概念

调剂是指配药、配方、发药，又称调配处方。调剂是专业性、技术性、管理性、法律性、事务性、经济性综合一体的活动过程；也是药师、医生、护士、患者或家属、会计协同活动，共同完成工作的过程。

### （二）调剂的流程与步骤

调剂是一个过程，其活动流程以门诊调剂为例，如图10-2所示。

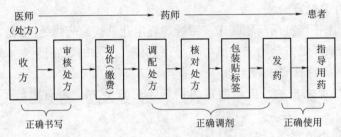

图 10-2  调剂流程示意图

调剂活动分为六个步骤：收方；审核处方；调配处方；包装贴标签；核对处方；发药。**考点提示**：调剂的步骤  具体要求如下。

**1. 收方**  调剂人员应逐一从患者或病房护理人员处接受处方或请领单。

**2. 审核处方**

（1）检查处方的完整性及合法性  药学专业技术人员收到处方后，应当认真逐项检查处方前记、正文和后记书写是否清晰、完整，并确认处方的合法性。

（2）审核处方用药的适宜性  处方管理办法第三十五条规定，药师应当对处方用药适宜性进行审核，审核内容包括下列内容：①对规定必须做皮试的药物，处方医师是否注明过敏试验及结果的判定；②处方用药与临床诊断的相符性；③剂量、用法的正确性；④选用剂型与给药途径的合理性；⑤是否有重复给药现象；⑥是否有潜在临床意义的药物相互作用和配伍禁忌。⑦其他用药不适宜情况。**考点提示**：处方适宜性审核的内容

（3）对问题处方的处理原则  ①药学专业技术人员对于不规范处方或不能判定其合法性的处方，不得调剂；②认为存在用药安全问题时，应告知处方医师，请其确认或重新开具处方，并记录在处方调剂问题专用记录表上，经办药学专业技术人员应当签名，同时注明时间；③发现药品滥用和用药失误，应拒绝调剂，并及时告知处方医师，但不得擅自更改或者配发代用药品；④对于发生严重药品滥用和用药失误的处方，药学专业技术人员应当按有关规定报告。

**3. 调配处方**  药学专业技术人员调剂处方时必须做到"四查十对"。①查处方，对科别、姓名、年龄；②查药品，对药名、剂型、规格、数量；③查配伍禁忌，对药品性状、用法用量；④查用药合理性，对临床诊断。配方人完成处方调配后，应在处方上签名。**考点提示**："四查十对"

**4. 包装与贴标签**  配方人应做到：①在包装袋或药瓶标签上标示病人姓名、药品

名称、用法、用量等；②依据患者情况加贴个体化用药方法或特殊提示的标签：如"置2℃~10℃保存"、"睡前服2片"等；③标签上的用法宜通俗明了，如"每日3次，每次2片"。

**5. 核对处方** 负责核对的人员应对调配好的每一患者的所有药品和包装按照"四查十对"进行严格查对。核对无误签名后发出。

**6. 发药及指导用药** 发出药品时应按药品说明书或处方医嘱，向患者或其家属进行相应的用药交待与指导，主要内容和注意事项包括：①呼叫患者姓名，并询问患者就诊的科室以帮助确认患者身份；②详细交待每种药品的用法、用量及注意事项，如"不得内服"、"用时摇匀"、"孕妇禁服"等；③发药时应注意尊重患者的隐私；④对患者的询问要耐心解答，做好门诊用药咨询工作。

**（三）医疗机构调剂工作模式**

我国医疗机构的调剂模式主要分为门诊调剂工作模式和住院调剂工作模式。

**1. 门诊调剂工作模式** 门诊药房调剂工作按调剂区域分为西药调剂室、中药调剂室、传染科调剂室、急诊调剂室。医疗机构根据调剂人员多少、调剂工作量大小的不同，调剂工作可采用不同的调剂模式，以提高配方的效率，减少差错事故的发生。一般窗口发药常采用以下三种方式。

（1）**独立配方法** 从收方到发药由调剂人员一人完成。这种方法比较节省人力，但由于审方、核对、发药均由一人进行，所以容易出现差错。适用于小药房、急诊药房等。

（2）**流水配方法** 将整个配方过程进行具体分工，共同完成。一般由1人收方及审查处方，1~2人配方，1人核对及发药。这种方法分工具体，责任明确，工作有序，效率较高。药品经第二人核对发出，可减少差错，但需要较多人力，适用于大医院药房。

（3）**独立配方与分工协作相结合法** 1人负责收方、审查处方以及配方后的核对、发药，另1人负责配方。这种方法吸取了独立配方和流水配方各自的优点，普遍适用于各医院药房，既能节省人力，又能减少差错，是广泛采用的一种方法。

目前国内已有一些医院采用计算机发药的方式。药剂人员将处方输入计算机后，经审查核对，由与计算机连接的发药机，将药品经传送带输送到发药窗口，然后发出药品，同时计算机将处方中的药品的单价和总金额打印出来。

**2. 住院部调剂工作模式** 住院调剂工作不同于门诊调剂，需要将住院病人所需的药剂定期发至病区。目前我国医疗机构主要采用以下三种方式。

（1）**凭方发药** 医生给住院病人开出处方，护士凭处方到住院调剂室取药。由调剂室药剂人员按方发药。此种发药方式的优点是药师能直接了解病人的用药情况，便于及时纠正临床不合理用药的现象，保证病人用药安全、有效。缺点是工作量较大，故仅适用于麻醉药品、精神药品、毒性药品、贵重药品以及出院病人带药、少数的临时用药和紧急用药等情况。

（2）**病区小药柜制** 为方便患者用药，根据各病区的专业特点和床位数，在病区储备一定数量的常用药品及少量急救药品、止痛药、麻醉药、镇静催眠药等。储备药清单一式两份，分别在药房和病区护士站各留存一份。每日医师查房后，由护士按医嘱取药发给病人使用。一段时间后填写药品请领单向住院调剂室领取补充消耗的药品，药师按请领单将药配齐，经核对后送到病区或由护士核对后领回。这种发药方式便于病人及时用药，减轻了护士和药剂人员的工作量。其缺点：一是药师不易及时了解病人的用药情况，不能及时纠正用药过程中出现的差错；二是对各病区储存的药品由于没有专业人员的管理，且领药人不固定，领药计划不周，又缺少监督管理，这样不仅容易导致药品变质或过期失效，而且容易造成药品积压、浪费，甚至药品流失。

（3）中心摆药制　在病区的适中位置设立病区中心摆药室，其人员由药师和护士组成。药品的请领、保管和账目由药师负责。护士负责摆药及摆药的准备工作。病区护士将治疗单或医嘱送至中心摆药室，由药师或摆药护士将病区每一个病人口服药品的一天服药量，分次摆入药盘的投药杯中，经病区治疗护士核对发给病人服用；由药师将每一病区所有病人一天用量的注射用药品集中发给病区治疗护士，双方核对无误后签字，再由治疗护士将领回的药品在治疗室按病人分床位摆放备用。此种方式便于药品管理，避免药品变质、过期失效、积压、浪费；有利于保证调剂质量和用药监督，可减少差错，提高药疗水平。但摆好的药置于投药杯中，运送中容易污染。

在住院调剂工作方面，近年来利用微机网络技术构建的中央物流传输系统，把医疗机构内部药品的领用和退换由物流传输系统完成，成为医疗机构现代化管理的前沿。它需要建立独立的药品运输梯，医生在工作站开具医嘱，护士接受医嘱，生成领药单后，可以直接将电子医嘱信息传送到各住院药房，住院药房根据电子医嘱调配处方，通过药品运送梯送往各个病区，并通过监视器监视送药过程，护士在病区完成药品的核对。这种高效快捷的药品运送梯，使医护人员不离岗位完成取药，解放了护士的劳动力，有助于提高护理质量。

**（四）调剂质量管理**

**1. 调剂人员的素质要求**　《药品管理法》规定，取得药学专业技术资格人员方可从事处方调剂、调配工作。非药学专业技术人员不得从事处方调剂、调配工作。具有药师以上药学专业技术职务任职资格的人员负责处方审核、评估、核对、发药以及安全用药指导。药士从事处方调配工作；确因工作需要，经培训考核合格后，也可以承担相应的药品调剂工作。药学专业技术人员签名式样应在本机构药学部门或药品零售企业留样备查。药学专业技术人员停止在医疗、预防、保健机构或药品零售企业执业时，其处方调剂权即被取消。

**2. 调剂工作的质量要求**　①药学专业技术人员应按操作规程调剂处方药品。认真审核处方，准确调配药品，正确书写药袋或粘贴标签，包装；向患者交付处方药品时，应当对患者进行用药交待与指导。②药学专业技术人员须凭医师处方调剂处方药品，非经医师处方不得调剂。③对处方所列药品，不得擅自更改或者代用。对有配伍禁忌、超剂量的处方，药学专业技术人员应拒绝调配。必要时，经处方医师更正或者重新签字，方可调配。④为保证患者用药安全，药品一经发出，除医方责任外，不得退换。

**3. 调剂差错的预防**　差错发生率的高低，直接影响调剂的质量，一旦发生差错，轻者贻误治疗，重者给病人带来不应有的痛苦甚至死亡。因此，对差错找出原因，采取有效措施加以防止，是调剂质量管理的重要内容。

（1）差错类型　①处方医师的错误。在收方、审方、调配、发药时未能发现医师处方中出现的错误，依照错误处方调配，发给病人；②调配错误。调配时发生药品名称、规格、数量或用量用法方面的错误，未能及时发现而发给病人；③标示错误。配方人员在药袋、药瓶的标签上错标了患者姓名、药品名称、规格或用法用量；④药品管理失控。配发了过期、变质的药品；⑤特殊管理药品未能按国家有关规定执行，造成流弊者；⑥其他。如擅自脱离岗位，延误急重病人的抢救时机等行为。

（2）差错原因　①责任心不强。大部分差错的发生是由于工作人员态度不认真，责任心不强，在配方过程中不按操作规定进行造成的；②专业技术水平不高。未经过系统的药学专业教育和训练，上岗前培训工作未达到要求或人员轮转过于频繁等；③缺乏科学管理。如有的药房药品放置无序，组织管理不力，致使分工不明确，工作抢时间、赶任务，忙中出现差错。

（3）差错的预防　①药剂人员要树立"预防为主"、"安全第一"的思想，增强责任心，增强职业道德的观念，把病人的健康和安全放在首位，全心全意地为人民服务。②严格遵守《药品管理法》的规定，认真执行有关调剂操作规程和规章制度。在处方调配中应严格执行"四查十对"。③实行岗位责任制，对调配人员应按职称及担任职务的不同，提出相应的要求。④加强专业训练，提高业务水平，并要重视药学技术人员的继续教育，使知识不断得到更新，适应工作需要。

**（五）调剂业务新发展**

**1. 静脉药物配制**　静脉药物配制（Pharmacy Intravenous Admixture，PIVA）是指医疗机构药学部门根据临床医师处方，经药师审核其配方的合理性后，经过培训的操作人员在洁净间内，严格按照无菌技术操作程序，于静脉输液内添加其他注射药物，使之成为可供临床直接静脉输入的静脉药物的配制。PIVA 的适应范围主要包括全静脉营养液、细胞毒性药物、心肌保护液和抗生素等，尤其适宜儿科用药、全静脉营养用药、肿瘤科用药。**考点提示**：PIVA 适应范围

传统的给静脉输液中加药的工作，是在各病区由护士在各自的治疗室完成的。配制环境是一个相对洁净的非封闭环境，人员流动性大，各种操作均暴露于非净化空气中，配制过程中，药液受污染的可能性大。同时在配制细胞毒性药品时，对人体和周边环境也会带来一定的危害。为了解决传统临床用药的弊端，美国于 1963 年建立了世界上第一个静脉药物配制中心。由于 PIVA 是在 10000 级背景下局部 100 级的洁净层流台上进行的静脉输入药物混合的集中配制，可有效防止细菌污染，控制微粒，提高输液的质量，降低输液反应的发生，确保患者安全用药；同时层流净化装置的防护作用，可降低细胞毒性药物对医务人员的职业伤害，避免药物对环境的污染；可有效实施药师监控，有利于临床合理用药。因此，建立 PIVA 中心已经被越来越多的医疗机构所接受，成为现代医院药学工作的重要内容。

**2. 单位剂量调剂**　单位剂量调剂（Unit Dose Distribution，UDD），也称单元调剂，即发给住院病人服用的固体药品均以单位剂量（如每 1 片、每 1 粒）用铝箔或塑箔进行包装，上面标有药名、剂量等，调剂时药师以单位剂量的小包装发给护士，再由护士发给病人按时服用。这种调剂方法，护士易于核对，也便于病人自己识别，可防止药物服错的现象发生，克服了过去发给病人的散片、裸胶囊的缺点，为病人用药的安全、有效提供了保障。

　　传统的对住院病人服用药物普遍采用的中心摆药制，虽然优点很多，但由于摆好的药置于投药杯中，无法识别，且在运送中容易污染等缺点。因此，美国从 20 世纪 60 年代起就开始采用单位剂量调剂，目前，美国、日本、荷兰、西班牙、英国等已广泛采用。

## 知识拓展

### 静脉药物配制

　　静脉药物配制是医疗机构药学部门根据医师处方或用药医嘱，经药师进行适宜性审核，由专业技术人员按照无菌操作要求，在洁净环境下对静脉用药物进行加药混合调配，使其成为可供临床直接静脉输注使用的成品输液操作过程。

　　静配中心工作主要包括医嘱审核→打印标签→贴签、摆药、核对→混合调配→成品输液核对、包装与发放几个环节。"通过贴签、摆药、混合调配、入仓扫描、出仓扫描 5 个环节加强核对，最大限度地减少因各种因素导致的用药错误，确保配药过程中不出错。"

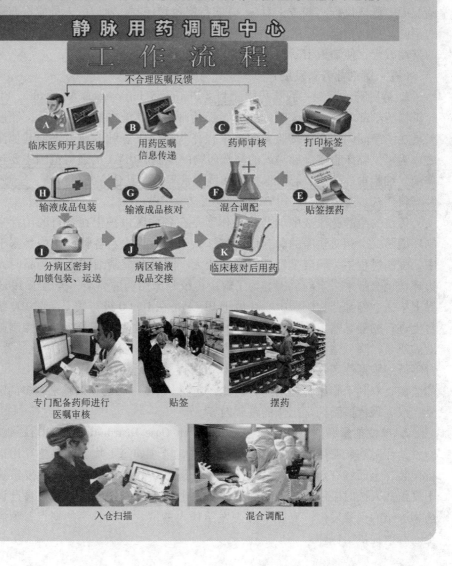

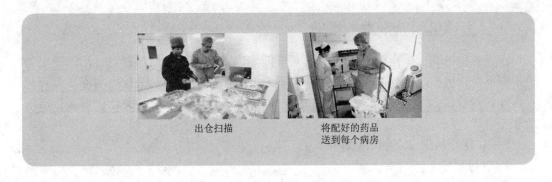

出仓扫描　　　　　　　将配好的药品
　　　　　　　　　　　送到每个病房

# 任务三　医疗机构制剂管理

## 任务导入

小李所在医院生产的院内制剂很受患者欢迎。但这些院内制剂却禁止院外销售，以致很多患者为了买到该药不得不找熟人、托关系。什么是医院制剂？医院制剂为什么不能到市场销售？

### 贵州百灵——以医院制剂形式推广糖尿病新药

贵州百灵公司自1997年率先推出苗药咳速停糖浆及胶囊以来，通过自主研发、联合开发、兼并收购等形式积累苗药产品资源，现公司苗药专利产品达到17个。

2013年4月份，贵州百灵斥资500万元购得治疗糖尿病苗药秘方，该药正式被命名为糖宁通络胶囊。但在推向市场方面，贵州百灵有自己的难处。"中药不同于西药，如果申请专利，秘方就会对外公开，从而容易被其他厂家仿制。但是走新药研发路子，整个研发过程具有周期长、投入大、风险性较高的特点，且新药通过审批的难度较高。"于是，走医院制剂+专科医院模式，成为贵州百灵的选择。

2014年3月份，贵州百灵取得了《医疗机构制剂临床研究批件》。今年8月份贵州百灵又取得贵州省药监局颁发的《医疗机构制剂注册批件》，这意味着糖宁通络胶囊作为公司独家开发的治疗糖尿病的院内制剂可以开始生产。

与此同时，贵州百灵糖尿病医院已收到相关部门下发的《关于同意设置贵州百灵糖尿病医院的批复》，同意设置贵州百灵糖尿病医院。据了解，贵州百灵糖尿病医院为二级专科医院，投资总额达到2500万元。医院将于近期开业。

**问题：**医院制剂怎样进行管理？制药企业通过医院制剂方式进行药物推广，是否可行？

我国医疗机构制剂的合法身份是从1984年我国《药品管理法》的颁布而拥有的。2001年《医疗机构制剂配制质量管理规范》（GPP）（试行）公布实施，2002年《药品管理法实施条例》的颁布实施，2005年相继施行的《医疗机构制剂注册管理办法》（试行）和《医疗机构制剂配制监督管理办法》（试行）等相关法规和规章对医疗机构制剂的管理进一步作了明确规定，标志着我国医疗机构制剂的管理步入法制化轨道。

# 一、医疗机构制剂准入管理

医疗机构制剂，是指医疗机构根据本单位临床需要经批准而配制、自用的固定处方制剂。医疗机构配制的制剂，应当是市场上没有供应的品种。医疗机构准入管理包括医疗机构设立制剂室许可和医疗机构制剂品种注册许可。**考点提示**：定义、准入管理

## （一）医疗机构设立制剂室许可

**1. 许可程序**

（1）申请　医疗机构设立制剂室，应当向所在地省级药品监督管理部门提交有关材料：如《医疗机构制剂许可证申请表》、实施 GPP 自查报告、医疗机构的基本情况及《医疗机构执业许可证》副本复印件等 9 项内容。申请人应当对其申请材料的真实性负责。

（2）审查　省级药品监督管理部门收到申请后，应当根据不同情况分别出具加盖本部门受理专用印章并注明日期的《受理通知书》或者《不予受理通知书》。

（3）组织验收　省级药品监督管理部门应当自收到申请之日起 30 个工作日内，按照国家食品药品监督管理部门制定的《医疗机构制剂许可证验收标准》组织验收。

（4）发证　验收合格的，予以批准，并自批准决定作出之日起 10 个工作日内向申请人核发《医疗机构制剂许可证》；验收不合格的，作出不予批准的决定，书面通知申请人并说明理由，同时告知申请人享有依法申请行政复议或者提起行政诉讼的权利。

（5）备案　省级药品监督管理部门验收合格后，应当自颁发《医疗机构制剂许可证》之日起 20 个工作日内，将有关情况报国家食品药品监督管理部门备案。

（6）社会监督　省级药品监督管理部门应当在办公场所公示申请《医疗机构制剂许可证》所需的事项、依据、条件、期限、需要提交的全部材料的目录和申请书示范文本等。颁发《医疗机构制剂许可证》的有关决定、审批过程和审批结果，应当予以公开，公众有权查阅。涉及公共利益的重大许可事项，应当向社会公告，并举行听证。

**2.《医疗机构制剂许可证》的管理**

（1）核发　《医疗机构制剂许可证》是医疗机构配制制剂的法定凭证，分正本和副本。正、副本具有同等法律效力，有效期为 5 年。

（2）变更　《医疗机构制剂许可证》变更分为许可事项变更和登记事项变更。许可事项变更是指制剂室负责人、配制地址、配制范围的变更。登记事项变更是指医疗机构名称、医疗机构类别、法定代表人、注册地址等事项的变更。

（3）换发　《医疗机构制剂许可证》有效期届满需要继续配制制剂的，医疗机构应当在有效期届满前 6 个月，向原发证机关申请换发《医疗机构制剂许可证》。

（4）缴销　医疗机构终止配制制剂或者关闭的，由原发证机关缴销《医疗机构制剂许可证》，同时报国家食品药品监督管理部门备案。

（5）补办　遗失《医疗机构制剂许可证》的，持证单位应当在原发证机关指定的媒体上登载遗失声明并同时向原发证机关申请补发。遗失声明登载满 1 个月后原发证机关在 10 个工作日内补发《医疗机构制剂许可证》。

任何单位和个人不得伪造、变造、买卖、出租、出借《医疗机构制剂许可证》。

**3. 医疗机构中药制剂委托配制的管理**

（1）委托配制的条件　具有《医疗机构制剂许可证》且取得制剂批准文号，并属于"医院"类别的医疗机构的中药制剂，可以委托本省、自治区、直辖市内取得《医疗机构制剂许可证》的医疗机构或者取得 GMP 认证证书的药品生产企业配制制剂。

未取得《医疗机构制剂许可证》的"医院"类别的医疗机构，在申请中药制剂批准文号时申请委托配制的，应当按照《医疗机构制剂注册管理办法》的相关规定办理。

（2）委托配制的审批　委托方向所在地省级药品监督管理部门提交中药制剂委托配制的申请材料；省药品监督管理部门参照 GPP 有关规定进行受理，并应当自申请受理之日起 20 个工作日内，按照有关规定的条件对申请进行审查，并作出决定。经审查符合规定的，予以批准，发放《医疗机构中药制剂委托配制批件》。

（3）委托配制的有效期　《医疗机构中药制剂委托配制批件》有效期不得超过该制剂批准证明文件载明的有效期限。在有效期内，委托方不得再行委托其他单位配制该制剂。有效期届满，需要继续委托配制的，委托方应当在有效期届满 30 日前办理委托配制的续展手续。委托配制合同终止的，《医疗机构中药制剂委托配制批件》自动废止。

（4）委托配制的质量要求　委托配制制剂的质量标准应当执行原批准的质量标准，其处方、工艺、包装规格、标签及使用说明书等应当与原批准的内容相同。在委托配制的制剂包装、标签和说明书上，应当标明委托单位和受托单位名称、受托单位生产地址。委托单位取得《医疗机构中药制剂委托配制批件》后，应当向所在地设区的市级以上药品检验所报送委托配制的前三批制剂，经检验合格后方可投入使用。

委托方对委托配制制剂的质量负责；受托方应当具备与配制该制剂相适应的配制与质量保证条件，按 GMP 或者 GPP 进行配制，向委托方出具批检验报告书，并按规定保存所有受托配制的文件和记录。

**（二）医疗机构制剂许可**

医疗机构制剂的申请人，应当是持有《医疗机构执业许可证》并取得《医疗机构制剂许可证》的医疗机构。未取得《医疗机构制剂许可证》或者《医疗机构制剂许可证》无相应制剂剂型的"医院"类别的医疗机构可以申请医疗机构中药制剂，但是必须同时提出委托配制制剂的申请。接受委托配制的单位应当是取得《医疗机构制剂许可证》的医疗机构或者取得《药品生产质量管理规范》认证证书的药品生产企业。委托配制的制剂剂型应当与受托方持有的《医疗机构制剂许可证》或者《药品生产质量管理规范》认证证书所载明的范围一致。**考点提示**：医疗机构制剂许可

**1. 医疗机构制剂申报**

（1）申请医疗机构制剂，应当进行相应临床前研究，包括处方筛选、配制工艺、质量指标、药理、毒理学研究等。

（2）填写《医疗机构制剂注册申请表》，所报送的资料应当真实、完整、规范。

（3）申请制剂所用的化学原料药及实施批准文号管理的中药材、中药饮片必须具有药品批准文号，并符合法定的药品标准。

（4）制剂的名称，应当按照药品命名原则命名，不得使用商品名称。

（5）配制制剂使用的辅料和直接接触制剂的包装材料、容器等，应当符合国家有

关辅料、直接接触药品的包装材料和容器的管理规定。

（6）制剂的说明书和包装标签应当按照国家有关药品说明书和包装标签的管理规定印制，其文字、图案不得超出核准的内容，并需标注"本制剂仅限本医疗机构使用"字样。

（7）有下列情形之一的，不得作为医疗机构制剂申报：①市场上已有供应的品种；②含有未经国家食品药品监督管理总局批准的活性成份的品种；③除变态反应原外的生物制品；④中药注射剂；⑤中药、化学药组成的复方制剂；⑥麻醉药品、精神药品、医疗用毒性药品、放射性药品；⑦其他不符合国家有关规定的制剂。

**2. 医疗机构制剂审批**

（1）药品监督管理部门收到申请后，对申报资料进行形式审查，符合要求的予以受理；对符合规定的，发给《医疗机构制剂临床研究批件》。

（2）完成临床研究后，申请人向所在地省级药品监督管理部门或者其委托的药品监督管理机构报送临床研究总结资料。省级药品监督管理部门组织完成技术审评，符合规定的，向申请人核发《医疗机构制剂注册批件》及制剂批准文号，同时报国家食品药品监督管理总局备案。

（3）医疗机构制剂批准文号的格式为：X 药制字 H（Z）+4 位年号+4 位流水号。其中，X——省、自治区、直辖市简称，H——化学制剂，Z——中药制剂。

**3. 医疗机构制剂的补充申请与再注册** 医疗机构配制制剂，应当严格执行经批准的质量标准，并不得擅自变更工艺、处方、配制地点和委托配制单位。需要变更的，申请人应当提出补充申请，报送相关资料，经批准后方可执行。

医疗机构制剂批准文号的有效期为 3 年。有效期届满需要继续配制的，申请人应当在有效期届满前 3 个月按照原申请配制程序提出再注册申请，报送有关资料。

有下列情形之一的，省级药品监督管理部门不予批准再注册，并注销制剂批准文号：①市场上已有供应的品种；②按照《医疗机构制剂注册管理办法》（试行）应予撤销批准文号的；③未在规定时间内提出再注册申请的；④其他不符合规定的。

**【课堂互动】**
医院制剂是药品吗？为什么？

## 二、医疗机构制剂的调剂、注册及质量管理

### （一）医疗机构制剂调剂使用

医疗机构制剂一般不得在医疗机构之间调剂使用，只能在本医疗机构内凭执业医师或者执业助理医师的处方使用，并与《医疗机构执业许可证》所载明的诊疗范围一致。但发生灾情、疫情、突发事件或者临床急需而市场没有供应时，需要调剂使用的，属省级辖区内医疗机构制剂调剂的，必须经所在地省级药品监督管理部门批准；属国家食品药品监督管理部门规定的特殊制剂以及省级之间医疗机构制剂调剂的，必须经国家食品药品监督管理部门批准。医疗机构制剂的调剂使用，不得超出规定的期限、数量和范围。

### （二）医疗机构制剂注册的监督管理

配制和使用制剂的医疗机构应当注意观察制剂不良反应，并按照国家食品药品监

督管理总局的有关规定报告和处理。省级药品监督管理部门对质量不稳定、疗效不确切、不良反应大或者其他原因危害人体健康的医疗机构制剂，应当责令医疗机构停止配制，并撤销其批准文号。

已被撤销批准文号的医疗机构制剂，不得配制和使用；已经配制的，由当地（食品）药品监督管理部门监督销毁或者处理。对违反相关规定的医疗机构进行相应的处罚。

（1）未经批准，医疗机构擅自使用其他医疗机构配制的制剂的，依照《药品管理法》第八十条的规定给予处罚。

（2）医疗机构配制制剂，违反《药品管理法》第四十八条、第四十九条规定的，分别依照《药品管理法》第七十四条、第七十五条的规定给予处罚。

（3）未按省级药品监督管理部门批准的标准配制制剂的，属于《药品管理法》第四十九条第三款第六项其他不符合药品标准规定的情形，依照《药品管理法》第七十五条的规定给予处罚。

（4）提供虚假的证明文件、申报资料、样品或者采取其他欺骗手段申请批准证明文件的，省、自治区、直辖市（食品）药品监督管理部门对该申请不予受理，对申请人给予警告，一年内不受理其申请；已取得批准证明文件的，撤销其批准证明文件，五年内不受理其申请，并处一万元以上三万元以下罚款。

（5）医疗机构将其配制的制剂在市场上销售或者变相销售的，依照《药品管理法》第八十四条的规定给予处罚。

**（三）医疗机构制剂配制质量管理**

《医疗机构制剂配制质量管理规范》（试行）（GPP）于 2001 年 3 月颁布实施。它是国家食品药品监督管理局针对医疗机构制剂配制和质量管理而制定的一部重要的质量管理法规，适用于制剂配制的全过程。其目的是要求医疗机构建立制剂配制的质量管理体系，以规范制剂配制管理，确保制剂质量。

医疗机构制剂配制质量管理的内容可以归纳为硬件系统和软件系统两部分。硬件系统包括人员、房屋、设施、设备等；软件系统包括人员管理、机构、质量管理、配制管理、卫生、文件等。

**1. 制剂室硬件管理要求**

（1）机构与人员　医疗机构制剂配制应在药剂部门设制剂室、药检室和质量管理组织。医疗机构除药剂部门制剂室可从事制剂配制外，其他任何科室均不得配制制剂。医疗机构负责人对 GPP 的实施及制剂质量负责。制剂室和药检室的负责人不得互相兼任，以确保各司其职。机构与岗位人员的职责应明确，并配备具有相应素质及相应数量的专业技术人员。凡从事制剂配制工作的所有人员均应熟悉 GPP，并应通过相应的培训与考核。

（2）房屋与设施　①制剂室要远离各种污染源。周围的地面、路面、植被等不应对制剂配制过程造成污染。制剂室应有防止污染、昆虫和其他动物进入的有效设施。实验动物房应远离制剂室。②制剂室各工作间应按制剂工序和空气洁净度级别要求合理布局，一般区和洁净区分开；配制、分装与贴签、包装分开；内服制剂与外用制剂分开；无菌制剂与其他制剂分开。应设工作人员更衣室。③各种制剂应根据剂型的需要，工序合理衔接，设置不同的操作间，按工序划分操作岗位。中药材的前处理、提取、浓缩等必须与其后续工序严格分开，并应有有效的除尘、排风设施。④制剂室应具有与所配制剂相适应的物料、成品等库房，并有通风、防潮等设施。⑤制剂室在设计和施工时，应考虑使用时便于进行清洁工作。洁净室的内表面应平整光滑，无裂缝、接口严密，无颗粒物脱落并能耐受清洗和消毒。墙壁与地面等交界处宜成弧形或采取其他措施，以减少积尘和便于清洁。⑥制剂室内洁净室（区）要求：一是洁净室内各种管道、灯具、风口以及其他公用设施在设计和安装时应避免出现不易清洁的部位。二是根据制剂工艺要求，划分空气洁净度级别。三是洁净室（区）内空气的微生物数和尘粒数应符合规定，应定期检测并记录。四是洁净室（区）应有足够照度，主要工作间的照度宜为 300 勒克斯。五是洁净室的窗户、技术夹层及进入室内的管道、风口、灯具与墙壁或顶棚的连接部位均应密封。六是洁净室（区）应维持一定的正压，并送入一定比例的新风。七是洁净室（区）内安装的水池、地漏的位置应适宜，不得对制剂造成污染。八是 100 级洁净区内不得设地漏。

（3）设备　设备的选型、安装应符合制剂配制要求，易于清洗、消毒或灭菌，便于操作、维修和保养，并能防止差错和减少污染。医疗机构制剂室应建立设备档案、设备使用记录。纯化水、注射用水的制备、储存和分配应能防止微生物的滋生和污染。储罐和输送管道所用材料应无毒、耐腐蚀，管道的设计和安装应避免死角、盲管。与药品直接接触的设备表面应光洁、平整、易清洗或消毒、耐腐蚀；不与药品发生化学变化和吸附药品。设备所用的润滑剂、冷却剂等不得对药品和容器造成污染。制剂配制和检验应有与所配制制剂品种相适应的设备、设施与仪器。用于制剂配制和检验的仪器、仪表、量具、衡器等其适用范围和精密度应符合制剂配制和检验的要求，应定期校验，并有合格标志。校验记录应至少保存一年。

**2. 制剂配制质量管理的要求**

（1）物料管理　制剂配制所用物料的购入、储存、发放与使用等应制定管理制度。①制剂的物料应符合药用要求，不得对制剂质量产生不良影响。制剂配制所用中药材应按质量标准购入，应合理储存与保管。②对合格物料、待验物料及不合格物料应分别存放，并有易于识别的明显标志。不合格的物料，应及时处理。各种物料应按其性能与用途合理存放。对温度、湿度等有特殊要求的物料，应按规定条件储存。挥发性物料的存放，应注意避免污染其他物料。各种物料不得露天存放。物料应按规定的使用期限储存，储存期内如有特殊情况应及时检验。③制剂的标签、使用说明书必须与药品监督管理部门批准的内容、式样、文字相一致，不得随意更改；应专柜存放，专人保管，不得流失。

（2）卫生管理　①制剂室应有防止污染的卫生措施和卫生管理制度，并由专人负责。②配制间不得存放与配制无关的物品。配制中的废弃物应及时处理。③更衣室、浴室及厕所的设置不得对洁净室（区）产生不良影响。④配制间和制剂设备、容器等应有清洁规程，内容包括：清洁方法、程序、间隔时间、使用清洁剂或消毒剂、清洁工具的清洁方法和存放地点等。⑤洁净室（区）应定期消毒。使用的消毒剂不得对设备、物料和成品产生污染。消毒剂品种应定期更换，防止产生耐药菌株。⑥工作服的选材、式样及穿戴方式应与配制操作和洁净度级别要求相适应。洁净室工作服的质地应光滑、不产生静电、不脱落纤维和颗粒性物质。无菌工作服必须包盖全部头发、胡须及脚部，并能阻留人体脱落物并不得混穿。不同洁净度级别房间使用的工作服应分别定期清洗、整理，必要时应消毒或灭菌。洗涤时不应带入附加的颗粒物质。⑦洁净室（区）仅限于在该室的配制人员和经批准的人员进入。进入洁净室（区）的人员不得化妆和佩带饰物，不得裸手直接接触药品。⑧配制人员应有健康档案，并每年至少体检一次。传染病、皮肤病患者和体表有伤口者不得从事制剂配制工作。

（3）文件管理　①制剂室应有下列文件：一是《医疗机构制剂许可证》及申报文件、验收、整改记录；二是制剂品种申报及批准文件；三是制剂室年检、抽验及监督检查文件及记录。②医疗机构制剂室有配制管理、质量管理的各项制度和记录：一是制剂室操作间、设施和设备的使用、维护、保养等制度和记录；二是物料的验收、配制操作、检验、发放、成品分发和使用部门及患者的反馈、投诉等制度和记录；三是配制返工、不合格品管理、物料退库、报损、特殊情况处理等制度和记录；留样观察制度和记录；四是制剂室内外环境、设备、人员等卫生管理制度和记录；本规范和专业技术培训的制度和记录。③制剂配制管理文件主要有：配制规程和标准操作规程，以及配制记录。一是配制规程包括：制剂名称、剂型、处方、配制工艺的操作要求，原料、中间产品、成品的质量标准和技术参数及储存注意事项，成品容器、包装材料和要求等。二是标准操作规程：配制过程中涉及的单元操作（如加热、搅拌、振摇、混合等）具体规定和应达到的要求。三是配制记录（制剂单）应包括：编号、制剂名称、配制日期、制剂批号、有关设备名称与操作记录、原料用量、成品和半成品数量、配制过程的控制记录及特殊情况处理记录和各工序的操作者、复核者、清场者的签名等。④配制制剂的质量管理文件主要有：一是物料、半成品、成品的质量标准和检验操作规程；二是制剂质量稳定性考察记录；三是检验记录。

有关配制记录和质量检验记录应完整归档，至少保存2年备查。

（4）配制管理　①配制规程和标准操作规程不得任意修改。如需修改时必须按制定时的程序办理修订、审批手续。②在同一配制周期中制备出来的一定数量常规的制剂为一批，一批制剂在规定限度内具有同一性质和质量。每批制剂均应编制制剂批号。每批制剂均应按投入和产出的物料平衡进行检查，如有显著差异，必须查明原因，在得出合理解释，确认无潜在质量事故后，方可按正常程序处理。③配制操作应有防止制剂被污染和混淆的措施。一是每次配制后应清场，并填写清场记录。每次配制前应确认无上次遗留物；二是不同制剂（包括同一制剂的不同规格）的配制操作不得在同一操作间同时进行。如确实无法避免时，必须在不同的操作台配制，并应采取防止污染和混淆的措施；三是在配制过程中应防止称量、过筛、粉碎等可能造成粉末飞散而引起的交叉污染；四是在配制过程中使用的容器须有标明物料名称、批号、状态及数量等的标志。④每批制剂均应有一份能反映配制各个环节的完整记录。操作人员应及时填写记录，填写字迹清晰、内容真实、数据完整，并由操作人、复核人及清场人签字。记录应保持整洁，不得撕毁和任意涂改。需要更改时，更改人应在更改处签字，并需使被更改部分可以辨认。⑤新制剂的配制工艺及主要设备应按验证方案进行验证。当影响制剂质量的主要因素，如配制工艺或质量控制方法、主要原辅料、主要配制设备等发生改变时，以及配制一定周期后，应进行再验证。所有验证记录应归档保存。

（5）质量管理与自检　质量管理组织负责制剂配制全过程的质量管理，并切实行使其职责，确保医院制剂质量合格、临床使用安全有效。药品检验室负责制剂配制全过程的检验。检验依据为：《中华人民共和国药典》；《中国医院制剂规范》；地方（省、市、自治区）的医院制剂规范；经各地药品监督管理部门批准的自拟标准。对于无上述质量标准依据的制剂，未经药品监督管理部门批准的制剂，不得配制。质量检验记录是制剂质量管理的主要文件之一。详细记载检验过程的一切原始数据和现象。质量检验记录的填写要求：填写完整不漏项，字迹清晰，如有更改，必须使被更改处清晰可辨并加签字，记录真实、正确、全面、可靠。质量检验记录应完整归档，至少保存2年备查。制剂质量检验应严格按检验操作规程进行。强调原始记录的及时性、正确性、真实性。质量检验报告书是对制剂检验后出具的技术鉴定书，是具有一定法律责任的技术文件。检验项目主要有：性状、鉴别、检查、含量测定等。

（6）使用管理　医院制剂应坚持本单位自用的原则，不得流入市场。医院之间制剂的调剂使用，须经省级药品监督管理部门批准，由省局指定医疗机构，并规定数量进行加工或调剂。

制剂的发放使用必须经配制全过程审核，应符合规定并经质量检查合格，再经质量管理组织审查批准。在配制全过程审核，质量检查及发放审查批准使用的程序中，缺少任一程序都严禁发放使用于临床。

制剂必须结合剂型特点、原料药的稳定性和制剂稳定性试验结果，确定制剂的使用期限。制剂在使用过程中出现质量问题，应及时进行处理。发现的不良反应按规定予以记录并填表上报。

## 三、医疗机构制剂配制监督管理

医疗机构制剂配制监督管理是指药品监督管理部门依法对医疗机构制剂配制条件和配制过程等进行审查、许可、检查的监督管理活动。国家药品监督管理部门负责全国医疗机构制剂配制的监督管理工作。省级药品监督管理部门负责本辖区医疗机构制剂配制的监督管理工作。

医疗机构制剂配制监督检查的主要内容包括医疗机构执行GPP的情况、《医疗机构制剂许可证》换发的现场检查以及日常的监督检查。

监督检查时，医疗机构应当提供有关情况和材料：①实施GPP自查情况；②《医疗机构执业许可证》、《医疗机构制剂许可证》；③药检室和制剂质量管理组织负责人以及主要配制条件、配制设备的变更情况；④制剂室接受监督检查及整改落实情况；⑤不合格制剂被质量公报通告后的整改情况；⑥需要审查的其他材料。

监督检查完成后，药品监督管理部门在《医疗机构制剂许可证》副本上载明检查情况，并记载以下内容：①检查结论；②配制的制剂是否发生重大质量事故，是否有不合格制剂受到药品质量公报通告；③制剂室是否有违法配制行为及查处情况；④制剂室当年是否无配制制剂行为。

此外，医疗机构制剂配制发生重大质量事故，必须立即报所在地省级药品监督管理部门和有关部门，省级药品监督管理局部门应当在24小时内报国家药品监督管理部门。

# 任务四　医疗机构药品供应管理

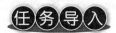

丁某刚入职某制药企业业务员，准备联系某医疗机构开展业务，据说医疗机构的药品都要招标采购，要想销售，必须先保证自己的药进入当地招采目录。什么是招标采购？医疗机构关于药品采购的规定是怎样的？

## 医疗机构违法购药案

2006 年 6 月 26 日，山西省阳泉市药品监督管理局执法人员在对某中医院进行监督检查时发现，该院于 2004 年 12 月 27 日从太原康乐医药经销部购进力弘、严利沙等药品。执法人员从国家局网站查询，太原市没有太原康乐医药经销部这一药品批发企业，市局随即发函协查，证实太原康乐医药经销部已于 2002 年 1 月换发《药品经营许可证》时变更为零售企业，不具备批发资格。经现场检查，该院共购进力弘 490 支，销售价 23 元／支；严利沙 34 支，销售价 14 元／支，已全部使用完。

问题：该案件中医院的采购行为是否合法？医疗机构怎样进行药品的采购？

## 一、药品采购管理

药品采购管理是指对医疗机构药品的供应渠道、采购程序、采购方式、采购计划和采购文件的管理。由于药品是特殊商品，只能让药品等病人，而不能让病人等药品。因此，依法、规范、按需、适时地购进质量优良、价格合理的药品，保证药品的供应，是医疗机构药品采购应遵循的基本原则。医疗机构药品的采购类别：包括一般药品、特殊管理药品、中药材（饮片）、自配制剂的原料、科研用药品等。

### （一）药品采购计划的管理

定期、及时的制定好药品采购计划是做好药品供应工作的基础，是药品采购必需的文件依据。药品采购计划可分为定期性采购计划和临时性采购计划。定期性采购计划又分为年度计划、季度计划、月计划；临时性采购计划又分为一般临时性采购计划和紧急临时性采购计划。

**1. 药品采购计划的制定**　药品采购计划的制定应遵照以下原则和要求。

（1）量入为出、精打细算　①以《国家基本药物目录》、《国家基本医疗保险药品目录》为基础。②以医疗机构各科室上报的申购计划为依据。③以医疗机构近年度药品消耗的实际品种、数量等情况为补充。④以保持合理的药品库存为原则，正常情况下药品的库存量为 1~3 个月，特殊情况可适当增减。

（2）统筹兼顾、保证重点　充分考虑各类药品在计划中的比例，按照基本药物优先的原则，保证常用药物和急救药品的供应，限制贵重药品的供应，合理安排新药的供应。

（3）分期编制、未雨绸缪　①采取分批、分阶段的采购策略，根据季节变化调整药品计划。②充分考虑应对突发事件和临床特殊需要的因素，做到"未雨绸缪"。③注意收集与分析药品市场的各种信息，充分利用信息资源做好药品计划制定工作。

**2. 药品采购计划的审批**　采购计划的审批应结合医疗机构自身的管理模式，根据计划类型、采购金额以及品种管理要求等因素综合考虑决定。

（1）年度计划　上年度 12 月中旬编制，经药事管理与药物治疗学委员会审核，经主管院长批准执行。

（2）季度计划　是年度计划的具体执行程序，由药库管理人员编制后，经药学部门负责人批准。

（3）月计划　是季度计划的补充，由药学部门负责人批准执行。

（4）临时性采购计划　一般临时性采购计划由药学部门负责人批准执行；紧急临时性采购计划，采购小组应及时、果断地组织采购，同时，向药学部门直至主管院长报告，并补办规定的程序性文件与手续。

**（二）药品采购渠道的管理**

医疗机构购进药品时，应当按照《药品经营质量管理规范》有关规定，索取、查验、保存供货企业有关证件、资料、票据。

**1. 对供货企业有关证件、资料的查验**

（1）查验供货企业的合法性　即供货企业应当提供加盖本企业原印章的《药品生产许可证》或《药品经营许可证》和营业执照的复印件。

（2）查验供货品种的合法性　即供货企业应当提供加盖本企业原印章的所销售药品的批准证明文件复印件。

（3）进口药品合法性的查验　即医疗机构在采购进口药品时，供货企业应按照国家有关规定提供加盖本企业原印章的《进口药品注册证》和《进口药品检验报告书》等相关证明文件复印件。

（4）销售人员资质的查验　对药品生产企业、药品批发企业派出销售人员销售药品的，还应当提供加盖本企业原印章的授权书复印件。授权书原件应当载明授权销售的品种、地域、期限，注明销售人员的身份证号码，并加盖本企业原印章和企业法定代表人印章（或者签名）。销售人员应当出示授权书原件及本人身份证原件，供药品采购方核实。

**2. 索取供货企业的票据**　从药品生产企业、药品批发企业采购药品时，供货企业开具的票据应标明供货单位名称、药品名称、生产厂商、批号、数量、价格等内容的销售凭证。

**3. 供货企业留存资料和销售凭证的保存时间**　按规定对留存的药品生产、经营企业的资料和销售凭证，应当保存至超过药品有效期 1 年，但不得少于 3 年。

**（三）传统的药品采购方式**

传统的药品采购是由医院采购领导小组通过集体谈判的形式，采取定品牌、定渠道、议价、协议的方式进行药品采购。这对保证医院药品质量起到重要作用。随着市场经济的深入发展，药品供应市场的竞争日益加剧，为了体现市场经济的公平竞争，在保证药品质量的前提下，获得高质价廉的药品，降低医疗费用，减轻患者负担，我国从 1999 年开始实施以降低虚高药价和纠正药品交易中的不正之风为目的的药品集中招标采购制度。

**（四）药品招标采购**

药品集中招标采购制度是指以政府为主导，以省为单位药品网上限价竞价的集中采购制度。目前通常采用集中招标采购和集中议价采购两种方式采购药品。**考点提示：招标采购的方式**

**1. 药品集中招标采购** 药品集中招标采购是指数家医疗机构联合组织的药品招标采购和共同委托招标代理机构组织的药品招标采购。**考点提示：形式** 为了规范这项工作，卫生部等五部委制定了《医疗机构药品集中招标采购试点工作若干规定》和《医疗机构药品集中招标采购管理工作规范（试行）》。

（1）原则 坚持质量优先、价格合理、遵循公开、公平、公正和诚实信用原则。

（2）采购方式与适用范围 ①集中公开招标是指招标人以招标公告的方式邀请不特定的药品供应商投标的采购方式，主要适用范围是城镇职工基本医疗保险药品目录中的药品、医疗机构临床使用量比较大的药品，原则上实行集中招标采购。②集中邀请招标是指招标人以邀请书的方式邀请三个以上特定的药品供应商投标的采购方式，它只适用于采购标的（品种、批量或金额等）较少、潜在投标人较少或需要在短时间内完成的采购任务。**考点提示：集中招标采购的方式**

（3）程序 ①各医疗机构制定、提交拟集中招标的药品品种规格和数量。②认真汇总各医疗机构药品采购计划。③依法组织专家委员会审核各医疗机构提出的采购品种、规格，确认集中采购的药品品种、规格、数量，并反馈给医疗机构。④确定采购方式，编制和发送招标采购工作文件。⑤审核药品供应企业（投标人）的合法性及其信誉和能力，确认供应企业（投标人）资格。⑥审核投标药品的批准文件和近期质检合格证明文件。⑦组织开标、评价或谈判，确定中标企业和药品品种品牌、规格、数量、价格、供应（配送）方式以及其他约定。⑧决标或洽谈商定后，组织医疗机构直接与中标企业按招标（洽谈）结果签订购销合同。购销合同应符合国家有关法规规定，明确购销双方的权利和义务。⑨监督中标企业（或经购销双方同意由中标企业依法委托的代理机构）和有关医疗机构依据招标文件规定和双方购销合同做好药品配送工作。

**2. 药品集中议价采购** 药品集中议价采购方式有四种：即询价采购、竞争性谈判采购、单一来源采购和备案采购。目前，我国主要应用竞争性谈判采购，即指医疗机构以议价采购公告方式邀请不特定的药品供应商做出报价，并进行公开的价格谈判，通过比较评价来确定成交品种的一种采购方式。它适用于所有通过集中公开招标采购不能成交的品种。此采购程序有一个多次议价谈判的过程，这种价格的谈判是公开的，是动态的和多次进行的，这就与集中招标采购方式形成了鲜明的区别。由于集中议价采购只是针对集中招标采购中未能成交的药品品种进行，不能单独使用，只能作为补充，故两者的程序、组织与文件准备及要求都基本相同，只是报价的要求不同，评价品种的范围不同，评价的方法不同。

**（五）基药招标采购**

《建立和规范政府办基层医疗卫生机构基本药物采购机制的指导意见》经国务院办公厅印发，于2010年11月19日发布实行。**考点提示：基药招采规定**

**1. 招采范围** 对实施基本药物制度的政府办基层医疗卫生机构使用的基本药物（包括各省区市增补品种）实行以省（区、市）为单位集中采购、统一配送；坚持政府主导与市场机制相结合，发挥集中批量采购优势，招标和采购结合，签订购销合同，一次完成采购全过程，最大限度地降低采购成本，促进基本药物生产和供应。通过建立和规范基本药物采购机制，实现基本药物安全有效、品质良好、价格合理、供应及时，逐步建立起比较完善的基层用基本药物供应保障体系，使群众真正得到实惠。

**2. 主管部门** 省级卫生行政部门是本省（区、市）基本药物集中采购的主管部门，负责搭建省级集中采购平台，确定具备独立法人及采购资格的采购机构开展基本药物采购工作，并对基本药物集中采购过程进行管理和监督。采购机构在提供服务过程中不得向企业和基层医疗卫生机构收取费用，采购机构必要的工作经费列入政府预算。

**3. 合理编制基本药物采购计划** 采购机构定期汇总基层医疗卫生机构基本药物需求，编制基本药物集中采购计划，按照临床必需和基层实际确定基本药物采购的具体剂型、规格、质量要求，明确采购数量。

**4. 单一货源承诺** 暂无法确定采购数量的省（区、市）可以通过单一货源承诺方式进行采购，即对每种基本药物（具体到剂型和规格）只选择一家企业采购，使该企业获得供货区域内该药品全部市场份额，该供货区域内的所有政府办基层医疗卫生机构使用的基本药物（具体到剂型和规格）只由这一家企业供应。

**5. 零差率销售** 市场实际购销价格应作为基本药物采购的重要依据，原则上集中采购价格不得高于市场实际购销价格。采购机构通过集中采购确定的采购价格（包括配送费用）即为基层医疗卫生机构实际销售价格。

**6. 明确基本药物供货主体** 原则上用量大的基本药物直接向生产企业采购，由生产企业自行委托经营企业进行配送或直接配送；用量小的基本药物可以集中打包向药品批发企业采购（含配送）。也可以向代理生产企业销售药品的批发企业采购。无论采取哪种方式，供货主体都要对药品的质量和供应一并负责。

**7. 区别情况分类采购** 区分基本药物的不同情况，采取不同的采购方式：

（1）对独家生产的基本药物，采取与生产或批发企业进行单独议价的方式进行采购。

（2）对基层必需但用量小的特殊用药、急救用药，采用邀请招标、询价采购或定点生产的方式采购。

（3）对临床常用且价格低廉（建议为日平均使用费用在3元以下的基本药物，具体标准由各省区市自行确定），或者经多次采购价格已基本稳定的基本药物，采取邀请招标或询价采购的方式采购。

（4）对基本药物中的麻醉药品、精神药品、免费治疗的传染病和寄生虫病用药、免疫规划用疫苗、计划生育药品及中药饮片，仍按国家现有规定采购。

（5）其他基本药物均应进行公开招标采购。招标中如出现企业投标价格均高于市场实际购销价格，采购机构应与投标企业依次进行单独议价，均不能达成一致的，即宣布废标。

（6）对通过以上方式均未能采购到的基本药物，经省级卫生行政部门同意，采购机构可以寻找替代剂型、规格重新采购，或者委托有资质的企业定点生产，并及时上报国务院医改办公室备案。鼓励各地探索省际联合采购等多种方式，进一步降低基本药物价格、保障供应。

**8. 坚持质量优先、价格合理**　基本药物采购要遵循质量优先、价格合理的原则。鼓励各地采用"双信封"的招标制度，即在编制标书时分别编制经济技术标书和商务标书，企业同时投两份标书。经济技术标书主要对企业生产规模、配送能力、销售额、行业排名、市场信誉，以及 GMP（GSP）资质认证、药品质量抽验抽查历史情况、电子监管能力等指标进行评审，保证基本药物质量。只有经济技术标书评审合格的企业才能进入商务标书评审，商务标书评审由价格最低者中标。各地也可以通过设立资质条件的方式，对投标企业进行筛选；还可以根据基本药物质量和价格等要素设计评分指标体系，对投标企业进行综合评分。由省级卫生行政部门会同采购机构根据供货主体和实际情况，合理设计本省（区、市）的具体招标办法。

**9. 签订基本药物购销合同**　采购机构代表基层医疗卫生机构与供货企业签订购销合同，明确品种、剂型、规格、数量、价格、供货时间和地点、付款时间、履约方式、违约责任等，并负责合同的执行。如合同约定的采购数量不能满足临床用药需要，基层医疗卫生机构可以提出申请，由采购机构与供货企业签订追加合同，各供货企业原则上不得拒绝。

**10. 严格基本药物采购付款制度**　各地要建立完善的基本药物采购付款制度，并在购销合同中明确付款程序和时间。供货企业按照合同要求将药品配送到基层医疗卫生机构后，基层医疗卫生机构进行交货验收并出具签收单，采购机构根据签收单付款，原则上从交货验收合格到付款不得超过 30 日（具体天数要在合同中约定）。未能按时付款的，采购机构要向企业支付违约金。采购机构要设立专用账户，制定具体付款流程和办法，对各基层医疗卫生机构基本药物货款进行统一支付。各地可以设立一定的基本药物采购周转资金，确保基本药物货款及时足额支付。

**11. 规范基本药物质量标准和包装规格**　国家食品药品监管总局要逐步提高基本药物质量标准。卫生部要逐步规范基层医疗卫生机构使用的基本药物剂型和规格，根据基层用药的实际需求，确定基本药物的标准剂型、标准规格和标准包装。在国家未出台规范的基本药物剂型和规格之前，各省（区、市）每种基本药物采购的剂型原则上不超过 3 种，每种剂型对应的规格原则上不超过 2 种。

**12. 建立基本药物指导价格动态调整机制**　价格主管部门要加强对基本药物成本调查和市场购销价格监测，进一步完善基本药物定价方式，动态调整基本药物指导价格水平，指导各地合理确定集中采购价格。对独家品种以及经多次集中采购价格已基本稳定且供应充足的基本药物，要探索实行国家统一定价。

---

**知识拓展**

### 中国药品招标采购模式

我国药品集中招标采购模式大体地归为以下九大类。

1. 集中采购模式。传统的集中采购模式为基础，以市场为主导，2006 年前全国各地均采用该模式。

2. 挂网模式。挂网模式以网上限价为主的采购模式。

3. 竞价模式。宣威模式率先提出"竞价采购、统一配送"的改革方案，竞价作为可以降低药品价格的有益尝试，陆续被各地接受。

4. 药房托管模式。南京商业公司进行医院药房的托管，开创了此模式的先河，相继出现了商业集团、商业公司托管区域，或系统几家医院药房或一家商业公司托管一家医院药房的形式。

5. 询价模式。宁波率先将询价采购模式在药品采购中应用，最低投标价作为中标取向，采用网上统一结算。

6. 打包模式。打包模式改变原有的单一产品投标的现状，取而代之为打包投标，并通过双标、收支两条线、零差价、统一配送、定点生产等手段加以完善。

7. 三统一模式。以政府为主导的采购模式，通过药品集中采购实现统一招标、统一价格、统一配送、统一使用、统一结算等。

8. 统筹模式。将系统或区域的药品需求进行统筹，集中需求，统一采购、统一配送、现款现货、网上结算和交易，以总后模式的统筹采购为代表。

9. 医药分开模式。伴随医药分开的医改试点，相继出现与之配套的药品采购方式的探索，如芜湖模式、武汉模式等。

### （五）药品的验收入库

医疗机构购进药品，必须建立并执行进货检查验收制度，并建有真实完整的药品购进记录。药品购进记录必须注明药品的通用名称、生产厂商（中药材标明产地）、剂型、规格、批号、生产日期、有效期、批准文号、供货单位、数量、价格、购进日期。

购进药品的检查验收，应由药库管理人员、采购人员共同进行，验收合格应及时填写验收入库记录，采购、保管人员双签字后，方可入库。

药品购进记录必须保存至超过药品有效期1年，但不得少于3年。

## 二、药品储存管理

由于药品有其不同的理化性质，在储存过程中，受内在因素和外在因素的影响，可能会发生质量变化。因此，创造适宜的储存条件，采取有效措施，做好药品的储存与养护工作，是医疗机构药品管理的最基本的任务，是医疗机构保证药品质量的重要环节。

### （一）药品储存

**1. 分类储存管理**  药品主要是按其自然属性分类储存，储存中应做到：

（1）药品与非药品分开存放。

（2）中药材、中药饮片、化学药品、中成药应分别储存、分类存放。并做到"十分开"：①处方药与非处方药分开；②内用药品与外用药品分开；③性能相互影响、容易串味的品种与其他的药品分开；④新药、贵重药品与其他药品分开；⑤基本医疗保险药品目录的药品与其他药品分开；⑥配制的制剂与外购药品分开；⑦养护条件差异较大（如温度、湿度等）的品种分开存放；⑧用途不同的药品分开存放；⑨按剂型、品种、规格、批号等不同情况分开存放；⑩合格药品与退货药品、超过有效期药品、变质药品等不合格药品分开存放。

（3）特殊管理药品专库或专柜存放，包括麻醉药品、一类精神药品、毒性药品、放射性药品。

（4）易燃、易爆、强腐蚀性等危险性药品应专库存放。

**2. 色标管理** 色标管理指用不同颜色的设施来分隔不同性质的库区或货位的管理方式。一般情况下，合格库区、发货库区、零货称取库区为绿色；待验库区、退货库区为黄色；不合格库区为红色。

**3. 堆放管理** 药品在库的堆放要求一般有以下几点：①按批号集中堆放；②按效期远近堆放；③按外包装图示指引或文字的要求堆放；④保持合适的堆垛间隔距离，药品的每一堆垛与地面、墙面、顶面及堆垛之间应保持合适的距离。通常的情况下，与墙面、顶面的距离应大于30cm，与地面的距离应大于10cm，与库房内固定的养护设施及其他装置的距离应大于30cm，堆垛之间的距离应有利于药品搬运（拿取）、识别及安全。

**（二）药品养护管理**

药品养护管理是指对储存的药品提供必要的合适条件，并在储存期内进行质量检查，以保持药品在储存期内的质量要求。

**1. 养护管理的硬件要求**

（1）按规定提供合适的温、湿度条件 医疗机构应设立与贮藏要求相适应的冷库，温度控制在2℃~10℃；阴凉库，温度<20℃；常温库，温度为10℃~30℃。各库的相对湿度应保持在45%~75%之间。

（2）配置避光设施 可设计成不采自然光的库房或为库房的门、窗悬挂深色布帘等避光措施，以便存放易受光线影响而引起质量下降的药品。

（3）配置防虫、防鼠、防霉、防火、防爆及通风设施 库房应保持其结构与外环境的严密性，通风口处应装有严密的金属滤网。

**2. 养护管理的软件要求**

（1）制定岗位工作制度 在库药品养护管理制度；养护设备、装置维护保养制度；库房（区）清洁卫生制度。

（2）制定监督检查制度 规定人员，规定时间，对在库药品的存放位置与状态、包装标识与状态等内容进行检查；对养护设备、装置的运行状态进行检查，排除故障，消除隐患，保持完好性。

（3）建立检查及异常处理记录 ①对在库药品进行质量检查记录；②建立养护设备、装置的运行检查与维护保养记录；③建立药品库房的温度、湿度记录。

**（三）药品有效期管理**

药品有效期是指药品在规定的贮藏条件下能够符合国家药品标准，保持质量不变而有效的期限。《药品管理法》规定，超过有效期的药品按劣药论处。因此，医疗机构应对在库药品有效期的时间进行控制管理。

**1. 我国药品有效期的标注**（见本教材项目六药品信息管理）

**2. 世界各国药品有效期的标注**

（1）因国别不同，对年、月、日的排列顺序不同。欧洲国家大部分是按日、月、年的顺序排列，如10/9/2006，或10th Sept. 2006，即2006年9月10日；美国产品大多是按月、日、年的顺序排列，如上例则表示为 9/10/2006，或 Sept. 10th 2006；日本产品按年-月-日排列，如上例表示为 2006-9-10。

（2）国外生产的药品有失效期、有效期两种表示方法。常见的用词有：Expiry date（失效期）、Exp. Date（失效期）、Date of Expiration（失效期）、Expiring（失效期）、Use before（失效期）、Validity（有效期）、Duration（有效期）等。

**3. 有效期药品的管理** 建立有效期药品的管理制度，做到照章管理，确保质量。

（1）设定控制管理时间 ①半年预警报告，即在库药品有效期剩余有六个月时应清点上报；②逐月定期报告，即对于已经明确预警时间的有效期药品应逐月报告。

（2）管理工作原则 ①购进药品验收入库时应做好药品有效期登记工作，以便查阅核对；②有效期药品出库时应按批号发货，近期先出；③过期药品不得出库与发放，必须按制度及程序处理，直至销毁。

## 三、药品经济管理

药品经济管理是按照经济规律的客观要求，运用经济手段，对医院药品的供应、库存、销售等基本过程进行全面的有效的监督和控制的核算方法。加强医疗机构药品经济管理工作，对于保证医疗需要、合理指导药品储存、减少资金占用、防止药品积压、降低药品损耗、加速药品周转、不断提高资金利用率有十分重要的意义。

**（一）药品经济管理制度**

医院对药品材料，实行"金额管理，重点统计，实耗实销"的管理办法。即医院对药品的经济管理不是数量管理，而是以金额管理为主、重点统计消耗数量为辅的实耗实销的管理办法。其中，"金额管理"，是指用金额来控制和核算药品在医院流转中的各个环节。即药库、药房和各科室药品的入库、出库、领用、消耗和结存要按照数量、单价、金额记账。不同的是采用的单价有区别，药库以批发价（或购进价）为准，而药房及各科室则以零售价为准。"重点统计"是保证金额管理的辅助环节，即对本单位的麻醉药品、精神药品、医疗用毒性药品、贵重药品及自费药品等，在入库、出库、领用、消耗、出售、结存的每一环节都要实行数量统计，以防止流弊或流失。"实耗实销"是医院药品经济管理中核算的需要，对药房和有关科室实际消耗的药品，按照实际金额向财务部门报账核算。

**（二）药品分级管理办法**

根据药品的性质、需求数量和库存价值，将医疗机构的药品分成三级，采取不同的管理措施实行区别管理。

**1. 一级管理** ①范围：麻醉药品，一类精神药品，毒性药品的原料药。②管理办法：处方要求单独存放，每日清点，必须做到账物相符。

**2. 二级管理** ①范围：二类精神药品，贵重药品，自费药品。②管理办法：专柜存放，专账登记、贵重药品要每日清点，二类精神药品定期清点。

**3. 三级管理** ①范围：普通药品。②管理办法：金额管理，季度盘点，以存定销。

**（三）药品经济管理的质量指标**

相对于现代经济管理而言，药品金额管理是一种较为原始而粗放的管理模式，因管理人员素质高低的差异，会出现截然不同的结果，管理规范者，账物相符，损耗符合规定；管理混乱者，账物不符，甚至出现虚报等现象。所以，加强对药品金额管理的考核和控制是十分必要的，其评价指标有以下几方面。

**1. 药品加成率** 国家目前规定的药品加成率是：西药、中成药为 15%；中药饮片为 20%~30%。

**2. 账物相符率** 对于贵重药品、特殊管理药品及其他规定逐日统计的药品，应达100%；库存药品亦应账物相符，损耗率不得超过 0.5%。

**3. 药品盘点误差率** 西药、中成药不超过 0.3%；中药饮片不超过 0.5%。

长期以来，由于医院用药品种多、数量大、价格变化频繁，故医院药品经济管理一直采用金额管理。实践证明，这种管理模式弊端多，漏洞大，很容易造成药品流失。

随着计算机网络化技术的发展，在经济全球化、社会信息化的进程中，我国医院已进入了数字化和信息化时代，大型的数字化医疗设备在医院中使用，各种医院管理信息系统和医疗临床信息系统也已普及。2007 年卫生部统计信息中心对全国 3765 所医院（其中：三级以上 663 家；三级以下 3102 家）进行信息化现状调查，结果显示：门急诊划价收费系统、门急诊药房管理系统、住院病人费用管理系统、药库管理使用等以收费为中心的 HIS 已在大部分医院广泛使用，超过 80%。信息化管理条件下医院药品管理已由过去的金额管理转向数量和金额双重管理的新模式。由于《医院管理系统》加强了对药品、耗材的全面数据管理，使得药品、耗材从采购、库存、划价发药等实现了全过程监控，从而堵塞了传统手工管理可能出现的漏洞，规范了医院内部的管理流程，使得医院的人、财、物处于全面的受控状态，从而极大地提高了医院人员的管理素质与医院的经济效益。

# 任务五　医疗机构临床药学管理

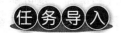

## 不合理用药成健康"新杀手"

据世界卫生组织提供的权威数据，目前仍然有三分之一的药品不良反应事件是由不合理用药导致。不合理用药主要表现在：抗生素滥用，如不需要用抗生素的患者使用抗生素，抗生素选用不合理，抗生素联合使用不当。中药注射剂使用不规范，如中西药混合在同一溶媒中使用，中药注射剂使用前后不用溶液冲洗静脉输液管道等。

要避免药品不良反应，特别是严重药品不良反应发生，合理用药显得非常重要。为此，专家们建议：首先要进一步加强药品不良反应监测的力度。其次，目前严重药品不良反应，特别死亡病例主要发生在基层医疗机构，很重要的原因在于基层医疗机构技术力量薄弱，诊疗设施简陋。因此，要加强对基层医务人员的业务培训和对基层医疗机构诊疗设备的配备，尽可能提高对他们的医疗水平和抢救措施。同时，可对不同级别医疗机构诊疗范围进行规范，对严重威胁生命安全的疾病实行分级诊疗。广大患者也要努力提高用药知识，积极学会合理用药。

问题：不合理用药与药品不良反应事件的相关性是怎样的？医疗机构怎样规范临床用药？

## 一、临床药学的概念

### （一）临床药学的定义

临床药学（Clinical Pharmacy）是一门以患者为对象，以生物药剂学和药物动力学为理论基础，研究药物与机体相互作用的反应，实现安全、有效、合理地使用药品，提高医疗质量，促进患者健康的科学。**考点提示：**定义

### （二）临床药学的主要内容

**1. 药学情报资料的收集和咨询服务** 建立药学情报资料室，配备有关专业书籍、期刊及药品说明书，收集药品供应、使用、评价以及新药的研究、开发等方面的信息。以各种形式定期向医务人员介绍新药、老药新用及药物不良反应等；指导患者正确用药，做好用药咨询服务。

**2. 开展治疗药物血浓度监测工作及参与个体给药方案的制定** 有些治疗指数低、个体差异大的药物，如苯妥英钠、氨茶碱、庆大霉素等，按照常用给药方案，常不能取得良好的效果，有的患者可能达不到治疗效果，有的患者却出现中毒现象。因此，这些药物使用后需要监测患者的血药水平，根据患者个体或群体的药物动力学参数及体内药物浓度，设计或调整个体化给药方案，保证患者用药安全、有效。另外，通过血药浓度的测定，还可以研究制剂的生物利用度。

**3. 参与临床治疗实践** 深入病房，随同医师一起查房，掌握患者的病情，参与用药治疗，协助医师制定给药方案，为合理用药当好参谋。另外参加危重、急诊、中毒患者的抢救和疑难患者的会诊、药疗处理。

**4. 参与新药评价及上市后药物不良反应的监测工作** 新药的安全性和有效性要通过临床研究才能确定，即使对于已经上市的药品，随着临床使用实践的增加，也可能会产生不良反应。国家实行药物不良反应报告制度，临床药师应协助医师做好这项工作，为安全用药提供保证。

**5. 进行药物配合和相互作用的研究** 临床联合用药日趋复杂，产生的药物配伍变化中有体外的物理、化学方面的变化，如临床普遍遇到的静脉输液添加药物的混合问题，就是个复杂的药学问题。美国从 20 世纪 70 年代以后，改变了由医师、护士进行混合注射的做法，而由临床药师承担此项工作，而且在洁净室或层流洁净工作台上进行操作。此外，药物相互作用的研究已从体外进入到生物体内，药物在体内不仅有药物之间，还可能有药物与食物、药物与机体之间的相互作用，更增添了临床用药的复杂性。

**6. 建立药历，进行处方、药历分析，了解本院用药情况** 药历是患者用药史的记录，与病历有密切的关系和同等重要性。通过药历、处方分析，不但使临床药师熟悉药物的临床应用，了解影响药物治疗的相关因素以及所用药物之间的相互作用，将这些回顾性分析结果反馈给临床，指导临床合理用药。此外，可以发现一些不合理用药处方，使临床用药引以为戒。

**（三）临床药学的发展**

近年来，随着药物研究的深入和新药品种的不断增加，与药物有关的信息量迅速膨胀，临床医生越来越面临药物知识更新的困难，不合理用药和药物不良反应事件时有发生，并呈不断增加的趋势。为此，国外早在 20 世纪 60 年代开始即注重开展了临床药学的实践和培养专业化的临床药师，例如，美国 20 世纪 90 年代在医院工作的临床药师已达药师总数的 25%。在一些大的医学中心里，均设有临床药学服务中心，其中有些药师还根据医院专业科室的设置进一步分工，有专长地服务于不同科室。他们大都具有处方权，还直接参与临床治疗活动。通常每天早晨，和医生、护士、营养师所组成的治疗小组一起查房，已成为医师选药和用药的重要参谋，在抉择治疗方案和药物治疗中发挥了重要作用，药师的地位也获得了前所未有的提高。

发达国家在 50 年代开始就已经实行临床药师制，现已走过 3 个阶段，现在的临床药师已开始直接面向病人、面向所有的医疗机构、面向整个社会，他们不仅为到医院就诊的病人，而且为社区居民提供药学服务，关心全体用药者的身心健康和后果，开始了全面的、全方位的药学服务，推进整个社会的合理用药，提高医疗质量和人民的生活健康水平，降低卫生资源的消耗。

国内多数大型医院已初步开展了临床药学工作，但工作重点多偏重于药学研究、实验室监测、一般药品不良反应监测以及合理用药咨询等，药师深入临床参与个体化合理用药决策则很少。治疗药物监测工作大多也局限于实验室，与临床治疗联系不紧密，致使其效能不能充分发挥，这与国外情况有很大的差别。目前国内临床药师的医学基础知识比较薄弱，缺乏临床实践经验，虽然部分药师历经多年努力，在临床药师工作岗位上做出了一定的成绩，但就全国范围而言人数还很少。国内需要一支能很好适应深入临床直接面向病人服务的高素质临床药师队伍。

## 二、医疗机构临床合理用药

合理用药是人类社会对药物治疗的理想与追求。临床合理用药涉及到医疗卫生大环境的综合治理，依赖于国家相关方针政策的制定和调整，受到与用药有关各方面人员的道德情操、行为动机、心理因素等影响。临床合理用药已经成为临床药学研究讨论的重要课题。

**（一）合理用药的概念**

合理用药是指以当代的、系统的医学与药物知识和理论为指导，在了解疾病和药物的基础上，安全、有效、经济地使用药品。

其中，安全、有效、经济 **考点提示**：合理用药的目的 三大要素是合理用药的最终目的。安全性是前提，涵盖了让用药者承受最小的治疗风险而获得最大的治疗效果；有效性是目标，蕴藏着以适当的药品，以适当的剂量，在适当的时间，经适当的途径，给适当的患者，使用适当疗程最终达到预期的治疗、诊断或预防的作用；经济性是要求，即以尽可能少的药费支出取得尽可能大的治疗收益。

**（二）影响合理用药的因素**

WHO 认为全球有 1/3 患者死于用药不当，全球有 1/7 病死者的死因不是自然固有的疾病，而是不合理用药。不合理用药的主要表现有：无明确指征用药、不恰当选药、超适应症用药、多药并用、剂量过大或不足、疗程过长或过短、剂量不适当等。不合理用药可导致患者痛苦增加、细菌耐药性增长、药源性疾病日渐增多、医疗效率降低及医药资源浪费等后果。因此，认真分析造成不合理用药现状的各种原因，有针对性寻求解决办法，对于促进合理用药有着积极地作用。

**1. 人类对药物认识的局限因素**　虽然人类已经初步掌握了大多数药物的基本药理作用和应用特点，但是人类对药物作用的认识是相对的，事实上是处于永久的探究状态，尤其在药物相互作用、时辰药理学、遗传药理学和药物基因组学以及疾病对药物的影响等领域，对药物作用规律的认识还处于初级阶段，而这些又是与合理用药密切相关的问题。认识的局限性必然导致用药的盲目性。

**2. 医务人员因素**　医务人员因素包括医师、药师、护士等专业技术人员对药物不熟悉，对药物治疗学知识不足，专业信息更新不及时，固有用药习惯的限制，缺乏安全用药交待与指导，以及服务意识淡薄、责任心不强、医德医风不正等都可能造成不合理用药。医师是造成不合理用药的主要原因；药师在不合理用药中也负有不可推卸的责任，如调配处方时审方不严，对病人的安全用药指导不力或用药交待不细致等；护理人员负责给药操作，也会造成不合理用药，如未正确执行医嘱，使用了失效的药品，临床观察、监测、报告不力，给药过程操作不规范等。

**3. 患者自身因素**　患者自身的知识结构、文化素质和所处的生活环境等，在一定程度上影响患者对药物的选择和用药依从性。常见的不合理用药行为有：自我诊断疾病，非针对性选购药品、盲目听信广告宣传用药、随意滥用抗菌药物、对输液过度依赖、不合理使用药物剂型、反复对比不同医院或医师用药方案、不及时用药、不执行医嘱、自行减药减量等。病人产生不依从的原因主要有：对药物疗效期望过高；理解、记忆偏差；不能耐受药物不良反应；经济承受能力不足等。

**4. 政策缺陷因素**　由于国家药物政策的制定分布在政府多个部门，各部门从各自职能出发制定的法规和指南就可能出现不协调现象，如导致目前制药企业盲目发展和药品生产的无计划状态、药品生产和经营企业无序竞争、药品低水平重复生产、药品商品名称多而混乱等，这些都成为滋生临床不合理用药的土壤。

**5. 社会因素**　社会因素造成不合理用药的情况比较复杂，涉及到心理学、行为科学、社会伦理学等诸多方面，可表现在：①医疗机构对用药缺乏有效的管理；②药品生产和经营企业的不正当竞争手段；③社会零售药店销售处方药失控；④饲料生产和畜牧水产养殖部门不当使用抗菌药物等现象。

**（三）临床合理用药的管理**

**1. 国家宏观政策**　我国卫生部、国家中医药管理局及总后卫生部等为加强医师处方和药师调剂行为，相继颁布了《医疗机构药事管理暂行规定》、《处方管理办法》（试行）和《抗菌药物临床应用指导原则》等，对促进我国药物合理应用具有十分重要的意义。

原国家药品监督管理局颁布的《处方药与非处方药分类管理办法》（试行）；国家食品药品监督管理局印发的《关于做好处方药与非处方药分类管理实施工作的通知》，对药品分类管理提出了具体要求，为进一步规范非处方药管理，促进药品的合理使用提供了保障。

**知识链接**

### 抗菌药物合理应用管理

　　为规范抗菌药物临床应用行为，促进临床合理应用抗菌药物，控制细菌耐药，我国卫生部制定的《抗菌药物临床应用管理办法》已于2012年8月1日起施行。《办法》规定抗菌药物临床应用实行分级管理。根据安全性、疗效、细菌耐药性、价格等因素，将抗菌药物分为三级：非限制使用级、限制使用级与特殊使用级。具体划分标准如下：1. 非限制使用级抗菌药物是指经长期临床应用证明安全、有效，对细菌耐药性影响较小，价格相对较低的抗菌药物；2. 限制使用级抗菌药物是指经长期临床应用证明安全、有效，对细菌耐药性影响较大，或者价格相对较高的抗菌药物；3. 特殊使用级抗菌药物是指具有以下情形之一的抗菌药物：（1）具有明显或者严重不良反应，不宜随意使用的抗菌药物；（2）需要严格控制使用，避免细菌过快产生耐药的抗菌药物；（3）疗效、安全性方面的临床资料较少的抗菌药物；（4）价格昂贵的抗菌药物。

　　医疗机构应当严格控制本机构抗菌药物供应目录的品种数量。同一通用名称抗菌药物品种，注射剂型和口服剂型各不得超过2种。基层医疗卫生机构只能选用基本药物（包括各省区市增补品种）中的抗菌药物品种。医疗机构和医务人员应当严格掌握使用抗菌药物预防感染的指证。预防感染、治疗轻度或者局部感染应当首选非限制使用级抗菌药物；严重感染、免疫功能低下合并感染或者病原菌只对限制使用级抗菌药物敏感时，方可选用限制使用级抗菌药物。严格控制特殊使用级抗菌药物使用。特殊使用级抗菌药物不得在门诊使用。

　　**2. 临床合理用药的措施**　　通过药物利用研究，不断开发临床合理用药的实用性方法，逐步制定适合我国国情的合理用药指标体系，按照循证医学的原则和思路，促进临床合理用药。

　　（1）发挥药事管理委员会的职能，领导全院开展合理用药工作。如逐步组织开展临床用药研究、医院处方集制定、药物治疗学培训、医院药品费用控制等工作。

　　（2）建立医院各临床科室与有关合理用药小组的合作和信息交流平台，使全体医务工作者都明确合理用药的目的和意义，不断促进合理用药。

　　（3）制定合理用药的具体标准，为处方、调配、给药方式和监测用药结果提供依据。

　　（4）制定《医院基本用药目录》，控制药物引进与淘汰，保证药物品种符合国家规定，确保供应药物的合理性。

　　（5）推行国家基本医疗保险药品目录，以利合理配置药品资源，保证满足人民用药的基本要求。

　　（6）编写《临床治疗指南》，规范药物治疗行为。医生制定治疗方案把握的基本环节是：①明确诊断；②制订详细的用药方案；③密切观察病人用药后反应，适时调整用药方案；④实现个体化用药；⑤关注药物相互作用；⑥提高病人的依从性。

　　（7）开展处方和病历用药调查，掌握临床合理用药的规律和发展趋势，发现医生的不良处方行为，针对问题制定和采取有力措施，不断提高合理用药水平。

　　（8）推行使用国际非专利药名。药品名称以《中华人民共和国药典》收载或药典委员会公布的《中国药品通用名称》或经国家批准的专利药品名为准。

（9）构建和应用临床合理用药计算机网络系统。利用数字化手段开展临床药学工作，为医院实施合理用药奠定基础。

（10）合理控制药品费用比例。针对临床各科室情况制定合理的药品收入占业务收入的比例，并通过严格的监控措施，遏制某些品种的过度使用，通过综合治理保障合理用药。

（11）编印"医院合理用药简讯"，报道医院合理用药动态。

（12）加强合理用药的教育与培训。合理用药的关键在于提高医师合理用药意识和药物治疗学术水平，养成良好的处方行为。对在职医师、护士、药师以及其他人员进行有关合理用药知识培训，加强医师对药物知识的全面了解，促进医护人员的药物知识更新。同时，还应大力推行面向大众的合理用药教育计划，提高全民的自我保健和合理用药意识。

## 三、药学服务

### （一）药学服务的概念

药学服务（Pharmaceutical Care，PC），又称药学保健或药学监护。是为了在提高病人的生命质量方面取得明确的效果而提供的与药学有关的直接地负责地监护。**考点提示：**定义医院药学的全部活动建立在以病人监护为中心的基础上，**考点提示：**医院药学工作中心 以最大限度地改善病人身心健康为目标，这就意味着药师、医生、护士等所有医护人员要共同承担起监督、执行、保护病人用药安全和有效的社会责任。

### （二）药学服务的内容

药学服务的内容包括：①建立药师与患者之间的联系，与患者接触并进行承诺；②收集、整理、解释有关信息，包括与患者的疾病及其使用的药物有关资料，并向病人讲解；③列出患者与药物相关的问题，包括目前的及潜在的问题；④针对每一药物的相关问题，制定期望的药物治疗目标，对每一问题须有解决的办法或预防措施，与患者一起确定量化的可测的目标；⑤确定适宜的可选择的药物治疗方案；⑥选择最佳药物治疗方案，并将其方案个体化与病人一起决定最适宜的药物、剂量、剂型、服用方法及日程安排等；⑦设计治疗药物监护计划，确定计划是否能达到期望的治疗目的，计划包括副作用的监测；⑧实施个体化方案和监护计划；⑨进行长期随访以保证监护的成功。在此强调，每个患者必须按九步骤进行治疗，否则不能算高质量的药学监护。

药学服务与传统医院药学的本质区别在于药师承担的责任不同。传统的医院药学，药师对病人承担的责任有两方面：一是对药品的质量负责，二是对医师处方药品调配的准确性负责。但对病人的药物治疗过程和结果，药师不承担直接责任，因为药师在这一过程中扮演的是被动性的专业服务者。药学服务则不同，强调药师直接对病人负责，对病人实施的药物治疗过程和结果负责。因为在药学服务中，临床药师是主动地直接地为病人提供专业服务，药师与病人之间属于直接责任关系，病人将自己的安全与健康托付给药师，所以药师要为病人的安全和利益承担责任。

药学服务把"以人为本"的思想充分体现于医院药学技术服务之中，这是医院药学发展史上具有重要的意义的变革。药师要与医师一起共同承担药物治疗结果，尽力让病人在用药治疗中获得最大的利益，避免最小的风险，这将对人类的健康水平和生活质量带来福音。

### 知识拓展

#### 药房药学服务六步走

中国药店 2010.02：药房经营者必须从简单的人员服务过渡到专业的药学服务。构建药学服务体系，需要六个步骤。（一）明确药师角色与功能。药师要集中在销售与提供处方药、慢性病患指导与追踪、用药指导与健康咨询、医药知识培训和小区药学服务，而一般的非处方药品及非药品的销售工作留给普通店员去做。（二）培养药学服务人才。药师提供用药指导，不仅需要具备良好的沟通技巧，还要跟病患建立信任关系、具备简报与演讲的技巧和领导技巧。（三）构建药学服务环境。首先改变药店处方区的柜台布置，把处方区隔出一个咨询区和医药/健康信息区，让顾客容易找到药师咨询。另外，药师也要配戴胸牌（区分于一般营业员）。（四）拟定药学服务制度与工具。拟定药学服务制度与工具包括每年的药房执业质量评鉴（GPP）、顾客满意度调查、制订药学专业知识培训要求、提供医药咨询软件、书籍等。（五）规划与实施药学服务方案。专业药学服务应该更多关注治疗用药评估、慢性病专业健康照顾案、专业拆零销售等。（六）提供药学服务激励机制。企业可以设立"治疗用药评估"实施奖金、"慢性病专业健康照顾案"实施奖金、"药房执业质量评鉴"优等奖、"顾客满意度"优等奖。

## 项目小结

本项目以医疗机构药事管理为主线，以医疗机构分类、医疗机构的药事管理组织及药学部门的设置与职责为基础，就医疗机构的药品调剂、制剂、供应、临床药学进行任务设计和内容教学。学生通过学习，应建立起对医疗机构及其药事管理的基本认知，熟悉医疗机构主要的药学岗位和药事管理要求，为胜任医疗机构药学工作奠定基础。

## 目标检测

### 一、A 型题（最佳选择题）

1. 药师进行规范化药学服务的具体体现是
   A. 书写药历　　B. 书写病历　　C. 沟通
   D. 聆听患者心声　　E. 关注患者的反应
2. 药学服务的效果体现不包括
   A. 改善病情或症状　　B. 减少和降低发病率
   C. 消除并发症　　D. 缩短住院时间
   E. 指导药品的正确使用方法

461

3. 医疗机构配制制剂必须取得省级药品监督管理部门批准发给的

    A. 《药品生产许可证》        B. 《药品经营许可证》

    C. 《医疗机构制剂许可证》    D. 《营业执照》

    E. 《医疗机构执业许可证》

4. 实施药学服务成功与否的关键是

    A. 医生        B. 护士        C. 医师

    D. 药师        E. 药品质量

## 二、B 型题（配伍选择题）

[5~9]

    A. 人类疾病谱的变化以及人们对提高生命质量的期望

    B. 社会公众对药学服务的迫切需求

    C. 药学学科的发展

    D. 药品分类管理制度的建立

    E. 药师素质的提高与队伍的壮大

5. 为实施药学服务提供了重要的技术保障属于

6. 实施药学服务的基础是

7. 为药学服务奠定了重要的理论基础是

8. 为实施药学服务奠定了重要的制度保障是

9. 实施药学服务的前提是

[10~12]

    A. 处方调剂        B. 参与临床药物治疗

    C. 治疗药物监测        D. 药学信息服务

    E. 药物利用研究和评价

10. 药学服务要求药师在药物治疗全过程中为患者争取最好的结果，为患者提供全程化的药学服务，这就要求

11. 药师参与临床药物治疗，提供医药服务的重要方式和途径是指

12. 对全社会的药品市场供给、处方及其使用进行研究是指

## 三、X 型题（多项选择题）

13. 现代药物治疗模式的三大支柱是指

    A. 药学        B. 中医学        C. 临床医学

    D. 护理学        E. 解剖学

14. 药师提供药学服务的好处是

    A. 可以减少药品不良反应    B. 更好地提高医治的成功率

    C. 可以减少药源性疾病的发生    D. 降低医疗服务费用

    E. 更好地保障公众的用药安全、有效

15. 从事药学服务的人必须具备的条件是

    A. 具备扎实的药学与中药学专业知识

    B. 具备临床医学基础知识

    C. 具有开展药学服务工作的实践经验和能力

D. 具备药学服务相关的药事管理与法规知识

E. 有高尚的职业道德

16. 关于药历，叙述正确的是

A. 是客观记录患者用药史的措施

B. 是药师为保证患者用药安全、有效、经济所采取的措施

C. 是药师以药物治疗为中心，发现、分析和解决药物相关问题的技术档案

D. 开展个体化药物治疗的重要依据

E. 是对患者进行药学服务的重要途径

17. 现代药学服务除传统的处方调剂工作以外，还包括

A. 参与并实施药物治疗 　　　　　　　B. TDM

C. 进行药物利用研究与评价 　　　　　D. 开展药学信息服务

E. 参与病患的治疗以及病后护理

### 四、概念题

1. 什么是医疗机构？它分为哪些类型？

2. 如何做好现阶段医疗机构药学服务工作？

3. 画出调剂流程图，说明药师应在哪些环节发挥作用。

4. 处方由哪几部分组成？简述处方书写的规定。

5. 国家对医疗机构采购药品有哪些规定和政策？

# 实训 10-1　处方点评

## 【实训目的】

1. 熟悉《医院处方点评管理规范（试行）》的相关规定。

2. 模拟练习填写处方点评表。

3. 熟悉不合理处方的三种表现形式及具体规定。

## 【实训环境】

1.《药事管理与法规》教材。

2. 互联网等电子媒介。

## 【实训内容】

一、不合理处方实例

（一）不规范处方

1. 超剂量使用未注明理由

患者，女，58 岁，临床诊断：高血压，处方：非洛地平缓释片 5mg×30 片，口服，每日一次，一次 1 片。此处方超过 7 日用量，医师可批注"慢性病需长期用药"。

2. 剂型、剂量、规格、单位不规范

例1：患者，女，24 岁，临床诊断：腹痛待诊，处方：654-2（应书写为消旋山莨

莨碱）10mg×10，未写明剂型是片剂或注射液，无单位。

例2：患者，女，38岁，临床诊断：急性尿路感染，处方：尿感灵颗粒 5.0g×2盒，应为5g×12袋。

例3：患者，男，28岁，临床诊断：上呼吸道感染，处方：头孢克肟分散片 0.1×6s，应写为"0.1×6片"，单位不能用"#"或"s"代替。

3. 单张处方超过5种药品

应注意每种药品不仅指处方内的各种口服剂和注射剂，也包括大输液。如0.9%氯化钠注射液和5%葡萄糖注射液应算作2种药品。

（二）处方用药不适宜

1. 临床诊断与用药不符

患者，男，40岁，临床诊断：高血压。处方：吗丁啉（多潘立酮）10mg×30片，口服，每次10mg，3次/日；胃复安5mg×10片，口服，每次10mg，3次/日。吗丁啉是胃动力药，胃复安止呕，明显不具有降低血压的作用。

2. 遴选药物不适宜

患者，男，60岁，临床诊断：颈椎病。处方：碳酸钙咀嚼片0.5g×30片，口服，每次1g，2次/日；谷维素片10mg×50片，口服，每次40mg，3次/日；维生素B1片10mg×40片，口服，每次20mg，3次/日；复方氨基酸胶囊0.35×12粒，口服，每次1粒，3次/日；硫糖铝片0.25×100片，口服，每次0.75g，3次/日。根据《中国国家处方集》，颈椎病药物治疗可服用复方丹参片和硫酸软骨素等。

2. 药品剂型或给药途径不适宜

患者，女，55岁，临床诊断：阴道炎。处方：奥硝唑氯化钠注射液100ml：0.5g，2次/日，静脉滴注；葡萄糖氯化钠注射液250ml+注射用头孢曲松钠2g，1次/日，静脉滴注；甲硝唑片0.4g，1次/日，外用。将普通片剂作阴道栓使用，药物崩解所需的条件不足，药物释放出需要较长时间而不能迅速在局部形成有效药物浓度，且片剂有一定的硬度和棱角，会损伤黏膜，增加刺激性。建议选用相应栓剂更为理想。

3. 联合用药不适宜

患者，男，46岁，临床诊断：急性中耳炎。处方：螺旋霉素片150万U，3次/日；维生素C片0.1g，3次/日；奥硝唑胶囊0.5g，2次/日，均连用4天；氧氟沙星滴耳液5ml：15mg×1支，用法：0.1ml，3次/日，滴右耳，连用3天。抗菌药物3联不符合《抗菌药物临床应用指导原则》规定。此外，大环内酯类的共同特点为，均为无色有机碱性化合物，难溶于水，易被酸破坏，在碱性中抗菌活性较强。建议需要联用时嘱病人分开服用。

4. 有配伍禁忌或者不良相互作用

患者，女，59岁，临床诊断：慢性支气管炎。处方：左氧氟沙星胶囊0.2g，3次/日；氨茶碱片0.1g，3次/日；沙丁胺醇片4.8mg，3次/日；铝碳酸镁片1g，3次/日。慢性支气管炎非急性加重期不建议常规使用抗菌药物。左氧氟沙星对茶碱的代谢影响较小，但说明书仍要求合用时应测定茶碱类血药浓度和调整剂量。配伍使用建议慎重。含铝、镁的制酸药、铁剂均可减少左氧氟沙星的口服吸收，不宜合用。

（三）超常处方分析

**1. 超说明书用药** 超说明书用药主要表现在药物静脉滴注时未按规定配制溶媒

患者，女，57岁，临床诊断：冠心病，处方：0.9%氯化钠注射液250ml+舒血宁20ml，ivgtt，qd。舒血宁注射液为银杏叶经提取制成的灭菌水溶液，属于中药注射液，其物理变化主要是由酸碱度的改变所致。当变化后的pH值超出一定范围，有效成份就会变质或溶解度降低而沉淀，甚至产生不良反应。在静脉滴注稀释时需按说明书"每日20ml，用5%葡萄糖注射液稀释250ml或500ml后使用"进行配制。

**2. 同时开具2种相同药理作用药物**，主要以感冒类和抗菌药物类药物常见

患者，男，26岁，临床诊断：上呼吸道感染，处方：0.9%氯化钠注射液250ml+青霉素640万U，ivgtt，qd；双扑口服液6支，口服每次10ml，一日3次；快克（复方氨酚烷胺）胶囊24粒，口服每次1粒，一日2次。双扑口服液和快克胶囊主要成份均含有乙酰氨基酚、氯苯那敏，用于缓解普通感冒及流行性感冒引起的发热、头痛、四肢酸痛、打喷嚏、流鼻涕、鼻塞、咽痛等症状，二者作用相似，只用一种即可。

**3. 无适应症用药**

患者，女，30岁，临床诊断：头痛待诊，处方：0.9%氯化钠注射液250ml+盐酸克林霉素磷酸酯0.9，ivgtt，qd；0.9%氯化钠注射液250ml+头孢曲松钠3g，ivgtt，qd。此处方用药目的不明确，缺乏循证医学证据，且无临床二联应用抗菌药物指征，不符合《抗菌药物临床应用指导原则》相关规定。

二、学习教材中处方点评的有关规定，根据提供的处方实例完成以下实训任务。

任务：按表格要求填写处方点评表

具体要求：小组成员间互相批改交流，学会正确填写。

# 处方点评工作表

医疗机构名称：

点评人：

填表日期：

| 序号 | 处方日期（年月日） | 年龄（岁） | 诊断 | 药品品种 | 抗菌药（0/1） | 注射剂（0/1） | 国家基本药物品种数 | 药品通用名数 | 处方金额 | 处方医师 | 审核、调配药师 | 核对、发药药师 | 是否合理（0/1） | 存在问题（代码） |
|---|---|---|---|---|---|---|---|---|---|---|---|---|---|---|
| 1 | | | | | | | | | | | | | | |
| 2 | | | | | | | | | | | | | | |
| 3 | | | | | | | | | | | | | | |
| 4 | | | | | | | | | | | | | | |
| 5 | | | | | | | | | | | | | | |
| 6 | | | | | | | | | | | | | | |
| 7 | | | | | | | | | | | | | | |
| 8 | | | | | | | | | | | | | | |
| 总计 | | | | A= | C= | E= | G= | I= | K= | | | | O= | |
| 平均 | | | | B= | D= | F= | H= | J= | L= | | | | P= | |
| % | | | | | | | | | | | | | | |

注：1. 有＝1 无＝0；结果保留小数点后一位。

A：用药品种总数；　B：平均每张处方用药品种数＝A/处方总数；　C：使用抗菌药的处方数；

D：抗菌药使用百分率＝C/处方总数；　E：使用注射剂的处方数；　F：注射剂使用百分率＝E/处方总数；

G：国家基本药物品种总数；　H：国家基本药物占处方用药的百分率＝G/A；　I：处方中使用药品通用名总数；

J：药品通用名占处方用药的百分率＝I/A；　K：处方金额；　L：平均每张处方金额＝K/处方总数。

O：合理处方数　P：合理处方百分率：O/处方总数

2. 存在问题代码

（1）不规范处方

①处方的前记、正文、后记内容缺项，书写不规范或者字迹难以辨认的；

②医师签名、签章不规范或者与签名、签章的留样不一致的；

③药师未对处方进行适宜性审核的（处方后记的审核、核对、调配、发药栏目无审核调配药师及核对发药药师签名，或者单人值班调剂未执行双签名规定）；

④新生儿、婴幼儿处方未写明日、月龄的；

⑤西药、中成药与中药饮片未分别开具处方的；

⑥未使用药品规范名称开具处方的；

⑦药品的剂量、规格、数量、单位等书写不规范或不清楚的；

⑧用法、用量使用"遵医嘱"、"自用"等含糊不清字句的；

⑨处方修改未签名并注明修改日期，或药品超剂量使用未注明原因和再次签名的；

⑩开具处方未写临床诊断或临床诊断书写不全的；

⑪单张门急诊处方超过5种药品的；

⑫无特殊情况下，门诊处方超过7日用量，急诊处方超过3日用量，慢性病、老年病或特殊情况下需要适当延长处方用量未注明理由的；

⑬开具麻醉药品、精神药品、医疗用毒性药品、放射性药品等特殊管理药品处方未执行国家有关规定的；

⑭医师未按照抗菌药物临床应用管理规定开具抗菌药物处方的；

⑮中药饮片处方药物未按照"君、臣、佐、使"的顺序排列，或未按要求标注药物调剂、煎煮等特殊要求的。

(2) 用药不适宜处方

①适应症不适宜的；

②遴选的药品不适宜的；

③药品剂型或给药途径不适宜的；

④无正当理由不首选国家基本药物的；

⑤用法、用量不适宜的；

⑥联合用药不适宜的；

⑦重复给药的；

⑧有配伍禁忌或者不良相互作用的；

⑨其他用药不适宜情况的。

(3) 出现下列情况之一的处方应当判定为超常处方

①无适应症用药；

②无正当理由开具高价药的；

③无正当理由超说明书用药的；

④无正当理由为同一患者同时开具2种以上药理作用相同药物的。

# 实训 10-2　医疗机构制剂现状调查

## 【实训目的】

1. 了解医疗机构制剂的生产、使用的法规。
2. 了解医疗机构制剂的生产、使用现状。
3. 锻炼学生社会调查、口头交流、书面表达、团队合作等方面的综合能力。

## 【实训环境】

1. 各级医疗机构。
2. 互联网等电子媒介。

## 【实训内容】

一、调研当地医疗机构的制剂生产、使用情况

1. 全班学生分组，每组 4~6 人。小组可进行内部分工、合作。

2. 小组通过网络查阅阅读有关医疗机构制剂生产、使用的法律法规、报道、调研文章，储备相关调研知识。

3. 各小组拟定调研提纲、设计调查问卷。

4. 通过老师或自行联系当地医疗机构，调研数量在 3~5 家。

5. 准备好身份证明、介绍信、笔记本、调查问卷等。在医疗机构允许的情况下，必要时可准备录音、照相设备。

二、调研后完成以下实训任务

任务一：完成医疗机构制剂生产、使用情况统计

具体要求：列出所调研医疗机构制剂生产数量、名称以及使用范围、数量。

任务二：完成调研报告

具体要求：

1. 各组完成调研报告，就所调研医药机构制剂的生产、使用以及存在的问题进行说明。

2. 汇总各小组调研报告，完成区域医疗机构制剂的现状调研报告。

调查表格样表：

1. 请选择贵医疗机构的性质、类别、等级

| 性质 | □公立（包括国有和集体所有）<br>□非公立 |
|---|---|
| 类别 | □西医院（包括综合医院、专科医院、护理院）<br>□中医院（包括中医综合、中医专科、中西医结合）<br>□民族医医院（包括民族医综合、民族医专科） |

| 等级 | □三级特等医院　□三级甲等医院　□三级乙等医院　□三级丙等医院<br>□二级甲等医院　□二级乙等医院　□二级丙等医院<br>□一级甲等医院　□一级乙等医院　□一级丙等医院<br>□未定级医院<br>□门诊部<br>□诊所 |
| --- | --- |

2. 若拥有，则贵医疗机构制剂注册品种现有＿＿＿＿＿＿＿＿个，并将制剂品种的具体情况填入下表。

| 类别 ＼ 品种数 | 口服剂型品种数（个） | 外用剂型品种数（个） | 注射剂型品种数（个） | 其他剂型品种数（个） |
| --- | --- | --- | --- | --- |
| 化药 | | | | |
| 中药 | | | | |
| 其他 | | | | |

3. 请填写近三年贵医疗机构批准注册新制剂的数量

| 数量 ＼ 年份 | 201　年 | 201　年 | 201　年 |
| --- | --- | --- | --- |
| 批准注册新制剂数（个） | | | |

4. 贵医疗机构开发并提出注册申请的新制剂处方来源于
□本医疗机构协定处方
□本医疗机构名老中医贡献秘方或经验方
□来源于其他医疗机构
□来源于医疗机构制剂规程
□其他来源＿＿＿＿＿＿＿＿＿＿＿＿＿＿＿＿
□无自行开发并提出注册申请的新制剂处方
5. 请将贵医疗机构制剂配制情况填入下表

| 本医疗机构制剂品种总数（个） | 近5年产量较稳定的品种数（个） | 占本医疗机构所有注册品种的比例（%） | 近5年配制量较大的品种数（个） | 占本医疗机构所有注册品种的比例（%） | 近5年很少配制或已暂停配制的品种数（个） | 占本医疗机构所有注册品种的比例（%） |
| --- | --- | --- | --- | --- | --- | --- |
| | | | | | | |

6. 贵医疗机构所拥有的制剂品种不生产的原因

□按批准的处方工艺无法生产

□所生产的品种质量不能保证

□所生产的品种无临床需求

□成本与价格倒挂

□其他原因

□无不生产情况

7. 近三年贵医疗机构制剂的平均年产值

| 产值＼年份 | 201　年 | 201　年 | 201　年 |
|---|---|---|---|
| 医疗机构制剂的平均年产值（万） | | | |

（李　波　解学超）

# 模块三　实训（详见各项目）>>>

# 目标检测参考答案

## 药事管理概述

1. B　2. C　3. B　4. D　5. D　6. A　7. B　8. D　9. C　10. ACD　11. AD
12. BC　13. AC　14. ABCD　15. ABCD

## 项目一　药学技术人员管理

1. E　2. A　3. C　4. C　5. E　6. C　7. D　8. E　9. B　10. C　11. B　12. C
13. A　14. D　15. A　16. B　17. C　18. A　19. D　20. E　21. C　22. B
23. ABCDE　24. ABCDE　25. ADE　26. ABCDE　27. ABCDE

## 项目二　药品及药品管理

1. D　2. D　3. E　4. B　5. E　6. E　7. D　8. D　9. E　10. C　11. B
12. A　13. D　14. ABD　15. BCD

## 项目三　药品监督管理

1. B　2. B　3. E　4. E　5. A　6. E　7. A　8. D　9. B　10. C　11. D
12. C　13. A　14. A　15. B　16. ABCDE　17. ABCD　18. ABDE

## 项目四　特殊管理药品的管理

1. B　2. A　3. D　4. E　5. D　6. C　7. B　8. A　9. C　10. D　11. A
12. E　13. C　14. B　15. D　16. A　17. ABCDE　18. ABCDE　19. ABCDE

## 项目五　中药管理

1. A　2. C　3. C　4. D　5. A　6. C　7. D　8. B　9. D　10. A　11. E
12. C　13. B　14. CDE　15. ABCD　16. BDE　17. ABCDE　18. ABCDE

## 项目六　药品信息管理

1. C　2. A　3. A　4. B　5. E　6. A　7. C　8. A　9. E　10. ABCDE
11. ABCD　12. BC　13. ABE

## 项目七　药品注册管理

1. D　2. D　3. E　4. C　5. D　6. D　7. A　8. B　9. C　10. A　11. D
12. ABD　13. ABDE　14. ABCDE　15. ABCD

## 项目八　药品生产管理

1. D　2. D　3. A　4. E　5. E　6. A　7. C　8. A　9. E　10. C　11. B
12. D　13. A　14. ABCD　15. ABCDE

## 项目九　药品经营管理

1. E　2. B　3. C　4. A　5. E　6. D　7. C　8. A　9. B　10. C　11. ABCD
12. ABCD

## 项目十　医疗机构药事管理

1. A　2. C　3. C　4. D　5. D　6. E　7. B　8. C　9. D　10. A　11. B
12. C　13. E　14. ACD　15. ACDE　16. ABCDE　17. ABCDE　18. ABCD

# 参考文献

［1］杨世民. 药事管理学. 第 5 版. 北京：人民卫生出版社，2014.

［2］徐景和. 药事管理与法规. 第 7 版. 北京：中国医药科技出版社，2015.

［3］杨世民. 药事管理与法规. 北京：中国医药科技出版社，2014.

［4］杨世民. 药事管理与法规. 第 5 版. 北京：中国医药科技出版社，2013.

［5］杨世民，丁勇. 药事管理与法规. 第 2 版. 北京：人民卫生出版社，2013.

［6］万仁甫，游述华. 药事管理与法规. 第 2 版. 北京：中国医药科技出版社，2013.

［7］宿凌. 药事管理与法规. 第 8 版. 北京：中国医药科技出版社，2014.

［8］方宇，丁锦希. 药事管理与法规. 第 1 版. 西安：西安交通大学出版社，2012.

［9］马凤余，侯飞燕. 药事管理学. 第 1 版. 北京：化学工业出版社，2013.

［10］周铁文，潘年松. 药事管理与法规. 第 2 版. 北京：人民卫生出版社，2014.

［11］崔嵘，张石革. 医院药事管理问答. 北京：化学工业出版社，2010.

［12］梁毅. 新版 GMP 教程. 北京：中国医药科技出版社，2011.

［13］孟锐. 药事管理学. 第 2 版. 北京：科学出版社，2009.

［14］党丽娟. 药事管理学. 第 2 版. 北京：中国医药科技出版社，2012.

参考文献